AF791849

Indian Medical Science Series No. 12.

Astanga Sangraha of Sri Vaghbhattavirchit Nidanasthanam

Ed.
Vaidya Pandit Ramchandra Sastri Kinjwadekar

English Introduction
by
Vaidya Bhagwan Dash

Sri Satguru Publications
A Division of
INDIAN BOOKS CENTRE
DELHI (INDIA)

Published by :
Sri Satguru Publication
a Division of
M/s. INDIAN BOOKS CENTRE
40/5, Shakti Nagar.
Delhi-110 007 (INDIA)

First Edition Poona-1940.
Second Edition Delhi-1990.

ISBN. No. 81-700-217-X

Printed in India.

Aṣṭāṅga saṅgraha was composed by Vāgbhaṭa who flourished in 7th Cent. A.D. He was the son of Siṃha Gupta and grandson of Vāgbhaṭa. It is an encyclopedic compedium on all the eight specialised branches of ayurveda. Later authors and modern writers had described him as Vṛddha Vāgbhaṭa (senior Vāgbhaṭa or Vā gbhaṭa I). Who and when was this Vāgbhaṭa? What was his religion and to which country he belonged ? On these topics there are arguments, counter arguments and differences of opinion based both on external and internal evidences. The editors of all the published prints of this work in their introduction have tried to solve these problems. Ayurvedic historians have also made efforts in this direction. The real solution perhaps, will await more evidence from external sources in future.

He lived in 7th century A.D., and this is the time when there were fierce controvercies and debates between Bauddhas and followers of Vedic religion. As the Tibetan sources indicate, Vāgbhaṭa or Pho-khal was a brahmin, and a profound scholar of the Vedas, philosophies and Sanskrit language. Being guided by his Buddhist mother, he entered into debates with Buddhist scholars and trecherously defeated. The point at stake was death penalty of the defeated debater. Because of the intervention of his Buddhist mother, his life was spared but his religion was changed. He was kept on confinement and was asked to change or rewrite his earlier works on medicine. He changed his composition. He amended his work by adding invocations and paying obeisance to Lord Buddha in addition to some minor changes in the interior of the text. This explains why the text is replete with Hindu and Vedic rituals inside with Buddhist invocation in the beginning. Whether these Buddhist invocations were added by himself or by Buddhist scholars later is the matter of future research. None the less, the translation of his work into Tibetan and its inclusion in Tanjur scripture of Mahayana Buddhism indicate that he became a Buddhist at a later stage of his life.

His own commentary on one of his books, namely, *Aṣṭāṅga hṛdaya,* which is called *Vaidūryaka Bhāṣya* is just not available in Sanskrit and even not known to later authors of ayurveda in India. Its Tibetan translation is also included in the Tanjur scriptures. This elaborate commentary of his cryptic work reveals his scholarship in ayurveda. This perhaps was composed by him while he was in house arrest, and this was not made available to Vedic and Sanskrit scholars of later age in India. May be because of his accepting Buddhism made him to look with despise by the later scholars of India. In this work, ayurvedic topics are arranged more systematically in comparison to *Caraka saṃhitā* and *Suśruta saṃhitā.* The latter two works were redacted and supplemented subsequently losing their authenticity. Eventhen, *Aṣṭāṅga hṛdaya* was not popular among the students, teachers and practitioners of North and mostly confined to certain pockets of the South India perhaps because of this religious fanaticism. *Aṣṭāṅga hṛdaya* and *Aṣṭāṅga saṃgraha* were popularly used in the Northern India only recently.

The authorship of both these works, namely, *Aṣṭāṅga saṅgraha* and *Aṣṭāṅga hṛdaya* is attributed to Vāgbhaṭa. The former is in mixed prose and verse, and the latter is a purely verse work. Many topics are treated identically in these two works and there are identities of verses which make one to believe that the author of both is the same person and he revised his earlier *Saṅgraha* into *Hṛdaya.* Notwithstanding these identities, there are several new points treated elaboratarly in *Saṅgraha* but missing from *Hṛdaya.* Therefore, critical edition of *Aṣṭāṅga saṅgraha* is equally important, if not more.

Aṣṭāṅga saṅgraha has the following Six sections:

1. *Sūtra sthāna* — 40 Chapters.
2. *Śārīra sthāna* — 12 Chapters.
3. *Nidāna sthāna* — 16 Chapters.
4. *Cikitsā sthāna* — 24 Chapters.
5. *Kalpa sthāna* — 8 Chapters.
6. *Uttara sthāna* — 50 Chapters.

Different important prints of this work are as follows :

1. Main text only, complete, corrected by Gaṇeśa Śākhārāma Tharte and published by himself at Bombay in 1888.
2. *Śārīra sthāna* only, with Indu's *Śaśilekhā* commentary, notes, diagrams and appendices, edited by Rāmacandraśastrī Kiñjavāḍekara, and published by Citraśālā Mudraṇālaya, Pune in 1938.
3. First eleven chapters of *Sūtra sthāna* along with Indu's *Śaśilekhā* commentary, notes, and appendices, edited by Rāmacandraśastrī Kiñjavāḍekara and published by Citraśālā Mudraṇālaya, Pune in 1940.
4. *Nidāna sthāna* only with Indu's *Śaśilekhā* commentary, notes, diagrams and appendices, edited by Rama candraśastrī, Kiñjavāḍekara and published by Citraśālā Mudraṇālaya, Pune in 1940.
5. Main text with Hindi translation by Atri Deva Gupta, published in two volumes by Nirṇayasāgara Press, Bombay during 1951-62.
6. *Sūtra sthāna* only, edited by Dattātreya Śāstrī Jalukara and Bindu Mādhava Śāstrī and published by Vaidyaka Grantha Bhanḍāra, Nasik in 1961.
7. Main text with *Sarvāṅga sundarī* Commentary by Lālacandra Śāstrī and published by Baidyanātha Āyurveda Bhavana, Calcutta. The first volume containing *Sūtra sthāna* only came out in 1965.
8. *Nidāna* and *Sūtra sthānas* edited by N.E. Mulu Swāmī and published by College Book House, Trivandrum in 1973.

9. *Sūtra sthāna* only with *Artha Prakāśikā* Commentary by Govardhana Śarmā Chāṅgāṇi, third edition, published by Chaukhamba Sanskrit Samsthana, Varanasi in 1978.

10. *Śarīra sthāna* only, with *Subodhinī* Hindi Commentary and notes by Pakṣadhara Jhā, edited by Priyavrata Śarmā and published by Chaukhamba Orintalia, Varanasi in 1978.

11. Telugu translation of *Śarīra sthāna* only with Indu's *Śaśilekhā* commentary by P. Pārthasārthī Śarmā *et. al.* published in four volumes by Telugu academy, Hydrabad in 1979.

12. Main text with Indu's *Śaśilekhā* Commentary edited by D.D.V. Paṇḍita Rāo and Ayodhyā Pāṇḍeya and published by Central Council for Research in Ayurveda and Siddha, New Delhi in 1988.

In addition to Indu's *Śaśilekhā* commentary, two other commentaries on this work by Hariścandra and Brahma Sūrī (Brahmānanda Bhiṣak) are available. Unfortunately, these two commentaries are still in manuscript form and not yet printed.

The present work is a reprint of the second, third and fourth items mentioned above. In addition to the edited main text of *Aṣṭāṅga saṅgraha* and Indu's *Śaśilekhā* commentary, Vaidya Kinjwadekar has profusely illustrated and has given notes as well as variant readings after consulting several manuscripts of this work. In the appendices he has given the text of Aṣṭāṅga hṛdaya with cross numbers for comparison. He has also appended material on these topics from other ayurvedic and allied works. Indices of technical terms are also given at the end of each section. The introduction and other material in prelim. pages of each section are of considerable research value.

An erudite scholar, Vaidya Kinjwadekar was born in 1903. His versatile, multifacted and multidimensional scholarship can be adjudged from his edited works on the *Vedas, Vedānta, Mīmāṃesā, Vyākaraṇa, Sāhitya* and *Mahābhārata.* His plan, it appears was to edit the whole of *Aṣṭāṅga saṃgraha* and publish. Unfortunately, only the first fifteen chapters of *Sūtra sthāna* dealing with positive health and preventive medicine (second vol.), the *Śarīra sthāna* dealing anatomy and physiology (first vol.) and *Nidāna sthāna* dealing with the diagnosis of diseases (third vol.) could be completed and published. These three volumes had gone out of print since long and there was a long felt need of these volumes by the research workers, teachers and students of ayurveda. The present Publisher has therefore, done a commendable work by bringing out their reprints.

अष्टांगसंग्रहे

निदानस्थानम् ।

आयुर्वेदकल्पतरुः

तृतीयः प्ररोहः

आविष्कर्ता

वैद्यपण्डित रामचन्द्रशास्त्री किंजवडेकर,

भिषगाचार्यः

अष्टाङ्गसङ्ग्रहनिदानस्थाने

संक्षिप्तो विषयानुक्रमः।

उत्तरार्धम्

श्रीः

संपादकीयं निवेदनम् ।

संचयं च प्रकोपं च प्रसरं स्थानसंश्रयम् ।
व्यक्तिं भेदं च यो वेत्ति स वाच्यो भिषगुत्तमः ॥

अयि प्रियपाठकमहाभागाः ! श्रीमज्जगच्चालकस्य कृपापाङ्गेनाष्टाङ्गसङ्ग्रहप्रतिसंस्करणस्य तृतीयो भागो निदानस्थानमिदं साङ्गं सपरिकरं च तत्रभवतां करकमलयोः समर्पयितुं समर्थोऽभवमिति निवेदयितुं प्रसीदति मदीयं चेतः ।

षोडशाध्यायात्मकस्याष्टाङ्गसंग्रहनिदानस्थानस्यास्य संस्करणं प्रदर्शितपूर्वाणामादर्शपुस्तकानां साहाय्येनाकरवम् ।

मूलवचनस्थलप्रदर्शनसमये यच्चरकसुश्रुताख्यं पुस्तकद्वयं समासादितं तन्निर्णयसागरमुद्रायन्त्रे खिस्ताब्दे १९३५, १९३०. यथाक्रमं मुद्रितमिति बोद्धव्यम् । परिशिष्टादिलेखनेऽस्माभिः चरकः, सुश्रुतः, अष्टाङ्गहृदयम्, भावप्रकाशः, आयुर्वेदविज्ञानम्, निघण्टुरत्नाकरः, निदानदीपिका, जल्पकल्पतरुः, अञ्जननिदानम्, वैद्यविनोदसंहिता इत्यादीनां पुस्तकानामालम्बनं स्वीकृतमिति कृतज्ञतया विनिवेदयामि ।

अनल्पायाससाध्येऽस्मिन्कार्ये येषां बहुविधं साहाय्यमभूत्तेषां नामानि यथा— श्रीमंतो वैद्यप्रवराः श्री. ए. स. काशीकरशास्त्रिमहोदया आयुर्वेदतीर्थाः, आयुर्वेदाचार्या जोशीत्युपाह्वा माधवशास्त्रिणः, आयुर्वेदविशारदबिरुदाः श्रीदत्तात्रेयशास्त्रीशेण्ड्येमहाभागाः, आयुर्वेदाभ्यासनिरताः बहुविदः श्री. भालचन्द्र दत्तात्रेय लिमयेमहाशयाः, भां. ओ. रि. इं. प्राच्यग्रन्थभाण्डाराध्यक्षाः श्री. पी. के. गोडेमहोदयाः; आयुर्वेदपारंगताः वैद्यधुरीणाः श्री. भा. वि. गोखलेमहोदयाः, इत्यादीनामनेकेषां महामनसामेतद्ग्रन्थसम्पादने प्रकाशने चाभूत्सुमत्साहाय्यमित्यतेषामहं नित्यमेवाधमर्णः सञ्जातः । सर्वनियामक एतेषां सुकृतिनां शं विदध्यादित्याशासे ।

प्रायः षोडशवर्षेभ्यः प्रागहं कृष्णापञ्चगङ्गापवित्रीकृतायां नृसिंहसरस्वत्यास्थानभूम्यां नृसिंहवाट्यां पञ्चवत्सरात्मकं नवीनवयसः शोभनं कालमत्यवाहयम् । तदानीं तत्र रुग्णजनोपकारगृहीतदीक्षाः वैद्यभूषणशंकरशास्त्रिथिटेमहाभागाः स्वकीयपीयूषपाणिना नैकरुग्णजनदुःखानि परिहरन्तः, आयुर्वेदाभ्यासिनः स्वर्गत वामनराव गेंडे, मोहमयीनगरावतंसानां श्रेष्ठिश्रीसूरजी वल्लभदासमहाभागानां वीरमतीनाम्न्यामौषधशालायामौषधनिर्माणप्रमुखपदमधितिष्ठन्तोः वैद्यराजा बाळकृष्णशास्त्रिजेरेसमाख्या अस्मत्प्रियसुहृत्सतीर्थ्याः, इत्यादीञ्छिष्यवरानायुर्विद्यामध्यापयन्तः शश्वदगण्यपुण्यनिचयसम्पादनेन कालमतिवाहयामासुः । अहमेतेषां वैद्यवराणां रुग्णालये शास्त्रिपादचरणसरोजसान्निध्येन यत्किञ्चिदायुर्वेदज्ञानं समासादयं--तस्यैव ज्ञानलेशस्य परमेण महिम्ना सम्प्रत्येतादृशग्रन्थसम्पादनसाहसं कर्तुं प्रवृत्तोऽभवम् । यद्यत्र सन्ति केचन गुणाश्चेत्तर्हि तेऽस्मदीयगुरुचरणानामेव, दोषाश्च ये सन्ति ते तु नियतं मदीया एवेति निश्चयेन वच्मि । अत एतद्ग्रन्थगतान् संस्करणजनितान् दोषान्मदीयानिति विभाव्य कृपया करुणापारावारपारीणा विद्वद्वरास्तन्निर्हरणेन मां कृतार्थयेयुरिति साञ्जलिबंधं विज्ञापयति—

विद्वद्विधेयः

किंजवडेकरोपाह्वो रामचन्द्रशास्त्री, भिषगाचार्यः

वैद्यवराणामभिप्रायाः

1

Dr. R. H. Bhadkamkar, M. A., M. D.

President : The Board of Indian Systems of Medicine, Bombay.

वैद्य पंडित रामचन्द्रशास्त्री किंजवडेकर, भिषगाचार्य यांनीं संपादन केलेली अष्टांगसंग्रह–ग्रंथमालेंतील शारीरस्थान, स्वस्थवृत्त व निदानस्थान हीं पुस्तकें पाहिलीं. आयुर्वेदांत विषयप्राधान्य पद्धतीनें लिहिलेले ग्रंथ नाहींत हा आक्षेप हे ग्रंथ प्रसिद्ध झाल्यामुळें राहणार नाहीं असें वाटतें. प्रत्येक विषयावर एकेक पुस्तक वैद्य पंडित किंजवडेकरशास्त्री तयार करीत आहेत ही गोष्ट खरोखर यापुढें होणाऱ्या आयुर्वेदीय ग्रंथास नवें वळण लावणारी आहे. विषयप्राधान्यपद्धति ही पाश्चिमात्यवैद्यक ग्रंथांत सर्वत्र प्रचलित आहे. त्या योगानें प्रत्येक विषयाचें सांगोपांग ज्ञान सहज होऊन विषय चांगला समजतो. विस्तृत विषयसूची, शब्दसूची, चरक, सुश्रुत वगैरे ग्रंथांचे संदर्भ दिलेले पाहिले म्हणजे एखादा **आयुर्वेदीय ज्ञानकोश** आपण पाहात आहों असे हे ग्रंथ वांचतांना वाटतें. **वैद्य, आयुर्वेदविद्यालयें वगैरे या ग्रंथास आश्रय देतील अशी आशा आहे व त्या त्या विषयासाठीं हीं पुस्तकें विद्यालयांतून लावलीं जातील अशी मला खात्री वाटते.**

ता. २८।७।१९४०

| **रा. ह. भडकमकर** एम्. ए. एम्. डी.

2

Ayurvedatirtha **E. S. Kashikar Shastri**

वैद्यपण्डित **रामचंद्रशास्त्री किंजवडेकर** भिषगाचार्य, यांच्या संपादकत्वाखालीं प्रसिद्ध झालेलीं **स्वस्थवृत्त, शारीर** व **निदान** हीं तिन्हीं पुस्तकें लक्षपूर्वक साग्र वाचून पाहिलीं. आतांपर्यंत प्रसिद्ध झालेलीं सर्व आयुर्वेदीय पुस्तकें हीं एकीकडे व हीं पुस्तकें एकीकडे अशी परिस्थिति आहे. या नव्या जुन्या पुस्तकांमध्यें जमीनअस्मानाचें अंतर दिसून येणार आहे. वै० पं० किंजवडेकरशास्त्री यांचा संपादनकार्याचा दोन तपांचा अनुभव, आयुर्वेदांतील मौलिक ग्रंथांचें सूक्ष्म व तौलनिकदृष्ट्या सतत परिशीलन व आयुर्वेदाच्या उत्कर्षासाठीं अविश्रांत परिश्रम करण्याची चिकाटी वगैरे गुणांमुळेंच आयुर्वेदीयांस या ग्रंथरत्नांचा लाभ होत आहे. पुणें येथील आयुर्वेद विद्यालय–(सध्यांचें नांव **अष्टांग आयुर्वेद महाविद्यालय**) चे प्रधान अध्यापक असतेवेळीं तेथील अध्यापकांना व विद्यार्थ्यांना वेळोवेळीं येणाऱ्या अडचणींचा त्यांना आलेला अनुभव हेंच हीं पुस्तकें निर्माण होण्यास कारण झालें असावें असें वाटतें. या पुस्तकांत त्यांनीं आयुर्वेदीय बृहत्त्रयीचा अन्योन्यसंबंध अतिशय स्पष्टपणें दाखविला आहे. तसेंच अष्टांगहृदयाचे अष्टांगसंग्रहाशीं संबंध कोणत्या तऱ्हेचे आहेत हीही गोष्ट खुलासेवार पुढें मांडली आहे. या ग्रंथाच्या वैशिष्ट्याचें वर्णन करावयाचें तर तें फार मोठें होईल. म्हणून हा ग्रंथ ज्यांच्यासाठीं मुख्यतः तयार करण्यांत आला त्या आयुर्वेदाभ्यासी वैद्यवरांनीं, विद्यार्थ्यांनीं व संशोधकांनीं याचें परिशीलन करावें, एवढें सांगून अभिप्रायादाखल लिहिलेले दोन शब्द पुरे करतों. परमेश्वराचे कृपेनें वै. पं. **किंजवडेकरशास्त्री** यांचेकडून पुढील सर्व भाग याच पद्धतीनें लवकर बाहेर पडोत असें इच्छितों.

आषाढ वद्य चतुर्थी
शके १८६२.

वैद्य **एकनाथ सखाराम काशीकरशास्त्री,**
आयुर्वेदतीर्थ, पुणें.

विषयप्रवेश

अष्टांगसंग्रहासारखा विख्यात ग्रंथ संपादित करून **पं. किंजवडेकर शास्त्री** यांनीं वैद्यवर्गावर एक मोठाच अनुग्रह केला आहे. आयुर्वेदामध्यें बृहत्त्रयीमध्यें समाविष्ट होणारी ही संहिता आहे, परंतु बृहत्त्रयीमध्यें देखील या संहितेचें वैशिष्ट्य अपूर्व असेंच आहे. अष्टांगहृदय म्हणजे 'तेभ्योऽतिविप्रकीर्णेभ्यो प्रायः सारतरोच्चयः' इतकेंच त्याचें महत्त्व. एकापरीनें आयुर्वेदाभ्यासकांना आकृष्ट सार भागाचें प्रदान करून वाग्भटानें अष्टांगहृदयद्वारा आयुर्वेदप्रविविक्षु उपासकांची जिज्ञासा तृप्त केली असली तरी त्या सार–माधुर्यानें प्रज्वालित झालेली ज्ञान–पिपासा परिपूर्णतया आकंठ–ज्ञानामृतपानानें प्रशमित करण्याचा मान अष्टांगसंग्रहालाच द्यावा लागेल. आणि म्हणून या ग्रंथाचें वैशिष्ट्य म्हणजे (१) चरक, सुश्रुतादि ग्रंथांतील विप्रकीर्णत्व यात नाहीं व (२) प्रतिपाद्य विषयाचा केवळ सारग्रंथ हा नसून विस्तारग्रंथ आहे हें होय. माझ्या मतें अष्टांगसंग्रहाचें वैशिष्ट्य अपूर्व असें आहे. आणि यामुळें बृहत्त्रयीमध्येंही अग्रपूजेचा मान या संहितेसच द्यावा लागेल. अर्थात् द्वादश सूर्यांमध्यें अमूक एक सूर्य श्रेष्ठ हें कोण ठरवूं शकेल ?

अशा या अपूर्व ग्रंथाची मुद्रित प्रत मिळणें दुष्कर व्हावें हें भारतीय वैद्यांचें एक मोठें दुर्दैवच होतें. आणि म्हणून **पं. किंजवडेकरशास्त्री** यांच्या या प्रयत्नाचें कौतुक व अभिनंदन करावें तितकें थोडेंच आहे. त्यांतूनही एका विशेष गोष्टीचा या ठिकाणीं उल्लेख करतांना मला फार आनंद वाटतो तो हा कीं या अपूर्व ग्रंथाच्या प्रकाशनामध्यें संपादकांनीं एका मोठ्या सुंदर व उपयुक्त कल्पनेला मूर्तत्व आणून दिलें आहे. शारीरादि अष्टांगविभागांचें विषयवार दर्शन या ग्रंथामध्यें उत्कृष्ट तऱ्हेनें होत असल्यानें अशा विषयवार प्रकरण–विचाराचें महत्त्व ओळखून **पं. किंजवडेकरशास्त्री** यांनीं प्राचीन साहित्यसंपादन क्षेत्रामध्यें एक मोठें आदर्श असें धाडस केलें आहे, असें म्हणणें प्राप्त आहे. त्यांनीं **शारीरस्थानाचा** विभाग सटिप्पणीक व सचित्र छापून प्रसिद्ध करून थोडे दिवस झाले नाहींत तोंवरच त्यांनीं **स्वस्थवृत्त** व **निदान** हे दोन विभाग मोठ्या आकर्षक पद्धतीनें बाहेर काढण्याचें ठरविलें. जरी केवळ पुराण ग्रंथप्रकाशनाचा उद्देश मनांत बाळगून या ग्रंथाचें प्रकाशन झालें असतें तरी ती गोष्ट अभिनंदनीयच झाली असती. परंतु **पं. किंजवडेकरशास्त्री** यांनीं येवढ्यावरच न थांबतां या ग्रंथाला सर्वांगसुंदर करण्याचें ठरविलें आहे. प्रस्तुतचा 'निदानविभाग' अष्टांगसंग्रहांतील मूळ इंदुटिकेसहित छापून शिवाय चरकसुश्रुतांमधील तत्तद्विषयक संदर्भदर्शक सूचीही ग्रंथांत जोडली आहे. व याहीपेक्षां महत्त्वाची गोष्ट म्हणजे अष्टांगसंग्रहांतलि या निदानविभागांत अन्तर्भूत होणाऱ्या सर्व लक्षणांची मार्गदर्शक अशी एक सूचि पण या ग्रंथांत समाविष्ट केली आहे. '**न हि सर्व विकाराणां नामतोस्ति ध्रुवा स्थितिः**' या तंत्रवचनाप्रमाणें अष्टांगसंग्रहानिदानाविभागामध्यें रोगसमूह मर्यादित आहे व नंतरच्या ग्रंथकारांनीं नवीन रोगांची भर घालून निदानविभाग परिपुष्ट केला आहे. म्हणून संपादकांनीं अंजन व वैद्यविनोदानिदान यांची जोड या ग्रंथाला देऊन ग्रंथाची अद्ययावत् उपयुक्तता सिद्ध केली आहे. वरील सर्व गोष्टी लक्षांत घेतल्या म्हणजे अष्टांगसंग्रहांतील निदानस्थान किती तऱ्हेनें संपन्न व आदर्श ग्रंथ या संज्ञेस प्राप्त झालें आहे हें लक्षांत येईल.

निदानाचें महत्त्व आयुर्वेदशास्त्रांत काय हें विशेष उत्साहानें प्रतिपादन करण्याची आवश्यकताच काय ? **रोगनिदान** म्हणजे **व्याधिनिर्णय.** व्याधिनिर्णयाभावीं आयुर्वेदानें जें उद्दिष्ट धातुसाधर्म्य,

क्रिया त्यांची उपलब्धि कशी होईल ! किंबहुना निदान पूर्वरूपरूपादि दृष्ट्या व्याधि निर्णीत झाला म्हणजे चिकित्सा 'वाचमर्थोनुधावति' या वचनाप्रमाणें सहज प्राप्त होते ही गोष्ट सिद्ध आहे. मात्र निदानाचें सूक्ष्मत्व संप्राप्ति-प्रकाशक असलें पाहिजे. रोग्याचे शरीरामध्यें दोषदूष्य-विषयक घडून येणाऱ्या असंख्य सूक्ष्म घटनांचे चाक्षुष-प्रत्यक्ष होणें दुरापास्त आहे. आणि जरी कोठें असें प्रत्यक्ष ज्ञान झालें तरी दोषदूष्यांच्या तरतमतेनें रुग्णशरीरांत उत्पन्न होणाऱ्या संवेदनांचें ज्ञान हें चक्षुर्विषयीभूत होणें शक्य नाहीं म्हणून अशा परिस्थितींत रुग्णांची निदान-पूर्वरूपादि पंचसाधनांनीं केलेली परीक्षा हीच चिकित्सेला मार्गदर्शक होऊं शकते. निदान-पंचक हा तर आयुर्वेदशास्त्राचा एक अपूर्व असा विशेष आहे. कारण आयुर्वेदांतील व्याधींची व्याख्या ही केवळ कारणविषयक अथवा स्थान-विषयक अशी एकांगी नसून ती उभय अवस्थामध्यें अंतर्भूत होणाऱ्या पूर्वरूप, रूप, उपशयानुपशय, उपद्रव, सूक्ष्म संप्राप्ति या अवयवांचा योग्य समावेश करून चिकित्सासाफल्याचे दृष्टीनें परिपूर्ण केलेली अशी व्याधीची व्यापक व संपूर्ण अशी व्याख्या आहे. अष्टांगसंग्रहकारांनीं निदानस्थानामध्यें प्रथमाध्यायीं निदानपंचकाचें मार्मिक व्याख्यान केलें आहे.

चरकाचार्यांनीं यज्जःपुरुषीय अध्यायामध्यें प्रतिपादन केल्याप्रमाणें पुरुषजनित **भावसंपत्** व **भावविपत्** हींच आरोग्य व अनारोग्य यांना यथाक्रम कारणीभूत होतात. अत एव रोगहेतूंचा विचार निदानपंचकांतील हेतु अथवा निदान या प्रकरणांत समाविष्ट होतो. शरीर-बाह्य-व्याधि हेतु व शरीरांतर्गत दोषस्वरूप व्याधिहेतु यांचेकडे पाहण्याची आयुर्वेदीयांची दृष्टि पांचभौतिक आहे. म्हणून दोषविकृतिस्वरूप लक्षांत येण्यासाठीं, धातुप्रदूषणद्रव्यांचेमुळें उत्पन्न होणारी विशिष्ट स्थान-विकृति जाणली जाण्यासाठीं व चिकित्सेंतील 'निदानपरिवर्जन' या उपक्रमाचा जागरूकपणें आश्रय घेण्यासाठीं आयुर्वेदीय रोगहेतूंचें महत्त्व समजून घ्यावेंच लागतें.

सन्निकृष्ट अथवा विप्रकृष्ट हेतुमुळें उत्पन्न झालेली दोषदूष्यविकृति व्याधिबोधक लक्षणांना जन्म देऊं लागली कीं पूर्वरूपांचा उद्भव होतो. प्रतिबंधक उपायांचा अवलंब ज्या एका अवस्थेंत करतां येणें शक्य आहे अशी ही अवस्था म्हणून आयुर्वेदीयांना पूर्वरूपांचें महत्त्व वाटतें. त्याचप्रमाणें विशिष्ट व्याधींचें निश्चित ज्ञानही पूर्वरूपामध्यें मिळूं शकतें.

व्याधींचें स्वरूप स्पष्टपणें जाणण्याचें एकमेव उत्कृष्ट साधन म्हणजे व्याधिलक्षणें हींच होत. आयुर्वेदीय निदानपद्धतीमध्यें लक्षणांचें महत्त्व इतकें आहे कीं, साक्षात् व्याधिस्थान उत्तान स्वरूपांत वैद्यापुढें उभें केलें तरी त्याला चिकित्सेचा संपूर्ण अवगम लक्षणाशिवाय होणार नाहीं. केवळ व्याधि-प्रत्यनीक औषधिचिकित्सा व शस्त्रकर्मादि उपायांचें ज्ञान त्यास होईल. परंतु आयुर्वेदीय चिकित्साशास्त्राचा जो प्रधान आधार दोषदूष्यविज्ञान त्यांतील सूक्ष्मतरतमभाव समजल्याशिवाय चिकित्सासाफल्य अनुभवास येणार नाहीं. आणि म्हणून रोगलक्षणांचें अतिसूक्ष्म ज्ञान वैद्यास अत्यंत मार्गदर्शक असें होतें. लक्षणामध्यें **सामान्यलक्षणें** व **विशेषलक्षणें** असे दोन प्रकार आढळतात. सामान्यलक्षणें हीं रोगाचीं सामान्य संप्राप्तिदर्शक असतात तर विशेष लक्षणें हीं विशेष संप्राप्तीचीं म्हणजेच **आरंभक दोषविशेषांची** निदर्शक असतात. रोग्यास कशा प्रकारचीं लक्षणें होतात इकडे दुर्लक्ष करून केवळ व्याधिस्थानांत दृग्गोचर होणारी विकृति आयुर्वेदशास्त्रांत निरुपयोगी मानली जाते.

प्रकट लक्षणांच्या व्याधीमध्यें संप्राप्तीचें ज्ञान शीघ्र व स्पष्ट होऊं शकतें, परंतु गूढलिंग-व्याधीमध्यें संशय उत्पन्न होतो आणि बुद्धीचा व्यामोह होण्याचा संभव असतो. अशा वेळीं रोग-निश्चयाचें एकमेव साधन जें **उपशयानुपशय** त्यांचा आश्रय वैद्यास घ्यावा लागतो.

निदान पूर्वरूपें लक्षणें व उपशय यांचें सूक्ष्म ज्ञान करून घेतलें कीं, संप्राप्ति आपोआपच स्पष्ट होते. कारण संप्राप्तीची व्याख्या

" संप्राप्तिः पुनरेवंदुष्टो दोषः चैवमारब्धो व्याधिः । अ. सं. नि. १७.

अशा प्रकारची आहे. रोगकारणांचा शरीरप्रवेश झाल्यापासून शरीरांत ज्या घडामोडींना प्रारंभ होतो व शेवटीं ज्यांचें पर्यवसान विकार उत्पन्न करण्यामध्यें होतें, त्याचा चित्रपट म्हणजे संप्राप्ति होय. या चित्रपटाचें प्रात्यक्षिक म्हणजेच पूर्वरूपें व रूपें. असंख्य विकारांमध्यें चक्षुरिंद्रियाचें पलीकडचा परंतु चिकित्सेचें साफल्य प्रकट करण्याचें एकमेव साधन असा हा जो संप्राप्ति नांवाचा रोगज्ञानोपाय त्याचें महत्त्व काय हें यापेक्षां जास्त विशद करून सांगण्याची आवश्यकता नाहीं. संख्या, विकल्प, प्राधान्य, बलकालविशेषभेदानें संप्राप्तीचें ज्ञान करून घेतलें म्हणजे व्याधीचें दर्शन चिकित्सेच्या दृष्टीनें स्पष्ट होऊं शकतें.

निदानपंचकाचा हा विषय अष्टांगसंग्रहाच्या पहिल्या अध्यायांत दिल्यानंतर ग्रंथकारानें व्याधिहेतु जे त्रिदोष त्यांचीं प्रकोप कारणें देऊन या प्रकरणाला पूर्णता आणली आहे.

निदानपंचकाच्या पायावर पुढील सर्व अध्यायांची इमारत उभी असल्यामुळें या अध्यायाचें महत्त्व विशेष आहे. ग्रंथ सूत्रमय असला तरी त्यांत समाविष्ट होणारा विषय फार मोठा आहे. त्यामुळें इंदु व विजयरक्षित या टीकाकारांचें योग्य तें मार्गदर्शन अत्यंत उपयुक्त व विषय स्पष्ट करणारें आहे.

द्वितीयाध्यायापासून प्रतिरोगनिदानाला प्रारंभ होत असून ज्वरनिदान हें प्रकरण सर्व निदान-प्रकरणांत विषयाच्या मांडणीचे दृष्टीनें फारच चांगलें वठलें आहे. निदानपंचकामधील निदान, पूर्वरूप, रूप, उपशय व संप्राप्ति हा क्रम सोडून ग्रंथकारानें या प्रकरणांत संप्राप्तिपासूनच विषयाला सुरवात केलेली आहे. पुढील इतर निदानांचे अध्यायांत हाच क्रम ग्रंथकारानें कां उपयोगांत आणला नाहीं हें मात्र एक गूढ आहे.

संप्राप्तिची व्यापक व्याख्या लक्षांत घेतली म्हणजे रोगनिदानामध्यें संप्राप्तिज्ञान हेंच सर्वस्वीं व्याधिबोधक आहे हें लक्षांत येतें म्हणून रोगनिदानामध्यें संप्राप्तिचें विशेष व मुख्य स्थान आहे. रोगनिदान सांगतांना संप्राप्तिचा परिस्फोट करून सांगणें हाच उद्देश असतो. अर्थात् हा परिस्फोट विषयप्रतिपादनाच्या सुरवातीस करावा कीं, क्रमाक्रमानें निदानपूर्वरूपादि सांगून संप्राप्तिची परिस्फुटता आपोआपच होऊं द्यावी व मग संप्राप्तिसूत्र लिहावें हा विषय विवाद्य आहे. किंबहुना विषयप्रतिपादनाच्या या दोन शैली होऊं शकतील. मीं यापैकीं दुसऱ्या शैलीचा चाहता असलों तरी अष्टांगसंग्रहकारांनीं ज्वरनिदानांत संप्राप्ति सर्वांत प्रथम देऊन अवलंबिलेली शैलीही चांगली आहे.

ज्वरनिदानामध्यें ज्वरलक्षणांचें वैपुल्य व व्यवस्थित मांडणी हीं ग्रंथकाराच्या सूक्ष्म निरीक्षणाची साक्ष देतात.

ज्वराचें प्रकार पाडतांना संततादि पंचप्रकारांमध्यें सर्व ज्वरांचा समावेश करावा असें जें कांहींचें म्हणणें आहे तें अष्टांगसंग्रहकारांना तरी मान्य दिसत नाहीं, कारण ज्वराचे हे पांच प्रकार वर्णन करीत असतां " प्रायः स सन्निपातेन " असा स्पष्ट उल्लेख या अध्यायांत आहे. संग्रहकारांचे मताप्रमाणें वात-पित्तकफादि अष्टविध प्रकाराव्यतिरिक्त संततादि पांच प्रकार भिन्न आहेत असा अर्थ निघतो हें लक्षांत ठेवण्याजोगें आहे.

या प्रकरणांत ज्वरमर्यादेसंबंधीं अग्निवेश व हारीत यांचीं मतें देऊन हा व्यवहारांतील अत्यंत उपयोगी विषय जास्त स्पष्ट केला आहे. प्रलेपकादि ज्वरांचें वर्णनानंतर हारिद्रकज्वर, रात्रिकज्वर, पूर्वरात्रिकज्वर असे प्रकार आले आहेत तेही चिंतनीय आहेत.

तिसऱ्या अध्यायामध्यें रक्तपित्त व कास या रोगांचें निदान आलें आहे, तें अनुभवाचें दृष्टीनें योग्य आहे असेंच वाटतें. रोगनिदानामध्यें रोगवर्णनाचा अनुक्रम कसा असावा यासंबंधीं अनेक मतें असूं शकतील. शरीराचे स्रोतोविभाग लक्षांत घेऊन रोगांचा अनुक्रम ठरवावा किंवा अंतर्मार्गादि त्रिधा रोगमार्गांस अनुसरून तो असावा अथवा दोषदूष्यविचार लक्षांत घेऊन त्याची मांडणी असावी हें तंत्रकारांच्या आवडीवर अवलंबून राहील. परंतु अष्टांगसंग्रहामध्यें इंदुटीकाकारांनीं "**ज्वरसंतापात् रक्तपित्तं**" व "**रक्तपित्तवत् च कासस्यापि क्षिप्रकारित्वं**" असें जें या अनुक्रमाचें समर्थन केलें आहे तें अप्रस्तुत नाहीं.

यानंतरच्या अध्यायांत **श्वास** व **हिक्का** आणि नंतर **राजयक्ष्मा** इत्यादि प्रकरणेंही अशींच सुसंगत आहेत, परंतु ही सुसंगतीची शृंखला अर्शप्रकरणाचे सुरवातीस तुटल्यासारखी झाली आहे व पुढेंही एकदोन ठिकाणीं असाच तुटकपणा प्रत्ययास येतो, पण तो अपरिहार्य आहे असेंच मानणें प्राप्त आहे. **रक्तपित्त** व **कास** यांचें साध्यासाध्यविचारामध्यें मार्मिकपणा आहे.

अध्याय ४ मध्यें श्वास व हिक्का या रोगांचें निदान एकत्र आलें आहे. तें चिकित्सेकडे दृष्टि ठेवून लिहिलें आहे. कारण चिकित्सा प्रकरणीं या उभय व्याधींची चिकित्सा स्वरूपतः एकसारखी आहे असें आढळून येतें. कासाचा सर्वांत जवळचा मित्र म्हणजे श्वास हा होय. श्वासाचें कास हा एक कारणच आहे (कासवृद्ध्या भवेत् श्वासः). श्वास व हिक्का हे दोन्ही व्याधी आशुकारी आहेत हेंही अष्टांगसंग्रहकारांनीं शेवटच्या सूत्रांत लक्षांत आणून दिलें आहे.

अध्याय ५ मध्यें **राजयक्ष्म्याचें** निदान असून तदनुषंगिक इतर छर्दी अरोचकादि प्रकरणें आहेत. राजयक्ष्म्याची संप्राप्ति लिहितांना अष्टांगसंग्रहकारांनीं या व्याधीचें त्रिदोषजन्यत्व व सर्वदेहव्यापित्व इतर कोणत्याही ग्रंथकारापेक्षां जास्त स्पष्ट शब्दांत मांडलें आहे. अवष्टंभ हें पुरीषाचें प्रकृत कार्य या व्याधींत कसें उपकारक असतें हें ' अवष्टब्धः स शकृता केवलं वर्तते क्षयी ' या सूत्रानें दाखविलें आहे.

यानंतर **मदात्यय, मद, मूर्च्छा, संन्यास** आदि प्रकरणांचें निदान सांगून ७ व्या अध्यायांत समग्र **अर्शनिदान** प्रतिपादिलें आहे. या प्रकरणांत " एतेन कुलजाः सर्वे विकाराः व्याख्याताः "

या सूत्रानें सर्व कुलज विकारांचें असाध्यत्व प्रतिपादिलें आहे. प्राचीन ग्रंथकारांना मुद्रणकलेचे अभावीं अशीं सूत्रमय वाक्यें लिहावीं लागत. हृद्रोगाचीं कारणें सांगतांनाही ' **तेषां गुल्मनिदानोक्तैः समुत्थानैश्च संभवः** ' असा थोडक्यांत निर्णय करणें याच कारणासाठीं ग्रंथकारास अवश्य वाटलें असलें पाहिजे.

यानंतरच्या ८ व्यां अध्यायांत **अतिसार** व **ग्रहणी** या रोगांचें समग्र निदान असून ९ व १० या अध्यायांत **मूत्रवहस्रोतसांचे** व्याधि वर्णित आहेत. नवव्या अध्यायास "**मूत्राघात-निदानम्**" असें नांव देऊन संख्यारूपसंप्राप्ति सांगतांना "**विंशतिः मूत्राघाता भवंति**" असें सूत्र आलें आहे व द्वादश मूत्राघात व आठ मूत्रकृच्छ्रें या दोन्ही व्याधींचा संग्रह मूत्राघात प्रकरणीं केला आहे. चरकसुश्रुतानंतर शारीरज्ञानाचा जो विशेष लोप भरतखंडांत झाला त्यामुळें उद्भवलेल्या आपत्तींपैकीं ही एक आपत्ति होय. "**सर्वेषां मूत्ररोगाणां अधिष्ठानं बस्तिः**" असा प्रारंभ

करून ३१६ व्या सूत्रांत बस्तीचें जें वर्णन केलें आहे तें संपूर्णतया वृक्कास लागू होणारें आहे. मूत्रवह-स्रोतसांची व्याप्ति वृक्क, गविनी, बस्ति व मेढ्र एवढी शारीरदृष्ट्या स्पष्ट असतांना **'वृक्कौ कुक्षिगोलकौ'** यापलीकडे त्या अवयवांचा काय उपयोग आहे यासंबंधींचें जें अज्ञान आढळून येतें तें अप्रशंसनीय आहे. अर्थात् हा दोष ग्रंथकारांचा नसून कालाचा आहे असेंच मी म्हणेन. मूत्रकृच्छ्र व मूत्राघात यासंबंधीं दोन स्वतंत्र प्रकरणें सुश्रुतासारख्या ग्रंथांत असतांना दोन्ही व्याधींची भेद स्थानसंश्रयाचे दृष्टीनें मूत्रवहस्रोतसांची व्याप्ति लक्षांत न आल्यामुळें करण्यांत आला नाहीं. मूत्रकृच्छ्रामध्यें मूत्रोत्पत्ति कमी होते म्हणजे बस्ती हा जो मूत्राशय त्याठिकाणीं त्याची संचिति होत नाहीं व मूत्राघातामध्यें मूत्राशयांत मूत्र भरपूर असूनही मार्गरोधामुळें अथवा अन्य कारणामुळें त्याचें बहिःप्रवर्तन सुलभ तऱ्हेनें होत नाहीं असा हा या दोन रोगांतील मोठा फरक आहे. मूत्रकृच्छ्राचें स्थान **वृक्क** अथवा **गविनी** असूं शकतें, तर मूत्राघाताचें स्थान **मेढ्र** अथवा **बस्ती** हेंच असतें. वातबस्ती आदि द्वादश प्रकारांचें विकृतिविज्ञान याच गोष्टींचा प्रत्यय आणून देतें.

वरील स्थाननिर्णय घेतांना शुक्रज मूत्रकृच्छ्राची अडचण भासते ही गोष्ट खरी आहे. परंतु मूळ सुश्रुत प्रकरणीं अशा प्रकारचे मूत्रकृच्छ्र वर्णिलेले नाहींत ही गोष्ट खालील श्लोकावरून सिद्ध होते.

वातेन पित्तेन कफेन सर्वैस्तथाऽभिघातैः शकृदश्मरीभ्याम् ।
तथाऽपरः शर्करया सुकष्टो मूत्रोपघातः कथितोऽष्टमस्तु ॥ (सु. उ. ५९-३)

या श्लोकावरील टीकेमध्यें डल्हण या टीकाकारानें शुक्रजमूत्रकृच्छ्राचा उल्लेख अनार्ष आहे असा स्पष्ट शेरा मारला आहे.

अष्टाङ्गसंग्रहकारांनीं अभिघातज, शकृज्ज इत्यादि मूत्रकृच्छ्रांचा उल्लेख न करतां दोषज चार व अश्मरिज चार अशा आठ मूत्रकृच्छ्रांचा उल्लेख केला आहे. माझ्या मतें सुश्रुतोक्त मूत्रकृच्छ्र प्रकरण व मूत्राघात प्रकरण जास्त स्पष्ट व म्हणून अनुकरणीय आहे.

मूत्रवह स्रोतसांच्या व्याधीनंतर पुढील अध्यायामध्यें **विद्रधि, गुल्म, उदर, पांडुरोग, कामला, शोफ, विसर्प, कुष्ठ, श्वित्र, कृमि, वातरोग, वातरक्त,** यांचीं निदानें अनुक्रमें आलीं आहेत, व तीं सर्व उत्कृष्ट संग्रहाची द्योतक आहेत.

अष्टाङ्गहृदय या ग्रंथांतील संपूर्ण निदानस्थान यानंतर उद्धृत करण्यांत आलें आहे व अंजन-निदानानें व वैद्यविनोद निदानानें अवशिष्ट रोगनिदानांची पूर्ति साधली आहे.

रोगलक्षण कोशानें प्रत्यक्ष व्यवहारामध्यें ग्रंथाची उपयुक्तता वाढली आहे. **आयुर्वेदाभ्यासी विद्यार्थ्यांना निरनिराळ्या संहितांचें पृथक् पृथक् अवलोकन करून सार भाग काढण्याचे जे अलोट परिश्रम निष्कारण पडतात ते या ग्रंथाचे प्रकाशनानें बरेच कमी होतील यांत शंका नाहीं.**

आयुर्वेद महाविद्यालय
पुणें

भा. वि. गोखले,
आयुर्विद्यापारंगत

पुण्यपत्तनस्थायुर्वेदविद्यालयप्रधानाध्यापक–पण्डितरामचन्द्रशास्त्रिकिञ्जवडेकरेण प्रतिसंस्कृतः टुप्टिप्पण्या च परिष्कृतः

अष्टाङ्गसङ्ग्रहः ।

निदानस्थानस्य विस्तृतो विषयानुक्रमः ।

रक्तपित्तनिदानं तृतीयोऽध्यायः

श्वासहिध्मानिदानं चतुर्थोऽध्यायः

विषयः पृष्ठांकः

निदानपरिशिष्टम् ।

१ अष्टाङ्गहृदयनिदानम् ।

—o—

२ रोगपरीक्षाप्रकरणम्

—o—

३ पञ्चनिदानपरिष्कारः

आतुरपरीक्षाप्रकरणम्

अञ्जननिदानम् ।

वैद्यविनोदनिदानम्

शुद्धाशुद्धपत्रिका।

सूत्रम्	पंक्तिः	अशुद्धम्	शुद्धम्
४	४	संभृ ते	संभृते
४	१०-११	रोदसीद्यावापृथिव्योरन्तरालम्	४
५	[१]	।शवं प्रात	शिवं प्राति
५	८	५-संप्लपः उपप्लवः	
५	४	संभृ ते	संभृते
४	१०-११	कर्णः। रोदसी...रालम्। कर्णः।	
५	[१]	।शवं प्रात	शिवं प्राति
५	८-५	संप्लवः उपप्लवः। ५-रोदसी द्यावापृथिव्योन्तरालम् संप्लवः उपप्लवः।	
६	१	देव देव	देवदेव
८	१	नानुऽगृ	नाऽनुगृ
१३	१६	' स्थिते सपूर्व	स्थिते'सपूर्व
१३	१९	४१.।	४१.।१३
१६	२०	कालात्।	कालात्
१७	१४	सभंवं	संभवं
१७	२९	यतन	यतनं
२२	१	बन्ध्य	बन्ध्या
२६	२	करिर	करीर
२६	१७	नस्य गण्डू	नस्यगण्डू
२८	३	पियू	पयू
२८	४	नलिकरनि	लिकेरनि
३०	२३	योगन	योगेन
३४	२१	भंद्र	भाद्र
टिप्पणी .१०		-नि.१.५,६; सु. उ.	-नि.१.५,६;८.४२; सु. उ.
३४	२४	सुनो	सूनो
३४	३४	जातः।	जातः
३९	[१]	णाणि।	णानि।
४८	[१]	१४ शीत	१४ सन्निपातजयोः शीत

सूत्रम्	पंक्तिः	अशुद्धम्	शुद्धम्	सूत्रम्	पंक्तिः	अशुद्धम्	शुद्धम्
४९	[१]	१५ शीत	१५ सन्निपातजे शीत	१५६	६	फला	फल
५०	[१]	१६ दाह	१६ सन्निपातज दाह	१६०	११	ट्रच्छो	ट्शो
६३	८	आय	आयु	१६४	१	कच्छ	कक्ष्छ
७९	८	वाहि	वाही	१७१	२	विवद्धः	विबद्धः
८१	२	बजिं	बीजं	१७२	[१]	कक्षणम्	लक्षणम्
८२	३	रुक	रुक्	१७२	३	लिङ्ग	लिङ्गं
८३	५	८१	८३	१७६	९	गन्तु	गन्तू
८५	५	प्राप्तेन	प्र प्ते न	१७८	[१]	रूप संप्रा	रूपसंप्रा
८९	३	द्विधाकफ	द्विधा कफ	१७९	३	न्यूर्ध्व	न् ऊर्ध्व
८९	६	मेद आय	मेदआय	१८०	[१]	र्याः रू	र्याः पूर्वरू
९०	८	विर्धं	विधत्वं	१८१	५	दीनां	दिना
टीपश्लोक	१	असन्न	आसन्न	टीप	१	मूर्ध्व	प्यूर्ध्व
९२	३	श्राय	श्रय	१८२	३	निर्भ	निभ
९८	१	मसा	मसो	१८३	[१]	धेनं	घैनं
९९	१	तुे	तु	१८६	[१]	म्युद्ध	म्याशुद्ध
९९	३	श्रिति	श्रितो	१९६	४	तापं	ताप
१०४	१	पाति	पीत	१९८	२	रस्य श्रुति	रस्यश्रुति
१०८	५	सुनो	सूनो	१९८	४	तातृल्ल	ताल्ल
११४	६	किसा	कित्सा	१९९	१	स्य तिक्त	स्यतिक्त
११६	९	कषाय	कषाया	२०५	१	ष्णारस	ष्णा रस
१२०	४	पोक्ष	पोक्षि	टिप्पणी २०२		सु.उ. ४८.	सु.उ. ४८.
१२७	४	पर्ति	पीतं			१४.	१४. १५.
१२७	११	हसे	हसै	,, २०४		च.चि. २२.२०.	च.चि. २२,
१२८	१०	सैवः	सर्वैः				२०. सु.उ. ४८. १५.
१२८	१२	स्माऽज्ञ	स्मातज्ञ	२१०	४	मोजसो	मोजो
१३५	७	वद्ध	द्धव	२१०	८	स्तर्पो	स्तर्षो
१३८	१३	पाडि	पीड	२१२	६	निरड	निरड्
१४०	४	पन्दा	पन्दी	२४०	[१]	विषजमद	३४ विषजमद्
१४०	४	च्छाया	च्छायो	२४०	१	धिश्वक	धिकश्व
१४१	७	दनिः	दीनः	२४१	[१]	मादा	मदा
१४३	३	स्कुटा	स्फुटाः	२४६	३	२४४	२४६
१५१	७	मुर्हुर्गेषु	मुहुर्वेगेषु	२४६	६	२४४	२४६
१५२	५	म्भीरा	म्भीरा	२५०	१०	पिबंति	पिबाति
१५२	७	वर्सांश्च	सर्वांश्च	२५३	२	तरका	त्तरका
१५२	७	युक्ता	युक्त	२६५	१२	नाऽपनो	नाऽपानो
१५३	[१]	शघ्रिमारु	शीघ्रमार	२६६	६	रागे	रोग
१५५	३	रको	करो	२६७	३	त्वश	त्वर्श
१५५	६	यक्ष्मिणः	यक्ष्मणः	२६८	[१]	संप्राः	संप्राप्तिः
१५६	[१]	त्येकानां	त्येकं	२६९	३	वच्च ास्ति	र्चास्ति
१५३	८	श्वासो	श्वासौ	२७१	१	कृष्णाा	कृष्णा

सूत्रम्	पांक्तिः	अशुद्धम्	शुद्धम्
२७४	[१]	रक्ताजा	रक्तजा
२७४	४	द्रवा भवन्ती	द्रवा(अ.सं.सू.१९) अरुणदत्त मेन भवन्ती
२७४	८	दयः। इति	दयः (सु. सू. १४·३०) (अ.सं.सू.३६)। इति
२७५	१९	अमुदायवर्तो	अयमुदावर्तो
२७७	[१]	मर्शसा	मर्शसां
२७८	४	र्शांसि	र्शांसि। २७८
२७९	४	अ.२१.)।	अ.२१.)। २७९
२८०	३	क्तानि।	क्तानि। २८०
२८२	३	णम्।८२२	णम्।२८२
२९५	२	कृद्‌	कृद्
२९७	३	तोर्यो	तोर्यो
३१२	४	रसङ्ग्र	रसङ्ग्र
३१३	[१]	सूत्र	मूत्रा
३१४	[१]	तीपत्ती	तपित्तो
३१४	[१]	ष्णयात	ष्णवात
३१४	२	लबणा	लवणौ
३१६	[१]	नस्थ	नस्य
३१७	[१]	वार्तज	वातज
३१७	१	वंक्षेण	वंक्षणे
३२२	३	बस्तग	बस्त
३२६	१	३२३	३२६
३४१	४	ष्णवातः।	ष्णवातः। ३४१
३४४	५	द्वादशो	नवमो
३४४	७	यात	याति
३४४	१०	द्वादशो	नवमो
३४४	१०	॥ १२ ॥	॥ ९ ॥
३७५	१	हुमु	हुर्मु
३८७	१	माण	माणा
३९५	५	म्मरि	म्मीर
४२९	२	॥ २२	॥ ३२
४३५	७	चम	चर्म
४३६	३	प्रायःपिण्ड	प्रायःपिण्ड
४४१	२	सेवेत	सेवते
४४१	१५	लम्	लम्।
४४१	१५	न्याः।	न्याः
४४८	९	शारीर	निदान
४५०	९	नी	नीः
४५३	६	त्याभो	त्पाऽभो

सूत्रम्	पांक्तिः	अशुद्धम्	शुद्धम्
४५८	४	द्धिक	द्धि क
४६४	६	गुर्दे	गुंदे
४६५	[१]	द्धोर	द्धोदर
४६५	३	चिश्छि	चिश्छि
४६६	५४	सुश्रा	सुश्रु
४७३	[१]	दर लक्ष	दरलक्ष
४७५	[१]	१ पाण्डुरोग	पाण्डुरोग
४७५	[१]	क्तीनि	क्तयः
४७६	७	र्णक्षेडी	र्णक्ष्वेडी
४७९	१	तोकद	तोदक
४८२	२	४७७	४८२
४९०	३	तामा	तमा
४९१	३	४१९	४९१
४९३	३	र्गुत्र्म्ल	गुर्वम्ल
५०१	६	मशाफलफक्ष	मशोफलक्ष
५०५	३	रन्तास्थि	रन्तःस्थि
५१०	४	स्फोटा	स्फोटाः
५१३	९	र्णमसां	र्णमां
५२४	२	विवर्चा	विचर्चा
५२७	१	चर्मे	चर्मै
५४२	२	कड्व	कण्डव
५४७	३	ग्भिर	ग्भिरि
५६१	[१]	सृग्गा	सृगा
५६३	६	सतगम्	सगतम्
५६६	२	तलोष्ठे	तलौष्ठे
५७३	२	नवोद	नवौद
५७६	२	रास्तुनु	रास्तनु
५८३	[१]	वृध्दौलक्ष	वृद्धौ लक्ष
५८४	[१]	तिवर्णे	तिर्वर्णे
५८७	[३]	निणर्या	निर्णवाया
५९१	५	रिता	रितमि
५९८	१	गतोप्रन्थीं	गतो ग्रन्थीं
६०५	३	५९९-६०५	५९५-६०५
६०६	४	रम्योति	म्योति
६१०	[१]	कित्सा अपन्त्र	कित्स्या अपतन्त्र
६१०	३	पन्त्रको	पतन्त्रको
६१९	८	तद्वदु......चिकित्स्य	
६२१	३		तद्वदु...चिकित्स्य
६२४	६	विश्रा	विश्वा
६२६	३	बाधि	बन्धि
६२७	१६	पित्त दोषम्	पित्तदोषम्

सूत्रम्	पंक्तिः	अशुद्धम्	शुद्धम्
६२७	२१	मारा	मार
६३१	१	रुव	वरु
६३४	३	तस्यं	तस्य
६४१	[१]	म्भरि	म्भीर
६५१	४	दार्श्विाम	दीर्श्राम
६५८	२	बायोः	वायोः
६६२	[१]	मांसत्र	मांसात्र
६६५	३	वृत्ते	वृते
६६७	१	रुजाजीर्णे	रुजा जीर्णे
६७१	४	६६१	६७१
६७३	३	गणि	गीण
६८२	[१]	णांदी	णादी
६८२	१	स्तस्था	स्तथा
६९१	[१]	९९०	६९०
टिप्पणी		(६३६) २९.१२-१५	२९.९, १२-१५
		अष्टांगहृदयम्	
२३	७	पडिनात्	पीडनात्
१४०	१	र्धागगौ	र्धाङ्गगौ
१६१	२	छर्दिर्दि	छर्दिर्द्वि
२४५	३	लौका	लौको
२५२	२	चिरात्प	चिरोत्प
३०१	२	कण्डु	कण्डू
३०७	१	वृतः	वृत्तः
३०७	२	मूत्र	मूर्त्र
३२१	२	मेहेन किंचि	मेहेन ३२.२
३२२	१	३२२	इक्षो
			किंचि......लम्। इक्षो
३६८	३	ध्मांसं	ध्मांस
४१६	२	स्तृप्त्य	तृप्त्य
४३५	७	पृथुः	पृथु
४३६	६	जाकिं	जीकं
४५६	४	शंसाि	शंसांति
४६१	५	मैथु	मैथु
४७३	३	शीघ्र	शीघ्रं
४८०	२	राम्ना	रास्ना
४८०	७	ग्रथि	ग्रंथि
४८८	१	त्यान्तः	प्यान्तः
४९३	२	विव	विच
४९४	१	ऋक्षा	ऋष्या
४९५	१	चर्मे	चर्मै
४९८	२	कर्क्ष	कर्ष्य
५०४	३	ऋक्ष	ऋष्य
५०४	३	मृक्ष	मृष्य
५०५	१	चमै	चर्म
५३९	३	युका	यूका
५५६	२	ररि	रीर
५६७	१		
५७४	२	व्याधि	व्याधि
५७७	१	दाश्रि	दाश्रि
५९५	३	मामत्य	माममत्य
६०३	३	मंचक	मर्चक
		रोगपरीक्षाप्रकरणम्	
९	४	कर्मवें	कर्मेवं
१३	४	शरि	रीर
१३	५	णेनं	णेन
१३	८	व्यम् एवम	व्यम् (सु. चि.- ३४. १४.) एवम्
१६	६	देन्ये	दैन्ये
१८	२	त्याक्षं	स्यक्षं
२६	१	शयत्	शयेत्
६०	१	द्ययाङ्	द्वयाङ्
६३	२	भिदव	भिर्दिव
८३	३	यतूर्ये	यतुर्ये
९४	१	स्नाडी गरि	स्नाडीगरि
११७	५	वर्ति	वीत
१२२	२३	मत्रं	मूत्रं
१२६	२	प्रक्षाणि	प्रक्षीण
१३६	२	राहितो	राहितो
१४०	१	द्रुक्षं	द्रूक्षं
१५२	३	स्रसे	स्रुते
१५३	२	धुस्तर	धुस्तेर
१५५	१	स्फूटना	स्फुटना
१७१	४	प्राण नाम्ना	प्राणनाम्ना
१७१	५	ततस्मा	तत्तस्मा
१७१	६	एकस्मिन् श्वासक्रिया	एकस्मिन् श्वासक्रिया-
१७२	१२	सादिर्वि	सादिभिर्वि
१७३	९	दुब्दु	दूबुदूबु
१७४	१	भर्वत-	र्भवतः

सूत्रम्	पंक्तिः	अशुद्धम्	शुद्धम्
१७४	२	शब्द-	शब्दः
१७४	३	साक्षिः	साक्षि
१८०	२	मन्दस्या	मन्दःस्या
२०४	२	नॄ	नृ

पञ्चनिदानपरिष्कारः २

पृ. स्तंभ	पंक्तिः	अशुद्धम्	शुद्धम्
१०४-१	५	काङ्क्षां	काङ्क्षायां
१०४-१	३०	शषेव	शेषव
१०४-२	३	पूर्वंस्येण	पूर्वस्येण
१०४-२	२९	काल-	कालः
१०४-२	३०	हनिस्व	हीनस्व
१०५-१	१६	सदि	सीद
१०५-१	२०	तत्वा	तत्त्व
१०५ १	४३	बहून	बहून्
१०५-२	२२	दशना	दर्शनाः
१०५-२	३०	याना	यानां
१०५-२	३७	राधे नकृत	राधेन कृत
१०६-१	८	हनि	हीन
१०६-२	३	विशो	विश
१०६-२	३७	निदाना	निदान
१०७-१	१९	रुक्षयेत्	रूक्षयेत्
१०७-१	२६	हस्त्या	हस्त्य
१०७-२	१३	द्विधं	द्विविधं
१०७-२	२५	कारणन	कारणेन
१०७-२	२५	ानर्देशा	निर्देशा
१०८-१	१०	ज्ञापेश	ज्ञोपश
१०९-१	१२	'ह्यत्र गूढ	ह्यत्र 'गूढ
१०९-२	२	दिहेवाभ्रे	दिहैवाभ्रे
१०९-२	६	नाथकरौ	नार्थकरो
११०-१	१	च्छदः	च्छेदः
११०-१	४	यार्यंसं	यार्थसं
११०-१	२४	रुक्ष	रूक्ष
११०-१	२६	वाष्प	बाष्प
११०-१	२८	षस्य परा	षस्यपरा
१११-१	२६	मयिते	मीयते
१११-१	३२	व्याधि	व्याधि
१११-१	३८	ऊर्व्वं	ऊर्ध्वं
१११-२	१७	दोषा	दोषाः
१११-२	२३	त्पतस्याति	त्पतृस्याति
११२-१	१६	पूर्वरूप	पूर्वरूपं
११२-१	२४	विष	विष्य
११२-२	११	पूर्वं	पूर्व—
११२-२	१३	पाययेत्	पाययत
११२-२	३५	खल्वेक-	खल्वेक

सूत्रम्	पंक्तिः	अशुद्धम्	शुद्धम्
२१८	९	किञ्कि	किञ्चि
२१८	३८	कस्था	तस्था
२१८	५६	पर्वो	पूर्वो
२१८	६५	पितु पुत्रो	पितुःपुत्रो
२१८	१०४	ज्ञातव-	ज्ञातवा
२१९	१३	भित्तश्च	मित्ताश्च
२१९	४९	रुक्षं	रूक्षं
२१९	६७	रुक्षं	रूक्षं
२१९	७३	छर्या	छर्यो
२१९	७८	कटूम्लो	कट्वम्लो

पृ. स्तंभ	पंक्तिः	अशुद्धम्	शुद्धम्
११६-१	२४	गुणामा	गुणमा
,, २	२३	वाःतान्	वातान्

सूत्रम्	पंक्तिः	अशुद्धम्	शुद्धम्
२२०	१	तिार	तिरि
२२०	४	पूर्वरूपे	पूर्वरूपे
२२३	५	जाती येषु	जातीयेषु
२२४	३	रक्ष्या	रौक्ष्या
२२५	१२	वर्पासु	वर्षासु
२२६	[८]	बह्निर्वाह	वह्निबहि
२२६	९	रोक्तर्ये	रोक्तैर्ये
२२६	१३	प्रतिपद्य	प्रातिपाद्य
२३०	४	र्पपासा	पिपासा
२३०	६	बलेशा	क्लेशा
२३१	३	रुक्ष	रूक्ष
२३१	८	हिणाः	हिणः
२३७	२	क्ष वकः	क्षवकः
२३७	२	चित	चिता
२४२	३	गभरि	गभीर
२४३	१	बला	बलाः
२४३	२	जातः	जात
२४३	४	स्निग्ध	स्निग्ध
२४७	१९	गुला	गुलो

सूत्रम्	पांक्तिः	अशुद्धम्	शुद्धम्
२४७	२२	यवनां	यवानां
२५५	१	पारुष	पौरुष
२५८	४	ध्यमव	ध्यमेव
२६०	१४	पहत्वा	पहतत्वा
२६०	२४	शररि	शरीर
२६१	२	षजस्या	षजस्य
२६१	५	विशषा	विशेषा

अञ्जननिदानम्

पृ० स्तंभः	पंक्ति	अशुद्धम्	शुद्धम्
१२४-१	७	यीकयः	यक्रियः
१२४-१	१४	सन्दु	सन्दू
१२४-१	२६	न्तूजः	न्तुजः
१२४-२	६	ते प्राकृतोऽन्य	प्राकृतोऽन्य
१२४-२	१६	चाङ्को	चाङ्क
१२५-२	१०	शोथमि	शोथक्रमि
१२६-२	१४	लिंङ्ग	लिङ्ग
१२६-२	१८	विशांत	विशंति
१२८-२	५	पीडितो	पिंडितो
१२८-२	७	पिपास	पिपासा
१२८-२	१५	मध्ये या	मध्ये यो
१२९-१	२०	दुर्बलो	दूदुर्बलो
१२९-१	२९	स्वभव	स्वभाव
१३०-१	१३	शाफेत्व	शोफत्वं
१३०-१	१७	कण्डूबं	कण्डूवं
१३०-१	२२	शस्त्रादिकं	शस्त्रादिजं

वैद्यविनोदनिदानम् ।

पृ. स्तंभ	पंक्तिः	अशुद्धम्	शुद्धम्
१३३-१	१८	ज्वरादा	ज्वरदा
१३३-१	१९	माशाये	माशये
१३५-१	५	प्राणशाः	प्रणाशाः
१३६-१	३	राहमासां	राहमांसां
१३६-२	२४	सात्म्यात्	साम्यात्
१३७-१	२०	ताक्रि	तक्र
,, -२	२	लाजा	लजा
१४०-२	२८	वज्ज्ञयं	वज्ज्ञेयं
१४१-१	२२	बम् उन्मा	वम् ताम्र
१,, -१	२३	उन्मादनिदानम् --	
,, -२	११	विविक्ताप्रि	विविक्ताप्रि
१४२-१	२३	नुवायुं	नुर्वायु
,, -२	६	क्रौष्टु	क्रोष्टु
,, -,,	२७	द्विमी	द्विमौ
१४३-१	१०	व्ययं	व्यर्थं
,, -,,	१२	मद	मदं
१४४-१	३०	मग	मगद

रोगलक्षणकोशः ।

१५५ स्तंभ	१	रचिता	रचितः
१५५-१	१७	हलामके	हलीमके
१५५-२	६	व्यधायः	व्याधयः
१५७-२	६	वृत्ते	वृते
१५७-२	३१	गुरोदरे	गुदोदरे
१५७-२	४०	दंबर	दंबर
१५८-१	१४	बिशेषतः	विशेषतः
१५८-२	३८	हाप्रयता	हप्रियता
१५८-२	३९	द्र	द्रु
१५९-१	३२	नारभे	नारंभे
१६०-१	१	जायाां	जायां
१६०-१	२६	ध्यायाम्	ध्मायाम्
१६०-१	३३	धीयः	धियः
१६०-१	३६	वाय्रो	वायौ
१६०-१	४४	राजज्वरे	रामज्वरे
१६०-२	१६	विटसदृश	विद्सदृशो
१६०-२	१७	मत्रस्य	मूत्रस्य
१६०-२	३१	सदृशः	सदृशा
१६०-२	४१	कुण्डली	कुण्डलि
१६१-१	१५	(लोभ)	(लोभ
,, -,,	२७	कुक्षे	कुक्षेः
,, -,,	१९	रत्व	रत्वं
,, -,,	४३	ज्वर	ज्वरे
१६२-१	३२	फज	फजः
,, -,,	,,	फज	फजः
,, ,,	३३	फज	फजः
,, -	४२	गज	त्तजः
,, -,,	४३	जज	त्तजः
,, ,,	४५	मज्ज	मज्जा
,, -,,	,,	न्यम	न्यतम
,, -,,	४६	भज्ज	मज्जा-
,, -२	३	लयारो	लयोरा
१६३-१	३	स्किक्क	स्फिक्क
,, -,,	९	नमाधि	नमाधि

१६३-,,	१८	पोतिक	पैत्तिक		१७२-२	३	सृकू	सृक्	
,, -,,	२८	शोणते	शोणिते		,, -,,	५	म्रंक्त	म्रक्त	
,, -,,	३२	जनतृ	जन्यतृ		,, -,,	८	ग्धने	ग्घेणे	
,, -,,	४४	तगल्मे	तगुल्मे		,, -,,	१३	त्वक	त्वक्	
,, -२	१३	ताष्म	ताश्म		,, -,,	२७	ग्वीशी	ग्विशी	
,, -,,	३१	ण्डली	ण्डलि		,, -,,	३५	उदात्	उदरात्	
,, -,,	४३	तीक्ष्ण	तीक्ष्णा		१७३-१	७	विड्रूपी	विट्रूपी	
१६४-१	२	तीघ्रः	तीव्रः		,, -	१३	प्रेम	प्रमे	
,, -,,	९	मूक्र	मूत्रक्र		,, -	१२	रस्थ	रस्य	
,, -२	४०	कम	कफ		; -	१४	तीव्रा	तीव्रः	
,, -,,	४२	दम	देम		,, -	१५	र्वाहिं	र्वा हि	
१६५-१	१५	ष्ठ्रू	ष्ठ्यू		,, -	२४	वायो	वायौ	
,, -२	१२	कठण्स्य	कण्ठस्य		,, -	२९	वात	वाता	
,, -,,	३०	तीर्वात्यः	तीव्रार्त्यः		,, -	३०	वाताज	वातज	
,, -,,	,,	कश्व	कण्डूव		,, -	३३	क्ष्ण	क्षण	
१६६-१	२	सज	सर्पे		१७४-	३२	स्यापे	स्यापि	
,, -,,	३५	हाति	हती		,, -,,	३३	भिगर्मन	भिर्गमनं	
,, -२	३५	क्ताण	क्तार्श		,, -२	१२	थी	थि	
१६९-१	३२	मंद	मंद		,, -,,	१४	द	ठ	
,, -,,	,,	शनै	शनैः		१७५-	११८	ली	लि	
,, -२	२७	त्मेह	मेह		,, -,,	२८	चि	ची	
,, ,,	,,	ग्रूप	ग्रूप		,, -,,	२९	ली	ालि	
१७०-१	१०	वात्त	वात		,, -२	१	ज्वर	ज्वरे	
,, - ,,	१२	मेढ्रम्	मेढ्रम्		,, -,,	६	शोथि	शौथि	
,, ,,	२९	वात	वाता		,, -,,	१३	न्त्राजा	न्त्रजा	
,, - ,,	३९	**रक्तदेहता**	रक्तदेहता		,, -,,	,,	ताम्नः	ताम्रः	
,, - २	३	प्रन्थिः	प्रन्थिः		,, -	३३	टिनः	ठिनः	
,, - ,,	२५	वृद्धो	वृद्धौ		१७६-	१०	ण्डुक	ण्डुक	
१७१-१	१६	क्वविधौ	क्वाविद्रधौ		,, -	१५	शोभे	शोफे	
,, - ,,	३०	ह्न	ह्घन		,, -२	४	राया	रायां	
,, - २	१	१ णां	णा-		,, -,,	९	ष्णाम्	ष्णायाम्	
,, - ,,	१९	स्थानिक	स्थिनि क		,, -,,	२३	आर्दि	अर्दि	
,, - ,,	२१	मनी	मनि		,, -,,	३६	दर	दरे	
,, - ,,	२८	त्वचाः	त्वचः		,, -,,	४०	दीर्घ	दीर्घः	
१७२-१	१०	प्रप्ति	प्रति						
,, -,,	१६	**र्धस्यवक्त्रता**	र्धस्यवक्त्रता						
,, -,,	१८	वाताजा	वातजा						

(चरकः)	(अङ्कनमध्यायानाम्)	(सुश्रुतः)
च. नि. १.	प्रथमोऽध्यायः	
च. वि. ३.		सु. सू. १, २१, २४.
च. चि. ३, ८, १५.		सु. उ. ३९.
	द्वितीयोऽध्यायः	
च. सू. १७.		सु. उ. ३९.
च. नि. १.		
च. इं. ८.		
च. चि. ३.		
	तृतीयोऽध्यायः	
च. नि. २.		सु. उ. ४५, ५२.
च. चि. ४, १८.		
	चतुर्थोऽध्यायः	
च. सू. १९.		सु. उ. ५०, ५१.
च. चि. १७.		
	पञ्चमोऽध्यायः	
च. सू. १७, १९.		सु. सू. १५.
च. नि. ६.		सु. उ. ४१, ४३, ४८.
च. चि. ८, २०, २२, २६.		४९, ५३, ५७.
	षष्ठोऽध्यायः	
च. सू. २४.		सु. सू. ४५.
च. चि. २४.		सु. क. ३.
		सु. उ. ४६, ४७, ६२.
	सप्तमोऽध्यायः	
च. सू. १९,		सु. सू. २१.
च. चि. ६, १४.		सु. नि. २, ३.
	अष्टमोऽध्यायः	
च. सू. १९, ४.		सु. सू. ३३, ३५.
च. वि. ६.		सु. उ. १३, २१, ४०.
च. इं. ९.		
च. चि. १५, १९.		
	नवमोऽध्यायः	
च. नि. ४.		सु. सू. २१.
च. चि. ३, ६, २६.		सु. नि. ३. ६.
च. सि. ९.		सु. उ. ५८, ५९.

दशमोऽध्यायः

च. सू. १७, १९.
च. नि. ४.
च. चि. ६.
सु. नि. ६.
सु. चि. ११, १२.

एकादशोऽध्यायः

च. सू. १७.
च. नि. ३.
च. चि. २५.
सु. सू. १७.
सु. नि. ९. १०.

द्वादशोऽध्यायः

च. सू. १९.
च. चि. १३.
सु. नि. ७.
सु. चि. १४.

त्रयोदशोऽध्यायः

च. सू. १८, १९, २०
च. चि. १२, १६, २१, २३.
सु. सू. १४, १७.
सु. नि. १०.
सु. क. ७, ८.
सु. उ. ४४.

चतुर्दशोऽध्यायः

च. सू. १९.
च. नि. ५. ६.
च. वि. ७.
च. चि. ७, ८.
सु. नि. ५.
सु. चि. १, ९.
सु. उ. ५४.

पञ्चदशोऽध्यायः

च. सू. १२, १९.
च. चि. २७, २८.
च. सि. ९.
सु. नि. १.
सु. चि ५.

षोडशोऽध्यायः

च. चि. २७, २८, २९.
सु. सू. २१
सु. नि. १.
सु. चि. ५.
सु. उ. ५६.

श्रीमद्वैद्यपण्डित रामचन्द्रशास्त्री किंजवडेकरमहोदया भिषगाचार्याः ।

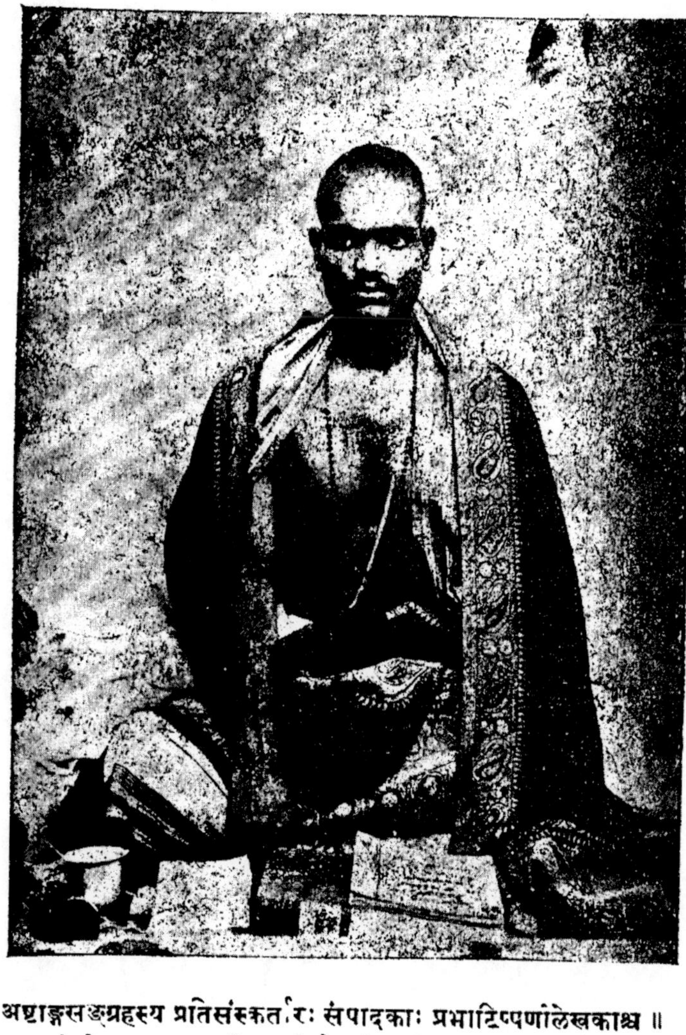

अष्टाङ्गसङ्ग्रहस्य प्रतिसंस्कर्तारः संपादकाः प्रभाटिप्पणीलेखकाश्च ॥

जन्मकालः—श्रीशके १८२४, माघसुदि १० तिथौ: मंदवासरे सूर्योदयादिष्ट घ. १३ पलानि ४२

(७-२-१९०३)

श्रीमद्वाग्भटाचार्यः ।

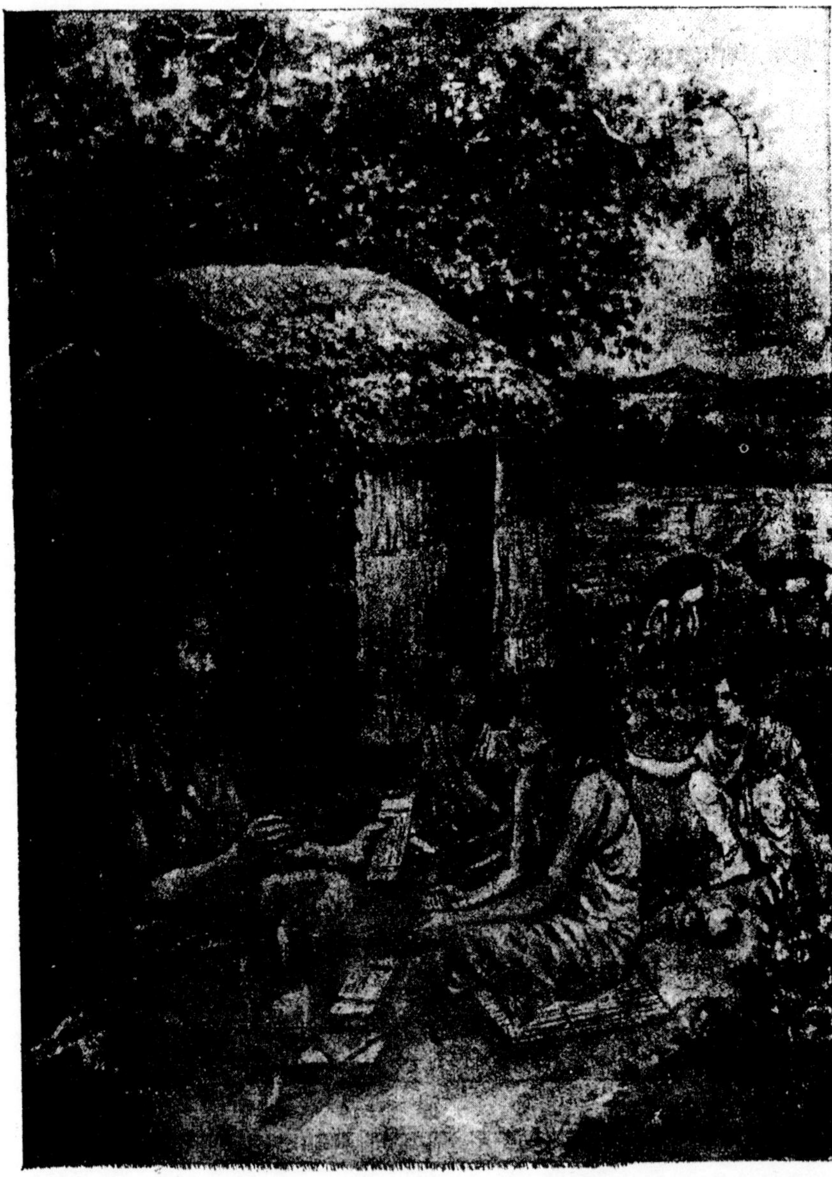

लंबश्मश्रुकलापमंबुजनिभच्छायाद्युतिं वैद्यका—
नन्तेवासिन इन्दुजेज्जटमुखानध्यापयन्तं सदा ॥
आगुल्फामलकञ्चुकाञ्चितदरालक्ष्योपवीतोज्ज्वल-
त्कण्ठस्थागरुसारमाश्रितदृशं ध्याये दृढं वाग्भटम् ॥ १ ॥

रोगनिदानम् ।

पुण्यपत्तनस्थायुर्वेदविद्यालयप्रधानाध्यापक-पण्डितरामचन्द्रशास्त्रिकिञ्जवडेकरेण प्रतिसंस्कृतः
टिप्पण्या च परिष्कृतः
महामहोपाध्यायेन्दुविरचितशशिलेखाख्यव्याख्यया समेतश्च
श्रीमद्वाग्भटविरचितः

अष्टाङ्गसङ्ग्रहः ।

निदानस्थाने

सर्वरोगनिदानं प्रथमोऽध्यायः ।

(उपोद्धातः)

सूत्रस्थाने **स्वस्थवृत्तमुक्तम्, आतुरवृत्तं** तु बह्वभिधेयत्वात् सूत्रितम्। तस्य चातुरवृत्तस्य स्वस्थवृत्तस्य च शरीरपरायत्तत्वात् द्वितीयस्थाने जन्मनः प्रभृति शरीरं निर्णीतम्। सम्प्रति तु व्याधिनिर्णयस्यावसरः। तेषां च व्याधीनां निर्णयेऽयं क्रमः-प्रथमं तेषां कारणं प्रदर्शयितव्यम्। तदनु लक्षणानि, एतावता चाधिगतस्वरूपाणां यथास्वं प्रतीकारः। अतो **निदान**लक्षणपरिज्ञानार्थं तृतीयस्थानस्यारम्भः। **चिकित्सितं** तु बहुवक्तव्यत्वाच्चतुर्थे वक्ष्यते। निदानप्रधानत्वात् स्थानस्य निदानव्यपदेशः। निदानं च द्विविधम्। किञ्चित्सकलरोगानुयातम्। किञ्चिद्विशिष्टरोगाश्रयम्। तत्तु प्रत्यध्यायं निर्देक्ष्यते। सकलरोगव्यापकनिदानपरिज्ञानार्थं प्रथमोऽध्याय आरभ्यते—

१ प्रतिज्ञा।

१-अथातः सर्वरोगनिदानं व्याख्यास्यामः। इति ह स्माहुरात्रेयादयो महर्षयः॥

१-अथेत्यादि पूर्ववद्व्याख्येयम्। रोगा ज्वरादयोऽनुक्ताः। निदानं कारणम्। तच्च द्विविधम्। किञ्चित् पुराकल्पे असतां रोगाणां स्वरूपप्रतिलम्भहेतुः। किञ्चित् दृष्टादृष्टाशुभकर्मकृतां शरीरे तत्संभवनिमित्तम् १

२ कृतयुगवर्णनम्।

२-इह कृतयुगे विगतरागद्वेषादिद्वन्द्वा जितलोभ-क्रोध-श्रम-क्लमालस्यभया निष्परिग्रहाः पुरुषा बभूवुः। तेषां पुण्यबलेन पृथिव्यादीनां सर्वगुणसमुदायादचिन्त्यरसवीर्यादिसमुदितानि सस्यान्योषधयश्चासन्। ते तानि जितेन्द्रियत्वात् काले मात्रया चोपयुञ्जानाः सत्यार्जवानृशंस्यादिगुणयोगाच्च सुरसदृशतेजसो रूपाकृतिप्रमाणप्रसादोपचयसंहननसत्त्वसारसंपन्ना दीर्घायुषो नीरुजश्च बभूवुः २

२-**इहेत्यादि**। इह मनुष्यलोके कृतयुगे विगता रागद्वेषादयो द्वन्द्वाः क्लेशा येषां ते तथोक्ताः। जितानि लोभश्रमादीनि यैः। निष्परिग्रहाः स्वच्छन्दचारिणः। तथाविधाः पुरुषा बभूवुः। तेषामिति। प्रथमयुगे तेषां पुरुषाणां पुण्यबलेन पृथिव्यादीनां सर्वगुणसमुदायाद्धेतोरचिन्त्यान्यतथ्याण्यतिशयितानि रसादीनि येषां सस्यादीनाम्। ते पुरुषास्तानि सस्यादीन्योषधीश्चोपयुञ्जानास्तदा सत्यादिगुणयोगाच्च सुरसमानतेजसो रूपादिसंपन्ना नीरुजो दीर्घायुषश्च बभूवुः। प्रसादो निर्मलत्वम्। उपचयो महत्त्वम्। संहननं काठिन्यम्। साराणि त्वग्रक्तादीन्युक्तानि २

टिप्पणी—टीकायामुक्तानीति अ. सं. शा. ५७७।

३ नष्टकृतयुगपरिणामः।

३-भ्रश्यति तु कृतयुगे युगस्वभावात् क्रमेण परिहीयमाणसर्वगुणेषु पृथिव्यादिषु शरीरेषु च धर्मातिक्रमात् पुरुषेष्ववश्यंभाविनो निरपेक्षरूक्षाभिरुपेक्षिता देवताभिर्ज्वरादयः प्रादुरभूवन्निति सर्वरोगाणां सामान्यतः संभवः ३

३-पुराकल्पे च द्विविधो रोगाणां संभवहेतुः सामान्यविशेषभेदेन। तयोः पूर्वं सामान्येनोच्यते-**भ्रश्यतीति**। ततः कृतयुगे भ्रश्यति पुरुषेषु ज्वरादयः प्रादुरभूवन्। कथमित्याह—**पृथिव्यादिषु** युगस्वभावात् भ्रश्यमानसर्वगुणेषु, **शरीरेषु** च भ्रश्यमानसर्वगुणेषु। किंभूता ज्वरादयः आह—**धर्मातिक्रमान्निरपेक्षा**भी रूक्षाभिश्च निःस्नेहाभिर्देवता**भिरुपेक्षिता** अविहितप्रतिक्रिया अवश्यंभाविन इति सामान्येन रोगाणामुत्पत्तिः ३

४ ज्वरोत्पत्ती रूपं च।

४-ज्वरस्तु स्थाणुशापात् प्राचेतसत्वमुपागतस्य प्रजापतेः क्रतौ भागमपरिकल्पयतस्तद्विनाशार्थं पूर्वजन्मावमानितया रुद्राण्या प्रेरितस्य पशुपतेर्दिव्यमब्दसहस्रं परिरक्षितवतः क्रोधमतिचिरकालसंभृते

१ श्रीगणेशाय नमः। अ°—; श्रीगणेशाय नमः। ॐ धन्वन्तरये। अ°—क. २ पुरा कृ°—क. ख. ३ °थाविचिन्त्यर°—क. ख. ४ °रीरगुणेषु च ध°—क. ख. ५ प्राचेतसतामु°—क. ख. ६ °न्मामानित°—क. ख.

व्रतान्ते रोषाग्निः किङ्कररूपेण किल पिण्डितमूर्तिर्वीरभद्रनामा भस्मप्रहरणस्त्रिशिरोक्षिबाहुपादः पिङ्गललोचनो दंष्ट्री शङ्कुकर्णः कृष्णतनुरुत्तमाङ्गान्निश्चचार ।। ४

४–ज्वरस्त्वित्यादिना विशेषेणोच्यते–इतिहासेन सुबोधम् । शङ्क्वाकारौ कर्णौ यस्य स शङ्कुकर्णः । रोदसी द्यावापृथिव्योरन्तरालम् ४

५ ज्वरस्य शिवं प्रति गमनम् ।

५–स देवीविनिर्मितया सह भद्रकाल्या प्रतिरोमकूपमभिनिःसृतैर्विविधाविकृताकृतिभिरनन्तैर्भयानकवाक्यक्रियावपुर्भिरनुचरैः परिवृतश्चतुर्युगान्तकरकालाम्भोदसहस्रनिनदोऽनुनादयन् रोदसी ज्वालागर्भेण परीतः कलकलारावेण महाभूतसंप्लवकारिणा विधाय दानववधमश्वमेधाध्वरविध्वंसनं च प्राञ्जलिर्विज्ञापयामास शिवम् ।। ५

५– संप्लवः उपप्लवः ६

६ ज्वरस्य शिवं प्रति विज्ञप्तिः ।

६–शिवीभूतोऽसि देव देव, देवैः पितामहप्रभृतिभिर्जगतः पित्रा च धात्राऽभिष्टूयमानः । संप्रत्यहं किं करवाणीति ६

७ शिवस्याज्ञा ।

७–तं शूली क्रोधमादिदेश । यस्मात् त्रिदशैरप्यजेय्य ! मत्क्रोध ! व्रतविघ्नं चिकीर्षुर्दैत्यसैन्यं दक्षो दक्षहव्यं च त्वया जीर्णमतो जगतोऽस्य सस्थावरस्य ज्वरयिता ज्वरो भवान् भवतु । त्वं हि सर्वरोगाणां प्रथमः प्रवरो जन्ममरणेषु तमोमयतया महामोहः प्राग्जन्मनो विस्मारयिताऽपचारान्तरेषु चौष्मायमाणत्वात् संतापात्मा द्वयेष्वपि ध्रुवो ज्वरो भवेति ।। ७

७–शूली भगवान् महेश्वरः । अपचारान्तरेष्वपथ्यविशेषेषु । द्वयेष्वपीत्युक्तेषु जन्ममरणेष्वपचारान्तरेषु । ध्रुवोऽवश्यंभावी ७

८ ज्वरस्य सर्वतो विचरणम् ।

८–सोऽयमेवमुमापतिनानुगृहीतो नानानामभिः सर्वतोऽनुभुवि विचरति । तद्यथा–पाकलो गजेष्वभितापो वाजिष्वलर्कः कुक्कुरेष्विन्द्रमदो जलजेषु, ज्योतिरोषधीषु, चूर्णको धान्येष्वप्सु नीलिका, भूमावूषरो, मनुष्येषु ज्वर इति ।। ८

९ संभूतस्य ज्वरस्यानुबन्धिनो रोगाः ।

९–तत्सहजाश्चारोचकाङ्गमर्दशिरोव्यथाभ्रमक्लमग्लानितृष्णासंतापादयः । तत्संतापाच्च रक्तपित्तम् । तत्रैव च यज्ञे क्रोधभयाभिभूतानां परितो विद्रवतां लङ्घनप्लवनाद्यैर्देहविक्षोभणैर्गुल्मविद्रधिवृद्धिजठरादयो हविःप्राशान्मेहकुष्ठार्शःशोफातीसारादयो भयोत्त्रासशोकाशुचिसंस्पर्शैरुन्मादापस्मारग्रहादयो रोहिण्यैतिप्रसङ्गाच्छेषदुहितृसंभोगकृताश्च प्रजापतिक्रोधाच्चक्षत्रराजस्य राजयक्ष्मा तत्सहोद्भवाश्च कासश्वासादयः । सोऽपि हि न विना ज्वरेणानुबध्नातीति सकलोऽपि रोगग्रामो ज्वरपूर्वको ज्वरशब्दवाच्यो वा ॥ ९

९–तेन च ज्वरेण सह तदा जाता अरोचकादयः । शेषोऽतिस्पष्टतया न व्याख्यायते । ज्वरेण विना नानुबध्नाति अनुबध्नतोऽवश्यंभावी ज्वर इत्यर्थः ९

१० ज्वरस्य पर्यायाः तन्निश्चयकारणानि च ।

१०–ज्वरस्तमो विकार आतङ्कः पाप्मा गदो व्याधिराबाधो दुःखमामयो यक्ष्मा रोग इत्यनर्थान्तरम् । तत्र रुजतीति रोगः । तस्योपलब्धिर्निदानपूर्वरूपरूपोपशयसंप्राप्तिभिः १०

१०–सर्वेषां रोगाणां ज्वरादीनि नामानि । रोगशब्दः प्रसिद्धत्वान्निरुच्यते पर्यायाणामर्थावबोधनाय । तस्य रोगस्योपलब्धिर्जिज्ञासितुर्बुद्धावुपारोहो निश्चयश्च निदानादिभिः पञ्चभिर्हेतुभूतैः १०

११ रोगाणां सामान्यं कारणम् ।

११–तत्र निदानं वाय्वादिप्रकोपः । तस्य पुनरहिताहारविहारसेवा ॥ ११

११–निदानं कारणम् । ज्वरादीनां वातादयो वातादीनां प्रतिषिद्धानुष्ठानम् । तदुभयमपि रोगविशेषावच्छेदे हेतुः । न हि यत्र स्तम्भपारुष्यादि दृश्यते, यत्र वा लघुरूक्षादिगुणयुक्ताहारसेवातिव्यायामादिकं वा चिरकालातीतज्वरादिकं वा संजातं तत्र कदाचिदपि कफकारणतां रोगस्य वक्तुं पार्यते । प्रतिरोगमपि च विशिष्टं कारणमाम्नातम् । यथा अर्शसामतिव्यवाययानसंक्षोभकठिनोत्कुटिकासनादि । प्रमेहे च नवधान्यादि । तेन यथोक्तेन रोगस्येदन्ता परिच्छिद्यते ११

१२ निदानपर्यायाः ।

१२–निदानपर्यायास्तु–हेतुर्निमित्तमायतनं कारकः कर्ता कारणं प्रत्ययः समुत्थानं मूलं योनिरिति ॥ १२

१२–हेत्वादीन्यस्य पर्यायाः १२

१३ पूर्वरूपव्याख्या ।

१३–पूर्वरूपं नाम येन भाविव्याधिविशेषो विज्ञायते न तु दोषविशेषः । तैर्दूष्युत्पत्स्यमानस्य व्याधेरल्पत्वादव्यक्तं रूपम् ।। १३

१३–निदानं चैकमप्यनेकस्य रोगस्य कारणं संभाव्यते यतस्तत एव निश्चयेन पूर्वरूपादीन्यपेक्ष्यन्ते । **पूर्वरूपं** दोषविशेषानपेक्षं व्याधिविशेषस्य भविष्यतो गमकम् । वयमेवं बुध्यामहे–विशिष्टस्य स्वरूपमात्रेण रोगस्य सकल-

---

७ °न्तकराम्भो°–क. ख. ८ °ध्वंसाज्ञां च प्रा°–क. ख. ९ °जय्यो मम क्रोधो व्र°–क. ख. १० चोष्ममयत्वात्सं°–क. ख. ११ °मावूषो म°–क. ख. १२ °ण्यतिसङ्गा°–क. ख. १३ °वाच्यश्च । ज्व°–क. ख. १४ °षाज्ञा°–क. ख. १५ तदुरप°–क. ख.

रोगविशेषेषु यदनुगच्छति तद्दोषविशेषस्यागमकम्। स्वल्पत्वादव्यक्तं च स्वरूपमुच्यते न तु दोषविशेषेण। तस्मिन् काले सर्वथा रोगस्यानधिष्ठानात् केवलं न तत्तस्य तथा गमकम्। तथा हि वातजेऽपि ज्वरे आलस्यादयो भवन्त्येव। भवति च तदेव दोषविशेषानधिष्ठाने। अन्यथा किं तस्यामवस्थायां यो दोषो नाभूत्, रोगे भवति स व्यक्तावस्थायां कुत आगमिष्यति। शास्त्रकृतश्चैतदेवाभिमतम्। येन हृदये पठति—"तदेव व्यक्ततां यातं रूपमित्यभिधीयते" इति। एवं च 'स्थिते सपूर्वरूपाः कफपित्तमेहाः' इति यदा हृदयग्रन्थे व्याख्यायते तत्रैव चोदयिष्यामः १३

टिप्पणी—टीकायां हृदये पठतीति—नि. १. ५. सपूर्वरूपा इति—हृ. नि. १०. ४१.।

१४ रूपलक्षणम्।

१४—स्पष्टं पुना रूपम्॥ १४

१४—यत् **स्पष्टं** व्याधेर्दोषविशेषाधिष्ठितस्य गमकं तद्रूपम्। तच्च निदानेन किञ्चिदधिगते रोगे पूर्वरूपेण दोषविशेषं विना विशेषे ज्ञाते दोषविशेषाधिगमायावश्यमुपयुज्यते। रोगविशेषनिश्चयाय च १४

१५ रूपपर्यायाः।

१५—तस्य शब्दान्तराणि लिङ्गमाकृतिर्लक्षणं चिह्नं संस्थानं व्यञ्जनमिति॥ १५

१५—तस्य रूपस्य शब्दान्तराणि पर्यायाणि लिङ्गादीनि १५

१६ उपशयानुपशययोर्व्याख्या।

१६—उपशयो हेतुव्याधिविपरीतैर्विपरीतार्थकारिभिश्चौषधाहारविहारैः सुखानुबन्धः। स हि व्याधिसात्म्यसंज्ञः। तद्विपरीतोऽनुपशयः। एतेन देशकालौ व्याख्यातौ॥ १६

१६—एषां च किञ्चिन्निदानसंयोगसंस्कारवशादाश्रितैर्विरुद्धैर्विरुद्धकार्यकरैश्च गुणैरनेककार्यहेतुतासम्भावनयाऽनेकत्र तथा पाठाच्च विशेषानधिगतिं सम्भावयतोपशयोऽपि विशेषगमकत्वहेतुतायां निक्षिप्तस्तस्मादुपशयप्रदर्शनार्थमाह—**उपशय इति**। उपशय आहारविहारैः सुखानुबन्धः। किंभूतैर्हेतुविपरीतैर्व्याधिविपरीतैर्विपरीतार्थकारिभिश्च। एषां च लक्षणानि सूत्रस्थाने प्रदर्शितानि (अ. १२)। तस्यैव चोपशयस्य व्याधिसात्म्यामिति संज्ञा। उपशयप्रसङ्गादनुपशयोऽपि लक्ष्यते। उपशयलक्षणाद्विपरीतलक्षणोऽनुपशयः। अनुपशयेन च व्याधेः स्वरूपविशेषः परिच्छिद्यते। अनेन चोपशयाख्येन सुखानुबन्धेन देशकालावपि व्याख्यातौ। तेनैतदुक्तं भवति—यस्य व्याधिविशेषस्य यो देशः कालो वा सुखानुबन्धहेतुः स तस्य सात्म्यमिति ज्ञेयः। तेन चानूपादिभेदभिन्नेन शीतादिविशेषविशिष्टेन च साधारणदोषविशेषनिमित्ततया व्याधिविशेषनिमित्ततया च रोगस्य स्वरूपविशेषः परिच्छिद्यते। सर्वश्चायमुपशयो भिषक्परीक्षाकालात्। पूर्वमयत्नेनैव संपन्नो वैद्यपरीक्षायां विकारविशेषाधिगतेः कारणसामग्रीमनुप्रविशति। अथवा गूढलिङ्ग आबाध आशङ्कितामयपरिहारेण यत्नेनाप्युपशयानुपशयहेत्वाहारादिकं प्रयुक्तं तत्तु कर्मनिष्णातस्य भिषजोऽवधारणेयत्तामावो-

द्धुमलम्। एवमेतन्निदानादिचतुष्टयं रोगविशेषावच्छेदाय पर्याप्तम् १६

१७ संप्राप्तिविवरणम्।

१७—संप्राप्तिः पुनरेवंदुष्टो दोषस्तेन चैवमारब्धो व्याधिः॥ १७

१७—अथ कदाचिन्निदानादीनि साधारणत्वाद्व्यामोहादन्यतोऽपि वा निमित्तादातङ्कस्य स्वरूपमसमर्थानि प्रदर्शयितुं ततः संप्राप्त्या व्याधिविशेषं भिषगवगच्छेत्। अथ का पुनरियं संप्राप्तिर्नाम भवतीति? या हि जनानां पद्धतिरिव गदानां निदानादिभिरधिगतानामपि सर्वेण प्रकारेण स्वरूपनिःशेषनिराकाङ्क्षतामावहति। इयमुच्यते—**एवंदुष्टो दोष इत्यादिना**। एवमित्यनेन प्रकारेण। प्रकारश्चाहितविशेषसेवनाद्बहुरूपः। तथा च तदेवैकं द्रव्यं तमेव चैकं स्वकार्यभूतमन्यतमं दोषं प्रकृत्यादीनां नानाविधविशेषापेक्षया कदाचिल्लाघवेन कोपयति, कदाचिद्रौक्ष्येण। कदाचित् काठिन्येन, कदाचिदजीर्णेन। कदाचिद्दोषान्तरप्रकोपेण, कदाचिच्छैत्येन। कदाचिदन्येन वा यथासंभवं गुणविशेषेणेति। तथा किञ्चिद्द्रव्यमूर्ध्वभागिकं भवति तदन्यथा दोषं कोपयति। किञ्चिदधोभागिकं तदन्यथा अन्यदुभयभागिकं तद्रूपान्तरेण। एतस्माच्च कार्यविशेषादेवंदुष्टो दोष इति ज्ञायते। न हि मरिचस्य रौक्ष्येण यो दुष्टो वायुर्यश्च तस्यैव लाघवेन तावेकरूपौ भवितुमर्हतः। रौक्ष्येण हि कुपितो रौक्ष्यमेवात्मगुणमुपबृंहयंस्तदनुगुणान्येव कार्याणि काठिन्योपशोषणादीनि कुरुते। लाघवेन च कुपितः पवनो रूपमनुवर्धयन् लाघवादीन्येव प्रदर्शयति। एवं सर्वमप्यूह्यम्। संमोहभयाद्विस्तरेण न प्रतन्यते। तथा च इदमेव तावद् दृश्यताम्। इह हि प्रभञ्जनप्रकोपकारणं तिक्तकटुककषायरूक्षलघुशीतविष्टम्भिविरूढकतृणधान्यादि बहुविधं निर्दिष्टम्। यत्र यस्तिक्तरसेन द्रव्येण कोपः स एव किं कटुकेनान्येन वा विरूढकादिना भवति। द्रव्याणामनेककारणारब्धत्वात्। तथा योऽपि पटोलात् कोपः स एव न त्रायन्तीवालकादिप्रत्ययतामुपयाति। न चैवमेकं द्रव्यमेकस्यैव दोषस्यायतनं भवति। यतस्तद्द्रव्यमनुचितेन मात्रादिविशेषेण प्रयुक्तं सद्यथोक्तेन गुणेन किञ्चित् कोपयति। तथा गुणान्तरेण। सदृशेन विलक्षणेन वा। प्रभावादिभिर्वा। तमेव दोषान्तरमेव वा प्रकोपयितुं किं बन्धुवर्गेण कारितशपथम्। तेनैकस्मिन्नपि दोषे कुपिते व्याधिकारिणि चान्यो दोषो हेत्वाद्यपेक्षं कदाचिन्मात्रया तस्य व्याधेः समुत्थानतामप्राप्तोऽपि विकारविशेषमापन्नो भवत्येव। तथा च तन्त्रेषु दृश्यते। ज्वरचिकित्सिते तावत्—

"कषायपानपथ्यान्नैर्दशाह इति लङ्घिते।
सर्पिर्दद्यात् कफे मन्दे वातपित्तोत्तरे ज्वरे।
पक्वेषु दोषेष्वमृतं तद्विषोपममन्यथा।
दशाहे स्यादतीतेऽपि ज्वरोपद्रववृद्धिकृत्।
लङ्घनादिक्रमं तत्र कुर्यादाकफसंक्षयात्"

(अ. सं. चि. अ. १)

"देहधातवबलत्वाच्च ज्वरो जीर्णोऽनुवर्तते।

रूक्षं हि तेजो ज्वरकृत् तेजसा रूक्षितस्य च ।
वमनस्वेदकालाम्बुकषायलघुभोजनैः ।
यः स्यादतिबलो धातुः सहचारी सदागतिः ''
(अ. सं. चि. अ. २)

इत्यादिष्विदमेव तावद्विचार्यतां किं त्रिदोषजमेव ज्वरमधिकृत्यैतदुच्यते। आहोस्वित्सामान्येन। यदि त्रिदोषजाधिकारेणेत्युच्यते तन्न। आप्रकरणमविशेषपाठाद्यथोक्तासम्भवाच्च। अथवा सामान्येन। तत्रैकदोषाभिमतरोगपक्षे कथं यथोक्तसंभवः। यतो ज्वरकारणे कफे वमनादिभिः क्षीणे तत्कार्यं च ज्वरोऽपि कथं न क्षीयते। अनपचितोऽपि वा किमिति स्वकारणदोषविपरीतदोषान्तरकारणतामेकदैवासादयति। उक्तं चैतत्—

" प्रयोगः शमयेद्व्याधिं योऽन्यमन्यमुदीरयेत् ।
नासौ विशुद्धः शुद्धस्तु शमयेद्यो न कोपयेत् ''
(च. नि. ८. २३, अ. सं. सू. २१.) इति ।

तस्मान्नापि क्रियापादहानौ व्यामूढकचिकित्सकविषये चैतदुच्यते अनवस्थाप्रसङ्गात्। एवमेकदोषजेष्वपि रोगेषु दोषान्तरं संप्राप्त्यभिमुखं भवत्येव त्कालादिकं सहायमासाद्य नानाविधविकारकरणाय विजृम्भत इति । न चानेकमपि द्रव्यमेकेनैव रूपेणैकस्य दोषस्य कारणं भवति। तस्मादनेन प्रकारेण दुष्टो दोष इति ज्ञायते।कथमनेन दुष्टेनापि सता व्याधिरारभ्यत इति विकल्प्यते। तस्माद् दुष्टो दोषो दोषकारणविशेषवशादन्यथा चान्यथा च विकारहेतुतामनुगृह्णाति। तथा स एव दोषः सकलं शरीरमनुसरन् विशिष्टमेव रोगमभिनिर्वर्तयति। एकत्रावस्थितोऽपि विशिष्टदोषान्तरेण विहतप्रसरोऽन्यं दोषान्तरमनुगतोऽन्यमित्येवमादिनैकोऽपि दोषो नानाविधविकारकरः संपद्यते येन स एव वायुः कदाचित् ज्वरमभिनिर्वर्तयति कदाचित् कुष्ठादिकमिति । एषा संप्राप्ती रोगविशेषाधिगमे हेतुः। यस्माद्यदैवं ज्ञायते-यथाऽनेन निदानविशेषेण यो दोषः कुपितः स च कारणवशादस्मिन् देहे स्वत एवंव्यापारोऽनेनानुगतश्च वर्तते एवंविधश्चास्य रोगविशेषस्य संप्राप्तिविशेषः प्रदर्शितस्तदावश्यमेवाधिगम्यते, अयं रोग उत्पन्न इति। एतानि निदानादीनि पञ्च परस्परसमन्वितानि व्याधिविशेषाधिगमने निराकाङ्क्षतामनुबध्नन्ति १७

१८ संप्राप्तेः शब्दान्तराणि ।

१८—तत्पर्याया जातिरागतिर्निर्वृत्तिर्निष्पत्तिरिति॥

१८—**तत्पर्याया इति**। तस्याः संप्राप्तेः पर्याया जात्यादयः १८

१९ संप्राप्तेर्भेदाः।

१९—सा संख्या–विकल्प–प्राधान्य–बल–कालविशेषैर्भिद्यते ॥ १९

१९—सा च संप्राप्तिः पञ्चभिः संख्यादिविशेषैर्भिद्यते १९

२० संख्याकथनम्।

२०—तत्र संख्या तावदष्टौ ज्वरास्त्रिविधं रक्तपित्तं पञ्च कासा इति ॥ २०

२०—तत्र संख्या यथेत्याह—अष्टौ ज्वरा इत्यत्रैव वक्ष्यते एषैव संख्या संप्राप्तिर्यत्तदेकोऽपि रोगोऽनेकधा भवतीति। एवं विकल्पादीनामपि वाच्यम् २०

२१ विकल्पस्य व्याख्या।

२१—विकल्पः समवेतानां दोषाणामंशांशकल्पना।

२१—मिश्रीभूतानां दोषाणामंशांशिका या कल्पना स विकल्पः २१

२२ प्राधान्यस्य स्पष्टीकरणम्।

२२—प्राधान्यं व्याधीनामनुबन्ध्यनुबन्धकभेदात्तरतमयोगाद्वा ॥ २२

२२—प्राधान्यं सूत्रस्थानोदिता(अ. सं. सू. २२)नुबन्ध्यानुबन्धकभेदाद्द्विविधं भवति। तत्रानुबन्ध्यः प्रधानमनुबन्धकोऽप्रधानम् । अथवा तरतमयोगात् प्राधान्यं भवति । य एवान्यापेक्षयाधिकः स एकस्तस्य प्रधानमित्यर्थः २२

२३ बलाबलनिश्चितिः ।

२३—दोषाणां बलाबलविशेषो हेत्वादिकात्स्न्यावयवविभावनया ॥ २३

२३—दोषाणां बलाबलविज्ञानं हेत्वादीनां कात्स्न्र्यावयवविशेषेण। यदा कृत्स्ना हेत्वादयो दोषे दृष्टास्तदा बलत्वं तस्याध्यवस्येत्। यदा त्ववयवेन तदा अबलवत्वमित्यर्थः। आदिग्रहणेन पूर्वरूपादीनां ग्रहणम् २३

२४ कालविवरणम्।

२४—कालविशेषः पुनर्दोषाणामृत्वहोरात्राहारसमयनियतः प्रकोप इति ॥ २४

२४—कालविशेषो वातादीनामृत्वादिपारतन्त्र्येण यथोक्तेन प्रकोपः २४

२५ उपसंहारः।

२५—एतावत्तैव समासतः कथितो निदानार्थः। विस्तरेण तु यथास्वं प्रतिरोगमुपदेक्ष्यते ॥ २५

२५—इत्यनन्तरोक्तेन प्रकारेण समासतः संक्षेपेण निदानार्थो व्याधिकारणस्वरूप उक्तः । विस्तरतस्त्वसाधारण्येन प्रतिरोगं पृथगध्यायेषूच्यते २५

२६—सर्वरोगभूतस्य वातस्य सामान्यं प्रकोपकारणम्।

२६—अथ तिक्तकटुकषायरूक्षलघुशीतविष्टम्भिविरूढकतृणधान्यकलायचणककरीरतुम्बकालिङ्गचिर्भिटबिसशालूकजाम्बवतिन्दुकहीनशुष्कप्रमिततृषिताशनक्षुधिताम्बुपानासृक्क्षयविरेचनादिकर्मातियोगवेगविधारणोदीरणरात्रिजागरणप्रवातव्यवायव्यायामबलवद्युद्धाभिग्रहातिखरचापकर्षणात्युच्चविषमलङ्घनाध्वाध्ययनधावनसलिलतरणाभिघातदुष्प्रगोवाजिगजनिग्रहाश्मशिलालोहकाष्ठोत्क्षेपविक्षेपभ्रमणचालनगाढोच्छादनपराघातनादिसाहसभयशोकोत्कण्ठादिभिरातिसेवितैर्ग्रीष्मवर्षापराह्णापररात्राहारपरिणामान्तेषु च वायुः प्रकोपमापद्यते ॥ २६

१६ °णां बलवि°—क. ख. १७ °रात्र्याहा°—ख. १८ °म्बकलिङ्गचिर्भटबि°—क. ख.

२६–अथेत्यादिना सर्वरोगनिदानभूतानां वातादीनां प्रकोपकारणमुच्यते। तिक्तादिभिरतिसेवितैर्वायुः प्रकोपमापद्यत इति सम्बन्धः। तथा ग्रीष्मान्तादिषु च वायुः प्रकोपमापद्यते। अशनशब्दस्य हीनादिभिः संबन्धः। विरेचनादीनां कर्मणामतियोगेन यथोक्तलक्षणेन। **विरेचनं वमनविरेकौ**। आदिग्रहणेन निरूहनस्य गण्डूषादीनां ग्रहणम्। **प्रवातः** प्रकृष्टः पवनः। बलवता सह युद्धेन **निग्रहस्तथोक्तः**। कठिनचापकर्षणादियुक्तयो यत्र, आदिग्रहणादन्येषां तथाविधानां साहसानां ग्रहणम्। **दम्यानां अदान्तानां** गवादीनां निग्रहः। अश्मादीनामुत्क्षेपादिना संबन्धः २६

२७ पित्तस्य प्रकोपायतनानि।

२७—कट्वम्ललवणक्षारोष्णतीक्ष्णविदाहिशुक्तशाण्डाकीमद्यमूत्रमस्तुदधिधान्याम्लतैलकुलत्थमाषनिष्पावतिलान्नकट्वरकुठेरकादिवर्गामात्रातकाम्लीकापीलुभल्लातकास्थिलाङ्गलिकामरिचातपाग्निरजोधूमक्रोधव्यायामजीर्णमैथुनोपगमनादिभिर्वर्षाशरन्मध्यन्दिनार्धरात्राहारविदाहकालेषु च पित्तम्॥ २७

२७–कट्वम्लादिभिः पित्तं शरदादिकालेषु च प्रकोपमापद्यते। आममपक्वमाम्रातकम्। अजीर्णे मैथुनोपगमनं तथोक्तम्। आदिग्रहणेनान्येषामपि पित्तहेतूनां ग्रहणम् २७

२८ कफप्रकोपनिमित्तानि।

२८—मधुराम्ललवणस्निग्धगुरुशीतपिच्छिलाभिष्यन्दिनवान्नपिष्टपृथुकस्थूलभक्ष्यशष्कुल्यामक्षीरकीलाटमोरटकूर्चिकातक्रपिण्डकपियषेक्षुरसफाणितगुडानूपपिशितमोचखर्जूरभव्यनालिकेरनिशाम्बुपानात्यम्बुपानातिसंतर्पणभुक्तमात्रदिवास्वप्नकालातिस्वप्नकायवाङ्मनोव्यापारानारम्भानुपधानशयनावश्यायहर्षच्छर्दिविघातविरेचनाद्ययोगादिभिः शिशिरवसन्तपूर्वाह्णप्रदोषभुक्तमात्रेषु च श्लेष्मा॥ २८

२८–मधुराम्लादिभिरतिसेवितैर्भुक्तमात्रादिषु च कालेषु कफः प्रकोपमापद्यते। मोचादीनां पर्यायाण्युक्तानि। (अ. सं. सू. ४६६) काले पूर्वोक्ते अतिस्वप्नः। कायादिव्यापाराणामनारम्भः। अवश्यायो रात्रौ नभस्तः पतितसूक्ष्मजलरसः। छर्दिविघातश्छर्दिवेगनिग्रहः। भुक्तमात्रदिवाशब्दयोः स्वप्नशब्देन संबन्धः २८

२९ संसर्गजदोषप्रकोपहेतुः।

२९—द्वयसंसर्गात् संसर्गः॥ २९

२९–यस्योभयकोपलक्षणस्य च संसर्गान्मिश्रीभावाद्धारवं संसर्गः कुप्यति २९

३० सन्निपातदोषप्रत्ययाः।

३०—सर्वेषां तु मिश्रीभावात्तथाऽध्यशनसमशनविषमाशनविरुद्धाशनसंकीर्णाशनव्यापन्नाम्बुमद्यमन्दकदधियावकयवसुरापिण्याकाममूलकसर्षपशुष्कशाकवल्लूरकृशपिशितलकुचामफलमृत्तिकाभ्यवहारान्नपरिवर्तर्तुव्यापदसात्म्यौषधिगन्धाघ्राणविषपिटकाविषगराभ्यवहारानार्तवदुर्दिनग्रहपीडाग्रहावेशपुरोवातपर्वतोपश्लेषरसायनस्नेहस्वेदविरेचनादिमिथ्यायोगेभ्यः पापानां च कर्मणामभ्यासात्। पूर्वकृतानां च परिणामात् स्त्रीणां विषमप्रसवात् प्रसूतानां च मिथ्योपचारात् सान्निपातः॥ ३०

३०–एवं सर्वेषां सर्वदोषप्रकोपहेतूनां मिश्रीभावादध्यशनादिभिश्च सन्निपातः प्रकुप्यतीति संबन्धः। अध्यशनादीनां लक्षणान्युक्तानि (अ. हृ. ८. ३३, ३४; ७. ४५)। संकीर्णाशनं नानाजातीयभोजनम्। व्यापन्नशब्देन विकृतपर्यायेणाम्बुमद्ययोः संबन्धः। मन्दकमजातं दधि। यवसुरा सुराविशेषः। वल्लूरं शुष्कमांसम्। अन्नपरिवर्तो देशादिहेतुकोऽन्नविनिमयः। ऋतुव्यापत् काले हीनयोगमिथ्यायोगातियोगाः। विषपिटका विषहेतुकास्तथोक्ताः। गरो वक्ष्यमाणलक्षणः (उ. ४०)। अनार्तवदुर्दिनमत्र यद्वर्षाहेमन्ते तदार्तवम्। अन्यथा दुर्दिनमनार्तवम्। ग्रहैः सूर्यादिभिर्जन्मराशेः पीडनम्। अथवा ग्रहाणां देवदानवादिभेदानामष्टादशानां संबन्धः शरीरे। रसायनादीनां मिथ्यायोगेन संबन्धः। पूर्वजन्मकृतानां च पापानां कर्मणां परिणामादिति ३०

३१ दोषप्रकोपकारणानामुपसंहारः।

३१—इति सामान्यतः सर्वेषु रोगेषु दोषप्रकोपहेतुरुक्त इति। भवन्ति चात्र—३१

३१–इति सामान्येन सर्वेषु रोगेषु ये कारणभूता दोषास्तेषां प्रकोपहेतुरुक्तः। एभिर्हि कारणैर्नानाविधविशेषविशिष्टैरनन्तरप्रदर्शितसंप्राप्तिप्रकारविशेषसहस्रैः प्रकुपितास्त्रयोऽपि वातादयो दोषाः संख्यातीतान् विकारानभिनिर्वर्तयन्ति। भवन्ति चात्रेति श्लोकसमुदायैरुपपादयतीति ३१

३२ दोषाणां देहे प्रसरः।

३२—प्रतिरोगमिति क्रुद्धा रोगाधिष्ठानगामिनीः।
रसायनीः प्रपद्याशु दोषा देहे विकुर्वते ३२

३२–अनेन प्रकारेण प्रतिरोगं क्रुद्धा दोषा आशु देहे विकुर्वते। किं कृत्वा? आह—रोगाधिष्ठानगामिनीः रसायनीः प्रपद्य। **रसायन्यो** रसवाहिन्यो धमन्यः सिराः। रोगस्याधिष्ठानं स्थानं यतो रोगः प्रभवति तत्र या रसायन्यो गच्छन्ति ताः प्रपद्य तमेव रोगं कुर्वते यथा—बस्तिगामिनीः कृच्छ्रमेहौ। एवं सर्वत्र सर्वरोगसाधारणवस्तुकथनमिति ३२

३३ नक्षत्रेषु व्याधीनामसाध्यत्वम्।

३३—आधानजन्मनिधनप्रत्यराख्यविपत्करे।
नक्षत्रे व्याधिरुत्पन्नः क्लेशाय मरणाय वा॥ ३३

३३–प्रसङ्गेनेदमुच्यते अस्मिन् नक्षत्रे चन्द्रमसा युक्ते यः

---

१९ 'अलट्वाकुठे'—क. ख. २० गांमाम्राम्रात'—क; 'गांम्राम्रात'—ख. २१ 'जीर्णैर्मैथु'—क. ख. २२ 'चीकापिण्डकपी'—क. ख. २३ 'डापूपपि'—क. ख. २४ 'थाऽनशनात्यशनाध्यश'—क. ख.

कश्चिद्व्याधिरुत्पन्नः स एवं भवतीति—**आधानमिति**। **आधानं** नक्षत्रं येन व्याधितो गर्भे संभूतः। **जन्मनक्षत्रं** येन प्रजातः। **निधनं** जन्मतः सप्तमम्। **प्रत्यरं** पञ्चमम्। **विपत्करं** तृतीयम्। सुबोधमन्यत् ३३

३४ नक्षत्रमधिकृत्य ज्वरस्य साध्यत्वमसाध्यत्वं च।

३४–ज्वरस्तु जातः षड्रात्रादाश्विनीषु निवर्तते।
भरणीषु तु पञ्चाहात् सप्ताहात् कृत्तिकासु तु॥
त्रिः सप्तरात्रादथवा रोहिण्यामष्टरात्रतः।
एकादशाद्वा दिवसान्मृगे षण्णवरात्रयोः॥
पञ्चाहान्मृत्युराद्रायां त्रिपक्षे संशयोऽथवा।
पुनर्वसौ प्रवृत्तस्तु ज्वरोऽपैति त्रयोदशात्॥
दिवसात् सप्तविंशाद्वा द्व्यहात् सप्ताहतोऽथवा।
पुष्ये श्लेषासु मरणं चिरेणापि मघासु तु॥
अवश्यं स्वास्थ्यमाप्नोति द्वादशाहान्मृतो न चेत्।
फाल्गुन्योः पूर्वयोर्मृत्युरन्ययोश्च दिनेऽष्टमे॥
नवमेऽह्न्येकविंशे वा ज्वरः सौम्यत्वमृच्छति।
हस्तेन सप्तमे शान्तिश्चित्रायामष्टमेऽथवा॥
पुनश्चित्रागमे स्वातौ दशाहादथवा त्रिभिः।
पक्षैर्मृत्युं विशाखासु द्वाविंशेऽहनि निर्दिशेत्॥
नवमेऽह्नि न चेच्छान्तिर्मैत्रे मृत्युस्ततः परम्।
ज्येष्ठायां पञ्चमे मृत्युरूर्ध्वं वा द्वादशात् सुखम्।
स्वास्थ्यं दशाहान्मूले तु त्रिसप्ताहेऽथ वा गते।
पूर्वाषाढासु नवमे ततोऽन्यासु तु मासतः॥
अष्टाभिरथवा मासैर्नवभिर्वा भवेच्छिवम्।
आज्येष्ठाद्धनिष्ठासु द्वादशाद्वारुणेषु तु॥
षष्ठे द्वादशाहे वा मृत्युर्भद्रपदासु तु।
उत्तरासु त्रिसप्ताहात् प्रशमो रेवतीषु च॥
चतूरात्रेऽष्टरात्रे वा क्षेममित्याह गौतमः।

इति वैद्यपतिसिंहगुप्तस्य सूनोर्वाग्भटस्य कृतावष्टाङ्गसंग्रहसंहितायां निदानस्थाने सर्वरोगनिदानं नाम प्रथमोऽध्यायः॥ १॥

३४–श्रवणं कथं नोद्दिष्टमिति न विद्मः। दारुवाहिस्तु पठति—'कृत्तिका श्रवणो हस्तः पुष्यश्च दशरात्रिका' इति। मृगो यावत्तावन्निवर्तेत इत्यनुवर्तते। पुष्ये दिवसात् सप्तविंशादूर्ध्वं द्व्यहात् सप्ताहतोऽथवा। श्लेषास्वाश्लेषासु चिरेणापि मरणम्। मघासु तु यदि द्वादशाहान्न मृत्युः ततोऽवश्यं स्वास्थ्यमाप्नोति। पूर्वयोः फाल्गुन्योरन्ययोरुत्तरयोश्चाष्टमे दिने मृत्युः। हस्तेन जातो ज्वरो नवमेऽह्न्येकविंशे वा सौम्यत्वमृच्छति। चित्रायां जातः। सप्तमे वाष्टमे वा शान्तिमृच्छति। स्वातौ जातो ज्वरश्चित्रागमे सप्तविंशतिदिने शान्तिमृच्छति। अथवा दशाहादथवा त्रिभिः पक्षैः। विशाखासु जाते ज्वरे द्वाविंशेऽहनि मृत्युं निर्दिशेत्। मैत्रोऽनूराधा। तस्यां यदि नवमेऽप्यशान्तिः ततो मृत्युः। अश्विन्यादिविशेषेण यदुक्तं तत् ज्वर एव विज्ञेयम्। इत्याह गौतम इत्यनेन एतद् दर्शयति—यथा गौतमस्तावदेवं वेत्ति वयं पुनरवश्यं वस्तुनो निश्चयं नाधिगच्छाम इति ३४

इति श्रीमन्महामहोपाध्यायेन्दुविरचितायामष्टाङ्गसङ्ग्रहव्याख्यायां शशिलेखायां निदानस्थाने प्रथमोऽध्यायः॥ १॥

टिप्पणी—अथ संग्रहनिदानस्थानप्रथमाध्यायगतवचनानां चरकसुश्रुतस्थानि मूलवचनानि संगृह्यन्ते—

(१) च. नि. १.१; सु. सू. २४.१ (२) च. वि. ३.२८ (३) च. वि. ३.२८,२९,३० (४,५,६,७) च. चि. ३.१५–२६;–नि. १.३५; सु. उ. ३९.८,१०,३२३ (८) च. नि. १.३५; सु. उ. ३९.९,१३ (९) च. नि. १.३३; ८.१७;–चि. ८.४–१२ (१०) च. चि. ८.११; –नि. १.५,६; सु. उ. ३९.३२३,३२४ (११) सु. सू. १.२५ (२), २७; २१.३ (१२) च. नि. १.३ (१३) च. नि. १.८; सु. उ. ३९.१०० (१४) च. नि. १.९; सु. उ. ३९.१०० (१५) च. नि. १.९ (१६) च. नि. १.१०;–वि. ८. १८. (१७) सु. सू. २१.६,७,१८–३६ (१८) च. नि. १.११ (१९) च. नि. १.११ (२०) च. नि. १.११ (१), (२१) च. नि. १.११ (४). (२२) च. नि. १.११ (२). (२३) च. नि. १.१२ (२४) च. नि. १.१२ (२५) च. नि. १.१४ (२६) सु. सू. २१.१९,२० (२७) सु. सू. २१.२१,२२ (२८) सु. सू. २१.२३,२४ (२९) सु. सू. २१.३८;–उ. ३९.२८ (३०) सु. सू. २१.३८;–उ. ३९.१९–२२,२८ (३१) च. नि. १.१४ (३२) च. चि. १५.३६–३८

२५ °षु च प°–क. ख. २६ °शाहाद् द्व्य°–क. ख. २७ पुष्याश्लेषासु म°–ख. २८ °हान्न चेन्मृतः। फा°–क. ख.. २९ °न्ययोस्तुदि°–क. ख. ३० °वमे ह्येकविं°–क. क. ३१ हस्तेऽह्नि स°–क. ख. ३२ °न्मूले न त्रिः सप्ता°–क. ख. ३३ °रास्तु ह्रिस–क. ख. ३४ °ह हारितः–क. ख.

ज्वरनिदानं द्वितीयोऽध्यायः ।

१ प्रतिज्ञा ।

३५–अथातो ज्वरनिदानं व्याख्यास्यामः । इति ह स्माहुरात्रेयादयो महर्षयः ॥ १

३५–सर्वरोगाणां सामान्येन निदानमुक्त्वा ज्वरादिविशेषेणोच्यते । तत्रापि ज्वरस्य प्राधान्यात् पूर्वमध्याय आरभ्यते—यद्यपि प्राग्रूपसंप्राप्त्यादिकमुच्यते तथापि निदानेन प्राधान्याद्व्यपदेशः ३५

२ ज्वरस्याष्टौ कारणानि ।

३६–अष्टाभिः कारणैर्ज्वरः संजायते मनुष्याणां पृथग्दोषैः संसृष्टैः सन्निपतितैरागन्तुना च ॥ २

३६–एवं ज्वरस्याष्टौ कारणानि । आगन्तुकारणस्य यद्यपि बहुविधत्वं तथाप्यन्यतन्त्रप्रसिद्धसंख्यानुरोधेनोक्तमविशेषेण । तत्र प्रथममेव तावद्दोषजा निश्चीयन्ते पश्चादागन्तुकारणम् ३६

३ ज्वरसंप्राप्तिः ।

३७–तत्र यथोक्तैः प्रकोपनविशेषैः प्रकुपिता दोषाः प्रविश्यामाशयमूष्मणा मिश्रीभूयाऽऽममनुगम्य रसस्वेदवाहीनि स्रोतांसि पिधाय पित्तं तु द्रवत्वात्तप्तमिव जलमनलमुपहत्य सर्वेऽपि च दोषाः पक्तारं स्वस्थानाद्बहिर्निरस्य सह तेन सकलमपि शरीरमभिसर्पन्तस्तत्संपर्कोल्लब्धबलेन स्वेनोष्मणा नितरां देहोष्माणमेधयन्तोऽन्तस्स्रोतोमुखपिधानात् स्तम्भमादधाना बहिरपि स्वेदमपहरन्तः सर्वेन्द्रियाणि चोपतापयन्तो ज्वरमभिनिर्वर्तयन्ति ॥ ३

३७–तत्र यथोक्तैरित्यादेर्दोषा ज्वरमभिनिर्वर्तयन्तीति संबन्धः । यथोक्तैः प्रकोपननिदानैस्तिक्तकटुत्वादिभिः । ऊष्मणा आमाशयस्थेनाग्न्यभिधानेन । पित्तस्यायं विशेषः । यदुष्णमपि द्रवत्वादनलस्य जाठरस्योपहननं जलमिवोष्णम् । शेषं सर्वदोषसाधारणम् । दोषाणां स ऊष्मा येन पच्यते । तथा च दोषधातुषु स्वल्पा अनलभागाः प्रदर्शिताः । अत्र च प्रतिरोगमध्यायेषु यत्पृथङ्निदानकीर्तनं तद्व्याधेः स्वरूपाधिगमनाय चिकित्साकाले हेतुविपरीतौषधपरिज्ञानार्थं च संप्राप्तेरपि कीर्तनं व्याधिपरिज्ञानाय चिकित्साकालेऽपि तथाविधसंप्राप्त्यन्यथाकरणेन तत्संप्राप्तिकस्य रोगस्य विनाशो भवतीति प्रतिबोधनाय च । तथा च विपुलमतिवैद्योऽपचारस्वरूपविशेषात् तत्कार्यविशेषाद्दोषकार्यविशेषेभ्यश्च दोषाणां संप्राप्तौ ज्ञातायां गूढलिङ्गस्यापि व्याधेः स्वरूपमधिगच्छत्येव । तथा प्रतिरोगप्रदर्शितायाः संप्राप्तेः स्वाध्यायोक्ताच्चिकित्सितात् प्रकारान्तरेणापि यतो विनाशः कर्तुं पार्यते ततोऽवश्यमेव रोगोपशमः । **सर्वस्यामपि चिकित्सायां संप्राप्तिविनाशनमेव प्रधानं** प्रयोजनम् । तथा चोक्तं ज्वरचिकित्सिते (अ. सं. चि. १)—

' आमाशयस्थो हत्वाग्निं सामो मार्गान् पिधाय यत् ।
विदधाति ज्वरं दोषस्तस्मात् कुर्वीत लङ्घनम्' इति ३७

४ ज्वरपूर्वरूपाणि ।

३८–तस्येमानि पूर्वरूपाणि–मुखवैरस्यमन्नानभिलाषो गुरुगात्रत्वमालस्यमल्पप्राणता गतिस्खलनं निद्राधिक्यमरतिरसूया, हितोपदेशेषु प्रद्वेषो बालेषु मधुरेषु च भक्ष्येष्वम्ललवणकटुकाभिनन्दनमविपाकोऽङ्गमर्दश्चक्षुषोराकुलत्वं, साश्रुता जृम्भा विनामः क्लमो रोमहर्षः शब्दानलाम्बुशीतवातच्छायातपेष्वकस्मादिच्छाद्वेषौ च । तदनन्तरं व्यक्तीभावो ज्वरस्येति । भवति चात्र–४

३८–मुखवैरस्यादीनि ज्वरस्य पूर्वरूपाण्युक्तानि । अविशिष्टदोषैर्यद्यपि ज्वरयति तथापि भविष्यत्प्रतीतिर्दोषानुरोधेनैवास्फुटत्वमल्पत्वं च विज्ञेयम् । तथा हि गुरुगात्रत्वं भविष्यति कफज्वरे । एवं सर्वत्र कल्प्यम् । एतान्यपि व्याधिविशेषपरिज्ञानार्थोपयुज्यन्ते चिकित्सार्थं च । तथा च दृष्टमात्र एव पूर्वरूपे तेन निदानविशेषेण च रोगस्य स्वरूपं परिच्छिन्नं भवति तदा तस्मिन् काल उपक्रान्तो रोगः क्षिप्रतरमेव प्रशममापद्यते । कदाचिददृष्टे पूर्वरूपे विशिष्टदोषता रोगस्यानधिगता भवति । तत्र सकलरोगसाधारणरोगविशेषमात्राश्रयणेनैव चिकित्सा प्रयुक्ता किं सुखाय न संपद्यते । एतदेव हृदि कृत्वा **भट्टारहरिचन्द्रेण** वाशब्दस्य निर्दिष्टस्याप्राधान्यं प्रदर्शयितुं लध्वशनमपतर्पणं वेत्यत्र ज्वरपूर्वरूपेषु लध्वशनस्य प्राधान्यं लङ्घनस्याप्राधान्यं व्याख्यातम् । तच्च भिषक्शास्त्रनिष्णाता नाङ्गीकुर्वन्ति । यतो न पूर्वरूपदर्शनमात्रेणैव भिषक् चिकित्सायां प्रवर्तते । अपि तु निदानादि किंचिज्ज्ञानात्येव । ततश्च येन स्निग्धगुर्वादिकं कफकारणमुपयुक्तं तस्यापतर्पणं त्यक्त्वा लध्वशनं प्रधानं न भवतीति । **भट्टारकेण** तु पूर्वरूपेषु सकलदोषसाधारणत्वाल्लध्वशनस्य प्राधान्यमुक्तम् । **अल्पप्राणता चेष्टास्वशक्तत्वम्** । **अरतिर्न** क्वचिदवस्थितिः । **असूया** परस्य दोषाविष्करणम् । हितोपदेशादिषु **प्रद्वेषः** । अन्नाद्यनभिनन्दनमविपाकोऽन्नादीनाम् । **आकुलत्वं** साश्रुता च चक्षुषोरेव । **जृम्भा** सन्मुखविकासो गात्रविनामः । शब्दादिष्वकारणेनैवेच्छा तथैव पुनर्द्वेषः । तदनन्तरं प्राग्रूपाणामनन्तरं क्रमेण ज्वरस्य व्यक्तीभावो भवति । भवति चात्रेति तन्त्ररीतिः–३८

३५ °स्यामः । अष्टा°–क. ख. ३६ ° भिसर्पन्ति । तत्संप°–क. ख. ३७ मुखे वैर°–ख.

५ वातज्वरलक्षणाणि ।

३९–आगमापगमक्षोभमृदुता वेदनोष्मणाम् ।
वैषम्यं तत्र तत्राङ्गे तास्ताः स्युर्वेदनाश्चलाः ॥ ५
पादयोः सुप्तता स्तम्भः पिण्डिकोद्वेष्टनं क्रमः ।
विश्लेष इव सन्धीनां साद ऊर्वोः कटीग्रहः ॥ ६
पृष्ठं क्षोदमिवाप्नोति निष्पीड्यत इवोदरम् ।
भिद्यन्त इव चास्थीनि पार्श्वगानि विशेषतः ७
हृदयस्य ग्रहस्तोदः प्राजनेनेव वक्षसः ।
स्कन्धयोर्मथनं बाह्वोर्भेदः पीडनमंसयोः ॥ ८
अशक्तिर्भक्षणे हन्वोर्जृम्भणं कर्णयोः स्वनः ।
निस्तोदः शंखयोर्मूर्ध्नि वेदना विरसास्यता ॥ ९
कषायास्यत्वमथवा मलानामप्रवर्तनम् ।
रूक्षारुणत्वगास्याक्षिनखमूत्रपुरीषता ॥ १०
प्रसेकारोचकाश्रद्धाविपाकास्वेदजागराः ।
कण्ठौष्ठशोषस्तृट् शुष्कौ छर्दिकासौ विषादिता ॥
हर्षो रोमाङ्गदन्तेषु वेपथुः क्षवथोर्ग्रहः ।
भ्रमः प्रलापो घर्मेच्छा विनामश्चानिलज्वरे १२

३९–**आगमापगमेत्याद्यानिलज्वरस्य रूपं भवतीति सम्बन्धः** । वेदनानामूष्मणां च वातवशात्कदाचिदागमो भवति कदाचिदपगमः । अनित्यसद्भावो वा । कदाचित्क्षोभो भवति । कदाचिन्मृदुत्वम् । अथवा वेदनादीनां देहदेशविशेषतः कालविशेषतश्च वैषम्यमनेकरूपत्वं भवति। तत्र तत्र च वाय्वाश्रयेऽङ्गे तास्ता वायुकारणा वेदनाश्चलाः स्युः । सुबोधम् । **प्राजनं** प्रतोदः मूर्ध्नि शिरसि अधिकं वेदना । **आस्यविरसत्वं** विशेषानाख्येयदुष्टरसत्वम् । **मलाः** मूत्रशकृत्स्वेदादयः । त्वगादीनां रूक्षारुणता । कासच्छर्दिषोः शुष्कत्वं कफादीनामप्रवृत्तिः । **वातज्वरेऽवश्यं क्षवथोर्ग्रहः** । सर्वस्य च रूपकीर्तनं व्याधिस्वरूपविशेषपरिज्ञानाय पृथक् चिकित्सितप्रतिविधानाय च ३९

६ पित्तज्वरलक्षणानि ।

४०–युगपद्व्याप्तिरङ्गानां प्रलापः कटुवक्त्रता ।
नासास्यपाकः शीतेच्छा भ्रमो मूर्च्छा मदोऽरतिः
विट्स्रंसः पित्तवमनं रक्तष्ठीवनमम्लकः ।
रक्तकोठोद्गमः पीतहरितत्वं त्वगादिषु ।
स्वेदो निःश्वासवैगन्ध्यमतितृष्णा च पित्तजे ॥ १४

४०–युगपज्ज्वरव्याप्त्यादि पित्तजे भवतीति संबन्धः । रक्तानां कोठानां सोत्सेधानां मण्डलानामुद्गमः ४०

७ कफज्वरलक्षणानि ।

४१—विशेषादरुचिर्जाड्यं स्रोतोरोधोऽल्पवेगता ।
प्रसेको मुखमाधुर्यं हृल्लेपश्वासपीनसाः ॥ १५
हृल्लासश्छर्दनं कासः स्तम्भः श्वैत्यं त्वगादिषु ।
अङ्गेषु शीतपिटकास्तन्द्रोदर्दः कफोद्भवे ॥ १६

४१–सातिशया अरुचिजाड्यादयो रोगाः कफज्वरे भवन्तीति । अल्पवेगता ज्वरस्य । हृल्लासो हृदयोत्क्लेश युक्तः प्रसेकः, छर्दनं यथासंभवं कफादीनाम् ४१

८ सर्वेषां त्रिदोषलक्षणानां काले प्रवृत्तिः ।

४२—काले यथास्वं सर्वेषां प्रवृत्तिर्वृद्धिरेव वा ।
निदानोक्तानुपशयो विपरीतोपशायिता ॥ १७

४२—सर्वेषां वातपित्तकफज्वराणां यथास्वं काले ग्रीष्मापराह्णवर्षाशरन्मध्यन्दिनाशिशिरवसन्तादिके प्रवृत्तिरथवा वृद्धिर्भवति । इदमपि रूपं यथा निदानत्वेनोक्तानां वातज्वरे तिक्तादीनां, पित्तज्वरे कट्वादीनां, कफज्वरे मधुरादीनां चानुपशयोऽसुखावहत्वं यथास्वविपरीतानां चोपशयत्वं सुखानुबन्धित्वमिति ४२

९ संसर्गज्वरस्य सामान्यलक्षणम् ।

४३—यथास्वं लिङ्गसंसर्गे ज्वरः संसर्गजोऽपि च ॥ १८

४३—पृथग्दोषाणां ज्वराणां लिङ्गमुक्त्वा मिश्रदोषजानामुच्यते-**यथास्वमिति** । यथास्वं लिङ्गसंसर्गे सति तावत् ज्वरस्तत्संसर्गजो विज्ञेयः । तेन वातपित्तज्वरलिङ्गमिश्रीभावे वातपित्तज्वरो विज्ञेयः । वातकफज्वरलिङ्गसंसर्गे वातकफज्वरश्च । एवं पित्तकफेऽपीति यथास्वशब्दार्थः । अपि चेति समुच्चये ४३

१० वातपित्तज्वर–लिङ्गानि ।

४४—शिरोर्तिमूर्च्छावमिदाहमोह-
कण्ठास्यशोषारतिपर्वभेदाः ।
उन्निद्रतातृड्भ्रमरोमहर्षा
जृम्भाऽतिवाक्त्वं च चलात् सपित्तात् १९

४४–शिरोर्त्यादीनि वातपित्तज्वरलक्षणानि ४४

११ वातश्लेष्मज्वर–चिह्नानि ।

४५—तापहान्यरुचिपर्वशिरोरुक्-
पीनसश्वसनकासविबन्धाः ।
शीतजाड्यतिमिरभ्रमतन्द्राः
श्लेष्मवातजनितज्वरलिङ्गम् ॥ २०

४५—तापहान्यादीनि वातश्लेष्मज्वरलक्षणानि ४५

१२ पित्तश्लेष्मज्वर–लक्षणानि ।

४६—शीतस्तम्भस्वेददाहाव्यवस्था
तृष्णा कासः श्लेष्मपित्तप्रवृत्तिः ।
मोहस्तन्द्रा लिप्ततिक्तास्यता च
ज्ञेयं रूपं श्लेष्मपित्तज्वरस्य ॥ २१

४६–शीताद्यव्यवस्थादीनि पित्तश्लेष्मज्वरलक्षणानि पित्तश्लेष्मप्रवृत्तिश्छर्दा ४६

१३ सन्निपातज्वरस्य लक्षणानि ।

४७—सर्वजो लक्षणैः सर्वैर्दाहोऽत्र च मुहुर्मुहुः ।
तद्वच्छीतं महानिद्रा दिवा, जागरणं निशि ॥ २२

---

३८ °ष्टनं श्रमः । विश्ले°–क. ख. ३९ कटिग्र°–ख. ४० विभ्रंशः पि°–क; विड्भ्रंशः पि°–क. ख. ४१ °क्तकोष्ठोद्भवः पी°–क. ख. ४२ यथास्वलिं°–क. ख.

सदा वा, नैव वा निद्रा, मुहुः स्वेदोऽति नैव वा,
गीतनर्तनहास्यादिविकृतेहाप्रवर्तनम् ॥ २३
सस्रुतौ कलुषे रक्ते भुग्ने लुलितपक्ष्मणी।
अक्षिणी पिण्डिका पार्श्वमूर्धपर्वास्थिरुग्भ्रमः ॥२४
सस्वनौ सरुजौ कर्णौ, कण्ठः शूकैरिवावृतः।
परिदग्धा खरा जिह्वा, गुरुस्रस्ताङ्गसन्धिता ॥ २५
रक्तपित्तकफष्ठीवो, लोठनं शिरसोऽतितृट्।
कोठानां श्यावरक्तानां मण्डलानां च दर्शनम् २६
हृद्व्यथा, मलसंसङ्गः प्रवृत्तिर्वाऽल्पशोऽति वा।
स्निग्धास्यता, बलभ्रंशः स्वरसादः,प्रलापिता ॥
दोषपाकश्चिरात्तन्द्रा प्रततं कण्ठकूजनम्।
सन्निपातमभिन्यासं तं ब्रूयाच्च हतौजसम् ॥ २८
वायुना कफरुद्धेन पित्तमन्तः प्रपीडितम्।
व्यवायित्वाच्च, सौक्ष्म्याच्च बहिर्मार्गं प्रवर्तते ॥
तेन हारिद्रनेत्रत्वं सान्निपातोद्भवे ज्वरे।
दोषे विबद्धे नष्टेऽग्नौ सर्वसंपूर्णलक्षणः ।
असाध्यः सोऽन्यथाकृच्छ्रो भवेद्वैकल्यदोऽपि वा३०

४७—सर्वज इत्यादिना सन्निपातज्वरो निर्णीयते—**सवज इति।** सर्वैर्लक्षणैः पृथक्संसर्गोक्तैः। अत्र च सन्निपातेऽयं विशेषः—मुहुर्दाहो मुहुः शीतम्। सुबोधम्। विकृतगीतादीहाप्रवर्तनम्। अक्षीणि सस्रुतीत्यादिलक्षणे। भुग्ने कनीनिकापाङ्गयोरतीक्ष्णे। पिण्डीकादीनां रुक्। परिदग्धेव परिदग्धा जिह्वा खरस्पर्शा च। गुर्वङ्गता स्रस्तसन्धिता च भवति। शिरसो लोठनं चलनम्। कोठा निर्मुखाः पिटकाप्रायाः। मलानां सङ्गोऽप्रवृत्तिः। अथवा संप्राप्त्यादिविशेषवशेन स्तोकस्तोकं प्रवृत्तिः। अथवाऽतिप्रवृत्तिः। तस्य संनिपातस्याभिन्यासहतौजसौ पर्यायौ। स च संनिपातज्वरो दोषे विबद्धेऽस्थिरेऽग्नौ च नष्टे सति सर्वैर्लक्षणैः संपूर्णो भवति तदाऽसाध्यः। अन्यथा दोषे चले बलवति चाग्नावसंपूर्णलक्षणश्च भवति तदा कृच्छ्रसाध्यः। वैकल्यदो वा भवति ४७

टिप्पणी—तन्द्रेति अ. सं. सू. ७५७ इत्यत्र तन्द्रालक्षणं द्रष्टव्यम्।

१४ शीतदाहज्वरयोः साध्यकृच्छ्रत्वम्।

४८—अन्यच्च सन्निपातोत्थो यत्र पित्तं पृथक् स्थितम्।
त्वचि कोष्ठेऽथवा दाहं विदधाति पुरोऽनु वा॥
तद्वद्वातकफौ शीतं दाहादिर्दुस्तरस्तयोः ॥ ३१

४८—अन्यच्च सन्निपातविशेषोत्थो ज्वरो यत्र यदा दोषैरेवं सन्निविष्टैर्भवति, तदैवंस्वरूपो भवति । कीदृगित्युच्यते—**अन्यच्चेति।** दोषत्रयेऽपि कुपिते यत्र पित्तं पृथग्वर्तते पृथग्वातकफौ। तत्र यदा पित्तं त्वचि वर्तते, कोष्ठे वातकफौ तदा ज्वरवेगकाले पूर्वं दाहं विदधाति पश्चाच्छीतम्। यदा पुनस्त्वचि वातकफौ वर्तेते कोष्ठे पित्तं तदा पूर्वं शीतं विधत्तः पश्चाद्दाहम् । तयोः शीतपूर्वदाहपूर्वयोर्दाहादिर्दुस्तरः ४८

१५ शीतज्वरे शान्ते उपद्रवाः।

४९—शीतादौ तत्र पित्तेन कफे स्यन्दितशोषिते।
शीते शान्तेऽम्लको मूर्च्छा मदस्तृष्णा च जायते

४९—**शीतादौ** पुनः कोष्ठस्थेनोदीर्णेन पित्तेन कफे स्राविते शोषिते च सति शीते शान्ते पित्ताधिक्यादम्लकादिकं जायते। **मूर्च्छा** मोहः ४९

१६ दाहज्वरान्ते जायमानानि लक्षणानि।

५०—दाहादौ पुनरन्ते स्युस्तन्द्राष्ठीववमिक्लमाः॥ ३३

५०—**दाहादौ** पुनः कोष्ठे वातकफोदीर्णतया वेगं कृत्वा दाहे शान्ते कफकार्याणि तन्द्रादीनि भवन्तीति दोषैः सप्तविधो ज्वर उक्तः ५०

१७ आगन्तुज्वरसंख्या।

५१—आगन्तुरभिघाताभिषङ्गशापाभिचारतः॥ ३४
चतुर्धा

५१—आगन्तुरत्वष्टमश्चतुर्धा अभिघातादितः ५१

१८ अभिघातजज्वरकारणानि।

५२— अत्र क्षतच्छेददाहाद्यैरभिघातजः॥ ३५

५२—तत्र क्षतादिभिर्यः सोऽभिघातजः ५२

१९ तस्य संप्राप्तिः।

५३—श्रमाच्च तस्मिन् पवनः प्रायो रक्तं प्रदूषयन्।
सव्यथाशोफवैवर्ण्यं सरुजं कुरुते ज्वरम् ॥ ३६

५३—तस्मिन् हि क्षते पवनः स्वभावात् प्रायो रक्तं प्रदूषयन् सव्यथादिकं ज्वरं कुरुते। प्रायोग्रहणं क्वचिद्व्यभिचारप्रदर्शनार्थम् ५३

२० अभिषङ्गजाः ज्वराः।

५४—ग्रहावेशौषधिविषक्रोधभीशोककामजः।
अभिषङ्गाद्— ३७

५४—यो हि ग्रहावेशादिजो ज्वरः सोऽभिषङ्गाद्विज्ञेयः। ग्रहा देवादयो वक्ष्यमाणाः (अ. सं. उ. अ. ७) ५४

२१ ग्रहजज्वरलक्षणम्।

५५— ग्रहेणास्मिन्नकस्माद्धासरोदने ॥ ३८

५५—सुबोधम् ५४—५८

२२ ओषधिगन्धपरिणामः।

५६— ओषधीगन्धजे मूर्च्छा शिरोरुक् श्वयथुः क्षवः॥

२३ विषपरिणामः।

५७—विषान्मूर्च्छातिसारास्यश्यावतादाहहृद्रदाः ४०

२४ क्रोधपरिणामः।

५८— क्रोधात्कम्पः शिरोरुक् च— ४१

२५ भयशोकाभ्यां प्रलापः।

५९— प्रलापो भयशोकजे ॥ ४२

२६ कामजे विपत्तिः।

६०—कामान्मोहोऽरुचिर्दाहो ह्रीनिद्राधीधृतिक्षयः॥

---

४३ °द्रा महास्वेदो°—क. ख. ४४ °तनम्। सास्रुणी कलुषे भुग्ने रक्ते लुलि°—क. ख. ४५ °स्थिरुक् श्रमः। सस्व°—क. ख. ४६ °लसंसर्गः प्रवृ°—क. ख. ४७ °च हतौजसम्। वा°—क. ख. ४८ अन्यश्च स°—क. ४९ °फे स्पन्दि°—क. ५० °न्द्रास्वेदव°—क. ख. ५१ °षधिवि°—क. ख. ५२ औषधीग° —क. ५३ कामाद्भ्रमोऽरुचि°—क. ख.

२७ ग्रहादौ सन्निपातस्य कोपः ।

६१-ग्रहादौ सन्निपातस्य भयादौ मरुतस्त्रये
कोपे[54]: क्रोधे तु पित्तस्य— ४४

६१-**ग्रहादौ त्रये** ग्रहौषधिविषलक्षणे सन्निपातस्य कोपो भवति। **भयादौ त्रये** भीशोककामाख्ये मरुतो वायोःकोपो भवति। **क्रोधे** कोपे पित्तस्य कोपः ६१

२८ शापाभिचारयोरसाध्यत्वम्।

६२— यौ तु शापाभिचारजौ ।
सन्निपातज्वरौ घोरौ तावसह्यतमौ मतौ ॥ ४५

६२-शापेनाभिचारेण च यौ ज्वरौ तौ सन्निपातेन घोरौ भवतः। तौ चातिशयेनासह्यौ मतावागमकर्तॄणाम्। शापम-पराधाद्गुर्वादयो विदधति ६२

२९ अभिचारज्वरोत्पत्तिलक्षणे।

६३-तत्राभिचारिकैर्मन्त्रैर्हूयमानस्य तप्यते।
पूर्वं चेतस्ततो देहस्ततो विस्फोटतृड्भ्रमैः।
सदाहमूर्च्छैर्ग्रस्तस्य प्रत्यहं वर्धते ज्वरः।
इति ज्वरोऽष्टधा दृष्टः— ४६

६३-अभिचारे त्वाभिचारिकैर्मन्त्रैरमुं दहेति हूयमानस्य प्रथममेव चेतस्तप्यते। ततो देहः। ततो विस्फोटादिग्रस्तस्य प्रत्यहं ज्वरो वर्धते। इति दोषागन्तुभेदादष्टधा ज्वरो दृष्ट आयर्वेदविद्भिः ६३

३० ज्वराणां द्वंद्वानि।

६४- —समासाद्द्विविधस्तु सः॥
शारीरो मानसः, सौम्यस्तीक्ष्णोऽन्तर्बहिराश्रयः,
प्राकृतो वैकृतः, साध्योऽसाध्यः, सामो निरामकः

६४-एवमपि भवन् संक्षेपेण द्विविधः। शारीरो मानस इति द्विविधः। सौम्यस्तीक्ष्ण इत्येवमपि द्विविधः। अन्तराश्रयो बहिराश्रय इत्येवमपि। तथा प्राकृतो वैकृतः साध्योऽसाध्यः सामो निरामक इति ६४

३१ शारीरमानसयोः सौम्यतीक्ष्णयोश्च लक्षणम्।

६५-पूर्वं शरीरे शारीरे तापो, मनसि मानसे।
पवने योगवाहित्वाच्छीतं श्लेष्मयुते भवेत्॥
दाहः पित्तयुते मिश्रं मिश्रे— ४८

६५-एषां शारीरादीनां पूर्वं शरीर इत्यादिना लक्षणमुच्यते-**पूर्वमिति**। श्लेष्मसंयुक्ते पवने पवनस्य योगवाहित्वात् ज्वरे शीतं भवत्यर्थात् स एव **सौम्यः**।एवं पित्तयुते पवने दाहः स **ज्वरस्तीक्ष्णः**। मिश्रे श्लेष्मसंयुते पित्तसंयुते च पवने मिश्रं शीतं दाहं च। मिश्रे तूत्कर्षेण व्यपदेशात् सौम्यतीक्ष्णद्वयाद्व्यातिरेकः ६५

३२ अन्तराश्रयबहिराश्रययोर्लक्षणम् ।

६६- —अन्तः संश्रये पुनः।
ज्वरेऽधिकं विकाराः स्युरन्तःक्षोभो मलग्रहः॥
बहिरेव बहिर्वेगे तापोऽपि च सुसाधता[56]॥ ४९

६६-अन्तस्संश्रये ज्वरे अन्तःकोष्ठेऽधिकं विकाराः स्युः। सत्यपि सर्वाङ्गोपतापे। बहिर्वेगे तु बहिरेव तापो नान्तर्विकाराः। तत्र च सुसाधता। अर्थाल्लभ्यतेऽन्तर्वेगे दुस्साधतेति अपि चेति समुच्चये ६६

३३ प्राकृतवैकृतज्वरकालः।

६७-वर्षाशरद्वसन्तेषु वाताद्यैः प्राकृतः क्रमात्।
वैकृतोऽन्यः— ५०

६७-यथाक्रमेण **वर्षासु** यो वातजो ज्वरः स प्राकृत उच्यते। तथा-**शरदि** पित्तजो ज्वरः, **वसन्ते** कफजश्च। अत उक्तादन्यो वैकृतः ६७

३४ अनिलोद्भवप्राकृतज्वरस्यासाध्यत्वकारणम्।

६८— स[57] दुःसाधः प्रायश्च प्राकृतोऽनिलात्।
एकमार्गक्रियारम्भव्यतिवृत्तेर्महात्ययात्॥ ५१

६८-स दुःसाधो भवति। प्रायोग्रहणमसाकल्यार्थम्। कथं वायुना यः प्राकृतः स एव दुःसाध इत्याह-**एकमार्ग इत्यादि**। एकमार्गो यः क्रियाया आरम्भः तस्य व्यतिवृत्तेर्विपर्यासात् तथा महात्ययादपि। वैकृतानां यदेव दुःसाधकारणत्वं तदेवास्य प्राकृतस्यापि सतः। ज्वरे तावत् पूर्वं लङ्घनमुच्यते तच्चैकविधम्। तद्वायावपथ्यमत एव रोगस्यान्यः क्रियामार्गोऽन्यश्च दोषस्य। तथा वायुना प्रकुपितेन यदा निष्पद्यते ततो महात्ययाद्धेतोर्वायुना प्राकृतोऽपि ज्वरः प्रायो दुःसाधः ६८

३५ वर्षासु दुष्टमारुतज्वरोत्पत्तिः।

६९-वर्षासु मारुतो दुष्टः पित्तश्लेष्मान्वितो ज्वरम्॥
कुर्यात् ५२

६९-यश्च प्राकृतो वातादिभिरुक्तः सः प्राधान्यापेक्षया यस्माद्दोषान्तरमपि तत्रानुबलं भवत्यस्य प्रदर्शनार्थमुच्यते-**वर्षास्वित्यादि**। वर्षासु यदा मारुतो दुष्टो ज्वरं कुर्यात्तदा पित्तश्लेष्मभ्यामन्वितो ज्वरं, कुर्यात्। नानन्वितः तदा ज्वरो वातिकोऽप्यवश्यं पित्तश्लेष्माणौ संप्राप्त्यभिमुखौ भवतः। सहायबललाभात्तु ज्वरमनुबध्नीतः ६९

३६ शरदि दुष्टपित्तज्वरोत्पत्तिः।

७०— पित्तं च शरदि तस्य चानुबलः कफः॥
तत्प्रकृत्या विसर्गाच्च तत्र नानशनाद्भयम्॥५३

७०-शरदि च पित्तं दुष्टं ज्वरं कुर्यात् तस्य च पित्तस्य ज्वरं कर्तुमभ्युद्यतस्य शरद्यनुबलः कफो भवत्यस्य चोभयस्य हेतुद्वयं तत्प्रकृत्या विसर्गाच्च । वर्षासु मारुतो दुष्टः पित्तश्लेष्मान्वितो ज्वरं कुर्यादित्यत्र हेतुः कालस्य तथाविधस्वभावत्वम्। पित्तं च शरदि तस्य चानुबलः कफ इत्यत्र हेतुर्विसर्गादिति। तत्र वातिके वर्षासु पित्तश्लेष्मानुगतत्वादनशनात् भयं नास्ति। तथा शरदि पैत्तिके पित्तकफानुबन्धत्वादनशनात् भयं नास्ति तत्र लङ्घनं विधेयमेवेत्यर्थः ७०

५४ °पः कोपोऽपि°-क. ख. ५५ °भिचारकैर्म°-क. ख. ५६ सुसाध्यता । वर्षा°-क. ख. ५७ स दुःसाध्यः प्रा°-क. ख.

३७ वसन्ते दुष्टकफज्वरोत्पत्तिः ।

७१–कफो वसन्ते तमपि वातपित्तं भवेदनु ॥ ५४

७१–वसन्ते कफो दुष्टो ज्वरं कुर्यात्तमपि कफमनु वातपित्तं भवेत्। प्रकृत्या आदानाच्चेत्यपिशब्दाल्लभ्यते । तथा कफजेऽप्यतिलङ्घनाद्यत्नतो रक्षेदित्यर्थाल्लभ्यते ७१

३८ ज्वरस्य साध्यासाध्यत्वयोर्विचारः ।

७२–बलवत्स्वल्पदोषेषु ज्वरः साध्योऽनुपद्रवः ।
सर्वथा विकृतिज्ञाने प्रागसाध्य उदाहृतः ॥ ५५

७२–साध्योऽसाध्य इति द्वैविध्यमुच्यते–बलवत्स्वल्पदोषेषु यो ज्वरोऽनुपद्रवश्च स साध्यः । **उपद्रवाः**–प्रलापभ्रमादयः । यस्त्वसाध्यः स प्राक् **शारीरे** विकृतव्याधिविज्ञानीये सर्वेण प्रकारेणोदाहृतो 'ज्वरो निहन्ति बलवान्' (शा. ६९६) इत्यादिना ७२

३९ ज्वरस्य सामपच्यमाननिरामत्वानि ।

७३–ज्वरोपद्रवतीक्ष्णत्वमग्लानिर्बहुमूत्रता ।
न प्रवृत्तिर्न विड्जीर्णा न क्षुत्सामज्वराकृतिः ५६
ज्वरवेगोऽधिकं तृष्णा प्रलापः श्वसनं भ्रमः ।
मलप्रवृत्तिरुत्क्लेशः पच्यमानस्य लक्षणम् ॥ ५७
जीर्णताऽऽमविपर्यासात् सप्तरात्रं च लङ्घनात्

७३–सामो निरामक इति द्वैविध्यमुच्यते–**ज्वरोपद्रवतीक्ष्णत्वमित्यादि** । सुबोधम् । पच्यमानता सामत्वादन्या । जीर्णता निरामत्वम् । सा च जीर्णता आमलक्षणाज्ज्वरोपद्रवतीक्ष्णत्वादेर्विपरीताद्विज्ञेया । न केवलमत एव जीर्णता विज्ञेया यावत् सप्तरात्रं लङ्घनाच्च जीर्णता ज्वरस्य विज्ञेया। तेनैतदुक्तं भवति। सप्तमादह्नः पूर्वमामालिङ्गाभावेऽपि यथासंभवेन लङ्घनेन लङ्घितस्य जीर्णज्वरोक्तं न किञ्चिद्विधेयम् । तथा सप्ताहादूर्ध्वमप्यामलक्षणसद्भावे जीर्णज्वरोक्तं प्रतिषिध्यत इत्युभयमप्यामविपर्यासः सप्तरात्रं लङ्घनं च जीर्णतालक्षणमिति ७३

४० ज्वरस्य पुनः पञ्चविधत्वम् ।

७४–ज्वरः पञ्चविधः प्रोक्तो मलकालबलाबलात् ।
प्रायः स सन्निपातेन भूयसा त्वपदिश्यते ॥ ५९
सन्ततः सततोऽन्येद्युस्तृतीयकचतुर्थकौ ॥ ६०

७४–बहुभिर्भेदैर्ज्वरस्य द्वैविध्यमुक्त्वा प्रकारान्तरेण पञ्चविधत्वमुच्यते–**ज्वर इत्यादि** । एकोऽपि ज्वरो मलानां दुष्टानां वातादीनां बलवत्त्वादबलवत्त्वाच्च पञ्चधा भवति। मलशब्दो दोषवाची । तथा ज्वरकारणदोषकोपे यः कालो निमित्ततां याति तस्य बलवत्त्वादबलवत्त्वाच्च पञ्चधा भवतीति । तथा च प्रदर्शयिष्यते मलानां बलाबलम् । तुल्यदूष्यादिवर्धिताः सन्ततं कुर्युरित्यादि । तथा स प्रत्यनीको विषमं कुर्याद् वृद्धिक्षयान्वित इति । कालोऽपि यथोत्तरमित्याद्यनन्तरमेव वक्ष्यते। स पञ्चविधः प्रायः सन्निपातेन भवति। अपदिश्यते तु भूयसा दोषेण । वातिकादिविशेषेण योऽयं वक्ष्यमाणलक्षणः सन्ततादिः सः 'प्रायेण सान्निपातिको भवतीति । प्रायोग्रहणं क्वचिद्व्यभिचारसूचनार्थम् । यथोक्तरूपेभ्यः सन्ततादिभ्योऽन्यस्मात् परिदृश्यमानादव्यतिरेकः । सन्तत इत्यादिना पञ्चानां नामान्युच्यन्ते ७४

४१ तेषां सामान्या संप्राप्तिः ।

७५–धातुमूत्रशकृद्वाहिस्रोतसां व्यापिनो मलाः ।
तापयन्तस्तनुं सर्वां तुल्यदूष्यादिवर्धिताः ॥ ६१
बलिनो गुरवः स्तब्धा विशेषेण रसाश्रिताः ।
सन्ततं निष्प्रतिद्वन्द्वा ज्वरं कुर्युः सुदुःसहम् ६२

७५–**धातुमूत्रेत्यादिना** सन्ततस्योत्पत्तिरुच्यते । एवंभूता मला दुष्टा वातादयः सन्ततं ज्वरं दुःसहं कुर्युरिति संबन्धः । धात्वादिवाहिस्रोतांसि व्यापिनस्तथा तुल्यदूष्यादिभिर्वर्धिताः अत एव निष्प्रतिद्वन्द्वाः । यथा वाताधिका दोषाः दूष्येऽस्थि देशे जाङ्गलेऽबलस्य पुरुषस्य काले वर्षास्वग्नौ विषमे वातप्रकृतेर्वृद्धस्य हीनसत्त्वस्य रूक्षादिसात्म्यस्येत्येवमादि । प्रतिपक्षैरखण्डितशक्तित्वाद्बलिनः । सामत्वाद्गुरवः । स्तब्धा ऊर्ध्वमधश्चानिःसरणात् । विशेषेण रसाश्रिता अतिशयेन रसाख्यं धातुमाश्रिताः । न रसवद्रक्तादीन् दूषयन्तीति विशेषग्रहणम् । सुदुःसहं सुतरामसह्यमिति ७५

४२ तत्राग्निवेशस्य मतम् ।

७६–मलाञ्ज्वरोष्मा धातून् वा स शीघ्रं क्षपयंस्ततः
सर्वाकारं रसादीनां शुध्याऽशुध्याऽपि वा क्रमात्
वातपित्तकफैः सप्त दश द्वादश वासरान् ॥ ६३
प्रायोऽनुयाति मर्यादां मोक्षाय च वधाय च ।
इत्यग्निवेशस्य मतं— ६४

७६–तस्मिंश्च सन्तते ज्वरोष्मा दृष्टादृष्टकारणविशेषवैचित्र्यात् सर्वप्रकारेण रसादीनां शुध्या कदाचिन्मलं क्षपयेदशुद्ध्या वा रसादीनां कदाचिद्धातून् क्षपयेदूष्मणः क्षपणधर्मत्वात्। ततो हेतोर्वातादिभिः क्रमाद्रसादीनां शुध्या मलान् क्षपयन् सप्तादिवासरान् मोक्षाय मर्यादामनुयाति। रसादीनां तु सर्वाकाराशुद्ध्या धातून् क्षपयन् वधाय मर्यादामनुयाति । ज्वरोष्मा वाताधिकः सप्त वासरान् । पित्ताधिको दश । श्लेष्माधिको द्वादशेति क्रमार्थ **इत्यग्निवेशस्य** मतम् ७६

४३ हारीतमतम् ।

७७– —हारीतस्य पुनः स्मृतिः ॥
द्विगुणा सप्तमी यावन्नवम्येकादशी तथा ॥ ६५
एषा त्रिदोषमर्यादा मोक्षाय च वधाय च ॥
शुध्यशुद्धौ ज्वरः कालं दीर्घमप्यनुवर्तते ॥ ६६

७७–हारीतः पुनरेवमनुजानाति । चतुर्दश वासरान् वाताधिको मोक्षाय वधाय वा मर्यादामनुयाति ज्वरोष्मा । अष्टादश पित्ताधिकः । द्वाविंशतिः श्लेष्माधिक इति । यदा तु रसादीनां मध्ये केषाञ्चिच्छुद्धिरशुद्धिश्च केषाञ्चित्तदा

---

५८ प्रायशः सान्नि°–क. ख. ५९ 'सा व्यपदि°–क. ख ६० मलं ज्वरो°–क. ख.

सन्ततो ज्वरो न मुञ्चति, नापि मारयति; केवलं दीर्घकालमनुवर्तते। सा च रसादीनां शुद्धिः **सूत्रोक्तेन प्रकारेण** (अ. सं. २६) ज्ञातव्या इति सम्बन्धः। इति सन्तत उक्तः ७७

४४ विषमज्वरोत्पत्तिः।

७८-कृशानां व्याधिमुक्तानां मिथ्याहारादिसेविनाम्
अल्पोऽपि दोषो दूष्यादेर्लब्ध्वाऽन्यतमतो बलम्
सप्रत्यनीको विषमं कुर्याद्वृद्धिक्षयान्वितः॥६७

७८-**कृशानामित्यादिना** सततादिविषमज्वर उच्यते-ये कृशा व्याधिमुक्ताश्च मिथ्याहारविहारसेविनश्च तेषामल्पोऽपि दोषो दूष्यादीनामन्यतमतो बलं लब्ध्वा **सप्रत्यनीकः**-सप्रतिपक्षः क्षयवृद्धिभाक् **विषमं** सततादिचतुष्टयरूपं ज्वरं कुरुते। अथवा **कृशानामित्यादिना** भवन्त्यह्नि न पञ्चम इत्येवमन्तेन ग्रन्थेन सततादीनां चतुर्णां ज्वराणां साधारणं रूपं सन्तताच्च विशिष्टता प्रदर्श्यते। कृशानामिति स्वाभाविकं दौर्बल्यम्। व्याधिमुक्तानामित्यवस्थाविशेषकृतम्। मिथ्याहारादिसेविनामित्याहारकृतं गृहीतम्। वृद्धिक्षयान्वितत्वे सप्रत्यनीकत्वं हेतुः। सदृशदूष्यादिप्रसादात् कदाचिद्वृध्यान्वितः। प्रत्यनीकप्रसादाच्च कदाचित् क्षयान्वित इति। अनेन चैतदुक्तं भवति-बलवान् दोषो दूष्यादीनां सर्वेषां सदृशानां बलं लब्ध्वा निष्प्रतिपक्षः सन्नविच्छिन्नोष्माणं सन्तताख्यं ज्वरमेकरूपं कुरुते। तद्विपरीतस्ये विषमं ज्वरं सततादिकम्। तत्र यदा दूष्यादीनि प्रभूतानि सदृशानि प्राप्नोति न सर्वाणि तदा सततज्वरं करोति। यानि त्वसदृशानि तानि प्रतिपक्षाणि। यदा तु तत ऊनानि सदृशानि प्राप्नोति तदा क्रमेणान्येद्युष्कादीन् ७८

४५ विषमज्वराणां विच्छिन्नसन्तापत्वे कारणम्।

७९-सूक्ष्मसूक्ष्मतरास्येषु दूरदूरतरेषु च।
दोषो रक्तादिमार्गेषु शनैरल्पश्चिरेण यत्॥ ६८
याति देहं च नाशेषं भूयिष्ठं भेषजेऽपि च।
क्रमोऽयं तेन विच्छिन्नसन्तापो लक्ष्यते ज्वरः
विषमो विषमारम्भक्रियाकालोऽनुषङ्गवान् ६९

७९-**सूक्ष्मसूक्ष्मतरास्येत्यादिना** सततादीनां चतुर्णां विषमज्वराणां विच्छिन्नसंतापत्वे कारणमुच्यते-**इह हि धातुवाहिनि स्रोतांस्युक्तानि।** (शा. ४०४-४१३) तानि च प्रतानसदृशानि। क्रमेण मूले मूले स्थूलान्यग्रेऽग्रे सूक्ष्माणि। तत्र सूक्ष्मास्येषु सूक्ष्म तरास्येषु च तथा दूरेषु दूरतरेषु च रक्तादिस्रोतस्सु यद्यस्मादल्पो दोषः शनैर्याति चिरेण च स्थानं प्राप्नोति निःशेषं च देहं न व्याप्नोति तेन कारणेन विषमो विच्छिन्नसन्तापो लक्ष्यते। अनेनैतदुक्तम्-प्रभूतो दोषोऽतिस्थूलमुखेषु स्रोतःसु यद्यस्माच्छीघ्रं महानिम्ननिकटदेशेषु च गच्छन् सन्ततज्वरमभिनिर्वर्तयति। अल्पस्तु दोषः सूक्ष्ममुखेषु महानिम्नाद्दूरेषु च रक्तादिमार्गेषु च गच्छन् शनैश्च गच्छन् सततं कुरुते। ततोऽप्यल्पः सूक्ष्मतरास्येषु दूरतरेषु च गच्छन् अन्येद्युमभिनिर्वर्तयति। ततोऽप्यल्पस्सूक्ष्मतमास्येषु दूरतमेषु च गच्छन्नतिमन्दगतिरतिचिरेण गच्छंस्तृतीयकमभिनिर्वर्तयति। ततोऽप्यतिशयेन **चतुर्थको** वाच्यः। अत एव च व्याप्तेश्चिरेण दोषस्य वेगात् संतापस्य विच्छेदः। सन्ततादौ च प्रयुज्यमाने भेषजे भूयिष्ठमयमेव क्रमः। तेन सन्तते शीघ्रं भेषजेन दोषस्य प्राप्तेः शीघ्रं ज्वर उपशाम्यति। सततादौ तु क्रमेण दोषस्य दूरदूरतरस्रोतोनुगतत्वात्। तथैव भेषजेन चिरेण चिरतरेण चोपशमः। भूयिष्ठग्रहणं बाहुल्योपलक्षणार्थम्। तेन किञ्चिद्भेषजं प्रथममेव रसस्रोतांसि प्राप्य सकलं शरीरं प्राप्नोति। किञ्चित्तु धातुक्रमेण दूरतराणि स्रोतांसि गत्वेति। तेन यतो हेतोर्विच्छिन्नसंतापस्तत एव विषमो नैकरूपः। अतश्च विषमो यतो विषमारम्भक्रियाकालोऽनुषङ्गवान्। अनेनैतद्दर्शयति यथा-सन्ततः स्वेन रूपेण दुःसाधः। तथा सन्तताद्विपरीतरूपोऽपि विषमोऽनेन रूपेण दुःसाध एव। तेन विषम इत्यस्याः संज्ञायाः प्रवृत्तिनिमित्तमनेकरूपता कृच्छ्रसाध्यता च। **विषमः** असमः **आरम्भः प्रथमा प्रवृत्तिर्यस्य** स विषमारम्भः। यथा चतुर्थके-कफेन हेतुना पूर्वं जङ्घाभ्यां प्रभावं दर्शयेच्छिरसश्चानिलात्पूर्वं प्रभावं दर्शयेदिति विषमारम्भः। विषमा क्रिया यत्र दोषस्यौषधस्य वा। दोषस्य यथा ग्राही पित्तानिलान्मूर्ध्न इत्यादि। औषधस्य यथा-चिकित्सित उक्तं (अ. सं. चि. २) मांसं मेध्यमनेन सह सीवत्वोल्लिखेदित्यत्र विषमत्वं सन्तर्पणमपतर्पणं च। विषमकालोऽनियतपूर्वाह्णाद्यागमकालः। तथा च यः सततादिरेकस्मिन्नहनि पूर्वाह्णे भूतः स्मेऽन्यस्मिन्नपराह्णेऽपि भवन् दृष्ट इत्येतत्त्रयं विषमसंज्ञाया हेतुः। अनुषङ्गवान्यः स्वल्पेनैव हेतुना निवृत्तः पुनरनुषज्यते एतदपि संज्ञाहेतुः ७९

४६ तस्य रसादीन् प्रति गमनम्।

८०-यथोत्तरं मन्दगतिर्मन्दशक्तिर्यथा यथा।
कालेनाप्नोति सदृशान् स रसादींस्तथा तथा।
दोषो ज्वरयति क्रुद्धश्चिराच्चिरतरेण च॥७०॥

८०-दोषस्य मन्दगतित्वे च मन्दशक्तितायां च कारणमुक्त्वा सिद्धरूपेणोच्यते-**यथोत्तरमित्यादि**। यथोत्तरं धातुः स्रोतस्सु मन्दगतिः सन् दोषो मन्दशक्तिश्च यथा यथा चिरतरादिकेन कालेन सदृशान् रसादीन् प्राप्नोति तथा तथा क्रुद्धः सन् चिराच्चिरतराच्च ज्वरयति। तेनैतदुक्तं भवति-प्रथममेव रसवाहीनि स्रोतांसि स्थूलमुखानि प्राप्य वपुर्व्याप्तिमभिनिर्वर्त्य सकलदूष्यादिसादृश्यात् सन्ततमभिनिर्वर्तयन्ति। यदा तु दूरसूक्ष्मस्रोतोगमनापेक्षा दोषस्यासदृशदूष्यलब्धिरप्राप्तिश्च तदा विच्छिन्नसन्तापं सततम्। तथा च रक्ताश्रयो दोष इत्यादि वक्ष्यते ८०

४७ दोषबीजप्रसरे दृष्टान्तः।

८१-भूमौ स्थितं जलैः सिक्तं कालमेव प्रतीक्षते।
अङ्कुराय यथा बीजं दोषबीजं रुजे तथा॥७१

---

६१ 'याकालानु'-क. ख. ६२ 'रेण वा। भू.-क. ख.

८१–अस्यैवार्थस्य स्फुटीकरणाय भूमौ स्थितमित्यादिना दृष्टान्त उच्यते । स्वकारणसामग्रीसम्पन्नं शालिबीजमङ्कुराय यथावश्यं कालमपेक्षते तेन तथैव दोषबीजं रुजे कालमक्षेपते । भूम्या दोषाश्रयस्य सादृश्यं जलसेकेन सादृश्यं दूष्यस्य । तेनैतदुक्तम्––यावद्यावता कालेन सदृशदूष्यादिकं दोषो लभते तावत्तावता ज्वराख्यां रुजां जनयतीति ८१

४८ विषमज्वराणां प्रवर्तनप्रणालिः ।

८२–वेगं कृत्वा विषं यद्वदाशये लीयतेऽबलम् ।
कुप्यत्याप्तबलं भूयः काले दोषविषं तथा॥७२॥

८२–**वेगं कृत्वेत्यादिना** रुक्प्रशमे पुनर्भावे च दृष्टान्त उच्यते । यथा विषं वेगं कृत्वा अबलं सदाशये स्वे स्थाने लीयते पुनश्च सदृशकारणवशादाप्तबलं सद्वेगाय स्वे काले कुप्यति तद्वद्दोषविषमपि ८२

४९ विषमज्वरसंप्राप्तिः ।

८३–एवं ज्वराः प्रवर्तन्ते विषमाः सततादयः ।
दोषः प्रवर्तते तेषां स्वे काले ज्वरयन् बली ।
निवर्तते पुनश्चैष प्रत्यनीकबलाबलः ॥७३

८३–**एवमित्यादिना** सूक्ष्मेत्याद्युक्तां विषमज्वरसंप्राप्तिं निगमयति ८३

५० लीनदोषत्वादापत्तिः ।

८४–क्षीणे दोषे ज्वरः सूक्ष्मो रसादिष्वेव लीयते ।
लीनत्वात्कार्श्यवैवर्ण्यजाड्यादीनादधाति सः

८४–**क्षीणे दोष** इत्यादिना उक्तविशिष्टामन्तरा निवृत्तिं निगमयति । वेगं कृत्वा दोषे क्षीणे ज्वरः सूक्ष्मः सन् रसादिषु लीयते । लीनत्वाच्च कार्श्यादीनादधाति नैव स्वाथ्यम् ८४

५१ पञ्चमे दिने नाशकारणम् ।

८५–अतिलीनोऽतिमन्दत्वात् भवत्याह्नि न पंञ्चमे ७५

८५–लीनप्रसङ्गेनागतमपक्ष्योच्यते । **अतिलीन इत्यादि** । एवं कस्यचिदाशङ्का भवति यथा मज्जाश्रिते दोषे चतुर्थे दिवसे ज्वरो भवति, एवं शुक्रस्थिते दोषे पञ्चमे प्राप्तेन कश्चित् पञ्चमे विषमज्वरो दृष्ट इति । तं प्रत्युच्यते । **अतिलीनः** सन्नतिमन्दगतिश्च संस्कारभ्रंशादपचयाच्च दोषो ज्वरं नाभिनिर्वर्तयति । अनेनैव षष्ठादिषु शङ्का निरस्ता । मज्जानं यावत्प्राप्तश्चतुर्थो यावद्दोषस्य शक्तिर्भवत्यत्र स्वभावो हेतुः । यत्तु शुक्रस्थे ज्वरे तमसो दर्शनादिलक्षणमुक्तं तच्छुक्रमेवाधिष्ठाय दोषस्य ज्वरकारणत्वम् । न तु धातुव्याप्तिक्रमेणेति ८५

५२ सततज्वरस्य संप्राप्तिः ।

८६–दोषो रक्ताश्रयः प्रायः करोति सततं ज्वरम् ।
अहोरात्रस्य स द्विः स्यात्–– ७६

८६–अनन्तरं सततादीनां विशेष उच्यते । प्रायो बाहुल्येन रक्ताश्रयो दोषः सततज्वरं करोति । प्रायोग्रहणं रसाश्रितत्वप्रतिषेधनिवारणाय । रसाश्रितत्वस्य सकलज्वरसाधारणत्वात् । एवं सर्वेषु ज्वरेषु वाच्यम् । **सः** च **सततः अहोरात्रस्य** मध्ये द्वौ वारौ स्यात् ८६

५३ अन्येद्युष्कस्य संप्राप्तिः ।

८७– सकृदन्येद्युराश्रितः ॥ ७७
तस्मिन्मांसवहा नाडीः––

८७–**अन्येद्युः** पुनरहोरात्रस्य सकृदेकवारं वेगं करोति । तस्मिन्दोषा मांसवहा नाडीराश्रिताः ८७

५४ तृतीयकज्वरस्य संप्राप्तिः ।

८८– मेदोनाडीस्तृतीयके ।
ग्राही पित्तानिलान्मूर्ध्नस्त्रिकस्य कफपित्ततः
स पृष्ठस्यानिलकफात् स चैकाहान्तरः स्मृतः७८

८८–**तृतीयके** ज्वरे मेदोवहा नाडीराश्रिताः । पित्तानिलादधिकान्मूर्ध्नः ग्राही भवति । तत्र चागन्तुत्वात्तु दोषस्य वैषम्यम् । कफपित्तात्त्वधिकात्त्रिकस्य ग्रीवासन्धेर्ग्राही भवति । अनिलकफात्तु स ज्वरः पृष्ठस्य ग्राही । स च तृतीयक एकाहान्तरः स्मृतः । सर्वस्य दोषस्यागन्तुत्वादल्पबलत्वम् ८८

५५ चतुर्थकज्वरवर्णनम् ।

८९–चतुर्थको मले मेदोमज्जास्थ्यन्यतमस्थिते ।
मज्जस्थ एवेत्यपरे प्रभावं स तु दर्शयेत् ॥ ७९
द्विधाकफेन जङ्घाभ्यां प्रथमं शिरसोऽनिलात्
गम्भीरधातुचारित्वात् सन्निपातेन संभवात् ॥
तुल्योच्छ्रायाच्च दोषाणां दुश्चिकित्स्यश्चतुर्थकः ॥

८९–**चतुर्थको ज्वरो** मले दोषे मेद आद्यन्यतमस्थे भवति । कदाचिन्मेदस्थे अथवा मज्जस्थे अथवा अस्थिस्थ इति । अपरे पुनराचार्या मज्जस्थ एव दोषे चतुर्थको द्विधा प्रभावं दर्शयेत् । कफेनाधिकेन पूर्वं जङ्घाभ्यां प्रभावं दर्शयेत् । अनिलात्तु पूर्वं शिरसः रोगस्वभावात् । पित्तस्यानुद्रेकः । गम्भीरधातुचारित्वादित्यादि सुबोधम् ८९

५६ चतुर्थकविपर्ययो ज्वरः ।

९०–अस्थिमज्जोभयगते चतुर्थकविपर्ययः ।
त्रिधा व्यहं ज्वरयति दिनमेकं तु मुञ्चति ॥ ८१

९०–**चतुर्थकविपर्ययो** नाम्ना ज्वरोऽस्थिमज्जाख्योभयगते दोषे भवति । अस्य च दोषाश्रयानतिवृत्तेर्दिनसंख्यानतिक्रमाच्चोद्देशचतुर्थकान्तर्भावः । केवलमुभयाश्रयत्वं व्यहं ज्वरणं च विशेषः । स चतुर्थकविपर्ययस्त्रिधा भवति–– वातेनाधिकेन, पित्तेन, श्लेष्मणा वा । न तु चतुर्थकवत् द्विधा । तच्च त्रिविधं प्राथम्यवैषम्याभावात् पूर्ववत् प्रभावमुखेन नोक्तम् । केवलं दोषलक्षणदर्शनेन बोद्धव्यम् । इत्युक्ताः सन्ततादयो ज्वराः ९०

५७ दोषादिबलाबलत्वेन ज्वरस्य वर्णनम् ।

९१–बलाबलेन दोषाणामन्नचेष्टादिजन्मना ।
ज्वरः स्यान्मनसस्तद्वत्कर्मणश्च तदा तदा ॥ ८२

---

६३ °पञ्चमे ॥ ७५

असन्नाविवृतास्यत्वात्स्रोतसां रसवाहिनाम् ।
आशु सर्वस्य वपुषो व्याप्तिर्दोषेण जायते ।
संततः सततस्तेन विपरीतो विपर्ययात् ।'

दोषो र°–क. ख. ६४ ° गते चातुर्थ°–ख.

९१–एषां च सन्ततादीनामेवंरूपता दृष्टा यत् सन्तताद्यन्यतमरूपो भूत्वाऽन्यतमरूपो भवतीति पृष्ट इदमाह—**बलाबलेनेत्यादि**। दोषाणामन्नचेष्टादिजन्मना बलाबलेन मनसश्च बलाबलेन पूर्वजन्मकृतस्य च कर्मणो बलाबलेन तदा तदा ज्वरः स्यात्। एवमुक्तं भवति—दोषोऽबलः सन्तताद्यन्यतमभूमिकास्थोऽन्नाद्यन्यतमस्मात् बलं लब्ध्वा पूर्वां पूर्वतरां वा भूमिकामासादयति। तथा बलवान्दोषोऽन्नाद्यन्यतमजन्मना अबलवत्त्वेन पूर्वां पूर्वतरां वा भूमिकामपहायोत्तरामुत्तरतरां वा गृह्णाति। आदिग्रहणात् देशकालादीनां ग्रहणम्। मनश्च बलवद्दोषज्वरहानिकृदिति वक्ष्यते ९१

५८ रसधातुगतज्वरलक्षणम्।

९२–उत्क्लेशो गौरवं दैन्यं भङ्गोऽङ्गानां विजृम्भणम्।
अरोचको वमिः सादः सर्वस्मिन् रसगे ज्वरे८३

९२–**उत्क्लेश इत्यादिना** रसाद्याश्रयविशेषेण ज्वरस्य लक्षणमुच्यते। **रसगे ज्वरे** सर्वस्मिन् वातादिसंभवे उत्क्लेशादीनि भवन्ति ९२

५९ रक्तगतज्वरवर्णनम्।

९३–रक्तनिष्ठीवनं तृष्णा रक्तोष्णपिटकोद्गमः।
दाहरागभ्रममदप्रलापा रक्तसंश्रिते ॥ ८४

९३–रक्तनिष्ठीवनादीनि **रक्तस्थे**। मदो वक्ष्यमाणलक्षणः (अ. सं. नि. ६) ९३

६० मांसगतो ज्वरः।

९४–तृड्ग्लानिः सृष्टवर्चस्त्वमन्तर्दाहो भ्रमस्तमः।
दौर्गन्ध्यं गात्रविक्षेपो मांसस्थे— ८५

९४–मांसस्थे तृडादीनि ९४

६१ मेदोगतज्वरलक्षणम्।

९५– मेदसि स्थिते ॥ ८६
स्वेदोऽतितृष्णा वमनं स्वगन्धस्यासहिष्णुता।
प्रलापो ग्लानिररुचिः— ८७

९५–मेदस्थे स्वेदादीनि। स्वेदः शरीरोद्भवः ९५

६२ अस्थिगतज्वरचिह्नम्।

९६– अस्थिस्थे त्वस्थिभेदनम् ॥ ८८
दोषप्रवृत्तिरूर्ध्वाधश्श्वासाङ्गक्षेपकूजनम्।

९६–अस्थिस्थे अस्थिभेदादीनि। ऊर्ध्वमधश्च प्रवृत्तिर्दोषस्य कफादेः ९६

६३ मज्जगतज्वरवर्णनम्।

९७–अन्तर्दाहो बहिश्शैत्यं श्वासो हिध्मा च मज्जगे८९

९७–मज्जगतेऽन्तर्दाहादीनि ९७

६४ शुक्रगतज्वरलक्षणम्।

९८–तमसा दर्शनं मर्मच्छेदनं स्तब्धमेढ्रता।
शुक्रप्रवृत्तिर्मृत्युश्च जायते शुक्रसंश्रये ॥ ९०

९८–शुक्रसंश्रये ज्वरे तमसो दर्शनादीनि जायन्ते ९८

६५ धातुगतज्वराणां दुःसाध्यत्वम्।

९९–उत्तरोत्तरदुःसाध्याः पञ्चात्रान्त्यौ तु वर्जयेत्।

९९–अत्र धात्वाश्रयेषु पूर्वादुत्तरोत्तरो दुस्साधः—रसाश्रितो दुस्साधः—ततोऽपि रक्तसमाश्रितः—ततो मांससमाश्रितः—ततो मेदःसंश्रयः—ततोऽस्थिस्थ इत्यर्थः। **अन्त्यौ** मज्जशुक्रसंश्रयौ वर्जयेत्। चरकाचार्यस्तु—मज्जगतस्य कृच्छ्रसाध्यत्वमृच्छति (च. चि. ३ . ८३) ९९

६६ प्रलेपकज्वरवर्णनम्।

१००–प्रलिम्पन्निव गात्राणि श्लेष्मणा गौरवेण च
मन्दज्वरः प्रलेपस्तु स शीतः स्यात्प्रलेपकः॥९२

६७ वातबलासकज्वरलक्षणम्।

१०१–नित्यं मन्दज्वरो रूक्षः शीतः कृच्छ्रेण सिध्यति
स्तब्धाङ्गः श्लेष्मभूयिष्ठो भवेद्वातबलासकः ९३

६८ हारिद्रकज्वरस्य लक्षणम्।

१०२–हरिद्राभेकवर्णाभैस्तद्वर्णं यः प्रमेहति॥
स वै हारिद्रको नाम ज्वरभेदोऽन्तकः स्मृतः।

६९ रात्रिकज्वरलक्षणम्।

१०३–कफवातौ समौ यस्य हीनपित्तस्य देहिनः॥
तीक्ष्णो वा यदि वा मन्दो जायते रात्रिको ज्वरः

७० पूर्वरात्रिकज्वरसंप्राप्तिः।

१०४–दिवाकरापतिबले व्यायामाच्च विशोषिते ॥
शरीरे नियतं वाताज्ज्वरः स्यात् पूर्वरात्रिकः९५

७१ शीतज्वरलक्षणम्।

१०५–आमाशये यदा दुष्टे श्लेष्मपित्ते व्यवस्थिते॥
तदार्धं शीतलं देहं त्वर्धञ्चोष्णं प्रजायते।

७२ दाहज्वरलक्षणम्।

१०६–काये पित्तं यदा दुष्टं श्लेष्मा चान्ते व्यवस्थितः
उष्णत्वं तेन देहस्य शीतत्वं करपादयोः॥ ९६

१००-१०६–प्रलिम्पन्निवादि सुबोधम् १००–१०६

७३ ज्वरमोक्षकाले लक्षणानि।

१०७–धातून् प्रक्षोभयन् दोषो मोक्षकाले विलीयते॥
ततो नरः श्वसन् स्विद्यन् कूजन् वमति चेष्टते॥
वेपते प्रलपत्युष्णैश्शीतैश्चाङ्गैर्हतप्रभः॥
विसंज्ञो ज्वरवेगार्तः सक्रोध इव वीक्षते॥ ९८
सदोषशब्दं च शकृद्द्रवं सृजति वेगवत् ९९

१०७–सर्वस्मिंश्च ज्वरे ज्वरकारणो दोषः ज्वरमोक्षकाले धातून् प्रक्षोभयन् विलीयते। ततो धातुप्रक्षोभादनन्तरमिदमिदं कुरुते। श्वसन्नित्यादि सुबोधम् १०७

७४ विगतज्वरलक्षणानि।

१०८–देहो लघुर्व्यपगतक्लममोहतापः
पाको मुखे करणसौष्ठवमव्यथत्वम्।
स्वेदः क्षवः प्रकृतियोगि मनोऽन्नलिप्सा
कण्डूश्च मूर्ध्नि विगतज्वरलक्षणानि॥ १००

इति वैद्यपतिसिंहगुप्तस्य सुनोर्वाग्भटस्य कृतावष्टाङ्गसंग्रहसंहितायां निदानस्थाने सर्वरोगनिदानं नाम द्वितीयोऽध्यायः ॥ २ ॥

१०८–देहलघुत्वादीनि विगतज्वरस्य पुरुषस्य लक्षणानि। स्वेदः शरीरजः १०८

इति श्रीमन्महामहोपाध्यायेन्दुविरचितायामष्टाङ्गसङ्ग्रहव्याख्यायां शशिलेखायां निदानस्थाने द्वितीयोऽध्यायः॥ २॥

---

६५ 'र्णाभैस्त'–क. ख.

निदानस्थाने द्वितीयोऽध्यायः

टिप्पणी—(३५) च. नि. १. १. (३६) च. नि. १.१७;सु. उ.३९.१४-१५. (३७) च. चि. ३.१२९-१३२; सु. उ. ३९. १५-२२. (३८) च. चि. ३.२८-२९; सु. उ. ३९.२५-२८.(३९) च. नि.१.२०-२१; सु. उ. ३९.२९.३०. (४०) च. चि. ३.२२-२४; सु. उ. ३९.३१-३२. (४१) च. नि. १.२५-२७; सु. उ. ३९.३३-३४. (४२) च. चि. ३.७०. (४३) च. नि. १.२८-२९; सु. उ. ३९.४६. (४४) च. चि. ३.८५-८६; सु. उ. ३९.४७-४८. (४५) च. चि. ३.८६-८७; सु. उ. ३९.४८-४९. (४६) च. चि. ३.८८-८९; सु. उ. ३९.५०. (४७) च. चि. ३. १०३-१०९; सु. उ. ३९.३५-४६. (४८-५०) सु. उ. ३९.५९-६१. (५१) च. चि. ३.१११-११३; सु. उ. ३९.१९-२४,७५,७९,८०-सू. २६.४,६. (५२) च. चि. .११२; सु. उ. ३९.७५. (५३) च. चि. ३.११३-११४; सु. उ. ३९.२०,८०,८१. (५४) च. चि. ३.११४-११५; सु. उ. ३९.७६-८०. (५५) च. चि. ३.११६; सु. उ. ३९. ८०. (५६) च. चि. ३.११७; सु. उ. ३९.२१,७७.(५७) च. चि. ३.११७,१२४; सु. उ. ३९.८१,७६,७७. (५८) च. चि. ३.१२३; सु. उ. ३९.७९. (५९) च. चि. ३. १२३; सु. उ. ३९.७९. (६०) च. चि. ३.१२२; सु. उ. ३९.७८. (६१) च. नि. १.३० (६२) च. नि. १.३०; सु. उ. ३९.२१. (६३) च. चि. ३.३६; सु. उ. ३९.२१. (६४) च. चि. ३.३२-३५. (६५) च. चि. ३.३७-३८. (६६) च. चि. ३.३९-४१; सु. उ. ३९.९२-९३. (६८) च. चि. ३.४९. (६९) च. सू. १७.११४. (७०) च. चि. ३.४३-४६. (७१) च. चि. ३.४६-४७. (७२) च. चि. ३.५०-५२. (७३) च. चि. ३.१३३-१३७. (७४) च. चि. ३.७४. (७५) च. चि. ३.५५-५६. (७६) च. चि. ३.५७-५८. (७७) च. चि. ३.५९. (७८) च. चि. ३.६४,६६; सु. उ. ३९.५१,५२. (७९-८०) सु. उ. ३९.६५-६६. (८१) च. चि. ३.६८. (८२) च. चि. ३.७०; सु. उ. ३९.६५. (८३) च. चि. ३.७०. (८४) सु. उ. ३९.६५. (८५) सु. उ. ३९.६५. (८६) च. चि. ३.६१,६२; सु. उ. ३९.६७, ५२,५३. (८७) च. चि. ३.६३; सु. उ. ३९.६७,५२, ५३. (८८) च. चि. ३.६४,७१; सु. उ. ३९.६७,५२, ५३. (८९) च. चि. ३.७२; सु. उ. ३९.६८,५२,५३. (९०) च. चि. ३.७३; सु. उ. ३९.५२,५३. (९१) च. चि. ३.७५. (९२) च. चि. ३.७६; सु. उ. ३९. ८३. (९३) च. चि. ३.७३; सु. उ. ३९.८४. (९४) च. चि. ३.७८; सु. उ. ३९.८५. (९५) च. चि. ३.७९; सु. उ. ३९.८६. (९६) च. चि. ३.८०; सु. उ. ३९. ८७. (९७) च. चि. ३.८१; सु. उ. ३९.८८. (९८) च. चि. ३.८२; सु. उ. ३९.८८,८९. (९९) च. चि. ३.८३. (१००) च. इं. ८.२४; सु. उ. ३९.५४,५८. (१०१) सु. उ. ३९.५८. *(१०७) च. चि. ३. ३२४-३२६; सु. उ. ३९.३२१. (१०८) च. चि. ३.३२९; सु. उ. ३९. ३२२.

*१०३ तमं सूत्रं तन्त्रान्तरवचनामिति मधुकोष्कारः १०५ १०६ इदं पद्यद्वयं माधवकरेण स्वकीये निदाने संगृहीतम्।

रक्तपित्त-कासनिदानं तृतीयोऽध्यायः ।

१ रक्तपित्तकासनिदानप्रारम्भः ।

१०९–अथातो रक्तपित्त-कासनिदानं व्याख्यास्यामः ।
इति हस्माहुरात्रेयादयो महर्षयः ॥१॥

१०९–ज्वरसन्तापाद्रक्तपित्तमित्युक्तमतः क्षिप्रकारित्वाच्च ज्वरानन्तर्येण रक्तपित्तनिर्णयाध्यायारम्भः । रक्तपित्तवच्च कासस्यापि यतः क्षिप्रकारित्वमतः सोऽप्यस्मिन्नेवाध्याये निर्णीयते–**अथात इति** १०९

(अथ रक्तपित्ताधिकारः)

२ रक्तपित्तस्य निमित्तानि संप्राप्तिश्च ।

११०–भृशोष्णतीक्ष्णकट्वम्ललवणातिविदाहिभिः।
कोद्रवोद्दालकैश्चान्नैस्तद्युक्तैरतिसेवितैः ॥२॥
कुपितं पित्तलैः पित्तं द्रवं रक्तं च मूर्च्छिते।
ते मिथस्तुल्यरूपत्वमागम्य व्याप्नुतस्तनुम् ३

११०–भृशोष्णतीक्ष्णादिभिः कोद्रवोद्दालकैश्च तद्युक्तैरतिसेवितैः पित्तं द्रवं कुपितं रक्तं च तनुं शरीरं व्याप्नुतः । किं कृत्वाऽऽह। रक्तपित्ते द्वे अपि मूर्छिते एकत्वं प्राप्ते। तुल्यरूपत्वं सवर्णतामागम्य तनुं व्याप्नुतः । रक्तपित्तसंज्ञायाः पित्तं रक्तस्येत्यादिना हेतुरुच्यते । तत्र पित्तं रक्तविकारत्वेन वा रक्तमिश्रीभावाद्वा दूषणाद्वा रक्तगन्धाद्यनुवृत्तेर्वा सर्वमत्र संभवतीत्यर्थः ११०

३ रक्तपित्तशब्दनिरुक्तिः ।

१११–पित्तं रक्तस्य विकृतेः संसर्गाद्दूषणादपि ।
गन्धवर्णानुवृत्तेश्च रक्तेन व्यपदिश्यते ॥४॥

४ रक्तपित्तस्य प्रभवस्थानम् ।

११२–प्रभवत्यसृजः स्थानात् प्लीहतो यकृतश्च तत् ५

---

६६ °क्तपित्तनिदानं व्या°–च; ६७ °मः । भृ°–क. ख.

११२-तच्च रक्तपित्तमसृजः स्थानात् प्रभवति । प्लीहतो यकृतश्च प्रभवति । एतेषां तत्प्रभवयोग्यत्वमित्यर्थः ११२

५ रक्तपित्तप्राग्रूपम् ।

११३-शिरोगुरुत्वमरुचिः शीतेच्छा धूमकोऽम्लकः
[६८]छर्दिश्छर्दितबैभत्स्यं कासश्वासौ भ्रमः क्लमः ६
लोहलोहितमत्स्यामगन्धास्यत्वं स्वरक्षयः ।
रक्तहारिद्रहरितवर्णता नयनादिषु ॥७॥
नीललोहि[६९]तपीतानां वर्णानामविवेचनम् ।
स्वप्ने तद्वर्णदर्शित्वं भवत्यस्मिन् भविष्यति ८

११३-शिरोगुरुत्वादीनि भविष्यद्रक्तपित्तलिङ्गानि । धूमको धूमस्योद्गिरणम् । अम्लकोऽम्लस्येव । तथा छर्दितस्य वान्तस्यातिबैभत्स्यं दर्शनादिभिरुद्वेगकर्तृत्वात् । आमगन्धः प्रसिद्धः । हरितः शाद्वलवर्णः ११३

६ रक्तपित्तस्य निर्गमस्थानानि ।

११४-ऊर्ध्वं नासाक्षिकर्णास्यैर्मेढ्रयोनिगुदैरधः ।
कुपितं रोमकूपैश्च समस्तैस्तत्प्रवर्तते ॥ ९ ॥

११४-तच्च रक्तपित्तं कारणविशेषाद्यदोर्ध्वं प्रवर्तते तदा यथाबलं नासादिभिः प्रवर्तते । यदा त्वधस्तात्तदा मेढ्रादिभिः । सर्वत्र च रोमकूपैरपि समस्तैः प्रवर्तते ११४

७ ऊर्ध्वगतस्य रक्तपित्तस्य साध्यत्वं तच्चिकित्सा च ।

११५-ऊर्ध्वं साध्यं कफाद्यस्मात्तद्विरेचनसाधनम् ।
बह्वौ[७०]षधं च 'पित्तस्य विरेको हि वरौषधम्'१०
अनुबन्धी कफो यश्च तत्र तस्यापि शुद्धिकृत् ।
कषायाः स्वादवोऽप्यस्य विशुद्धश्लेष्मणो हिताः
किमु तिक्ताः कषाया वा ये निसर्गात्कफापहाः

११५-तयोश्चोर्ध्वाधोगयोरूर्ध्वं प्रवृत्तं साध्यम् । यस्मात्तदूर्ध्वगतं कफाद्धेतोर्भवति । रक्तपित्ते च रोगस्वभावविशेषाद्दोषस्य शोधनेन विपरीतनयनाय यदूर्ध्वगे विरेचनं तत्पित्तस्य तावद्वरौषधम् । यश्च तत्रानुबन्धी कफस्तस्यापि विरेकः शुद्धिकृत् । रक्तपित्ते च विशुद्धश्लेष्मणोऽस्य पुरुषस्य मधुराः कषायाः काथादयः कफादविपरीता अपि रोगस्वभावाद्धिताः । किं पुनस्तिक्ताः कषायाः ये कफापहस्वभावाः । तच्चोर्ध्वगं बह्वौषधं विशिष्टानां कफघ्नानामपि पथ्यत्वादतस्तत् साध्यम् ११५

८ अधोगतस्य रक्तपित्तस्य याप्यत्वं तच्चिकित्सा च

११६-अधो याप्यं चलाद्यस्मात्तत्प्रच्छर्दनसाधन[७१]म् ।
स्वल्पौषधं च पित्तस्य वमनं न वरौषधम् ।
अनुबन्धी चलो यश्च शान्तयेऽपि न तस्य तत्
कषायाश्च हितास्तस्य मधुरा एव केवलम् ॥

११६-यत्त्वतः प्रसृतं तद्याप्यम् । यस्मात्तदधोगतं चलाद्वायोर्भवति । तत्र च रोगस्वभावाद्दोषस्योर्ध्वनयनाय वमनं पथ्यम् । तत् पित्तस्यानौषधं दोषस्वभावात् । यश्च तत्रानुबन्धी वायुरुक्तस्तस्यापि वमनं शान्तये न भवति । किञ्च शोधनमप्यपथ्यम् । तस्य च मधुरा एव कषाय हिताः वातपित्तहितत्वात् । अन्येषामम्लादीनां शेषाणां च पित्ते वायौ चापथ्यत्वम् । तच्च स्वल्पौषधं वातपित्तहराणामेव पथ्यत्वात् । अतोऽधोगं रक्तपित्तं याप्यं भवतीति ११६

९ संसर्गजस्य रक्तपित्तस्यासाध्यत्वं तत्कारणं च ।

११७-कफमारुतसंसृष्टमसाध्यमुभयायनम् ।
अशक्यप्रातिलोम्यत्वादभावादौषधस्य च ॥
न[७२] हि संशोधनं किञ्चिदस्त्यस्य प्रतिलोमन[७३]म् ।
शोधनं प्रतिलोमं च रक्तपित्ते भिषग्जितम् ॥
एवमेवोपशमनं सर्वशो नास्य विद्यते ।
संसृष्टेषु हि दोषेषु सर्वजिच्छमनं हितम् ६

११७-यत्तूभयमार्गं युगपदूर्ध्वमधश्च प्रवृत्तं तत् कफमारुतसंसर्गात् भवति । तदसाध्यम् । यस्मात्तदशक्यप्रातिलोम्यम् । दोषस्य विपरीतनयनं तत्र न सम्भवतीत्यर्थः । वमनमूर्ध्वप्रवृत्तत्वादपथ्यम् । अधःप्रवृत्तत्वाच्च विरेचनम् । तथाविधञ्चौषधं न विद्यते यत्तत्र सर्वथापथ्यम् । न हीत्यादिना अशक्यप्रातिलोम्यत्वे युक्तिरुच्यते । संसृष्टेष्वित्यादिना चौषधाभावे ११७

१० दोषानुबन्धोपद्रवज्ञानस्थलनिर्देशः ।

११८-तत्र दोषानुगमनं सिरास्र इव लक्षयेत् ।
उपद्रवांश्च विकृतिज्ञानतः—१७

११८-तत्र च रक्तपित्ते दोषानुगमनं वाताद्यनुबन्धं सिरास्र इव लक्षयेद्वाताच्छ्यावारुणं रूक्षमित्यादिना लक्षणेन । (अ. सं. शा. ३७८-३८२) तत्र चोपद्रवान्विकृतव्याधिविज्ञानीयाल्लक्षयेद्रक्तपित्तं भृशं रक्तमित्यादिना लक्षणेन । (अ. सं. शा. ६९७) **इत्युक्तं रक्तपित्तम्** ११८

११ कासाधिकारारम्भः ।

११९- —तेषु चाधिकम् ॥
आशुकारी यतः का[७४]सस्तमेवातः प्रवक्ष्यते ।१८

११९-तेषु च रक्तपित्तोपद्रवेषु मध्ये यतः कास आशुकारी अतस्तमेव प्रवक्ष्यते । तं प्रत्येव ग्रन्थो वक्ष्यत इत्यर्थः । आशुकारीत्यनेन स्वयं तन्त्रकृत् कासस्य निर्णयप्रसङ्गं दर्शयति । आशु स्वकर्म करोतीत्याशुकारी ११९

१२ कासानां संख्यासंप्राप्तिर्यथोत्तरं बलवत्त्वं च ।

१२०-पञ्च कासाः स्मृता वातपित्तश्लेष्मक्षतक्षयैः ।
क्षयायोपेक्षिताः सर्वे बलिनश्चोत्तरोत्तरम् १९

१२०-वातादिभेदेन तद्विद्भिः पञ्च कासाः स्मृताः । सर्वे च कासा उपेक्षिता अनुपक्रान्ताः क्षयाय मरणाय वा भवन्ति । उक्तेन वातादिक्रमेण यथोत्तरं बलिनः । वातकासात् बलवान् पित्तकासः । ततः कफकासः । यावदुरःक्षतकासाद्राजयक्ष्मकास इति । क्षयकासश्चात्र प्रधानत्वा-

---

६८ छर्दिछर्दि°-ख. ६९ °तपित्तानां व°-च. ७० °षधं च पित्तस्य...विशु°-च ७१ °नम् । अल्पौ°-क. ख. च. ७२ न च सं°-च. ७३ °मगम् । शो°-ख. ७४ कासः स एवातः प्रचक्षते । पञ्च°-क. ख.

निर्णीयते न राजयक्ष्मा। वातेत्यादिना कासस्यादितो निदानमुक्तम् १२०

१३ कासानां पूर्वरूपम्।

१२१-तेषां भविष्यतां रूपं कण्ठे कण्डूररोचकः।
शूकपूर्णाभकण्ठत्वमस्वास्थ्यं हृदयस्य च २०

१२१-तेषां भविष्यतामित्यादिना पूर्वरूपमुच्यते—स्पष्टम् १२१

१४ कासानां सनिदाना संप्राप्तिः।

१२२-कषायविज्जलासात्म्यकटुवम्ललवणोषणैः।
रूक्षशीतगुरुस्निग्धोत्क्लेदिपर्युषिताशनैः॥ २१
धारणोदीरणायासराव्यहःस्वप्नजागरैः।
अन्यैश्च तद्विधैर्धातुक्षयावरणकारिभिः॥ २२
क्रुद्धः प्रतिहतोऽपाने यदापानः प्रपद्यते।
ऊर्ध्वं रसस्थः सः स्थाने तिष्ठन्नुरसि पीड्यते॥
उदानेन सजंस्तत्र कण्ठे चानुप्रपूर्य च।
वाहिनीर्गलमूर्धस्थास्ततोऽङ्गान्युत्क्षिपन्निव॥
क्षिपन्निवाक्षिणी पृष्ठमुरःपार्श्वे च पीडयन्।
विवृतत्वान्मुखेनैति भिन्नकांस्योपमध्वनिः॥
यस्मात्तस्मात्स वर्णौजोबलमांसक्षयावहः।

१२२-कषायविज्जलेत्यादिना संप्राप्तिविशेषवशेन रूपविशेष उच्यते—सम्प्राप्तेः कारणपरायत्तत्वात् कषायादिकीर्तनम्। विज्जलः छिन्नपिच्छिलप्रायो गुणविशेषः। रक्तमांसादीनां यत् क्लेदमावहति तदुत्क्लेदि। धारणोदीरणे वातादिवेगानाम्। अन्यैश्चैवंप्रकारैः कैश्चित् धातुक्षयकारिभिः। कैश्चित् स्रोतसामावरणकारिभिर्वायुः क्रुद्धः सन् यदाऽपानप्रतिहतत्वादिना रूपेण कासाख्यो भवति तदा वर्णादिक्षयावहो भवति। सर्वत्रैव वायोर्धातुक्षयात् कोपो मार्गस्यावरणेन वा। एवं चापानो नाम वायुः कुपितः सजातीय एवापाने कारणविशेषवशाच्च प्रतिहतः सन् ऊर्ध्वमुपरि वर्तते। स चापान ऊर्ध्वं प्रवृत्तः सन् रसस्थाने उरसि स्थितिशीलः सन् तत्स्थानेनोदानाख्येन पीड्यते। पीडितश्च। तत्र **रसस्थाने**—उरसि कण्ठे च सजन् सक्तिमाप्नुवन् गलस्था मूर्धस्थाश्च वाहिनीः सिराः अनुप्रपूर्य अङ्गान्युत्क्षिपन्निवेत्यादि सुबोधम् १२२

१५ कासस्य रुक्शब्दानेकत्वयोः कारणम्।

१२३-हेतुभेदात् प्रतीघातभेदो वायोः सरंहसः।
यद्रुजाशब्दवैषम्यं कासानां जायते ततः २६

१२३-हेतुभेदादित्यादिना वातिककारणस्यैकरूपस्यापि कासस्य रुक्शब्दानेकत्वे कारणमुच्यते—वायोः सरंहसः सवेगस्य हेतुभेदात् कारणनानात्वात् प्रतीघाते भेदः यद्यस्मात्ततः कासानां रुजाशब्दयोर्वैषम्यं ज्ञायते। तेनैतदुक्तं भवति। वायुः स्वभावेन सवेगः, स च वेगो नानाविधकारणवशादूनाधिको भवति। यश्च तस्य प्रतिहन्ता स कारणविशेषवशान्नानाविधे देहस्थाने नानाविधं प्रतीघातं करोति। स एव च प्रतीघातो रुजाशब्दयोर्निमित्तमतो रुजाशब्दयोर्वैषम्यामिति १२३

१६ वातकासलक्षम्।

१२४-कुपितो वातलैर्वायुः शुष्कोरःकण्ठवक्त्रताम्।
हृत्पार्श्वोरःशिरःशूलं मोहक्षोभस्वरक्षयान्॥२७
करोति शुष्ककासं च महावेगरुजास्वनम्।
सोऽङ्गहर्षी कफं शुष्कं कृच्छ्रान्मुक्त्वाऽल्पतां व्रजेत्

१२४-कुपित इत्यादिना पञ्चानां कासानां वातादिक्रमेण लक्षणमुच्यते—सर्वेषां कासानां एका सम्प्राप्तिः कारणविशेषाद्दोषानुबन्धः। कुपित इत्यादिवातकास-लक्षणम् १२४

१७ पित्तकासलक्षणम्।

१२५-पित्तात् पीताक्षिकफता तिक्तास्यत्वं ज्वरो भ्रमः
पित्तासृग्वमनं तृष्णा वैस्वर्यं धूमको मदः॥
प्रततं कासवेगेन ज्योतिषामिव दर्शनम्२९

१२५-पीताक्षिकफतादि पैत्तिके १२५

१८ कफकासलक्षणम्।

१२६-कफादुरोऽल्परुङ्मूर्धहृदयं स्तिमितं गुरु॥
कण्ठोपलेपः सदनं पीनसच्छर्द्यरोचकाः।
रोमहर्षो घनस्निग्धश्वेतश्लेष्मप्रवर्तनम्॥ ३०

१२६-उरोल्परुगित्यादि कफजे १२६

१९ क्षतजकासलक्षणम्।

१२७-युद्धाद्यैः साहसैस्तैस्तैः सेवितैरयथाबलम्।
उरस्यन्तःक्षते वायुः पित्तेनानुगतो बली॥
कुपितः कुरुते कासं कफं तेन सशोणितम्।
पीतं श्यावं च शुष्कं च ग्रथितं कुथितं बहु॥
ष्ठीवेत् कण्ठेन रुजता विभिन्नेनेव चोरसा।
सूचीभिरिव तीक्ष्णाभिस्तुद्यमानेन शूलिना॥
पर्वभेदज्वरश्वासतृष्णावैस्वर्यकम्पवान्।
पारावत इवाकूजन् पार्श्वशूली ततोऽस्य च॥
क्रमाद्वीर्यं रुचिः पक्तिर्बलं वर्णश्च हीयते।
क्षीणस्य सासृङ्मूत्रत्वं स्याच्च पृष्ठकटीग्रहः३५

१२७-क्षतकासलक्षणमुच्यते—युद्धाद्यैस्तैस्तैः साहसैरयथाबलं बलाधिकायाससेवितैर्वायुः कुपितस्तैरेव साहसैरुरस्यन्तःक्षते सति। किंभूतो वायुः। पित्तेनानुगतो बली च कासं कुरुत इति सम्बन्धः। तेन कासेन पुरुषः सशोणितत्वादियुक्तं कफं ष्ठीवेद्दमेत्। कुथितं क्लिन्नम्। कण्ठेन रुजता उरसा च विभिन्नेनेव। सूचीभिरिव तीक्ष्णाभिस्तुद्यमानेनोरसा शूलिना च। किंभूतः ष्ठीवेदाह। पर्वभेदादिमान्। अस्य च कासिनोऽनन्तरं क्रमाद्वीर्यादयो हीयन्ते। एवं च क्षीणस्य सरक्तमूत्रत्वं पृष्ठकटीग्रहश्च स्यादिति क्षतकासलक्षणम् १२७

---

७५ °यविदलासा°-क. ख. ७६ स्थः स्वस्थाने ति°-क. ख. च. ७७ स्थाने तिष्ठासुरुपपद्यते। उ°-ख. च. ७८ °तलैर्वातः शु°-क. च. ७९ °ति शुष्कं कासं च म°-ख. ८० °कोऽम्लकः। प्र°-क. ख. च. ८१ कफोपलेपः सदनपीन°-क. ख. ८२ रुचिः पक्ता ब.-क. ख. च.

२० क्षयजकासलक्षणम् ।

१२८-वायुप्रधानाः कुपिता धातवो राजयक्ष्मिणः ।
कुर्वन्ति यक्ष्मायतनैः कासं ष्ठीवेत् कफं ततः
पूतिपूयोपमं पीतं विस्रं हरितलोहितम् ।
लुप्येते इव पार्श्वे च हृदयं पततीव च ।
अकस्मादुष्णशीतेच्छा बह्वाशित्वं बलक्षयः ।
स्निग्धप्रसन्नवक्त्रत्वं श्रीमद्दर्शननेत्रता ॥
ततोऽस्य क्षयरूपाणि सर्वाण्याविर्भवन्ति च ।

१२८-क्षयकासलक्षणमुच्यते—राजयक्ष्मवतः पुरुषस्य वायुः प्रधाना धातवो वातादयो यक्ष्मायतनैः वक्ष्यमाणैः राजयक्ष्महेतुभिः(अ.सं.नि१५७) सैवः कुपिताः कासं कुर्वन्ति ततः पुरुषः पूतिपूयोपमत्वादियुक्तं कफं ष्ठीवेत् । पार्श्वे लुप्येते इवापनीयेते इवाकस्माऽझटिति । ततोऽनन्तरमस्य च कासिनः सर्वाणि राजयक्ष्मरूपाण्याविर्भवन्ति १२८

२१ क्षयजक्षतजकासयोः साध्यासाध्यत्वम् ।

१२९-इत्येषः क्षयजः कासः क्षीणानां देहनाशनः ।
याप्यो वा बलिनां तद्वत् क्षतजोऽभिनवौ तु तौ
सिध्येतामपि[८६] सानाथ्यात्—४०

१२९-इत्येवंरूप एषः क्षयजः कासः क्षीणानामवश्यं देहनाशन एव । बलिनां पुनर्याप्यो वा देहनाशनो वा।तद्वत् क्षयजवत् क्षतजोऽपि कासो विशेयः । क्षीणानां देहनाशनो बलिनां पुनर्याप्यो वा देहनाशनो वेति । इत्येवं क्षतक्षय-कासौ न सिध्यतः, सानाथ्यादभिनवौ सिध्येतामपि । सानाथ्यात् चिकित्सासम्पत्तेः १२९

२२ कासानां साध्ययाप्यत्वम् ।

१३०- —साध्या दोषैः पृथक् त्रयः ॥४१
मिश्रा याप्या द्वयात्सर्वे जरसा स्थविरस्य च ।

१३०-तेषां च कासानां मध्ये पृथग्दोषैस्त्रयः कासा वातपित्तश्लेष्मप्रभवाः साध्याः । द्वयात् संसर्गाद्ये कासास्ते मिश्रा यथास्वं मिश्रलक्षणा भवन्ति ते च याप्याः । सन्निपात-कासोऽचिकित्स्यत्वान्नोपदिष्टः । सर्वे च कासाः पृथग्द्वयाच्च स्थविरस्य जरया हेतुभूतया याप्याः दोषौषधाक्षम-त्वात् १३०

२३ कासे त्वरया उपचारे कारणम् ।

१३१-कासाच्छ्वासक्षयच्छर्दिस्वरसादादयो गदाः ।
भवन्त्युपेक्षया यस्मात्तस्मात्तं त्वरया जयेत् ॥

इति वैद्यपतिसिंहगुप्तस्य सूनोर्वाग्भटस्य कृतावष्टांग-संग्रहसंहितायां निदानस्थाने तृतीयोऽध्यायः ।

१३१-सर्वश्च सर्वदा कासस्त्वरया जेयः । यतस्तस्य कासस्योपेक्षया स कासो रोगबलादेव श्वासादीनां गदानां हेतुतां यातीति १३१

इति श्रीमन्महामहोपाध्यायेन्दुविरचितायामष्टाङ्गसङ्ग्रहव्याख्यायां शशिलेखायां निदानस्थाने तृतीयोऽध्यायः ॥ ३ ॥

निदानस्थाने तृतीयोऽध्यायः

टिप्पणी—(१०९) च. नि. २.१–चि. १८.१; सु. उ. ४५.३,४, ५२. ३,४,५. **(११०)** च. नि. २.१०,४; –चि. ४.४; सु. उ. ४५. ३.४. **(१११)** च. नि. २.५, ३,–चि. ४.९. **(११२)** च. चि. ४.१०; सु. उ. ४५.६. **(११३)** च. नि. २.६. सु. उ. ४५.७–८. **(११४)** च. नि. २.८,–चि. ४.१५,१६,१७, २३,२४; सु. उ. ४५.५. **(११५)** च. नि. २.१२–१४; सु. उ. ४५.७. **(११६)** च. नि. २.१५–१७,–चि.४.१३. सु. उ. ४५.७, **(११७)** च. नि. २.१८,२०,–चि. ४.१४; सु. उ. ४५.७. **(११८)** च. नि. २.७,–चि. ४.१८-२०; सु. उ. ४५.९. **(११९)** च. नि. २.७,–चि. १८.१; सु. उ. ५२. ३–५. **(१२०)** च. चि. १८.४; सु. उ. ५२.६. **(१२१)** च. चि. १८. ५; सु. उ. ५२. ७. **(१२२)** च. चि. १८.६–८; सु. उ. ५२.४,५. **(१२३)** च. चि. १८.९; सु. उ. ५२.५. **(१२४)** च. चि. १८.१०–१३; सु. उ. ५२.८. **(१२५)** च. चि. १८.१४–१६; सु उ. ५२.९. **(१२६)** च. चि. १८.१७–१९, सु उ. ५२.१०. **(१२७)** च. चि. १८.२०–२३; सू. उ. ५२.११. **(१२८–१२९)** च. चि. १८.२४–३०; सु. उ. ५२.१२,१३. **(१३०)** च. चि. १८.३१; सु. उ. ५२.१३.

---

८३ 'महद्दर्शननेत्र'–च. ८४ 'त्येष क्ष.–च. ८५ यथा वा ब॰–च. ८६ 'पि सामर्थ्यात सा॰–क. ख. ८७ 'वासः क्ष॰–च.

श्वास-हिध्मानिदानं चतुर्थोऽध्यायः ।

(उपोद्घातः)

कासोपेक्षया श्वासस्य सम्भवात्तदेकरूपत्वाच्च हिध्माया-स्तयोर्निर्णयायैकाध्यायारम्भः ॥

१ श्वासहिध्मानिदानम् ।

१३२-अथातः श्वासहिध्मानिदानं व्याख्यास्यामः ।
इति ह स्माहुरात्रेयादयो महर्षयः ॥ १

१३२-अथेत्यादि सर्वेष्वध्यायेषु पूर्ववद्व्याख्येयम् १३२

२ श्वासकारणानि ।

१३३-कासवृद्ध्या भवेच्छ्वासः पूर्वैर्वा दोषकोपनैः।
आमातिसारवमथुविषपाण्डुज्वरैरपि ॥ २
रजोधूमानिलैर्मर्मघातादतिहिमाम्बुना ।

१३३-श्वासः कासस्य वृध्या भवेत् । अधिकीभूतः कास एव कारणं श्वासस्य । रोगस्य च रोगः कारणं भवतीत्युक्तं प्राक् । अथवा पूर्वदोषकोपनैः कासस्य हेतुत्वेनोक्तैः श्वासो भवति । तानि च कषायविज्जलासात्म्यादीनि(अ.सं.नि.१२२)। अथवा पूर्वाणि दोषकोपनानि सर्वरोगनिदानपठितानि तिक्तकटुका-दीनि (अ.सं.नि.२६) तैर्यथासम्भवमामादिभिरपि श्वासो भवत्यतिहिमा-म्ब्वन्तैः । इति **श्वासस्य निदानानि** १३३

३ तस्य संख्या ।

१३४-क्षुद्रकस्तमकश्छिन्नो महानूर्ध्वश्च पञ्चमः ॥ ३

१३४-क्षुद्रादीनि तस्यैव रूपभेदेन पञ्च नामानि १३४

४ संप्राप्तिः ।

१३५-कफोपरुद्धगमनः पवनो विष्वगास्थितः ।
प्राणोदकान्नवाहीनि दुष्टः स्रोतांसि दूषयन् ।
उरस्थः कुरुते श्वासमामाशयसमुद्भवम् ॥ ४

१३५-कफोपरुद्धेत्यादिना श्वासस्य सम्प्राप्तिरुच्यते-स्वहे-तुभिर्दुष्टः सन् पवनः कफेन च कारणविशेषादुपरुद्धगमनः समन्तादास्थितश्च प्राणादिवाहीनि स्रोतांसि दूषयन्नुरस्थ एवामाशयसमुद्भवरूपं श्वासं कुरुते । आमाशयप्रवृत्तिः श्वासस्य व्यापारः १३५

५ पूर्वरूपम् ।

१३६-प्राग्रूपं तस्य हृत्पार्श्वशूलं प्राणविलोमता ।
आनाहः शङ्खभेदश्च—५

१३६-सर्वस्य श्वासस्य हृत्पार्श्वशूलादि पूर्वरूपम् । प्राणस्य वायोर्विलोमता विपरीतगमनं कार्यात् ज्ञायते ३६

६ क्षुद्रश्वासोत्पत्तिः ।

१३७- तत्रायासातिभोजनैः ।
प्रेरितः प्रेरयेत् क्षुद्रं स्वयंसंशमनं मरुत् ॥ ६

१३७-तत्रेत्यादिना क्षुद्रादिक्रमेण श्वासानां लक्षणमुच्यते-आयासादिप्रेरितो मरुत् क्षुद्रं नाम्ना स्वयंसंशमनं श्वासं प्रेरयेत् । वेगं कृत्वा स्वयं शाम्यतीत्यर्थः १३७

७ तमकश्वासलक्षणं साध्यासाध्यत्वं च

१३८-प्रतिलोमं सिरा गच्छन्नुदीर्य पवनः कफम् ।
परिगृह्य शिरोग्रीवमुरःपार्श्वे च पीडयन् ॥ ७
कासं घुर्घुरकं मोहमरुचिं पीनसं तृषम् ।
करोति तीव्रवेगं च श्वासं प्राणोपतापिनम् ॥ ८
प्रताम्येत्तस्य वेगेन निष्ठ्यूतान्ते क्षणं सुखी ।
कृच्छ्राच्छयानः श्वसिति निषण्णः स्वास्थ्यमृच्छति
उच्छ्रिताक्षो ललाटेन स्विद्यता भृशमर्तिमान् ॥ ९
विशुष्कास्यो मुहुःश्वासी कांक्षत्युष्णं सवेपथुः
मेघाम्बुशीतप्राग्वातैः श्लेष्मलैश्च विवर्धते ॥ १०
स याप्यस्तमकः साध्यो नवो वा बलिनो भवेत्

१३८-पवनः प्रतिलोमं विपरीतं कृत्वा सिरा गच्छंस्तेन गमनेन कफमुदीर्य शिरो ग्रीवां च परिगृह्य पार्श्वमुरश्च पडियन् कासादिकं तीव्रवेगं प्राणोपतापिनं श्वासं च करोति, तस्य च तथाविधस्य श्वासस्य वेगेन पुरुषः प्रताम्येत् । निष्ठ्यूतान्ते च क्षणं सुखी भवति । शय्यायां स्थितश्च कृच्छ्रेण श्वसिति । भित्त्यादौ च निषण्णः स्वास्थ्यमृच्छति। सुबोधम् । स च श्वासो मेघाम्ब्वादिभिः श्लेष्मलैश्चाहारैर्वि-वर्धते । एवंभूतः श्वासो याप्यो भवेत् । नाम्ना च तमकः । अथवा बलिनः पुरुषस्य नवः सन् साध्यो भवेत् १३८

८ प्रतमकलक्षणम् ।

१३९-ज्वरमूर्च्छायुतः शीतैः शाम्येत् प्रतमकस्तु सः ।

१३९-एवंरूप एव श्वासो ज्वरमूर्च्छायुतो भवति शीतै-श्चाहारादिभिः शाम्येत् स तमकविशेषः प्रतमकसंज्ञितः १३९

९ छिन्नश्वासलक्षणम् ।

१४०-छिन्नाच्छ्वसिति विच्छिन्नं मर्मच्छेदरुजार्दितः
सस्वेदमूर्च्छः सानाहो बस्तिदाहनिरोधवान् ॥
अधोदृग्विप्लुताक्षश्च मुह्यन् रक्तैकलोचनः ।
शुष्कास्यः प्रलपन्दीनो नष्टच्छाया विचेतनः१२

१४०-छिन्नाच्छ्वासाद्विच्छिन्नं विरामैश्च श्वसिति । मर्मच्छेदरूपया रुजयार्दितः [दीनः] स्वेदादियुतश्च भवति

१० महाश्वासलक्षणम् ।

१४१-महता महता दीनो नादेन श्वसिति [९१] क्रथन् ।
उद्धूयमानः संरब्धो मत्तर्षभ इवानिशम् ॥ १३
प्रणष्टज्ञानविज्ञानो विभ्रान्तनयनाननः ।
वक्षः समाक्षिपन् बद्धमूत्रवर्चा विशीर्णवाक्
शुष्ककण्ठो मुहुर्मुह्यन् कर्णशंखशिरोऽतिरुक् ॥

१४१-महदाख्येन तु श्वासेन महता नादेन श्वसिति । दीनः क्रथंश्च श्वसिति । **क्रथनं** नासाशब्दः । उद्धूयमान उत्प्लाव्यमानः तथा मत्तर्षभ इव संरब्धः । **ज्ञानं** चेतना । **विज्ञानं** विचारः १४१

---

८८ °स्यामः । कास°-क. च. ८९ °हुः श्वासः का°-च. ९० °लिनां म°-च. ९१ °ति क्रमात् । उ°-च.

११ ऊर्ध्वश्वासलक्षणम् ।

१४२–दीर्घमूर्ध्वं श्वसित्यूर्ध्वान्न च प्रत्याहरत्यधः ।
श्लेष्मावृतमुखस्रोताः क्रुद्धगन्धवहार्दितः ॥ १५
ऊर्ध्वदृग्वीक्षते भ्रान्तमक्षिणी परितः क्षिपन् ।
मर्मसु छिद्यमानेषु परिदेवी निरुद्धवाक् ॥ १६

१४२–ऊर्ध्वश्वास उच्यते ऊर्ध्वाच्छ्वासादूर्ध्वं दीर्घं श्वसिति। दीर्घं श्वासं मुञ्चतीत्यर्थः । न च श्वासमधः प्रत्याहरति । मुक्तं पुनर्नैव प्रवेशयतीत्यर्थः । श्लेष्मणा आवृतं मुखं स्रोतांसि च यस्य स तथोक्तः। गन्धवहो वायुः। तेन क्रुद्धेनार्दितः सुबोधम् ।

१२ श्वासानां साध्यासाध्यत्वम् ।

१४३–एते सिध्येयुरव्यक्ता व्यक्ताः प्राणहरा ध्रुवम् ।

१४३–साध्यासाध्यविभागं दर्शयति एते सर्वे श्वासा अव्यक्ता अपरिपूर्णत्वादस्फुटा सन्तः सिध्येयुः । व्यक्ताः पुनः ध्रुवमवश्यं प्राणहराः । इत्युक्ताः श्वासाः १४३

(हिध्मावर्णनम्)

१३ हिध्मायाः हेत्वादीनि ।

१४४-१४५–श्वासैकहेतुप्राग्रूपसंख्याप्रकृतिसंश्रयाः ॥ १७
हिध्माः–

१४४-१४५–अनन्तरं हिध्मा निर्णीयन्ते **श्वासेति** । श्वासेनैकं सदृशं हेत्वादि यस्याः सा तथोक्ता । संख्याप्रकृतिः संख्यास्वरूपम् । संश्रय आश्रय उद्भवस्थानम् १४४-१४५

१४ नासां नामानि ।

१४६–भक्तोद्भवा क्षुद्रा यमला महतीति च ॥
गम्भीरा च—१८

१४६–भक्तोद्भवादीनि पञ्च हिध्माविशेषनामानि १४६

१५ अन्नजायाः लक्षणम् ।

१४७–मरुत्तत्र त्वरयाऽयुक्तिसेवितैः ।
रूक्षतीक्ष्णखरासात्म्यैरन्नपानैः प्रपीडितः ॥ १९
करोति हिध्मामरुजां मन्दशब्दां क्षवानुगाम् ।
शमं सात्म्यान्नपानेन या प्रयाति च साऽन्नजा ।२०

१४७–तत्र हिध्मासु मध्ये मरुद्वायुरन्नपानैस्त्वरया वैपरीत्येन च सेवितैः रूक्षादिभिः प्रपीडितः सन्मन्दशब्दां क्षवानुगां च हिध्मां करोति । सात्म्यान्नपानोपशयाच्च अन्नजा भक्तोद्भवोऽन्यते १४७

१६ क्षुद्रिकालक्षणम् ।

१४८–आयासात् पवनः क्रुद्धः क्षुद्रां हिध्मां प्रवर्तयेत्
जत्रुमूलप्रविसृतामल्पवेगां मृदुं च सा ।२१
वृद्धिमायास्यतो याति भुक्तमात्रे च मार्दवम् ।

१४८–क्षुद्रां हिध्मां पवनो वायुरायासाद्धेतोः क्षुद्रः स्वल्पः प्रवर्तयेत् । सा तु जत्रुमूलोद्भवाल्पवेगा मृदुश्च । आयासं कुर्वतो वृद्धिं याति। भुक्तमात्रे च मार्दवं यातीति क्षुद्रा१४८

१७ यमलालक्षणम् ।

१४९–चिरेण यमलैर्वेगैराहारे या प्रवर्तते ।
परिणामोन्मुखे वृद्धिं परिणामे च गच्छति ॥ २२
कम्पयन्ती शिरोग्रीवामाध्मातस्यातितृष्यतः ।
प्रलापच्छर्द्यतीसारनेत्रविप्लुतिजृम्भिणः ॥ २३
यमला वेगिनी हिध्मा परिणामवती च सा ।

१४९–यमला नाम हिध्मा या चिरेण यमलैर्वेगैः द्वाभ्यां वेगाभ्यां भवति । परिणामोन्मुख आहारे प्रवर्तते परिणते च । शिरोग्रीवां कम्पयन्त्याध्मानादिमतः पुरुषस्य वृद्धिं यातीति यमला । तस्यास्तु वेगिनी परिणामवती चेति नामद्वयम् १४९

१८ महतीलक्षणम् ।

१५०–ध्वस्तभ्रूशंखयुग्मस्य सास्रविप्लुतचक्षुषः ।
स्तम्भयन्ती तनुं वाचं स्मृतिं संज्ञां च मुष्णती
रुन्धती मार्गमन्नस्य कुर्वती मर्मघट्टनम् ।
पृष्ठतो नमनं शोषं महाहिध्मा प्रवर्तते ॥ २५
महामूला महाशब्दा महावेगा महाबला ।

१५०–महत्युच्यते–ध्वस्तभ्रूशंखयुग्मत्वादियुक्तस्य पुरुषस्य वाक्तनुस्तम्भादिकं कुर्वती महाहिध्मा प्रवर्तते । सा च महामूलत्वादिरूपा । विप्लुते अनिबद्धे इव चक्षुषी । मर्मघट्टनं हृदयादिरुक् । पृष्ठतो नमनं वक्षसो बहिर्निस्सरणम्। महामूला आमाशये प्रथमोत्पत्तिर्यस्याः । तत्र बहुव्यापारवती दृश्यत इत्यर्थः । इति महती १५०

१९ गम्भीरायाः लक्षणम् ।

१५१–पक्वाशयाद्वा नाभेर्वा पूर्ववद्या प्रवर्तते ॥
तद्रूपा सा मुहुः कुर्याज्जृम्भामङ्गप्रसारणम् ॥
गम्भीरेणानुनादेन गम्भीरा—

१५१–गम्भीरा च पक्वाशयादित्यादिनोच्यते–पूर्ववदिति महतीव ध्वस्तभ्रूयुग्मादिमतस्तनुस्तम्भादिकं कुर्वती चेत्यर्थः। तद्रूपा महामूलत्वादिरूपा । गम्भीरायास्तु विशेषो जृम्भाङ्गप्रसारणं च मुहुर्वेगेषु कुर्यात् । गम्भीरेण चानुनादेन भवति । **इत्युक्ताः पञ्च हिध्माः** १५१

२० हिध्मानां साध्यासाध्यत्वम् ।

१५२– तासु साधयेत् ।
आद्ये द्वे वर्जयेदन्त्ये सर्वलिङ्गां च वेगिनीम्
सर्वाश्च सञ्चितामस्य स्थविरस्य व्यवायिनः ।
व्याधिभिः क्षीणदेहस्य भक्तच्छेदक्षतस्य वा ॥ २८

१५२–तासु हिध्मासु मध्ये आद्ये द्वे भक्तोद्भवा क्षुद्रा च साध्ये । अन्त्ये द्वे महतीगम्भिराख्ये चोपेक्षणीये । या च वेगिनी नाम हिध्मा सा सम्पूर्णलक्षणयुक्ता सत्युपेक्षणीया । वर्षाश्च हिध्माः सञ्चितामत्वादियुक्तास्योत्पन्ना वर्ज्याः । यः

---

९२ 'ग्रीवमा'-क. क. ९२ सा। ९३ 'स्तब्धभ्रू'-ख.

पुनः पुरुषो व्याधिभिः क्षीणदेहः । अथवा आहारविच्छेदेन क्षतस्तस्य १५२

२१ हिध्माश्वासयोःशीघ्रमारुकत्वम् ।

१५३–सर्वेऽपि रोगा नाशाय न त्वेवं शीघ्रकारिणः ।
हिध्माश्वासौ यथा तौ हि मृत्युकाले कृतालयौ ॥

इति वैद्यपतिसिंहगुप्तस्य सूनोर्वाग्भटस्य कृतावष्टाङ्गसंग्रहसंहितायां निदानस्थाने सर्वरोगनिदानं नाम चतुर्थोऽध्यायः

१५३–सर्वेऽपि रोगा नाशाय भवन्ति। न केवलं हिध्माश्वासावेवेति । ते च रोगा एवंभूता अपि शीघ्रकारिणस्तथा न भवन्ति । यथा हिध्माश्वासो शीघ्रकारिणाविति । शीघ्रं स्वकर्म मारणं कुरुत इति यथोक्तौ । यस्मात्तौ मृत्युकाले कृतालयाववश्यंभाविनौ । एतेनानयोः शीघ्रचिकित्सितत्वं दर्शितमिति १५३

इति श्रीमन्महामहोपाध्यायेन्दुविरचितायामष्टाङ्गसङ्ग्रहव्याख्यायां शशिलेखायां निदानस्थाने चतुर्थोऽध्यायः।

निदानस्थाने चतुर्थोऽध्यायः

टिप्पणी–(१३३) च. चि. १७.११–१३; सु. उ. ५०.३–५; ५१.३. **(१३४)** च. सू. १९.४ ४; सु. उ. ५१.५ **(१३५)** च. चि. १७.८–१०. १७, १८, २१, ४५; सु. उ. ५१.४ **(१३६)** च. चि. १७. २०; सु. उ. ५१.६ **(१३७)** च. चि. १७. ६५–६७; सु. उ. ५१. ७, १४. **(१३८)** च. चि. १७. ५५–६२; सु. उ. ५१. ८–१० **(१३९)** च. चि. १७. ६३; सु. उ. ५१. १०, १४. **(१४०)** च चि. १७. ५२–५४; सु. उ. ५१. ११, १४. **(१४१)** च. चि. १७. ४६–४८; सु. उ. ५१. १२. १४. **(१४२)** च. चि. १७. ४९–५१; सु. उ. ५१. १३, १४. **(१४३)** च. चि. १७. ६७–६९ **(१४४)** च. चि. १७. १; सु. उ. ५०. १. **(१४५)** च. चि. १७. ७०, ८–१०, २१; सु. उ. ५०. ३–५, ८, ६, ७. **(१४६)** च. चि. १७. १०-सू. १९. ४-४, सु. उ. ५०. ७ **(१४७)** च. चि. १७. ३८–४१, सु. उ. ५०. ९–१० **(१४८)** च. चि. १७. ३४–३७, सु. उ. ५०. ११, १२. **(१४९)** च. चि. १७. ३१–३३; सु. उ. ५०. १०–११ **(१५०)** च. चि. १७. २२–२६. सु. उ. ५०. १४ **(१५१)** च. चि. १७. २७–३०, सु. उ. ५०, १२–१३, **(१५२)** च. चि. १७. ४२–४४, सु. उ. ५०. १५ **(१५३)** च. चि. १७. ६–७

राजयक्ष्मादिनिदानं पञ्चमोऽध्यायः ।

(उपोद्घातः)

धातुक्षयहेतुत्वसामान्यान्महारोगत्वाद्विनाशावहत्वाच्च हिध्माश्वासानन्तरं राजयक्ष्मनिर्णयायाध्यायारम्भः ॥

१ प्रतिज्ञा

१५४–अथातो राजयक्ष्मादिनिदानं व्याख्यास्यामः ।
इति ह स्माहुरात्रेयादयो महर्षयः ॥ १

२ राजयक्ष्मणः पर्यायाः ।

१५५–अनेकरोगानुगतो बहुरोगपुरोगमः ।
राजयक्ष्मा क्षयः शोषो रोगराडिति च स्मृतः ॥२

१५५–राजयक्ष्मा राजवदनेकरोगेणानुगतो भवति । तस्मिंश्चैव कृतसंश्रये बहूपद्रवजन्म भवतीत्यर्थः । तथा बहवो रोगाः पुरोगमनशीला यस्य स तथोक्तः । अनेनैतदुक्तम् । उत्पित्सो राजयक्ष्मिणः प्रथममेव पीनसश्वासादिबहुरोगजन्म भवतीति । एतेषां च रोगाणां स्वपरिवारसंयुतानामप्येदङ्गत्वं विज्ञेयम् । राजयक्ष्मादयश्चत्वारः पर्यायाः १५५

३ तेषां प्रत्येकानां सान्वर्थत्वम् ।

१५६–नक्षत्राणां द्विजानां च राज्ञोऽभूद्यदयं पुरा ।
यच्च राजा च यक्ष्मा च राजयक्ष्मा ततो मतः ॥
देहौषधक्षयकृतेः क्षयस्तत्संभवाच्च सः ।
रसादिशोषणाच्छोषो रोगराड् तेषु राजनात् ॥

१५६–ते च नक्षत्राणामित्यादिना निरुच्यन्तेऽर्थावबोधनाय । तेन राजयक्ष्मेति तत्पुरुषः कर्मधारयो वा । देहौषधक्षयफलहेतुत्वाद्धातुक्षयहेतुत्वाद्वा क्षयः । धातुशोषणाच्छोषः । तेषु रोगेषु मध्ये राजनाद्रोगराट् १५६

४ क्षयहेतवः ।

१५७–साहसं वेगसंरोधः शुक्रौजःस्नेहसंक्षयः ।
अन्नपानविधित्यागश्चत्वारस्तस्य हेतवः ॥ ५

१५७–तस्य राजयक्ष्मणः साहसादयश्चत्वारोऽतिसेविता हेतवः [निदानम्] । साहसमविचार्यात्मशक्ति सेवितमतिमात्रं युद्धादि । वेगानां वातादीनां धारणम् । शुक्रादिक्षयः स्वस्वहेतुभ्यः १५७

५ क्षयस्य संप्राप्तिः ।

१५८–तैरुदीर्णोऽनिलः पित्तं कफं चोदीर्य सर्वतः ।
शरीरसन्धीनाविश्य तान् सिराश्च प्रपीडयन् ।
मुखानि स्रोतसां रुध्वा तथैवातिविवृत्य वा ।
सर्पन्नूर्ध्वमधस्तिर्यग्यथास्वं जनयेत् गदान् ॥ ७

---

९४ । °मः अन°–क. ख. च.

१५८-तैः साहसादिभिरनिल उदीर्णः पित्तं कफं चोदीर्येत्येवमादेर्यथास्वं गदान् पीनसादीन् जनयेदिति सम्बन्धः । तानिति शरीरसन्धीन् । सम्प्राप्तिवशात् स्रोतोमुखानि रुध्वातिविवृत्य वा ऊर्ध्वमधस्तिर्यक् च सर्पन् प्रसरन् १५८

६ राजयक्ष्मणः पूर्वरूपम् ।

१५९-रूपं भाविष्यतस्तस्य प्रतिश्यायो भृशं क्षवः ।
प्रसेको मुखमाधुर्यं सदनं वह्निदेहयोः ॥ ८
स्थाल्यमत्रान्नपानादौ शुचावप्यशुचीक्षणम् ।
मक्षिकातृणकेशादिपातः प्रायोऽन्नपानयोः ॥ ९
हृल्लासश्छर्दिररुचिरश्नतोऽपि बलक्षयः ।
पाण्योरवेक्षा पादस्य शोफोऽक्ष्णोरतिशुक्लता ॥
बाह्वोः प्रमाणजिज्ञासा काये बैभत्स्यदर्शनम् ।
स्त्रीमद्यमांसप्रियता घृणित्वं मूर्धगुण्ठनम्॥ ११
नखकेशातिवृद्धिश्च स्वप्ने चाभिभवो भवेत् ।
पतङ्गकृकलासाहिकपिश्वापदपक्षिभिः॥ १२
केशास्थितुषभस्मादिराशौ समधिरोहणम् ।
शून्यानां ग्रामदेशानां दर्शनं शुष्यतोऽम्भसः ॥
ज्योतिर्गिरीणां पततां ज्वलतां च महीरुहाम्

१५९-भविष्यतस्तस्य राजयक्ष्मणः प्रतिश्यायादीनि पूर्वरूपाणि । स्थाल्यादौ शुचावप्यशुचिबुद्धिः । पाण्योरवेक्षा निर्हेतुका । तथा काये बैभत्स्यदर्शनम् । मूर्ध्नः शिरसा वस्त्रादिना प्रच्छादनम् । स्वप्ने पतङ्गाद्यभिभवो भवेत् । केशादिराश्यधिरोहणम्, शून्यग्रामादिदर्शनं च । पतङ्गोऽग्निः १५९

७ राजयक्ष्मरूपाणि ।

१६०-पीनसश्वासकासांसमूर्धस्वररुजोऽरुचिः ।
ऊर्ध्वं विट्स्रंसशोषावधः च्छर्दिस्तु कोष्ठगे ॥ १४
तिर्यक्स्थे पार्श्वरुग्दोषे सन्धिगे भवति ज्वरः
रूपाण्येकादशैतानि जायन्ते राजयक्ष्मिणः ॥ १५

१६०-तस्य च राजयक्ष्मिण ऊर्ध्वं गते दोषे पीनसादयो भवन्ति । अधोगते पुरीषस्य स्रंसः शोषो वा । कोष्ठगे दोषे छर्दिर्भवति । तिर्यक्स्रोतस्सु स्थिते[दोषे] पार्श्वरुक् भवति। सन्धिगे दोषे ज्वरो भवति । तेनैतदुक्तम् । दोषकोपविशेषपरायत्ता शरीरे व्याप्तिः । यथाव्याप्ति च रोगसम्भवः । सकलव्याप्तौ त्वेकादशरोगसमूहः परिपूर्णो राजयक्ष्मा भवति, स्रोतसां रोधाद्विट्च्छोषः । तेषां विवृतत्वात् स्रंसः । तेन संख्यायामनयोरन्यतरस्य ग्रहणम् । युगपदसम्भवात् । पीनसः, श्वासः, कासः, अंसरुक्, मूर्धरुक्, स्वररुक्, अरुचिः, विशः स्रंसः शोषो वा, छर्दिः, पार्श्वरुक्, ज्वर इत्येकादशरोगसमूहः क्षयः १६०

८ पीनसादीनामुपद्रवाः ।

१६१-तेषामुपद्रवान् विद्यात् कण्ठोद्ध्वंसमुरोरुजम् ।
जृम्भाङ्गमर्दनिष्ठीववह्निसादास्यपूतिताः ॥ १६

१६१-तेषां पीनसादीनां कण्ठोध्वंसादय उपद्रवाः रोगस्य पश्चादुत्पन्नो दुःखानुबन्धी रोग उपद्रवः १६१

९ वातजानि लिंगानि ।

१६२-तत्र वाताच्छिरःपार्श्वशूलमंसाङ्गमर्दनम् ।
कण्ठोद्ध्वंसःस्वरभ्रंशः ॥१७

१६२-तत्र वाताधिके राजयक्ष्माणि शिरःशूलादिकं लिङ्गम् १६२

१० पित्तजानि रूपाणि ।

१६३- पित्तात्पादास्यपाणिषु
दाहोऽतिसारोऽसृक्छर्दिर्मुखगन्धो ज्वरो मदः ॥

१६३-पित्ताधिके पाददाहादिकम् १६३

११ कफजरूपाणि ।

१६४-कफादरोचकच्छर्दिः कासो मूर्धाङ्गगौरवम् ॥
प्रसेकः पीनसः श्वासः स्वरसादोऽल्पवह्निता ।१८

१६४-कफाधिके अरोचकादिकम् १६४

१२ पुष्टिकरभोजनेनापि धातुक्षयः कथं जायते ।

१६५-दोषैर्मन्दानलत्वेन सोपलेपैः कफोल्बणैः
स्रोतोमुखेषु रुद्धेषु धातूष्मस्वल्पकेषु च ॥ १९
विदह्यमानः स्वस्थाने रसस्तांस्तानुपद्रवान् ।
कुर्यादगच्छन् मांसादीनसृक् चोर्ध्वं प्रधावति
पच्यते कोष्ठ एवान्नमन्नपक्त्रैव चास्य यत् ।
प्रायोऽस्मान्मलतां यातं नैवालं धातुपुष्टये ॥ २०
रसोऽप्यस्य न रक्ताय मांसाय कुत एवं तु ।
अवष्टब्धः स शकृता केवलं वर्तते क्षयी ॥ २१

१६५-राजयक्ष्मवतो धातुपुष्टिकरैर्मांसादिभिरभ्यवहृतैर्धातुक्षयो जायत इत्यत्र युक्तिमाह-**दोषैरित्यादि** । तस्य राजयक्ष्मवतो रोगस्वभावेन मन्दानलत्वेन हेतुना दोषैः सोपलेपैरपाकादविशदैस्तथा कफोल्बणैश्च स्रोतोमुखेषु रुद्धेषु, अत एव धातूष्मस्वल्पकेषु सत्सु रसाख्यो धातुः स्वस्थान एव विदह्यमानो नापि रक्तादिधातुषु वहन् तांस्तानुपद्रवान् स्वहेतुकान् कुर्यात् । असृक्च मांसादीनगच्छन्नूर्ध्वं शरीरस्य धावति । अस्य चान्नमन्नपक्त्रैव पच्यते, न तु रसादिक्रमेण त्वन्यपाचकैः । कोष्ठ एव पच्यते न धातुस्रोतस्सु । अत एव हेतोर्बाहुल्येन मलतामेव यातमन्नं धातुपुष्टये नालं न पर्याप्तं भवतीत्यर्थः । स्तोकेन सारेणाप्याय्यन्ते धातव इति प्रायोग्रहणम् । सुबोधम् १६५

१३ क्षयस्यासाध्यलक्षणम् ।

१६६-लिङ्गेष्वल्पेष्वपि क्षीणं व्याध्यौषधबलाक्षमम् ।
वर्जयेत्

१६६-एवंभूतं क्षीणमल्पेष्वपि लिङ्गेषु वर्जयेत् । किंभूतमाह । व्याधीनामौषधस्य च बलं यो न क्षमते १६६

१४ साध्यक्षयः ।

१६७- साधयेदेवं सर्वेष्वपि ततोऽन्यथा ॥

---

१५ ऊर्ध्वं विड्भ्रंश संशो°-क ख. १६ °तात्पादांसपा°-क. ख. १७ °वान् । कुर्वन्नग°-क. ख. १८ °व तु । उपसृष्टः स श°-क. ख. च.

१६७–ततो व्याध्यौषधबलाक्षमत्वादन्यथा वैपरीत्ये व्याध्यौषधबलाक्षमत्वे सर्वेष्वपि लिङ्गेषु सत्स्वक्षीणं साधयेदेव चिकित्सेदेव न तु वर्जयेत्। **इति निर्दिष्टो राजयक्ष्मा** १६७

(**स्वरभेदनिदानम्**)

१५ स्वरसादस्य संख्यारूपसंप्राप्तिः।

१६८–दोषैर्व्यस्तैः समस्तैश्च क्षयात् षष्ठश्च मेदसा। स्वरसादो भवेत्

१६८–अनन्तरं तदङ्गभूताः प्रधानत्वात् स्वरभेदादयो निर्णीयन्ते-तेषु च वातादिभिः सन्निपातेन क्षयान्मेदसा च षट् स्वरभेदाः १६८

१६ वातजस्वरसादलक्षणम्।

१६९– तत्र क्षामो रूक्षश्चलः स्वरः ॥ २३ शूकपूर्णाभकण्ठत्वं स्निग्धोष्णोपशयोऽनिलात् ॥

१६९–तत्रानिलात्स्वरभेदे क्षामस्वरत्वादिकं लिङ्गम्।

१७ पित्तजस्वरसादलक्षणम्।

१७०–पित्तात्तालुगले दाहः शोष उक्तावसूयनम् ॥ २४

१७०–पित्तात्तालुदाहादिकं उक्तावसूयनमपरिपूर्णवचनता।

१८ कफजस्वरसादलक्षणम्।

१७१–लिम्पन्निव कफात् कण्ठं मन्दः खुरखुरायते। स्वरो विबद्धः

१७१–लिम्पन्निवेत्यादि कफस्वरभेदलक्षणम् १७१

१९ सान्निपातिकस्वरसादलक्षणम्।

१७२– सर्वैस्तु सर्वलिङ्गः

१७२–सन्निपातेन स्वरभेदे स्वरो विबद्धो भवति वातादिस्वरभेदलिङ्गं च भवति १७२

२० क्षयजस्वरसादलक्षणम्।

१७३– क्षयात् कषेत् २५ धूमायतीव चात्यर्थं

१७३–क्षयात्तु स्वरभेदः स्वं स्थानं कण्ठादिकं कषेत् धूममिव कण्ठे करोति १७३

२१ मेदोजस्वरसादरूपाणि।

१७४– मेदसा श्लेष्मलक्षणः। कृच्छ्रलक्ष्याक्षरश्च

१७४–मेदसा स्वरभेदः श्लेष्मस्वरभेदालिङ्गो यस्तु कृच्छ्रलक्ष्याक्षरः १७४

२२ स्वरसादस्यासाध्यत्वम्।

१७५– अत्र सर्वैरन्त्यं च वर्जयेत् २६

१७५–एतेषु स्वरभेदेषु मध्ये सर्वैः सन्निपातप्रभवो यश्चान्त्यो मेदसा एतौ स्वरभेदौ वर्जयेत्। शेषाः साध्या इत्यर्थः। उक्तः **स्वरभेदः** १७५

(**अरोचकनिदानम्**)

२३ अरोचकसंप्राप्तिः।

१७६–अरोचको भवेद्दोषैर्जिह्वाहृदयसंश्रयैः। सन्निपातेन मनसः सन्तापेन च पञ्चमः ॥ २७

१७६–अरोचक उच्यते-दोषैर्वातादिभिर्जिह्वां हृदयं च संश्रितैः पृथक् त्रिभिररोचको भवेत्। तेषां कोपे कारणं सामान्यमुक्तम्। सम्प्राप्तिवशात्तु रोगविशेष इति सर्वत्र बोद्धव्यम्। त्रिभिर्दोषैः पृथक् त्रयोऽरोचकाः सन्निपातेन चतुर्थः। जिह्वाहृदयसंश्रितेनेत्यर्थाल्लभ्यते। मनसः सन्तापेन नानाविधेन शोकक्रोधादिना कृतेन पञ्चम आगन्तुः। तत्रापि चागन्तुनामागन्तुकारणोपतापमनु तत्पीडयानुबन्धो भवत्यवेति पूर्वं व्याख्यातम् १७६

२४ दोषानुरोधेन मौखिका रसाः।

१७७–कषायतिक्तमधुरं वातादिषु मुखं क्रमात् सर्वोत्थे विरसं शोकक्रोधादिषु यथामलम् ॥२८

१७७–वाताद्युद्भवेष्वरोचकेषु लिङ्गं क्रमाद्यथासंख्येन मुखे कषायादीनामुपलम्भः। सन्निपातोत्थेऽरोचके मुखं विरसं दूरसं [दुष्टरसं] भवति। शोकक्रोधादिषु यथामलं य एव दोषोनुबन्धं गृह्णाति तल्लक्षणं भवतीत्यर्थः। अथवा भयशोकयोर्वातिकात् क्रोधे पित्तादिति यथामलम्। **उक्तोऽरोचकः** १७७

(**छर्दिनिदानम्**)

२५ छर्दिरोगस्य संख्यारूपा संप्राप्तिः

१७८–छर्दिर्दोषैः पृथक् सर्वैर्द्विष्टैरर्थैश्च पञ्चमी २९

१७८–छर्दिरुच्यते-वातादिभिः सन्निपातेन द्विष्टार्थजा चेति **पञ्च च्छर्दयः** १७८

२६ छर्द्याः संप्राप्तिः।

१७९–उदानो विकृतो दोषान् सर्वास्वप्यूर्ध्वमस्यति।

१७९–सर्वासु च्छर्दिषूदानो नाम वायुर्दोषान् वातादीन्यूर्ध्वं मुखेन अस्यति क्षिपतीति साधारणा सम्प्राप्तिः १७९

२७ छर्द्याः रूपम्।

१८०–तासूत्क्लेशास्यलावण्यप्रसेकारुचयोऽग्रगाः ॥

१८०–सर्वासु चोत्क्लेशादीनि पूर्वरूपाणि १८०

२८ वातजछर्दिलक्षणम्।

१८१–नाभिं पृष्ठं रुजन् वायुः पार्श्वे चाहारमुत्क्षिपेत्।३० ततो विच्छिन्नमल्पाल्पं कषायं फेनिलं वमेत्। शब्दोद्गारयुतं कृष्णमच्छं कृच्छ्रेण वेगवत् ॥३१ कासास्यशोषहृन्मूर्धस्वरपीडाक्लमान्वितः।

१८१–नाभिमित्यादीनां वातादेर्लक्षणमुच्यते-वायुर्नाभ्यादि रुजन्नाहारमुत्क्षिपेत्,तदनन्तरं च विच्छिन्नत्वादियुक्तं वमेत्,कासाद्यन्वितः पुरुष इति वातात् छर्दिलक्षणम् १८१

---

९९ 'रभेदो भ'–क. ख. च. १०० 'थ संश्रितैः। सन्नि'क.; 'यसंस्थितैः। सन्नि'–ख. १ स'र्वानमूर्ध्वम'–क. ख. च. २ 'चयोऽग्रजाः। ना'–च. ३ नाभिपृष्ठं रू'–क. ख. च.

२९ पित्तजच्छर्दिलक्षणम् ।

१८२-पित्तात् क्षारोदकनिभं धूम्रं हरितपीतकम् ॥
सासृगम्लं कटूष्णं च तृण्मूर्छादाहतापवान् ।

१८२-पित्तात् च्छर्दां तृडादिमान् क्षारोदकनिभत्वादियुक्तं वमेदिति पित्तजच्छर्दिः १८२

३० कफजच्छर्दिलक्षणम् ।

१८३-कफात् स्निग्धं घनं श्वेतं श्लेष्मतन्तुगवाक्षितम्
मधुरं लवणं भूरिप्रसक्तं लोमहर्षणम् ।
मुखश्वयथुमाधुर्यतन्द्राहृल्लासकासवान् ॥ ३४

१८३-कफाच्छर्दां मुखश्वयथ्वादियुक्तः पुरुषः स्निग्धत्वादियुक्तं वमेत् १८३

३१ सर्वात्मिका छर्दिरसाध्या ।

१८४-सर्वलिङ्गा मलैः सर्वै रिष्टोक्ता या च तां त्यजेत्।

१८४-या च्छर्दिः सर्वैर्मलैर्वातादिभिः सा सर्वलिङ्गा सर्वानन्तरोक्तवातादिलिङ्गसंयुक्ता । या च्छर्दिर्वेगवती मूत्रशकृद्गन्धिरित्यादिना रिष्टेषूक्ता (अ.सं.शा.७००) ते द्वे अपि त्यजेत् । असर्वलिङ्गा तु सान्निपातिकी चिकित्स्यैव १८४

३२ द्विष्टार्थयोगजा छर्दिः ।

१८५-पूत्यमेध्याशुचिद्विष्टदर्शनश्रवणादिभिः ॥ ३५
तप्ते चित्ते हृदि क्लिष्टे छर्दिर्द्विष्टार्थयोगजा ॥

१८५-या छर्दिः पूत्यादीनां दर्शनश्रवणाचिन्तनादिभिश्चित्ते तप्ते हृदि च क्लिष्टे भवति एषा द्विष्टार्थजा **इति पञ्च छर्दयः**

३३ कृम्युद्भवायाश्च्छर्देर्लक्षणम् ।

१८६-वातादीनेव विमृशेत् कृमितृष्णामदौहृदे
शूलवेपथुहृल्लासैर्विशेषात् कृमिजां वदेत् ॥३६
कृमिहृद्रोगलिङ्गैश्च--

१८६-कृम्यादिषु याश्छर्दयः ता नातः **पृथग्भूतास्तासां** वातादिहेतुत्वात् । अतस्तासु चतसृषु च्छर्दिषु वातादीनेव बुद्ध्या लक्षणैर्विमृशेत् । दौहृदं प्रथमगर्भे मातुर्नानाविधाहारेच्छा तस्यालाभाद्या छर्दिः सेत्यर्थः । कृमिजायास्तु शूलादीनि लक्षणानि । विशेषात् कृमिहृद्रोगस्य लिङ्गैः श्यावनेत्रत्वादिभिः (अ.सं.नि.१९२) कृमिजां छर्दि वदेदिति संबन्धः । **इत्युक्ताश्छर्दयः** १८६

(हृद्रोगनिदानम्)

३४ हृद्रोगस्य संख्या निदानं च ।

१८७- स्मृताः पञ्च तु हृद्गदाः ।
तेषां गुल्मनिदानोक्तैः समुत्थानैश्च संभवः ॥ ३७

१८७-हृद्रोगा उच्यन्ते-वातादिभिः सन्निपातेन कृमिभिश्चेति पञ्च हृद्रोगाः स्मृता आचार्यैः । तेषां च हृद्रोगाणां गुल्मनिदाने वक्ष्यमाणहेतुभिः संभवः १८७

टिप्पणी—सुश्रुतेन (उ. ४३. ५) चत्वार एव हृद्रोगाः पठितास्तत्र कृमिहृद्रोग एव सान्निपातिकहृद्रोगस्यान्तर्भावो वेदितव्यः । त्रिदोषहृद्रोगोत्तरावस्थैव कृमिरोग इति शास्त्रकृद्भिर्व्यवस्थापितत्वात् (च. सू. १७. ३६-४०)

३५ वातजहृद्रोगलक्षणम् ।

१८८-वातेन शूल्यतेऽत्यर्थं तुद्यते स्फुटतीव च ।
भिद्यते शुष्यति स्तब्धं हृदयं शून्यता द्रवः ॥ ३८
अकस्माद्दीनता शोको भयं शब्दासहिष्णुता ।
वेपथुर्वेष्टनं मोहः श्वासरोधोऽल्पनिद्रता ॥ ३९

१८८-अल्पनिद्रान्तेन ग्रन्थेन वातहृद्रोगलक्षणम् । अत्यर्थशब्देनैतत् गमयति-अन्येष्वपि हृद्रोगेषु हृदयं शूल्यते अतिशयेन तु वातज इति । अकस्मादहेतुकः १८८

३६ पित्तजहृद्रोगलक्षणानि ।

१८९-पित्तात्तृष्णा भ्रमो मूर्छा स्वेदो दाहोऽम्लकः क्लमः
छर्दनं चाम्लपित्तस्य धूमकः पीतता ज्वरः ॥

१८९ ज्वरान्तेन पित्तहृद्रोगलिङ्गम् । पीतताङ्गेषु १८९

३७ कफजहृद्रोगलक्षणानि ।

१९०-श्लेष्मणा हृदयं स्तब्धं भारि कंसाश्मगर्भवत् ।
कासाग्निसादनिष्ठीवनिद्रालस्यारुचिज्वराः ॥४०

१९०-हृदयस्तंभादिकं लिङ्गं श्लेष्मणा हृद्रोगे भवति। हृदयं भारि गुरुकंसगर्भवदश्मगर्भवच्च १९०

३८ संनिपातहृद्रोगलक्षणम् ।

१९१-सर्वलिङ्गस्त्रिभिर्दोषैः

१९१-यस्तु त्रिभिर्दोषैर्हृद्रोगः स सर्वलिङ्गो भवति ।

३९ कृमिजहृद्रोगलक्षणानि ।

१९२- कृमिभिः श्यावनेत्रता ।
तमःप्रवेशो हृल्लासः शोषः कण्डूः कफस्रुतिः ॥ ४१
हृदयं प्रततं चात्र क्रकचेनेव दार्यते ।
चिकित्सेदामयं घोरं तं शीघ्रं शीघ्रकारिणम् ॥ ४२

१९२-कृमिहृद्रोगे श्यावनेत्रत्वादि लिङ्गम्। अत्र कृमिहृद्रोगे कृम्युपघातवशात्सततं हृदयं क्रकचेनेव दार्यते। क्रकचः--करपत्रम् । तं च कृमिहृद्रोगाख्यमामयं घोरं शीघ्रकारिणं च शीघ्रं चिकित्सेत् महामर्महृदयस्य कृमिभिर्भक्षणात् । **इत्युक्ता हृद्रोगाः** १९२

(तृष्णानिदानम्)

४० तृष्णायाः संख्यासंप्राप्तिः ।

१९३-वातापित्तात्कफात्तृष्णासान्निपाताद्रसक्षयात् ।
षष्ठी स्यादुपसर्गाच्च

१९३-तृष्णा उच्यन्ते-वातादिविशेषेण षट् तृष्णा भवन्ति । उपसर्गोऽन्यरोगाभिषङ्गः १९३

४१ तृष्णायाः कारणम् ।

१९४-वातपित्ते तु कारणम् ॥ ४३
सर्वासु

१९४-सर्वासु तृष्णासु वातपित्ते प्रधानं कारणम् १९४

४२ वातपित्तप्रकोपकारणं लक्षणानि च ।

१९५-तत्प्रकोपो हि सौम्यधातुप्रशोषणात् ।
सर्वदेहभ्रमोत्कम्प[13]तापतृड्दाहमोहकृत् ॥ ४४

१९५-तयोश्च वातपित्तयोः प्रकोपः सौम्यस्य रसाख्यधातोः कारणवशेन प्रशोषणात् । स च तत्प्रकोपः सर्वदेहभ्रमोत्कम्पादिकृत् १९५

---

४ °पवत् । कफा°-क. ख. च. ५ °नं शीतं श्ले°-क. ख. च. ६ °सवत् । स°-ख. ७ शून्यमे°-च. ८ पञ्चैव हृ°-क. ख.९ नैः समुद्भवः । वाते°-क. ख. च. १० निष्ठीव नि°-क.ख. च. ११ कफास्र°-क. १२ °व दीर्य°-क. ख. च १३° पद्दाहमो°-ख.

४३ तृष्णासंप्राप्तिः ।

१९६–जिह्वामूलगलक्लोमतालुतोयवहाः सिराः ।
संशोष्य तृष्णा जायन्ते

१९६–सर्वाश्च तृष्णा जिह्वामूलादिकं संशोष्य जायन्ते ।

टिप्पणी—' ताल्वोष्ठकण्ठास्यविशोषदाहाः संतापमोह-भ्रमविप्रलापाः । पूर्वाणि रूपाणि भवन्ति तासामुत्पत्ति-कालेषु विशेषतस्तु ' (सु. उ. ४८. ७) इति सुश्रुते पूर्वरू-पाण्युक्तानि तृष्णायाः (च. २२. ८.) १९६

४४ तृष्णानां सामान्यलक्षणम् ।

१९७– तासां सामान्यलक्षणम् ॥ ४५
मुखशोषो जलातृप्तिरन्नद्वेषः स्वरक्षयः ।
कण्ठौष्ठजिह्वाकार्कश्यं जिह्वानिष्क्रमणं क्लमः ४६
प्रलापश्चित्तविभ्रंशस्तृड्ग्रहोक्तास्तथामयाः ॥

१९७–सर्वासां मुखशोषादितृड्ग्रहोक्तामयान्तं सामान्य-लक्षणम् । तृड्ग्रहोक्ता आमयाः शोषादयो रोगानु-त्पादनीयोक्ताः (अ. सं. सू. १५६) १९७

४५ वातजतृष्णाया लक्षणम् ।

१९८–मारुतात् क्षामता दैन्यं शंखतोदः शिरोभ्रमः ४७
गन्धाज्ञानास्यवैरस्य श्रुतिनिद्राबलक्षयाः ।
शीताम्बुपानाद्वृद्धिश्च

१९८–क्षामतादिकं मारुतात्तृल्लक्षगम् १९८

४६ पित्तजतृष्णाया लक्षणम् ।

१९९– पित्तान्मूर्छास्य तिक्तता ४८
रक्तेक्षणत्वं प्रततं शोषो दाहोऽतिधूमकः

१९९–मूर्च्छादिकं पित्तात् १९९

४७ कफजतृष्णायाः संप्राप्तिर्लक्षणं च ।

२००–कफो रुणद्धि कुपितस्तोयवाहिषु मारुतम् ॥ ४९
स्रोतस्सु सकफस्तेन पङ्कवच्छोष्यते ततः ॥
शूकैरिवाचितः कण्ठो निद्रा मधुरवक्त्रता ॥ ५०
आध्मानं शिरसो जाड्यं स्तैमित्यच्छर्द्यरोचकाः
आलस्यमविपाकश्च

२००–तृष्णासु शोषे वातपित्तं कारणमुक्तं तत् कफे कदा-चित्सौम्यत्वान्न संभवत्यतः कफजायाः संप्राप्तिरुच्यते—कफः कुपितस्तोयवाहिषु स्रोतस्सु यदा मारुतं रुणद्धि तदा तेन मारुतेन स कफः शोष्यते पङ्कवत् । ततः कफे शुष्के अविपाकान्तं तृष्णाया लिङ्गं भवतीति कफतृष्णा.२००

४८ संनिपातजतृष्णाया लक्षणम् ।

२०१– सर्वैः स्यात्सर्वलक्षणाः ॥ ५१

२०१–सन्निपातेन तृष्णा सर्वलक्षणा भवति २०१

४९ आमोद्भवायास्तृष्णाया लक्षणम् ।

२०२–आमोद्भवा च भक्तस्य संरोधाद्वातपित्तजा

२०२–या त्वामोद्भवा सा वातपित्तजैव बोद्धव्या । यतः आमेनावच्छन्नेऽन्नस्यापाकेन तर्पणाभावादवृद्धाभ्यां वात-पित्ताभ्यां जन्यते २०२

५० पैत्तिकरूपा तृष्णा ।

२०३–उष्णक्लान्तस्य सहसा शीताम्भो भजतस्तृषम् ५२
ऊष्मा रुद्धो गतः कोष्ठं यां कुर्यात् पित्तजैव सा ।
या च पानातिपानोत्था तीक्ष्णाग्नेः स्नेहजा च या

२०३–उष्णेनातपादिना क्लान्तस्य सतस्सहसा शीतो-दकसेवनात् या तृड् दृष्टा सा पित्तजैव बोद्धव्या । या तूष्मरूपं पित्तं वृद्धं शरीरे व्याप्य वर्तमानं बहिः शीताम्बुसेकात् प्रतिहतं कोष्ठे प्रविष्टं तृषं करोति सा । या च पानस्य मद्यस्यातिपानेन भवति सा च पित्तजैव । तथा तीक्ष्णाग्नेः पुरुषस्य स्नेहेन या तृष्णा सा च पित्तजैव । न सर्पिः केवलं पित्ते पेयमिति स्मर्तव्यम् २०३

५१ स्निग्धादिभोजनोत्था तृष्णा ।

२०४–स्निग्धगुर्वम्ललवणभोजनेन कफोद्भवा

२०४·स्निग्धादिभोजनेन या तृष्णा सा कफोद्भवेति **विज्ञेया**

५२ क्षयजतृष्णालक्षणम् ।

२०५–तृष्णारसक्षयोक्तेन लक्षणेन क्षयात्मिका ५४

२०५–रसक्षयलक्षणेन क्षयात्मिका तृष्णा ज्ञेया । रसक्षय-लक्षणं रसे रौक्ष्यमित्यादिकं सूत्रोक्तम् (अ. हृ.सू.११-१७; (अ. सं. सू. अ. १९) । एषा पञ्चमी तृट् २०५

५३ उपसर्गात्मिकायाः तृष्णाया लक्षणम् ।

२०६–शोषमेहज्वराद्यन्यदीर्घरोगोपसर्गतः ।
या तृष्णा जायते तीव्रा सोपसर्गात्मिका स्मृता ५५

इति वैद्यपतिसिंहगुप्तस्य सूनोर्वाग्भटस्य कृतावष्टांग-संग्रहसंहितायां निदानस्थाने
पञ्चमोऽध्यायः ।

२०६–शोषादिदीर्घरोगोपसर्गाद्या तीव्रा तृट् सोपसर्गा-त्मिका षष्ठी **इत्युक्तास्तृष्णाः** २०६

इति श्रीमन्महामहोपाध्यायेन्दुविरचितायामष्टाङ्गसङ्-ग्रहव्याख्यायां शशिलेखायां निदानस्थाने
पञ्चमोऽध्यायः ॥ ५ ॥

निदानस्थाने पञ्चमोऽध्यायः

टिप्पणी–(१५४)सु.उ.४१.१; (१५५) च.चि.८.११;सु. उ. ४१. ३,४,५. (१५६) च.नि.६.१३;८.११.सु. उ. ४१. ४,५.(१५७) च.नि. ६.३–चि. ८.१३; सु. उ. ४१. ८,९. (१५८) च. नि. ६.१३; सु. उ. ४१. ९-१०. (१५९) च. नि. ६.१४–चि. ८. ३३-३८; सु. उ. ४१. २९,३०. (१६०) च. चि. ८. ५२,४५,४६; सु. उ. ४१. ११,१२

१३. (१६१) च. चि. ८. ४५-४७; सु. उ. ४१. ३४, १२,१३. (१६२) च. चि. ८.३१; सु. उ. ४१. १२. (१६३) च. चि. ८. ३०; सु. उ. ४१. १२. (१६४) च. चि. ८. ३०; सु. उ. ४१. १३. (१६५) च. चि. ८. ३९-४२. (१६६-१६७) च. चि. ८.४७-नि. ६. १६,१७; सु. उ. ४१. ३१,३२. (१६८) च. चि. ८. ५३; सु. उ. ५३. ३. (१६९) च. चि. ८. ५३; सु. उ. ५३. ४. (१७०) च. चि. ८. ५४; सु. उ. ५३. ४. (१७१) च. चि. ८. ५४; सु. उ. ५३. ५. (१७२) च. चि. ८. ५३,५४,५६; सु. उ. ५३. ५. (१७३) सु. उ. ५३. ६. (१७४) सु. उ. ५३. ६.७. (१७५) सु. उ. ५३. १६. (१७६) च. चि. ८.६०; सु. उ. ५७.३. (१७७) सु. उ. ५७. ४,५,६. (१७८) च. चि. २०. ६;-सू. १९. ४ (४); सु. उ. ४९. ३-६. (१७९) सु. उ. ४९. ७. (१८०) च. चि. २०. ६;-सु. उ. ४९. ८. (१८१) च. चि. २०. ७-९; सु. उ. ४९. ९. (१८२) च. चि. २०. १०-११; सु. उ. ४९. १०. (१८३) च. चि. २०. १२-१३; सु. उ. ४९. ११. (१८४) च. चि. २०. १४-१५; सु. उ. ४९. ११॥. (१८५) च. चि. २०. १८; सु. उ. ४९. १२. (१८६) च. चि. २६. ८०; सु. उ. ४९. १३. (१८७) च. सू. १९. ४ (४);--चि. २६.७७; सू. उ. ४३. ५. (१८८) च. चि. २६. ७९ -सू. १७. ३०-३१; सु. उ. ४३. ६. (१८९) च. चि. २६. ७९.-सू. १७. ३२-३३; सु. उ. ४३. ७. (१९०) च. चि. २६. ८०. -सू. १७. ३४-३५; सु. उ. ४३. ८. (१९१) च. चि. २६. ८०. -सू. १७. ३६; सु. उ. ४३. ९. (१९२) च. चि. २६. ८०. -सू. १७. ३६-४०; सु. उ. ४३. ९. (१९३) च. सू. १९. ४. (४); सु. उ. ४८, ६. (१९४) च. चि. २२. ५; सु. उ. ४८. ४. (१९५) च. चि. २२. ४-५; सु. उ. ४८. ४-५. (१९६) च. चि. २२. ५-६,११; सु. उ. ४८. ४-५. (१९७) च. चि. २२. ७; सु. उ. ४८. ३. (१९८) च. चि. २२. १२; सु. उ. ४८. ८. (१९९) च. चि. २२. १३-१४; सु. उ. ४८. ९. (२००) च. चि. २२. १५; सु. उ. ४८. १०-११. (२०१) सु. उ. ४८. १३-१४. (२०२) च. चि. २२. १५; सु. उ. ४८. १४. (२०३) च. चि. २२.२३, २१. (२०४) च. चि. २२. २०. (२०५) च. चि. २२. १६; सु. उ. ४८. १३-१४.-सू. १५. ३२. (२०६) च. चि. २२. १७.

मदात्ययनिदानं षष्ठोऽध्यायः ।

(उपोद्घातः)

वातकोपहेतुसामान्याद्धातुशोषणसामान्याच्च
राजयक्ष्मानन्तरं मदात्ययादिनिर्णयाध्यायारम्भः ॥

१ मदात्ययनिदानप्रारंभः ।

२०७-अथातो मदात्ययनिदानं नामाध्यायं व्याख्यास्यामः[14] । इति ह स्माहुरात्रेयादयो महर्षयः १

२०७-मदेनात्ययो मदात्ययः मदहेतुको व्याधिरित्यर्थः । मदो नाम चित्तधातुविकारः । स च मदकार्यम् । मद्यं च यथा कारणतां तत्र प्रतिपद्यते तथा तीक्ष्ण इत्यादिना दर्शयाति २०७

२ मद्यगुणाः ।

२०८-तीक्ष्णोष्णरूक्षसूक्ष्माम्लं[15] व्यवाय्याशुकरं लघु विकाशि विशदं मद्यमोजसोऽस्माद्विपर्ययः ॥ २

२०८-तीक्ष्णादिगुणदशकसंयुक्तं मद्यम् । तेनास्मान्मद्यातीक्ष्णादिगुणविपरीतमन्दादिगुणदशकसंयुक्तस्यौजसो विपर्यय एव तीक्ष्णादयो गुणा विषेऽप्युक्ताः । तत्रस्थाश्च ते जीवितान्ताय जायन्ते । तत्र तेषामुत्कर्षवृत्तिर्हेतुः । अनेनैतत् कथयति-विषं मद्यं सममेवौजसो विपरीतमिति २०८

३ विषमद्ययोरेकगुणत्वम् ।

२०९-तीक्ष्णादयो विषेऽप्युक्ताश्चित्तोपप्लाविनो गुणाः जीवितान्ताय जायन्ते विषे तूत्कर्षवृत्तितः ३

४ प्रथममदोत्पत्तिः ।

२१०-तीक्ष्णादिभिर्गुणैर्मद्यं मन्दादीनोजसो गुणान् । दशभिर्दश संक्षोभ्य चेतो नयति विक्रियाम् ४ आद्ये मदे—

२१०-अत एव यतो मद्यं तीक्ष्णादिगुणमोजसोः मन्दादिगुणम्, अतो विपर्ययान्मद्यं सेवितं तीक्ष्णादिभिः सर्वैर्दशभिर्गुणैरोजसो मन्दादीन् दशापि गुणान् विक्षोभ्य चेतो विक्रियां नयति । अयमाद्यो मदः २१०

टिप्पणी—मदलक्षणं यथा-‘हृदि मद्यगुणाविष्टे हर्षस्तर्पो रतिः सुखम् । विकाराश्च यथासत्त्वं चित्रा राजसतामसाः । जायन्ते मोहनिद्रान्ता मद्यस्यातिनिषेवणात् । स मद्यविभ्रमो नाम्ना मद इत्यभिधीयते ’ (च. चि. २४. ३९, ४०) इति

५ मध्यममदलक्षणम्

२११ —द्वितीये[16] तु प्रमादायतने स्थितः । दुर्विकल्पहतो मूढः सुखमित्येवबुध्यते[17] ॥ ५

---

१४ स्यामः । ती°-क. ख. १५ °स्माम्लव्यवा°-क. ख. च. १६ °ये च प्र-क. ख. च. १७ °त्यधिमुह्यते । °-म क. ख.

२११–ततो मद्यस्यातिपानेन द्वितीयो मदो भवति। यस्मिन् प्रमादायतने प्रमादकारणभूते स्थितः पुरुषो दुर्विकल्पहतः सन् मूढस्तदेव सुखमित्यवबुध्यते २११

६ तृतीयमदोत्पत्तिः।

२१२–मध्यमोत्तमयोः सन्धिं प्राप्य राजसतामसः। ६
निरङ्कुश इव व्यालो न किञ्चिन्नाचरेज्जडः

२१२–ततोऽपि तृतीयो मदो भवति। यस्य द्वितीयेन तथाविधः सन्धिर्भवति यं सन्धिं प्राप्य रजस्तमोभ्यां युक्तः सन् पुरुषो निरङ्कुश इव व्यालो न किञ्चिन्नाचरेज्जडः। निरङ्कुशः स्वतन्त्रवृत्तिः। व्यालो दुष्टगजः २१२

७ तृतीयमदपरिणामः।

२१३–इयं भूमिरवद्यानां दौःशील्यस्येदमास्पदम्। ७
एकोऽयं बहुमार्गाया दुर्गतेर्देशिकः परम् ॥

२१३–अवद्यानां दोषाणामियं भूमिः। यो मध्यमोत्तमयोः संदिग्धः। देशिक उपदेष्टा २१३

८ तृतीयमदलक्षणम्।

२१४–निश्चेष्टः शववच्छेते तृतीये तु मदे स्थितः। ८
मरणादपि पापात्मा गतः पापतरां दशाम्।

२१४–यदा तु तृतीयं मदं संपूर्णं प्राप्नोति तदा सः पापान्मरणादपि पापतरां दशामवस्थां गतो निश्चेष्टः सन् शववच्छेते। एतदेवानन्तरोक्तं मदत्रयलक्षणम् २१४

९ मद्यासक्तिपरिणामः।

२१५–धर्माधर्मं सुखं दुःखमर्थानर्थं हिताहितम् ॥ ९
यदासक्तो न जानाति कथं तच्छीलयेद्बुधः।

२१५–तच्च मद्यं बुधः शीलयितुं नार्हति यस्मिन्नासक्ते धर्माधर्मादिकं दृष्टादृष्टफलं न जानाति। तन्मद्यं कथं बुधः शीलयेत् २१५

१० मद्यपाने दोषाः।

२१६–मद्ये मोहो भयं शोकः क्रोधो मृत्युश्च संश्रिताः
सोन्मादमदमूर्च्छायाः सापस्मारापतानकाः ॥१०

२१६–मद्ये नित्यं मोहादयः संश्रिताः तत्कारणत्वात्। अपतानको वातव्याधौ वक्ष्यते २१६

११ मद्यस्यासाधुत्वम्।

२१७–यत्रैकः स्मृतिविभ्रंशस्तत्र सर्वमसाधु यत्।

२१७–अथवा किं मोहादिभिरुक्तैर्यत्रैकः स्मृतिविभ्रंशस्तत्र यदसाधु तत् सर्वं स्थितमेव। तच्च मद्यमयुक्त्या युक्तं सुतरामसाधु २१७

१२ अयुक्तियुक्तान्नपरिणामः।

२१८–अयुक्तियुक्तमन्नं हि व्याधये मरणाय वा। ११

२१८–तथा चान्नमयुक्तियुक्तं व्याधये भवति अथवा मरणाय भवति। एतन्न कदाचिद्दृष्टक्षत्यै २१८

१३ मद्यपानेन हानिः।

२१९–मद्यं त्रिवर्गधीधैर्यलज्जादेरपि नाशनम्।

२१९–मद्यं पुनरयुक्तियुक्तं त्रिवर्गादिनाशनेऽपि पर्याप्तं भवति। धीर्वस्तुग्रहणशक्तिः। धैर्यं मनसः स्थिरत्वम्। आदिग्रहणेनान्येषां श्लाघ्यानां गुणानां ग्रहणम् २१९

१४ मद्यसात्म्याः पुरुषाः।

२२०–नातिमाद्यन्ति बलिनः कृताहारा महाशनाः। १२
स्निग्धाः सत्त्ववयोयुक्ता मद्यनित्यास्तदन्वयाः
मेदःकफाधिका मन्दवातपित्ता दृढाग्नयः ॥ १३

२२०–तच्च मद्यं न सर्वत्र दोषावहत्वेन सम्भवति यतो बल्यादयो बहुनापि मद्येन नातिमाद्यन्ति। तदन्वयाः मद्यपकुलोत्पन्नाः २२०

१५ अमद्यसात्म्येषु दोषाः।

२२१–विपर्ययेऽतिमाद्यन्ति विस्रब्धाः कुपिताश्च ये।
मद्येन चाम्लरूक्षेण साजीर्णे बहुनाति च ॥ १४

२२१–तत्स्वरूपविपर्यये चातिमाद्यन्ति। तथा विस्रब्धाः सुविश्वस्तास्तथा कुपिताश्च ये। अम्लरूक्षेण च मद्येन सर्व एवातिमाद्यन्तीति सम्बन्धः। तथा साजीर्णे पीतेनापि बहुना च पीतेन २२१

१६ मदात्ययस्य भेदाः।

२२२–वातात्पित्तात्कफात्सर्वैश्चत्वारः स्युर्मदात्ययाः
सर्वेऽपि सर्वैर्जायन्ते 'व्यपदेशस्तु भूयसा' ॥ १५

२२२–वातादिभिः सन्निपातेन च चत्वारो मदात्ययाः स्युः। सर्वेषामपि त्रिदोषजत्वे भूयसा व्यपदेशः २२२

१७ मदात्ययस्य सामान्यलक्षणम्।

२२३–सामान्यं लक्षणं तेषां प्रमोहो हृदयव्यथा।
विड्भेदः सततं तृष्णा सौम्याग्नेयो ज्वरोऽरुचिः ॥ १६
शिरःपार्श्वास्थिरुक्कम्पो मर्मभेदस्त्रिकग्रहः।
उरोविबन्धस्तिमिरं कासश्वासप्रजागराः ॥ १७
स्वेदोऽतिमात्रं विष्टम्भः श्वयथुश्चित्तविभ्रमः।
प्रलापश्छर्दिरुत्क्लेशो भ्रमो दुःस्वप्नदर्शनम् ॥ १८

२२३–सर्वेषां मदात्ययानां प्रमोहादि साधारणं लिङ्गम्। सौम्याग्नेयो ज्वरो यो मिश्रलक्षण इत्युक्तः २२३

१८ वातिकमदात्ययलक्षणानि।

२२४–विशेषाज्जागरश्वासकम्पमूर्धरुजोऽनिलात्।
स्वप्ने भ्रमत्युत्पतति प्रेतैश्च सह भाषते ॥ १९

१९ पैत्तिकमदात्ययलक्षणानि।

२२५–पित्ताद्दाहज्वरस्वेदमोहातीसारतृड्भ्रमाः।
देहो हरितहारिद्रो रक्तनेत्रकपोलता ॥ २०

२० श्लैष्मिकमदात्ययलक्षणानि।

२२६–श्लेष्मणा छर्दिहृल्लासनिद्रोदर्दाङ्गगौरवम्।

२१ सांनिपातिकमदात्ययलिङ्गानि।

२२७–सर्वजे सर्वलिङ्गत्वं–

---

१८ °ति वा। वाता°–क. ख. १९ °दः प्रत°–क. ख. च. २० °रोऽरतिः। शि–°च.

२२४-२२७-एषु लिङ्गेषु सत्स्वपि वातिके जागरादिकं सातिशयं भवति। पित्ताद्दाहादिकम्। श्लेष्मणा छर्द्यादिकम्। साम्निपातिके मदात्यये सर्वलिङ्गत्वम्। **इति मदात्ययः** २२४-२२७

(ध्वंसकविक्षयौ)

२२ ध्वंसकविक्षययोरुत्पत्तिः।

२२८- —मुक्त्वा मद्यं पिबेत्तु यः॥२१
सहसानुचितं चान्यत्तस्य ध्वंसकविक्षयौ।
भवेतां मारुतात्कष्टौ दुर्बलस्य विशेषतः॥२२

२२८-अनन्तरं मद्यकारणौ ध्वंसकविक्षयौ निर्णीयेते—यो नरो मद्यपः सन्मद्यं बहुकालं त्यक्त्वा सहसान्यदनुचितं मद्यं पिबेत् तस्य वाताद्धेतोर्ध्वंसकविक्षयौ नाम्ना कष्टौ व्याधी भवेताम् २२८

२३ ध्वंसकलक्षणम्।

२२९-ध्वंसके श्लेष्म[२१]निष्ठीवः कण्ठशोषोऽतिनिद्रता।
शब्दासहत्वं तन्द्रा च।

२२९-दुर्बलस्य तु विशेषेण तौ स्याताम्। ध्वंसके श्लेष्मनिष्ठीवादि लक्षणम् २२९

२४ विक्षयलक्षणम्।

२३०- विक्षयेऽङ्गशिरोऽतिरुक् २३
हृत्कण्ठ[२२]रोधः संमोहः कासस्तृष्णा वमिर्ज्वरः।

२३०-विक्षयेऽङ्गरुगादि २३०

२५ मद्यनिवृत्तगुणाः।

२३१-निवृत्तो यस्तु मद्येभ्यो जितात्मा बुद्धिपूर्वकृत्
विकारैः स्पृ[२३]श्यते जातु न स शारीरमानसैः २४

२३१-मद्यमुपसंहरति-निवृत्त इत्यादिना। सुबोधम्।

२६ मदमूर्छासंन्यासानां संप्राप्तिः।

२३२-रजोमोहाहिताहारपरस्य स्युस्त्रयो गदाः
रसासृक्चेतनावाहिस्रोतोरोधसमुद्भवाः॥
मदमूर्च्छायसंन्यासा यथोत्तरबलोत्तराः॥ २५

२३२-अनन्तरं मद्यवच्चित्तोपघातसामान्यादत्रैव मदादयो निर्णीयन्ते। रजोमोहाद्यभ्यासपरस्य पुरुषस्य दोषै रसादिवाहिषु स्रोतस्सु रुद्धेषु मदादयो व्याधिविशेषा उत्पद्यन्ते। ते च यथोत्तरं बलाधिकाः। मदान्मूर्छायस्ततः संन्यास इति २३२

(मदनिदानम्)

२७ मदानां संख्या।

२३३-मदोऽत्र दोषैः सर्वैश्च रक्तमद्यविषैरपि।

२८ वातमदलक्षणम्।

२३४-सक्तानल्पद्रुताभाषश्चलस्खलितचेष्टितः॥ २६
रूक्षश्यावारुणतनुर्मदे वातोद्भवे भवेत्।

२९ पित्तमदलक्षणम्।

२३५-पित्तेन क्रोधनो रक्तपीताभः कलहप्रियः॥ २७

३० कफमदलक्षणम्।

२३६-स्व[२४]ल्पासंबद्धवाक्पाण्डुःकफाद्ध्यानपरोऽलसः

३१ सांनिपातिकमदलक्षणम्।

२३७-सर्वात्मा सन्निपातेन—

२३३-२३७-तेषु च वातादिभिः सन्निपातेन रक्तमद्यविषैश्चेति सप्त मदाः। सक्ताभाषत्वादियुक्तः पुरुषो वातोद्भवे मदे भवेत्। पित्तेन क्रोधनत्वादियुक्तः। कफात् ध्यानपरत्वादियुक्तः। सन्निपातेनानन्तरोक्तसर्वलिङ्गः २३३-२३७

३२ रक्तजमदलक्षणम्।

२३८- —र[२५]क्तात् स्तब्धाङ्गदृष्टिता २८
पित्तलिङ्गं च

३३ मद्योत्थमदस्वरूपम्।

२३९- मद्येन विकृतेहास्वराङ्गता।

३४ विषजमदलक्षणम्।

२४०-वि[२६]षात्कम्पोऽतिनिद्रा च सर्वेभ्योऽभ्यधिकश्च सः

३५ मदादिषु वातादीनां लक्षणज्ञानं।

२४१-लक्षयेल्लक्षणोत्कर्षाद्वातादीन् शोणितादिषु।

२३८-२४१-रक्तात् मदे स्तब्धाङ्गदृष्टिता पित्तलिङ्गं च भवति। मद्येन मदे विकृतेहत्वादि लिङ्गम्। विषात् मदे कम्पोऽतिनिद्रा च भवति। स एव सर्वमदेभ्योऽधिको दुस्साधतावहः। तेषु च शोणितादिमदेषु वातादीन् लक्षणोत्कर्षात् लक्षयेत्। अनेनैतदुक्तम्-रक्तमद्यविषमदाः यद्यपि त्रिदोषजास्तथाप्युत्कृष्टेन वातादीनामन्यतमस्याधिक्यं व्यवस्थेत्। **इत्युक्ता मदाः** २३८-२४१

(मूर्च्छायनिदानम्)

३६ वातमूर्च्छालक्षणम्।

२४२-अरुणं नीलकृष्णं वा खं पश्यन् प्रविशेत्तमः॥
शीघ्रं च प्रतिबुध्येत हृत्पीडा वेपथुर्भ्रमः।
कार्श्यं श्यावारुणा छाया मूर्छाये मारुतात्मके

३७ पित्तजमूर्छालक्षणम्।

२४३-पित्तेन रक्तं पीतं वा नभः पश्यन् विशेत्तमः।
विबुध्येत च सस्वेदो दाहतृट्तापपीडितः ३२
भि[२७]न्नविण्नीलपीताभो रक्तपीताकुलेक्षणः।

३८ कफजमूर्छालक्षणम्।

२४४-कफेन मेघसंकाशं पश्यन्नाकाशमाविशेत् ३३
तमश्चिराच्च बुध्येत सहल्लासप्रसेकवान्।
गुरुभिस्तिमितैरङ्गैरार्द्रचर्मावनद्धवत्॥ ३४

३९ सान्निपातिकमूर्छापरिणामः।

२४५-सर्वाकृतिस्त्रिभिर्दोषैरपस्मार इवापरः॥
पातयत्याशु निश्चेष्टं विना बीभत्सचेष्टितैः ३५

---

२१ °ष्मनिष्ठेवः क°-क. २२ °ण्ठरोगः। २३ °श्यते तेन न स शा°-क. ख. २४ स्वल्पसंबद्धवा°-क. ख. च. २५ रक्तस्त°-क. २६ विषे क° -क. ख. २७ भिन्नतृट्पीतनलाभो र °-क; °भिन्नाबद्धपीतनीलाभो र °-ख. च.

२४२-२४५-मूर्च्छाया उच्यन्ते-मारुतात्मके मूर्छाये पुरुषोऽरुणं नीलं कृष्णं वा आकाशं पश्यंस्तमः प्रविशेत् शीघ्रं च प्रतिबुध्येत हृत्पीडादिकं चात्र भवति। तमःप्रवेशः अचैतन्यम्। रक्तं पीतं वेत्यादि पित्तमूर्छायलक्षणम्। मेघेत्यादिकं कफमूर्छायलक्षणम्। त्रिभिर्दोषैर्मूर्च्छायः सर्वाकृतिः सर्वरूपो भवति। महारम्भत्वेऽपर इवापस्मारः। अयं तु मूर्छायो बीभत्सचेष्टितैर्मूत्रपुरीषोत्सर्गादिभिर्विना निश्चेष्टं पुरुषमाशु पातयति २४२-२४५

४० मदमूर्च्छाययोः संन्यासं प्रति भेदः।

२४६-दोषेषु मदमूर्च्छायाः कृतवेगेषु देहिनाम्
स्वयमेवोपशाम्यन्ति संन्यासो नौषधैर्विना ॥ ३६

२४६-अपस्माराद्भिना मदमूर्छाययोः पुनरवबोधे दोषेष्वित्यादिना हेतुरुच्यते-देहिनां कृतवेगेषु सत्सु दोषेषु मदमूर्छायाः स्वयमेवौषधनिरपेक्षमेवोपशाम्यन्त्यावेगकालम्। संन्यासः पुनरौषधैर्विना न शाम्यति २४६

(संन्यासनिदानम्)

४१ संन्यासवर्णनं तदसाध्यत्वं च।

२४७-वाग्देहमनसां चेष्टामाक्षिप्यातिबला मलाः।
संन्यासं सन्निपतिताः प्राणायतनसंश्रयाः[२८] ॥
कुर्वन्ति तेन पुरुषः कौष्ठभूतो[२९] मृतोपमः।
म्रियेत शीघ्रं शीघ्रं चेच्चिकित्सा न प्रयुज्यते ॥

२४७-संन्यासः क उच्यत उत्याह-वागित्यादि। अतिबलाः स्वकारणविशेषवशाद्वातादयो दुष्टाः वाग्देहमनसां चेष्टामाक्षिप्य गृहीत्वा परस्परं सन्निवर्तिताः प्राणायतनसंश्रिताश्च संन्यासं कुर्वन्ति। प्राणायतनं हृदयादि। तेन च संन्यासेन पुरुषः काष्ठभूतो मृतोपमश्च भवति। तत्र यदि शीघ्रं चिकित्सा न प्रयुज्यते ततो म्रियेतैव २४७

४२ संन्यासे चिकित्सायाः शैघ्र्यत्वस्य आवश्यकता।

२४८-अगाधे ग्राहबहुले सलिलौघ इवातटे।
संन्यासे विनिमज्जन्तं नरमाशु निवर्तयेत् ॥

२४८-तथा भिषक् संन्यासे विनिमज्जन्तं नरमाशु निवर्तयेत्। अगाधे गम्भीरे ग्राहबहुले अतटे च सलिलौघे निमज्जन्तं नरं यथा बान्धवा निवर्तयन्ति २४८

४३ अयुक्तियुक्तस्य मद्यस्य दोषाः।

२४९-[३०]मदमानरोषतोष-
प्रभृतिभिररिभिर्निजैः परिष्वङ्गः।
युक्तायुक्तं च समं
युक्तिवियुक्तेन मद्येन ॥

२४९-मदमान्येत्यादिना मदात्ययनिदानत्वान्मद्येनैवोपसंहरन्नाह। तोषो हर्षः। प्रभृतिशब्देन कामक्रोधादयः। युक्तायुक्तं च सममिति कृत्याकृत्यविवेको न भवति २४९

४४ विधिना पीतस्य मद्यस्य गुणाः।

२५०-बलकालदेशसात्म्य-
प्रकृतिसहायामयवयांसि।
प्रविभज्य तदनुरूपं
यदि पिबति ततः पिबत्यमृतम् ॥

इति वैद्यपतिसिंहगुप्तस्य सूनोर्वाग्भटस्य कृतावष्टांगसंग्रहसंहितायां निदानस्थाने षष्ठोऽध्यायः।

२५०-एवं विधिहीनस्य दोषमुक्त्वा बलकालेत्यादिना विधियुक्तस्य पुनर्गुणमाह। बलादीनि पृथङ्निरूप्य बलाद्यनुरूपमेव यदि मद्यं पिबति ततोऽमृतमेव पिबति. २५०

इति श्रीमन्महामहोपाध्यायेन्दुविरचितायामष्टाङ्गसङ्ग्रहव्याख्यायां शशिलेखायां निदानस्थाने षष्ठोऽध्यायः ॥ ६ ॥

निदानस्थाने षष्ठोऽध्यायः

टिप्पणी-(२०७) च.चि. २४.१; सु. उ-४७. १ (२०८) च. चि. २४. २९,३०, ३१; सु. उ. ४७. ३-सू. ४५. १७०-२१६. (२०९) च. चि. २४. ९८,९९; सु. क. ३. २५; २. १९-२४. (२१०) च. चि. २४. ४१-४३, ७०-७१; सु. उ. ४७. ११ (२११) च. चि. २४. ४४-४५, ७१; सु. उ. ४७. १२ (२१२) च. चि. २४. ४६, ७१; सु. उ. ४७. १२ (२१३) च. चि. २४. ४६,४७; सु. उ. ४७. १२ (२१४) च. चि. २४. ४७,४८; (२१५) च. चि. २४. ५०; (२१६) च. चि. २४. ५६; (२१७) च. चि. २४. ५७; (२१८) च. चि. २४. ५९; (२१९) च. चि. २४. ५२-५५; (२२०) च. चि. २४. ८५; सु. उ. ४७. ७.१४ (२२१) च. चि. २४. ८६,८७; सु. उ. ४७. १५,१६ (२२२) च. चि. २४. १०७,८८; (२२३) च. चि. २४. १०१-१०६, (२२४) च. चि. २४. ८९-९१; (२२५) च. चि. २४. ९२-९४; (२२६) च. चि. २४ ९५-९७; (२२७) च. चि. २४. १००, १०७, (२२८) च. चि. २४. १९९-२००,२०३; (२२९) च. चि. २४. २०१; सु. उ. ४७. ४९ (२३०) च. चि. २४. २०२; सु. उ. ४९. ४९ (२३१) च. चि. २४. २०६; (२३२) च. सू. २४. २५-२७; सु. उ. ४६. ६,७ (२३३) च. सू. २४. ३४; सु. उ. ६२. ४-५ (२३४) च. सू. २४. ३०; सु. उ. ४७. १९ (२३५) च. सू. २४. ३१;

२८ °नमाश्रिताः-च. २९ काष्ठीभू°-ख. ३० २४९-२५० इति पद्यद्वयं क. ख. च. पुस्तकेषु नास्ति।

सु. उ. ४७. १९. (२३६) च. सू. २४. ३२; सु. उ. ४७. २० (२३७) च. सू. २४. ३२; सु. उ. ४७. २० (२३८) च. सू. २४. ३१; सु. उ. ४६. १२ (२३९) च. सू. २४. ३३; सु. उ. ४६. १२ (२४०) च. सू. २४. ३४; सु. उ. ४६. १३ (२४१) च. सू. २४. ३४; सु. उ. ४६. १२ (२४२) च. सू. २४. ३५–३६; सु. उ. ४६. ९, ६१. ११, १२, १६, (२४३) च. सू. २४. ३७–३८; सु. उ. ४६. ९, ६१. १३, १६. (२४४) च. सू. २४. ३९–४०; सु. उ. ४६. ९; ६१. १४–१६. (२४५) च. सू. २४. ४१; सु. उ. ४६. ९. (२४६) च. सू. २४. ४२; सु. उ. ४७. २०, २१. (२४७) च. सू. २४. ४३–४४; सु. उ. ४७. २१, २२. (२४८) च. सू. २४. ४५; सु. उ. ४७. २२ (२४९) सु. उ. ४७. १५–१६. (२५०) च. चि. २४. ६८, ६९, ८०–८४; सु. उ. ४७. ८.

अर्शोनिदानं सप्तमोऽध्यायः।

(उपोद्घातः)

प्राणायतनाश्रयत्वसामान्यान्मदात्ययनिदानानन्तरमर्शोनिर्णयायाध्यायारम्भः ॥

१ अर्शोनिदानारम्भः।

२५१–अथातोऽर्शसां निदानं नामाध्यायं व्याख्यास्यामः। इति ह स्माहुरात्रेयादयो महर्षयः १

२ अर्शोव्युत्पत्तिस्तत्प्रकाराश्च।

२५२–अरिवद्विशसन्तीत्यर्शांसि । तानि[३१] पुनर्बहुप्रकाराणि सुबहूपद्रवाणि च पायुमेढ्रादिसंश्रया मांसकीलाः २

२५२–अरिवदिति–अनेकप्रकाराः पाय्वादिषु मांसकीला अरिवच्छत्रुवद्विशसनादर्शांसीत्युच्यन्ते २५२

३ अर्शसां द्वैविध्यम्।

२५३–समासतस्तु द्विविधान्यर्शांसि सहजानि जन्मोत्तरकालजानि च। पुनश्च द्विविधानि शुष्काण्यार्द्राणि च

२५३–सुबोधम् २५३

४ अर्शसामधिष्ठानानि।

२५४–सर्वेषां पुनरधिष्ठानं मेदो मांसं त्वक् च ३

५ गुदवर्णनम्।

२५५–स्थूलान्त्रप्रतिबद्धोऽर्धपञ्चाङ्गुलो हि गुदः ॥

६ गुदे तिस्रः पेश्यः।

२५६–तस्मिन् पूर्वमुक्ता वलीसंज्ञास्तिस्रः पेश्योऽध्यर्धाङ्गुलाः ॥ ४

२५६ पूर्वमित्यङ्गविभागे (अ.सं शा. ३३०)

७ गुदवलीनां नामानि।

२५७–ताः प्रवाहिणी विसर्जनी संवरणी च ॥

८ गुदोष्ठवर्णनम्।

२५८–रोमान्तादध्यर्धयवं गुदोष्ठमाहुः ॥ ५

२५८–बाह्याद्रोमान्तादध्यर्धयवमानो गुदोष्ठो भवति। विभागपरिज्ञानायैतत् प्रदर्शितम् २५८

९ प्रथमायाः वल्याः स्थानम्।

२५९–प्रथमा तु गुदोष्ठादङ्गुलमात्रे ॥

२५९–गुदोष्ठादध्यर्धयवमानादनन्तरेऽङ्गुलमात्रे प्रथमा वली २५९

१० सहजानामर्शसामसाध्यत्वस्य कारणम्।

२६०–तत्र सहजानां गुदवलीबीजोपतप्तिरायतनम्। तस्या[३६] द्विविधो हेतुर्मातापित्रोरपचारो दैवं च ६ ताभ्यां सन्निपातप्रकोपः। तस्मात्तान्यसाध्यानि।

२६०–पुरुषस्याधानकाले येन बीजांशेन वल्य उत्पद्यन्ते तस्य दोषैरुपतप्तिः सहजानामर्शसां हेतुः। तस्या इत्युपतप्तेः। ताभ्यामिति मातापित्रपचारदैवाभ्याम्। तस्मादिति विशिष्टबीजोपतापात्। तानीति सहजानि २६०

११ कुलजानां व्याधीनामसाध्यत्वम्।

२६१–एतेन कुलजाः सर्वे विकारा व्याख्याताः ॥

२६१–एतेनेत्यादिना बीजोपतापहेतुत्वेन सर्वेषां कुलजानां व्याधिनामसाध्यत्वं व्याख्यातम् २६१

१२ सहजानामर्शसां विशेषवर्णनम्।

२६२–विशेषतस्तु सहजानि दुर्दर्शनपरुषपाण्डूपचितदारुणान्यन्तर्मुखानि[३७] बहूपद्रवोपद्रुतानि भवन्ति ७

२६२–सामान्यार्शोलक्षणसंभवेऽपि सहजानां दुर्दर्शनत्वादिनातिशयः। दुर्दर्शनानि यन्त्रप्रवेशमार्जनादौ द्रष्टुं नार्हन्तीति २६२

१३ जन्मोत्तरकालजानामर्शसां षड्विधत्वम्।

२६३–अथेतराणि षड्विधानि पृथग्दोषैः संसृष्टैः सन्निपतितैः शोणितेन च ८

२६३–इतराणि जन्मन उत्तरकालभावीनि। पृथग्दोषादिभेदेन षड्विधानि षट्प्रकाराणि। संसर्गे एकजातित्वात् पूर्वाचार्यानुरोधेनैकत्वमुक्तम् २६३

१४ अर्शसां शुष्कत्वार्द्रत्वयोः कारणम्।

२६४–तत्र वातश्लेष्मोत्तराणि शुष्काणि रक्तपित्तोत्तराण्यार्द्राणि ९

२६४–सर्वेषां चार्शसां वातश्लेष्मान्वयाच्छुष्कत्वं भवति रक्तपित्तान्वयाच्चार्द्रत्वम् २६४

---

३१ °तोर्शो निदानं व्या°–क. ख. ३२ °स्यामः। अरि°–क. ख. च. ३३ °नि पुनः सुबहु प्र° क. ख.; नि पुनः सबहुप्रकाराः सुबहूपद्रवाश्च पा°–च. ३४ °लो गु° –क. ख. ३५ °मान्तेभ्योऽध्यर्ध°–क. ख. च. ३६ तस्यां द्वि°–क. ख. ३७ °नि बहुबलवदुपद्रवो °–क. ख. च.

१५ अर्शसां निदानं संप्राप्तिश्च ।

२६५–दोषप्रकोपहेतुस्तु प्रागुक्तैः[३८] । स यदा मलोपचयमादधाति पुनश्चोत्कटकाविषमकठिनासनसेवनादुद्भ्रान्तयानोष्ट्रादिप्रयाणादतिव्यवायाद्बस्तिनेत्रासम्यक्प्रणिधानादिना गुदक्षणनादभीक्ष्णं शीताम्बुसंस्पर्शाच्चैलल्लोष्ठतृणादिसंघर्षात् प्रततातिप्रवाहणाद्वातमूत्रपुरीषवेगोदीरणधारणात् स्त्रीणां चामगर्भभ्रंशाद्गर्भोत्पीडनाद्विषमप्रसूतेरेवंविधैश्चापरैः[४२] कुपितो वायुरपानस्तं * मलमुपाचितमधोगतमासाद्य गुदवलीष्वाधत्ते । ततस्तास्वभिष्यण्णास्वर्शांसि संभवन्ति १०

२६५–प्रागुक्तः सर्वरोगनिदाने तिक्तकटुकेत्यादिना (अ.सं. नि.२६-३१) सामान्यदोषकोपहेतुः । स यदा मलानां वातादीनामुपचयं वृद्धत्वमादधाति । पुनश्चोत्कटकासनादिनाऽपनो वायुः कुपितस्तमुपचितं मलं दोषं संहृत्य गुदवलीष्वाधत्ते । तदा तेन दोषेण तासु गुदवलीष्वभिष्यण्णासु शिथिलीकृतास्वर्शांसि संभवन्तीत्येवमर्शसां संप्राप्तिर्निदानं चोक्तम् २६५

१६ अर्शसां पूर्वरूपाणि ।

२६६–तेषां पूर्वरूपाणि कृच्छ्रात् पक्तिरान्त्रकूजनमुद्गारबाहुल्यमम्लकोऽन्नाश्रद्धाविष्टम्भोऽश्मगर्भाभनाभित्वमाटोपोऽधस्तात्कृच्छ्रेण सशब्दस्य च वायोः प्रवृत्तिर्बहुमूत्रत्वमल्पपुरीषता गुदपरिकर्तनं सक्थिसदनमक्ष्णोः श्वयथुरविमलेन्द्रियत्वमालस्यं तन्द्रा कार्श्यं दौर्बल्यमाशङ्का ग्रहणीदोषशोफोदरपाण्डुरोगगुल्मेषु

२६६–तेषां जन्मोत्तरकालभाविनामर्शसां कृच्छ्रात् पक्तिरित्यादीनि पूर्वरूपाणि । सुबोधम् । ग्रहणीदोषादिष्वाशङ्का स्तोकं स्तोकं तल्लक्षणयुक्तत्वात् । २६६

१७ अर्शसां रूपाणि ।

२६७–जातेषु चैतानि लिङ्गानि प्रव्यक्ततराणि भवन्ति ११

२६७–जातेषु त्वर्शस्सु एतानि कृच्छ्रात् पक्तिरित्याद्युक्तानि प्रव्यक्ततराणि भवन्तीत्युक्तानि लिङ्गानि २६७

१८ अर्शोभिरनलव्याप्तेः संप्राप्तिः ।

२६८–तैः खल्वधोमार्गोपरोधाद्वायुरपानो निवर्तमानः समानव्यानोदानप्राणान् पित्तश्लेष्माणौ च प्रकोपयन्ननलमुपमृद्नाति १३

२६८–तैरर्शोभी रुद्धोऽपानो वायुः प्रतिनिवृत्तः समानादीन् क्रमेण कोपयन्ननलमुपमृद्नाति नाशयति २६८

१९ अर्शसां सामान्यलक्षणानि ।

२६९–अथ सर्व एवार्शसो भवत्यतिकृशो विवर्णः क्षामो दीनः प्रचुरविबद्धवातमूत्रपुरीषोऽश्मरीशर्करावाननियतविबद्धमुक्तामपक्वभिन्नशुष्कवर्चास्तथान्तरान्तरा श्वेतपाण्डुहरितपीतरक्तारुणतनुसान्द्रपिच्छिलोपवेशी नाभिवंक्षणोद्देशप्रचुरपरिकर्तिकान्वितः सगुदशूलप्रवाहिकाप्रहर्षप्रमोहोऽल्पशुक्रप्रजोऽल्पभुक् सिरासंततगात्रः क्रोधनो दुरुपचारः कासश्वासपनिसतृष्णारोचकपाणिपादवदनाक्षिकूटश्वयथुक्षवथुवेपथुवमथुपरीतस्तैमिरिकः शिरःशूली क्षामभिन्नस्वरः कर्णरोगी सज्वरः साङ्गमर्दः सर्वपर्वास्थिशूलोऽन्तरान्तरा हृदयकुक्षिपार्श्वपृष्ठबस्तित्रिकग्रहोपतप्तः प्रध्यानपरः परमलसश्च १४

२६९–सर्वोऽर्शसः सहजार्शोभिर्युक्त उत्तरकालभाविभिर्वाप्युपतप्तः अतिकृशादिरूपो भवति। अर्शांसि विद्यन्ते यस्य सोऽर्शसः । अर्शआदिभ्योऽच् प्रत्ययः । प्रचुराः प्रभूताः प्रबद्धा असम्यक्प्रवृत्ता वातादयो यस्य । अश्मरीशर्करयोर्विशेषो वक्ष्यते (अ.सं. नि. ३२९) । विबद्धमुक्तादित्वेनानियतरूपं वर्चः पुरीषं यस्य स तथोक्तः । समन्ताच्छेदनमिव **परिकर्तिका** । दुःखेन परिचारकैरुपचर्यत इति दुःखोपचारः । अन्तरान्तरेतिकादाचित्कत्वलक्षणाय २६९

२० वातोल्बणानामर्शसां लक्षणम् ।

२७०–तत्र वातोल्बणानि शुष्कम्लानकठिनपरुषरूक्षश्यावारुणानि तीक्ष्णस्फुटितमुखानि विषममध्यानि कदम्बपुष्पतुण्डिकेरीकर्कन्धुसिद्धार्थबिम्बीखर्जूरफलप्रमाणानि वक्राणि मिथो विसदृशानि कटीपार्श्वादिष्वधिकवेदनानि सशूलोदावर्तकराणि गुल्माष्ठीलाप्लीहोदराणि चास्य तन्निमित्तान्येव कृष्णत्वङ्नखनयनवदनमलाश्च भवन्ति १५

२७०–तत्रेत्यादिना वातोल्बणानां विशेषलक्षणम् । मिथो विसदृशानि परस्परविलक्षणानि । गुल्मादीनि चास्य तन्निमित्तान्यर्शोनिमित्तान्येव भवन्ति । रोगश्च रोगस्य हेतुर्भवतीत्युक्तम् (अ. सं. सू. अ. २२ च. नि. ८. २१.) २७०

२१ पित्तोत्तराणामर्शसां लक्षणम् ।

२७१–पित्तोल्बणानि नीलाग्राणि रक्तपीतकृष्णानि मृदुशिथिलानि स्पर्शासहानि विस्रगन्धीनि तनूनि तनुरक्तस्राविणि दाहपाकवन्ति ज्वरमोहारुचिकराणि यकृत्प्रकाशानि शुकजिह्वाजलौकावक्त्रसदृशानि यवमध्यानि प्रक्लिन्नानि भिन्नपीतवर्चांसि हारिद्रत्वङ्नखादिकराणि च १६

२७१–नीलाग्राणीत्यादिपित्तोल्बणानां विशेषलक्षणं सुबोधम् २७१

३८ °क्तः । स हि य°–क. ख. ३९ °तातिनिर्वाह°–क. ख; ४० °तादिनिर्वाह°–च; °हणाद्वा मू°–च. ४१ °षवेगोदीरणात् उदीर्णवेगविधारणात् स्त्री°–क. ख. च. ४२ °रैः प्रकुपि°–क. ख. च. ४३ °धोगमासा°–क. ख. ४४ °क्तिरन्त्रकू°–क. ख. च. ४५ °च्छ्रेण सशब्दं वा°–क. ख; °ण सशब्दं चा वा °–च. ४६ °रिकर्तः स–°क. ख. ४७ °षशोषोदर°–क. ख. ४८ °पगृह्णाति । अ°–च. ४९ °द्धवातपुरा°–च. ५० पक्वाविभिन्न°–क. ख. च. ५१ °न्तराश्वेत°–च. ५२ °कापरिहृ°–क. ख.च. ५३ °पथुपरी°–च. ५४ °ग्रहप्रत°–च. ५५ °ष्पतुण्डिकेरिकाकर्क°–क. ख; °ष्पतुण्डेरिकाक°–च. ५६ °न्धुबि°–च. ५७ °णिरक्तापीतकृ°–ख. ५८ °गन्धानित°–क. ५९ °ह्वाजलूकावक्त्र°–च. * °रपानस्थं म°–ख.

२२ श्लेष्मोल्बणानामर्शसां लक्षणम् ।

२७२–श्लेष्मोल्बणानि महामूलानि स्थिरस्निग्धपाण्डुवृत्तोपचितानि गुरुस्तब्धश्लक्ष्णपिच्छिलानि[60] सुससुप्तानि स्पर्शक्षमाणि करीरपनसास्थिगोस्तनाकाराण्यतिमात्रोत्थानप्रवाहिकावंक्षणानाहनाभिपरिकर्तिकाहृल्लासप्रसेककासश्वासपीनसारुचिच्छर्दिकृच्छ्रमूत्रप्रमेहशीतज्वरशोफशिरोगौरवेन्द्रियोपलेपाग्निमार्दवक्लैब्यामविकारप्रबलानि न भिद्यन्ते न स्रवन्ति कण्डूबहुलानि सश्लेष्मवसाप्रकाशातिमलोपवेशीनि शुक्लत्वङ्नखादिकराणि च १७

२७२–महामूलानीत्यादिं श्लेष्मोल्बणानां विशेषलक्षणम्। सुससुप्तान्यल्पसानि । अतिमात्रोत्थानं विरेकः । प्रवाहिका निस्तानिका । हृदुत्क्लेशयुक्तः प्रसेको हृल्लासः । इन्द्रियाणामुपलेप इवोपलेपो विषयग्रहणाशक्तत्वम् । अग्निमार्दवग्रहणं कफजेष्वतिशयार्थम् २७२

२३ संसर्गसन्निपातजार्शसां लक्षणम् ।

२७३–लक्षणसंकरात् संसर्गसन्निपातजानि विभजेत्

२४ रक्ताजार्शसां लक्षणम् ।

२७४–रक्तोल्बणानि तु वटप्ररोहविद्रुमकाकनन्दिकाफलाभानि[62] पित्तलक्षणानि च तथा गाढपुरीषप्रतिपीडितान्यत्यर्थं दुष्टमुष्णमसृक् सहसा विसृजन्ति, तस्यातिप्रवृत्तौ रक्तक्षयोपद्रवा भवन्तीति । भवति चात्र श्लोकः– १९

२७४–रक्तोल्बणानां विशेषलक्षणम् सुबोधम् । काकनन्दिका गुञ्जा । पित्तलक्षणानि पित्तोल्बणार्शोलक्षणानि रक्तक्षयोपद्रवाः शिरोऽभितापादयः । इति सङ्कुलार्थप्रकाशनाय वैचित्र्याय च तन्त्रकृता गद्यबन्धः कृतः २७४

२५ अर्शसामुपद्रवभूतोदावर्तस्य लक्षणम् ।

२७५–मुद्गकोद्रवजूर्णाह्वकरीरचणकादिभिः ।
रूक्षैः संग्राहिभिर्वायुः स्वे स्थाने कुपितो बली
अधोवहानि स्रोतांसि संरुध्याधः प्रशोषयन् ।
पुरीषं वातविण्मूत्रसंङ्गं कुर्वीत दारुणम् ॥२१
तेन तीव्ररुजा कोष्ठपृष्ठहृत्पार्श्वगा भवेत् ।
आध्मानमुदरावेष्टो हृल्लासः परिकर्तनम् ॥२२
बस्तौ च सुतरां शूलं गण्डे श्वयथुसंभवः ।
पवनस्योर्ध्वगामित्वं ततश्छर्द्यरुचिज्वराः २३
हृद्रोगग्रहणीदोषमूत्रसङ्गप्रवाहिकाः ।
बाधिर्यतिमिरश्वासशिरोरुक्कासपीनसाः ॥ २४
मनोविकारस्तृष्णास्रपित्तगुल्मोदरादयः ।
ते ते च वातजा रोगा जायन्ते भृशदारुणाः २५
दुर्नाम्नामित्युदावर्तः परमोऽयमुपद्रवः ।
वाताभिभूतकोष्ठानां तैर्विनापि स जायते ॥

२७५–अनन्तरमर्शसामुपुद्रवस्योदावर्ताख्यस्य मुद्गेत्यादिना हेत्वादिकमुच्यते—**मुद्गेत्यादि** । आदिशब्देन मसूरादीनां ग्रहणम् । एतैरन्यैश्च रूक्षैः संग्राहिभिर्वायुरपानाख्यः स्वे स्थाने नाभेरधः । तेनेति वातादिसङ्गेन । तत ऊर्ध्वंगतात् पवनात् छर्द्यादयो जायन्ते । अमुदायवर्तो दुर्नाम्नामर्शसामुपद्रवत्वेन जायते । स उदावर्तो वाताभिभूतकोष्ठानां तैर्दुर्नामभिर्विनापि जायते ।

२६ असाध्यार्शसां लक्षणम् ।

२७६–सहजानि त्रिदोषाणि यानि चाभ्यन्तरे वलौ[67] ।
स्थितानि तान्यसाध्यानि याप्यन्तेऽग्निबलादिभिः

२७६–अर्शसामसाध्यादीनां सहजानीत्यादिनासाध्यादिलक्षणमुच्यते । **सहजानीत्यादि** । सहजान्यर्शांसि शुक्रार्तवदोषान्वयानि वलीबीजोपतापजातानीत्यर्थः । तथा त्रिदोषजानि गर्भजानि जातजान्यपि । आभ्यन्तरे वलौ यानि स्थितानि एकदोषद्विदोषजानि तानि सर्वाण्यसाध्यानि । वलीशब्दः स्त्रीपुलिङ्गः २७६

२७ कृच्छ्रसाध्यानामर्शसां लक्षणानि ।

२७७–द्वन्द्वजानि द्वितीयायां वलौ यान्याश्रितानि च
कृच्छ्रसाध्यानि तान्याहुः परिसंवत्सराणि च २८

२७७–द्वन्द्वजादीनि सर्वाणि च संवत्सरमचिकित्सितानि च कृच्छ्रसाध्यानि २७७

२८ सुखसाध्यानामर्शसां लक्षणानि ।

२७८–बाह्यायां तु वलौ जातान्येकदोषोल्बणानि च ।
अर्शांसि सुखसाध्यानि न चिरोत्पतितानि च २९

२७८–बाह्यादीन्यभिनवोत्पन्नानि च सुखसाध्यानीत्युक्तानि गुदजान्यर्शांसि ।

२९ मेढ्रादिजार्शसां स्वरूपम् ।

२७९–मेढ्रादिष्वपि वक्ष्यन्ते यथास्वं–

२७९–मेढ्रादिष्वपि गुह्यरोगादौ वक्ष्यन्ते (अ. सं. उ. अ. ३८) तथा नासारोगे कर्णरोगे च (अ. सं. उ. अ. २३, अ. सं. उ. अ.२१.) ।

३० नाभिजानामर्शसां लक्षणानि ।

२८०– –नाभिजानि तु
गण्डूपदास्यरूपाणि पिच्छिलानि मृदूनि च ३०

२८०–नाभिजानि त्वर्शांसि गण्डूपदमुखसदृशत्वादियुक्तानि ।

(चर्मकीलनिदानम्)

३१ चर्मकीलस्य लक्षणं संप्राप्तिश्च ।

२८१–व्यानो गृहीत्वा श्लेष्माणं करोत्यर्शस्त्वचो बहिः
कीलोपमं स्थिरखरं चर्मकीलं तु तं विदुः ॥ ३१

२८१–गुदात् बहिस्त्वचो व्यानो यदर्शः करोति तदाचार्याश्चर्मकीलं विदुः २८१

३२ दोषानधिकृत्य चर्मकीलस्य लक्षणं वर्णाश्च ।

२८२–वातेन तोदपारुष्यं पित्तादसितरक्तता ।
श्लेष्मणा स्निग्धता तस्य ग्रथितत्वं सवर्णता ३२

२८२–वातेनेत्यादिना चर्मकीललक्षणम् ८२२

६० 'नि सुप्रसु'–क. ख. च. ६१ 'काशमलोप'–क. ख. च. ६२ 'कणान्तिकाफ'–क. च; 'काकणन्तिकाभा'–ख. ६३ 'त्वक्लक्ष'–क. च. च. ६४ 'तिचात्र-मु'–क. ख. च. ६५ 'युः स्वस्थाने कु'–क. ख. च. ६६ 'तरां शूलं गण्डश्वय'–क. ख. च. ६७ 'लौ । जायन्तेऽर्शांसि संश्रित्य तान्यसाध्यानि निर्दिशेत् । द्वन्द्व'–क. ख. ६८ 'बाह्यायां च व'–च.

३३ अर्शसां शीघ्रचिकित्स्यत्वस्य कारणम् ।

२८३–अर्शसां प्रशमे यत्नमाशु कुर्वीत बुद्धिमान् ।
तान्याशु हि गुदं बध्वा कुर्युर्बद्धगुदोदरम् ॥

इति वैद्यपतिसिंहगुप्तस्य सूनोर्वाग्भटस्य कृतावष्टाङ्गसंग्रहसंहितायां निदानस्थाने अर्शोनिदानं नाम सप्तमोऽध्यायः ।

२८३–अर्शसामित्यादिनोपसंहरति । बद्धगुदोदरं वक्ष्यमाणं कुर्युरिति २८३

इति श्रीमन्महामहोपाध्यायेन्दुविरचितायामष्टाङ्गसङ्ग्रहव्याख्यायां शशिलेखायां निदानस्थाने सप्तमोऽध्यायः ।

निदानस्थाने सप्तमोऽध्यायः ।

टिप्पणी–(**२५१**) च. चि. १४. ४; सु. नि. २. १. (**२५२**) च. चि. १४. ६; सु. नि. २. ४.–सू. २१. ३३. (**२५३**) च. चि. १४. ५; सु. नि. २. ३. (**२५४**) च. चि. १४. ६. १४.–६; (**२५५**) च. चि. १४. ६; सु. नि. २.५ (**२५६**) च. चि. १४. ६; सु. नि. २.५. (**२५७**) सु. नि. २.५ (**२५८**) सु. नि; २.६ (**२५९**) सु. नि. २.७ (**२६०**) च. चि. १४. ५, २८; सु. नि. २.१५ (**२६१**) च. चि. १४. ५; ६. ५७ (**२६२**) च. चि. १४. ७.८; सु. नि. २.१५ (**२६३**) सु. नि. ३ (**२६४**) च. चि. १४. ३८; सू. १९. ७. (**२६५**) च. चि. १४.९; सु. नि. २. ४ (**२६६**) च. चि. १४. २१,२२; सु. नि. २.८ (**२६७**) सु. नि. २.९ (**२६८**) च. चि. १४.८; सु. २.२५,२६. (**२६९**) च. चि. १४.८ (**२७०**) च. चि. १४. ११ ;सु. नि २. १० (**२७१**) च. चि. १४. १४; सु. नि. २. ११ (**२७२**) च. चि. १४. १७. सु. नि. २. १३ (**२७३**) च. चि. १४. २०; सु. नि. २. १४ (**२७४**) च. चि. १४. १७०–१७४ सु. नि. २. १३. (**२७५**) सु. उ. ५५. ३७–४१ (**२७६**) च. चि. १४. २८; सु. नि. २. २३, १६. (**२७७**) च. चि. १४. ३०; सु. नि. २. २३, २४. (**२७८**) च. चि. १४. ३१; सु. नि. २.१६ (**२७९**) च. चि. १४.६; सु. नि. २.१७ (**२८०**) सु. नि. २. १७ (**२८१**) सु. नि. २. १८–२०

अतीसार–ग्रहणीनिदानमष्टमोऽध्यायः ।

(उपोद्घातः)

सन्नपावकाधोगदोषहेतुत्वसामान्यादर्शोनिदानानन्तरमतीसारग्रहणीनिर्णयायाध्यायारम्भः ॥

(अतीसारनिदानम्)

१ अतीसारग्रहणीनिदानप्रारंभः ।

२८४–अथातोऽतीसारग्रहणीदोषनिदानं व्याख्यास्यामः । इति ह स्माहुरात्रेयादयो महर्षयः ॥ १

२ अतीसारस्य संख्यारूपा संप्राप्तिः ।

२८५–दोषैर्व्यस्तैः समस्तैश्च भयाच्छोकाच्च षड्विधः ।
अतीसारः

२८५–वातादिभेदेन षड्विधोऽतिसारः ।

३ अतीसारनिदानं तत्संप्राप्तिश्च ।

२८६– स सुतरां जायतेऽत्यम्बुपानतः ॥ २
कृशशुष्कामिषासात्म्यतिलपिष्टविरूढकैः ।
मद्यरूक्षातिमात्रान्नैरर्शोभिः स्नेहविभ्रमात् ॥ ३
कृमिभ्यो वेगरोधाच्च तद्विधैः कुपितोऽनिलः
विस्रंसयत्यधोऽब्धातुं हत्वा तेनैव चानलम् ॥ ४
व्यापैय्यानुशकृत् कोष्ठं पुरीषं द्रवतां नयन् ।
प्रकल्पतेऽतिसाराय–

२८६–स त्वत्यम्बुपानेन सुतरां जायते । कृशेत्यादिना सर्वातीसाराणां दोषजानां निदानं संप्राप्तिश्चोच्यते । कृशामिषादिभिरन्यैश्च वातप्रकोपकारणैरेवंप्रायैरनिलः कुपितः सन्निदमिदं कृत्वातीसाराय कल्पत इत्यर्थः २८६

४ अतीसारस्य पूर्वरूपाणि ।

२८७– –लक्षणं तस्य भाविनः ॥ ५
तोदो हृद्गुदकोष्ठेषु गात्रसादो मलग्रहः ।
आध्मानमविपाकश्च,

२८७–हृत्तोदादि सर्वातीसारपूर्वलिङ्गम् सुबोधम् २८७

---

६९ 'हणीरोगनि'–क. ख; 'हणीनिदा'–च. ७० स्यामः । दो'–क. ख. च. ७१ 'ष्टविरूक्षकैः । म'–च. ७२ त्यथो धा'–च; 'त्यथो धातुं हत्वा ते'–क. ख. ७३ 'पयानु'–ख.

५ वातातीसारलक्षणम् ।

२८८- तत्र वातेन विजलम् ॥

अल्पाल्पं शब्दशूलाढ्यं विबद्धमुपवेश्यते ।
रूक्षं सफेनमच्छं च ग्रथितं वा मुहुर्मुहुः ॥ ७
तथा दग्धगुडाभासं सपिच्छापरिकर्तिकम् ।
शुष्कास्यो भ्रष्टपायुश्च हृष्टरोमा विनिष्टनन् ॥ ८

२८८-विज्जलं क्लिन्नोदकप्रायम् । संप्राप्तिविशेषवशेनाच्छं वा ग्रथितं वा । विनिष्टनन् निस्तानिकां कुर्वन् । इति वातजे २८८

६ पित्तातीसारलक्षणम् ।

२८९-पित्तेन पीतमसितं हारिद्रं शाद्वलप्रभम् ।
सरक्तमतिदुर्गन्धं तृण्मूर्छास्वेददाहवान् ॥ ९
सशूलः पायुसंतापपाकवान्,

२८९-पायुपाकान्तं पित्तातीसारलिङ्गम् २८९

७ श्लेष्मातीसारलक्षणम् ।

२९०- श्लेष्मणा घनम् ।
पिच्छिलं तन्तुमच्छ्वेतं स्निग्धमामं
कफान्वितम् १०
अभीक्ष्णं गुरु दुर्गन्धं विबद्धमनुबद्धरुक् ।
निद्रालुरलसोऽन्नद्विडल्पाल्पं सप्रवाहिकम् ॥ ११
सरोमहर्षः सोत्क्लेशो गुरुर्बस्तिगुदोदरः ।
कृतेऽप्यकृतसंज्ञश्च,

२९०-घनादिकं श्लेष्मातीसारलिङ्गम् । कफादिकमिति स्वरूपेणातिसारे कफप्रवृत्तिः । सप्रवाहिकं सनिस्तानिकम् । उत्क्लेशो दोषाणाम् । कृतेऽप्यतीसारे गुरुत्वादकृतसंज्ञः २९०

८ सन्निपातातीसारलक्षणम् ।

२९१- सर्वात्मा सर्वलक्षणः ॥ १२

९ भयजातीसारलक्षणम् ।

२९२-भयेन क्षोभिते चित्ते सपित्तो द्रावयेच्छकृत् ।
वायुस्ततोऽतिसार्येत क्षिप्रमुष्णं द्रवं प्लवम् १३
वातपित्तसमं लिङ्गैराहुः

१० शोकजस्यातीसारस्य लक्षणम् ।

२९३- तद्वच्च शोकतः ॥

२९२-९३-भयशोकयोर्वायुः सपित्तः शकृतो द्रवत्वं करोति २९२-२९३

११ अतीसारभेदाः ।

२९४-अतीसारः समासेन द्वेधा सामो निरामकः ॥
सासृङ्निरस्रः

१२ सामातीसारलक्षणम् ।

२९५- तत्रामे गौरवादप्सु मज्जति ।
शकृद्दुर्गन्धमाटोपविष्टम्भार्तिप्रसेकिनः ॥ १५

१३ निरामातीसारलक्षणम् ।

२९६-विपरीतो निरामस्तु

२९४-९६-तत्रेत्यादिना सामनिरामयोः प्रयोजनवत्वाल्लक्षणमुच्यते । सासृङ्निरस्रयोरस्रमेव लिङ्गम् । आमे-सामे । आमस्य गुरुत्वाच्छकृदप्सु जले निमज्जति । तच्च दुर्गन्धं भवति । आटोपादियुक्तस्य पुरुषस्य । आटोप आनाहप्रायः ।

२९७- कफात् पक्वोऽपि मज्जति ।

१४ कफातीसारे विशेषः

२९७-कफाद्धेतोर्यातीसारः स पक्वोऽपि निरामोऽप्यप्सु मज्जति । इत्युक्तोऽतिसारः २९७

(ग्रहणीनिदानम्)

१५ ग्रहणीरोगकारणम् ।

२९८-अतीसारेषु यो नातियत्नवान् ग्रहणीगदः १६
तस्य स्यादग्निविध्वंसकरैरन्यस्य सेवितैः ॥

२९८-अथ ग्रहणीदोष उच्यते-अतीसारेषु वर्ज्यवर्जने सेव्यसेवने च यो नातियत्नवान् भवति तस्य नरस्य ग्रहणीगदः स्यात् । तथान्यस्याप्यनतीसारस्याप्यग्निनाशकरैः सेवितैर्ग्रहणीदोषः स्यादिति संबध्यते २९८

१६ अतिसारशब्दनिरुक्तिः ।

२९९-सामं शकृन्निरामं वा जीर्णे येनातिसार्यते ॥ १७
सोऽतिसारोऽतिसरणादाशुकारी स्वभावतः ॥

२९९-अतीसारग्रहणीदोषयोः सादृश्याल्लक्षणविशेष उच्यते-येन रोगविशेषेण जीर्णेऽन्ने पुरीषं सामं वा निरामं वा पुरुषोऽतिसार्यते सोऽतीसारः । स च स्वभावादेव सर्वमाशुकरोति । एवमतीसारः । ग्रहणीदोषे पुनरनियमेनातिसार्यते जीर्णे नाजीर्णे च २९९

१७ ग्रहणीस्वरूपं ।

३००-सामं सान्नमजीर्णेऽन्ने जीर्णे पक्वं तु नैव वा ॥ १८
अकस्माद्वा मुहुर्बद्धमकस्माच्छिथिलं मुहुः ।
चिरकृद्ग्रहणीदोषः सञ्चयाच्चोपवेशयेत् ॥ १९

३००-तत्र यदजीर्णेऽतिसार्यते तत् सामं सान्नं च भवति । यत्तु जीर्णेऽतिसार्यते तत् पक्वमथवा जीर्णे कदाचिन्नातिसार्यते । अकस्माच्च बद्धमकस्माच्छिथिलं मुहुः पुनरयं तु ग्रहणीदोषश्चिरकृत् । अत्र संचिते दोषे शकृत्युपवेश्यते ३००

१८ ग्रहणीप्रकाराः ।

३०१-स चतुर्धा पृथग्दोषैः सन्निपाताच्च जायते

३०१-पृथग्वातादिभिः सन्निपातेनेति चत्वारो ग्रहणीदोषाः ३०१

१९ ग्रहणीप्राग्रूपम् ।

३०२-प्राग्रूपं तस्य सदनं चिरात् पचनमम्लकः ॥ २०
प्रसेको वक्त्रवैरस्यमरुचिस्तृट् क्लमो भ्रमः ।
आनद्धोदरता छर्दिः कर्णक्ष्वेलान्त्रकूजनम् ॥ २१

३०२-सर्वस्य ग्रहणीदोषस्याग्निसदनादिपूर्वरूपम् ३०२

२० ग्रहण्याः सामान्यलक्षणम् ।

३०३-सामान्यलक्षणं कार्श्यं धूमकस्तमको ज्वरः ।
मूर्छा शिरोरुग्विष्टम्भः श्वयथुः करपादयोः ॥ २२

३०३-कार्श्यादि वातादिषु साधारणलिङ्गम् ३०३

---

७४ 'शूलं पा'-क. ख. च. ७५ 'क्ष्णं गुरुदुर्गन्धविब'-फ. ७६ 'नुबन्धरु'-च. ७७ 'बस्तिर्गुरूदरः । कृ.-क. ख. च. ७८ 'न्नद्विट्विडल्पाल्पं प्रवा'-च. ७९ 'त्रामे गौ'-क. ८० 'स्पक्वोऽपि म'-ख. ८१ करैरन्यस्य से'-च. ८२ पक्वं च नै'-क. ख. ८३ 'हणीरोगः सं'-च.

२१ वातजलक्षणम् ।

३०४–तत्रानिलात्तालुशोषस्तिमिरं कर्णयोः स्वनः ।
पार्श्वोरुवङ्क्षणग्रीवारुजाभीक्ष्णं विषूचिका ॥ २३
रसेषु गृद्धिः सर्वेषु क्षुत्तृष्णा परिकर्तिका ।
जीर्णे जीर्यति चाध्मानं भुक्ते स्वास्थ्यं समश्नुते
वातहृद्रोगगुल्मार्शःप्लीहपाण्डुत्वशङ्कितः ।
चिराद्दुःखं द्रवं शुष्कं स्तन्वामं शब्दफेनवत् २५
पुनः पुनः सृजेद्वर्चः पायुरुक्श्वासकासवान्

३०४ –तालुशोषादिर्विशेषो वातात् । वातहृद्रोगादिशङ्कितस्तद्रूपत्वात् । ३०४

२२ पित्तजस्वरूपं ।

३०५–पित्तेन नीलं पीताभं पीताभः सृजति द्रवम् ॥
पूत्यम्लोद्गारहृत्कण्ठदाहारुचितृडर्दितः

३०५–पित्तान्नीलादिकं विशेषः । ३०५

२३ कफजलिंगं ।

३०६–श्लेष्मणा पच्यते दुःखमन्नं छर्दिररोचकः ॥ २७
आस्योपदेहनिष्ठीवकासहृल्लासपीनसाः ।
हृदयं मन्यते स्त्यानमुदरं स्तिमितं गुरु ॥ २८
उद्गारो दुष्टमधुरः सदनं स्त्रीष्वहर्षणम् ।
भिन्नामश्लेष्मसंसृष्टगुरुवर्चःप्रवर्तनम् ॥ २९
अकृशस्यापि दौर्बल्यं

३०६–श्लेष्मणोऽन्नस्य दुःखपाकादि ॥ ३०६

२४ सर्वजलक्षणम् ।

३०७– सर्वजे सर्वसंकरः ।

२५ अन्ये ग्रहणीदोषाः ।

३०८–सिराविभागे ये चोक्ता विषमाद्यास्त्रयोऽग्नयः
तेऽपि स्युर्ग्रहणीदोषाः ॥

३०८–सिराविभागेऽध्याये (अ. सं. शा. ४५०-४५२) विषमतीक्ष्णमन्दाख्या येऽग्नय उक्तास्तेऽपि ग्रहण्याश्रितत्वाद्ग्रहणीदोषा भवन्त्येव । ३०८

२६ स्वास्थ्यकारणम् ।

३०९– समस्तु स्वास्थ्यकारणम् ३१

२७ अष्टानां महारोगाणां नामानि ।

३१०–वातव्याध्यश्मरीकुष्ठमेहोदरभगन्दराः ।
अर्शांसि ग्रहणीत्यष्टौ महारोगाः सुदुस्तराः ॥ ३२

इति वैद्यपतिसिंहगुप्तस्य सूनोर्वाग्भटस्य कृतावष्टांगसंग्रहसंहितायां निदानस्थानेऽतीसारग्रहणीनिदानं नाम अष्टमोऽध्यायः ।

३१०–वातव्याधीत्यादिना ग्रहणीदोषप्रसङ्गेनाष्टौ महारोगा उच्यन्ते ॥ ३१०

इति श्रीमन्महामहोपाध्यायेन्दुविरचितायामष्टाङ्गसङ्ग्रहव्याख्यायां शशिलेखायां निदानस्थाने अष्टमोऽध्यायः ॥ ८ ॥

निदानस्थाने अष्टमोऽध्यायः

टिप्पणी—(२८४) च. चि. १९.१;१५.१; सु. उ. ४०.१. (२८५) च. सू. १९.४ (३) –चि. १९.१७; सु. उ. ४०.७. (२८६) सु. उ. ४०.३-६. (२८७) सु. उ. ४०.८-९ (२८८) च. चि. १९.६-७; सु. उ. ४०. ९–१० (२८९) च. चि. १९. ९; सु. उ. ४०. १०–११. (२९०) च. चि. १९.११; सु. उ. ४०. ११–१२. (२९१) च. चि. १९. १३; सु. उ. ४०. १२–१३. (२९२) च. चि. १९. १५,१६. (२९३) च. चि. १९. १५,१६; सु. उ. ४०. १३–१५. (२९४) च. चि. १९. ७३–७४; सु. उ. ४०. १७–१८,११६. (२९५) च. चि. १५. ९३–९४; सु. उ. ४०. १७. (२९६) च. चि. १५. ९३–९४; सु. उ. ४०. १८, ६८. (२९७) च. चि. १५. ९३-९४. (२९८) सु. उ. ४०. १६६-१६८. (२९९) च. चि. १९. उ. १३. (३००) च. चि. १५. ५१–५३ सु. उ. ४०. १७२; सु. उ. २१. ३५. (३०१) च. सू. १९. ३.–चि. १५. ७२; सु. उ. ४०. १७१. (३०२) च. चि. १५. ५५; सु. उ. ४०. १७३. (३०३) च. चि. १५. ५३–५४; सु. उ. ४०. १७४–१७५. (३०४) च. चि. १५. ५९–६४; सु. उ. ४०. १७६–१७७ (३०५) च. चि. १५. ६५–६६; सु. उ. ४०. १७६–१७७ (३०६) च. चि. १५. ६७–७०; सु. उ. ४०. १७६–१७७ (३०७) सु. उ. ४०. १७६–१७७. (३०८) च. चि. १५. ७१–वि. ६. १२; सु. सू. ३५. २४. (३०९) च. चि. १५. ७१–वि. ६. १२; सु. सू. ३५. २७. (३१०) च. इं. ९. ८; ९; सु. सू. ३३. ४; ५.

---

८३ (अ) शुष्कं तन्वा°–क. ख. च. ८४ °सृष्टं गुरु°–क.

मूत्राघातनिदानं नवमोऽध्यायः।

(उपोद्घातः)

अधोगदोषहेतुत्वसामाम्यान्मूत्रकृच्छ्रप्रमेहनिर्णयायाध्यायारम्भः। तत्राप्यतिकष्टत्वान्मूत्रकृच्छ्र उच्यते।

(मूत्राघातनिदानम्)

१ मूत्राघातनिदानप्रारंभः।

३११-अथातो मूत्राघातनिदानं व्याख्यास्यामः। इति ह स्माहुरात्रेयादयो महर्षयः॥ १

२ मूत्राघातसंख्या नामानि च।

३१२-विंशतिर्मूत्राघाता भवन्ति। तद्यथा—वातपित्तकफसन्निपातकृच्छ्राणि। वातपित्तश्लेष्मशुक्राश्मर्यः। वातबस्त्यष्ठीलाकुण्डलिकामूत्रातीतजठरोत्सङ्गग्रन्थिशुक्रविड्विघातोष्णवातमूत्रक्षयावसादाश्चेति॥ २

३१२-विंशत्यां रोगेषु मूत्रमाहन्यते। अतस्ते मूत्राघाताः। ते च क्रमेणात्रोच्यन्ते। तत्र चत्वारि कृच्छ्राणि पृथग्दोषसन्निपातोद्भवानि। चतस्रोऽश्मर्यः। पृथग्दोषशुक्रजाः ३१२

३ वातोत्तरा मूत्रघाताः।

३१३-तत्र वातबस्त्यादयो नव वातोल्बणाः॥ ३

३१३-वातबस्त्यादयो विड्विघातान्ता नव वातोल्बणाः ३१३

४ वातपित्तोल्बणावुष्णवातमूत्रक्षयौ।

३१४-ततो द्वौ वातपित्तोल्बणौ॥ ४

३१४-ततोऽनन्तरं द्वावुष्णवातमूत्रक्षयौ वातपित्तोल्बणौ। ३१४

५ कफपित्तोल्बणो मूत्रावसादः।

३१५-अन्त्यः कफपित्तोल्बणः॥ ५

३१५-अन्त्यो मूत्रावसादः कफपित्तोल्बणः। सर्वत्रोल्बणशब्दो दोषान्तरसद्भावप्रतिपत्त्यर्थः॥ ३१५

६ मूत्ररोगाधिष्ठानस्थ बस्तेःरोगजननप्रक्रिया

३१६-सर्वेषां पुनर्मूत्ररोगाणामाधिष्ठानं बस्तिः। स मर्मस्वभिहितः प्राक्। स चाधोमुखोऽपि मूत्रवहासु नाडीषु सूक्ष्ममुखसहस्रनिष्यन्देन मूत्राख्येनाविरतं नवो घट इवाप्सु निमग्नमुखोऽपि पार्श्वेभ्योऽम्भसा पूर्यते तैरेव च स्रोतोभिर्वातादयोऽपि दुष्टाः प्रविश्य बस्तिं यथास्वमाघातान् प्रमेहांश्च जनयन्ति॥

३१६-सर्वेषामित्यादिना मूत्राघातानां प्रसङ्गेन प्रमेहाणां चाश्रयः संप्राप्तिश्चोच्यते। बस्तिर्मर्मसु 'मूत्राशयो धनुर्वक्र इत्यादिनाभिहितः प्राक् शारीरे (अ.स.शा.३८१)। अधोमुखेऽपि नवघटे पार्श्वेभ्यो जलप्रवेशो दृष्टः। तैरेव स्रोतोभिर्मूत्रं प्रविशति बस्तौ ३१६

(मूत्रकृच्छ्रनिदानम्।

७ वातजमूत्रकृच्छ्रलक्षणम्।

३१७-तत्राल्पशो मुहुर्मुहुर्बस्तिमेढ्रवंक्षणेषु तीव्रशूलः कृच्छ्रान्मूत्रयति वातकृच्छ्रे॥ ६

३१७-तत्राल्पश इत्यादि वातकृच्छ्रलक्षणम् ३१७

८ पित्तजमूत्रकृच्छ्रलक्षणम्।

३१८-सदाहं सरुजं रक्तं पीतं कृष्णं वा पित्तकृच्छ्रे ७

३१८-सदाहमित्यादि पित्ते ३१८

९ कफजमूत्रकृच्छ्रलक्षणम्।

३१९-बस्तिमेढ्रयोर्गौरवं शोफो मूत्रं च सपिच्छं मेहति कफकृच्छ्रे॥ ८

३१९-बस्तीत्यादि कफे ३१९

१० त्रिदोषजमूत्रकृच्छ्रलक्षणम्।

३२०-सर्वलक्षणसन्निपातेन सन्निपातकृच्छ्रे। स च कृच्छ्रतमः॥ ९

३२०-सर्वेत्यादि सन्निपाते। स च सांनिपातकृच्छ्रोऽन्यकृच्छ्रेभ्यः कृच्छ्रतमः ३२०

(अश्मरीनिदानम्)

२१ अश्मर्याः संप्राप्तिः।

३२१-यदा तु वायुर्बस्तिमुखमावृत्य सपित्तं सकफं सशुक्रं वा मूत्रं परिशोषयति तदा क्रमेण गोरिव पित्ताद्रोचना मणिकस्येव स्वच्छादपि जलात् पङ्कस्तद्वदश्मर्यभिनिर्वर्तते। सर्वा च सा श्लेष्माश्रया॥ १०

३२१-यदा त्वित्यादिना सर्वास्वश्मरीषु संप्राप्तिरुच्यते। मणिकोलिञ्जराख्यो जलाधारः। सर्वा अश्मर्यश्च श्लेष्माणमाश्रित्य जायन्ते ३२१

२२ अश्मरीपूर्वरूपाणि।

३२२-अथास्याः पूर्वरूपाणि ज्वरो बस्त्याध्मानमरुचिर्मूत्रकृच्छ्रं बस्तिशिरोमुष्कशेफसां वेदना बस्तगन्धित्वं मूत्रस्येति॥ ११

३२२-सर्वस्या अश्मर्या ज्वरादीनि पूर्वरूपाणि ३२२

२३ अश्मर्याः सामान्यलक्षणम्।

३२३-सामान्यलिङ्गानि तु नाभिबस्तिसेवनीषु मेहतस्तया मार्गनिरोधने वेदना मूत्रधारासङ्गस्तद्व्यपाये च गोमेदकप्रकाशमनाविलमसिकतं सुसुखं मूत्रं विसृजाति। तत्संक्षोभणाच्च सरुधिरम्। धावनलङ्घनादिभिश्चास्य विविधा वेदना भवन्ति। यथैव च पक्वाशयात् स्रस्तेन शकृताधिष्ठिते बस्तौ मूत्रं न प्रवर्तते तथैवाश्मर्यापि॥ १२

३२३-सामान्यं च लक्षणं नाभिवेदनादीनि। मेहतो मूत्रं कुर्वतः पुरुषस्य। तद्व्यपायेऽश्मरीविगमे अनाविलम्।

---

८५ °स्यामः। विं°-क. ख. च. ८६ °क्षणः सान्निपातकृ°-क. ख. ८७ 'लात्सपङ्कता अशार्य°-क. ख. ८८ °हतो वेद° क.च.८९ °त्रधारणासङ्गस्त°-क. ९० °लमच्छं सुखं मू°-च ९१ °मसितं सुसु°-ग. ९२ °तं सुखं मू°-क.९३ °थाश्मनाऽपि तत्र°-क.ख.च.

गोमेदकमङ्कोलकम् । तस्या इत्यश्मर्याः संक्षोभणात् क्षते सरुधिरं मूत्रं मेहति । अस्येत्यश्मरीमतः । शकृदुपघातान्मूत्राप्रवृत्तिर्द्वैव ३२३

२४ वातजाश्मरी लक्षणम् ।

३२४-तत्र वायुना बस्तिसेवनीमेहनेषु तीव्रवेदनार्दितो दन्तान् खादति नाभिं[९४] प्रपीडयति मेढ्रं मृद्नाति मुहुर्मुहुर्वेपथुमान् कृच्छ्रात्सवातं शकृद्विमुञ्चति । विशीर्णधारं च मूत्रयत्यश्मरी चास्य श्यावा परुषा विषमा कदम्बपुष्पवत् कण्टकाचिता भवति ॥ १३

३२४-तत्र वायुनेत्यादि वाताश्मरीलक्षणम् ३२४

२५ पित्तजाश्मरी लक्षणम् ।

३२५-पित्तेन पच्यमान इव दह्यते बस्तिः । अश्मरी च[९५] रक्ता पीतावभासा कृष्णा भल्लातकास्थिसंस्थाना ॥

३२५-पित्तेनेत्यादि पित्ताश्मर्याः ३२५

२६ कफजाश्मरीलक्षणम् ।

३२६-श्लेष्मणा भिद्यते निस्तुद्यत इव गुरुः शीतश्च बस्तिरश्मरी च श्वेता महती कुक्कुटाण्डप्रतिमा मधुवर्णा वा भवति ॥ १५

३२६-श्लेष्मणेत्यादि श्लेष्माश्मर्या लक्षणम् ३२६

२७ बालेष्वश्मरीसुखसाध्या ।

३२७-प्रायेणैतास्तिस्रोऽश्मर्यो बालानां जायन्ते । तेषामेव चाल्पबस्तित्वादल्पमांसोपचयत्वाच्च सुखग्रहणाहरणा[९६] भवन्ति ॥ १६

३२७-सुबोधमन्यत् ३२७

२८ शुक्राश्मरीलक्षणं संप्राप्तिश्च ।

३२८-महतां तु शुक्राश्मरी शुक्रनिमित्ता भवति । मैथुनविघाताच्छुक्रमुपस्थितमनिरस्यमानं[९७] विमार्गगमनिलो[९८] विगृह्य वृषणयोरन्तरे संहरति संहृत्योपशोषयति ततः शुष्कमश्मरी भवति । सा शुक्रमार्गमावृणोति मूत्रकृच्छ्रं बस्तिवेदनां वृषणयोश्च श्वयथुमापादयति । तत्पन्नमात्रायां च शुक्रं निरेति[९९] । प्रपीडितमात्रे च तस्मिन्नेवावकाशे विलीयत इति ॥ १७

३२८-मैथुनविघातेनालब्धरत्यवसानस्य तत्क्रियानिवृत्यां उपस्थितं स्रोतोमुखे । सेति या शुष्कं शुष्कमश्मरी ३२८

(शर्करानिदानम्)

२९ शर्करालक्षणम् ।

३२९-अश्मर्येव तु वायुनाऽणुशो विभिन्ना शर्करेत्युच्यते । अनुलोमे च मारुते सा सिकतेव मूत्रेण सह च्यवते ॥ १८

३२९-वायुना अणुशो भिन्ना अश्मर्येव शर्करेति संबन्धः । एवकारेण अश्मर्या अनन्यत्वे शर्करायाः प्रदर्शयति ३२९

३० वातबास्तिलक्षणम् ।

३३०-वायुस्तु मूत्रवेगरोधाद्बस्तिमुखमावृणोति । ततो मूत्रसङ्गं वेदनां कण्डूं च करोति ॥ १९

३३०-**वायुस्त्वित्यादिना** वातबास्तिलक्षणम् ३३०

३१ आधिकवायुकोपजवातबास्तिलक्षणम् ।

३३१-कदाचिच्च बस्तिं स्वस्थानात् प्रच्याव्य गर्भमिवोद्वृत्तं[१] स्थूलं पारिप्लुतं च कुरुते[२] । तत्र शूलस्पन्दनदाहोद्वेष्टनानि बिन्दुशश्च मूत्रस्रवणम् । पीडिते च बस्तौ धारया प्रवृत्तिः ॥ २०

३३१-कदाचिदित्यादिना तस्यैव भेदोधिकवायुकोपात्

(वातबस्तिलक्षणम्)

३२ वातबस्तेः साध्यासाध्यत्वम् ।

३३२-अयं द्विविधोऽपि वातबस्तिः कृच्छ्रसाध्यः । तयोरपि द्वितीयोऽनिलप्रबलः कृच्छ्रसाध्यतरः ॥ २१

३३२-एवं द्विविधोऽप्ययं वातबस्तिः कृच्छ्रसाध्यः । तयोरप्युत्तरः कृच्छ्रसाध्यतरः ३३२

(वाताष्ठीलानिदानम्)

३३-वाताष्ठीलायाः संप्राप्तिर्लक्षणं च ।

३३३-बस्तिविण्मार्गान्तरे वायुर्घनोन्नतं तीव्ररुजमचलमष्ठीलाभं ग्रन्थिं करोति[३] । तेनानिलविण्मूत्रसङ्गो भवत्याध्मानं च । सा वाताष्ठीला ॥ २२

३३३-**बस्तिविण्मार्ग** इत्यादिनाष्ठलिलक्षणम् । अष्ठीला पाषाणमयी तीक्ष्णमाहननोपकरणं तदाकारो ग्रन्थिरष्ठिला

(वातकुण्डलिकानिदानम्)

३४-वातकुण्डलिकायाः संप्राप्तिर्लक्षणं च

३३४-विगुणो वायुर्बस्तौ कुण्डलीभूतस्तीव्रशूलस्तम्भगौरवान्वितो मूत्रमाविध्याल्पशो[४] वा प्रवर्तयन् भ्रमति सा वातकुण्डलिका ॥ २३

३३४-**विगुण इत्यादि** वातकुण्डलिकालक्षणम् ३३४

(मूत्रातीतनिदानम्)

३५ मूत्रातीतस्य संप्राप्तिर्लक्षणं च ।

३३५-मूत्रमतिवेलं विधार्य विमुच्यमानं न प्रवर्तते वाहमानस्य तु कृच्छ्रादल्पं प्रवर्तते तन्मूत्रातीतम् २४

३३५-**मूत्रमतिवेल**मित्यादि मूत्रातीतलक्षणम् । वेलामतिक्रान्तमतिवेलम् । वाहमानस्य प्रयत्नं कुर्वतः ३३५

(मूत्रजठरनिदानम्)

३६ मूत्रजठरस्य संप्राप्तिर्लक्षणं च ।

३३६-मूत्ररोधादपानो वायुर्नाभेरधस्तात्तीव्ररुजाध्मानं मलसङ्गं च कुर्वन्नुदरमभिपूरयेत्तन्मूत्रजठरम्

---

९४ °भिं पीडय°-क. ख. च. ९५ च सरक्ता पी°-क. ९६ °हरणाः । म°-क. ख. च. ९७ °स्यमानः विमा°-क ९८ °निलोऽप्यवगृह्य-क. ९९ °शुमुत्पाद°-ख. १०० °रति पीडि° क. ख. च. १ °मिवोद्धृतं स्थ°-क. ख. २ °रुते । तत्र च शू°-क. ख. ३ रोति । तेन विण्मूत्र°-च. ४ °माविश्याल्प°-क. ख.

३३६-मूत्ररोधादित्यादि मूत्रजठरलिङ्गम् ३३६

(मूत्रोत्सङ्गनिदानम्)

३७ मूत्रोत्सङ्गस्य संप्राप्तिर्लक्षणं च।

३३७-मारुतेनाक्षिप्तं छिद्रवैगुण्येन वा मूत्रयतो मूत्रमल्पं बस्तौ नाले मणौ वा स्थित्वा तच्छेषगुरुमेढ्रस्य सरुजमरुजं वा शनैः स्रवेत् स मूत्रोत्सङ्गः॥ २६

३३७-मारुतेनेत्यादि मूत्रोत्सङ्गलक्षणम्। नालं बहिर्मेढ्रस्य बस्तेश्च मध्यम्। मणिर्मेढ्राग्रम् ३३७

(मूत्रग्रन्थिनिदानम्)

३८ मूत्रग्रन्थेः संप्राप्तिर्लक्षणं च।

३३८-बस्तिद्वारेऽल्पो वृत्तः शीघ्रसंभवोऽश्मरीतुल्यलिङ्गो मूत्रग्रन्थिः॥ २७

३३८-बस्तिद्वार इत्यादिना मूत्रग्रन्थिरुच्यते ३३८

(मूत्रशुक्रनिदानम्)

३९ मूत्रशुक्रस्य संप्राप्तिर्लक्षणं च।

३३९-मूत्रितस्य व्यवायगमनाद्वातोद्धतं स्वस्थानाच्च्युतं शुक्रं मेहतो मूत्रस्य प्राक् पश्चाद्वा भस्मोदकसंकाशं प्रवर्तते तन्मूत्रशुक्रम्॥ २८

३३९-मूत्रितस्येत्यादि मूत्रशुक्रलिङ्गम् ३३९

(विड्घातनिदानम्)

४० विड्घातस्य संप्राप्तिर्लक्षणं च।

३४०-वायुना पीडितं शकृन्मूत्रस्रोतः प्रपद्यते ततो विड्गन्धि विट्संसृष्टं च कृच्छ्रान्मूत्रयति स विड्विघातः॥ २९

३४०-वायुनेत्यादिना विड्विघातः ३४०

(उष्णवातनिदानम्)

४१ उष्णवातस्य संप्राप्तिर्लक्षणं च।

३४१-अत्यध्वातपोष्णभोजनादिभिः पित्तं प्रवृद्धमनिलेरितं बस्तिमेढ्रगुददाहं कुर्वद्धरितहारिद्ररक्तं सरक्तं वा मूत्रं कृच्छ्रात् प्रवर्तयेत स तृष्णवातः॥ ३०

३४१-अत्यध्वेत्यादिनोष्णवातः।

(मूत्रक्षयनिदानम्)

४२ मूत्रक्षयस्य संप्राप्तिर्लक्षणं च।

३४२-वातपित्तं बस्तिमाश्रित्य मूत्रं सशूलदाहं क्षपयति स मूत्रक्षयः॥ ३१

३४२-वातपित्तमित्यादिना मूत्रक्षयलक्षणम् ३४२

(मूत्रसादनिदानम्)

४३ मूत्रसादस्य संप्राप्तिर्लक्षणं च।

३४३-पित्तं श्लेष्मोभयमपि वा वातेन बस्तौ मूत्रं संहन्यते ततो मूत्रं सदाहं सरक्तं पीतं श्वेतं सान्द्रं कृच्छ्रप्रवृत्ति शुष्कं च शङ्खरोचनान्यतरचूर्णवर्णं सर्ववर्णयुक्तं वा भवति स मूत्रावसादः॥

३४३-पित्तमित्यादिना मूत्रावसादः। एवमेषां निदानं संप्राप्तिर्लक्षणं चोक्तम् ३४३

४४ नवमाध्यायोपसंहारः।

३४४-इति विस्तरतः प्रोक्ता रोगा मूत्राप्रवृत्तिजाः
निदानलक्षणैरूर्ध्वं वक्ष्यन्तेऽतिप्रवृत्तिजाः॥

इति वैद्यपतिसिंहगुप्तस्य सूनोर्वाग्भटस्य कृतावष्टाङ्गसंग्रहसंहितायां निदानस्थाने
द्वादशोऽध्यायः।

३४४-इति विस्तरत इत्यादिनाऽध्यायमुपसंहरति द्वितीयं च प्रस्तावयति।

इति श्रीमन्महामहोपाध्यायेन्दुविरचितायामष्टाङ्गसङ्ग्रहव्याख्यायां शशिलेखायां निदानस्थाने
द्वादशोऽध्यायः॥ १२॥

निदानस्थाने नवमोऽध्यायः

टिप्पणी—(३११) च. चि. २६. ३२. (३१२) च. चि. २६. ३३, ३६,-सि. ९२५,२६; सु. नि. ३. २८. (३१४) च. सि. ९.३८,३४. (३१५) च. सि. ९.२७. (३१६) च. सि. ९.४,२५,२६-नि. ४.८; सु. नि. ३.१८, २५-सू. २१.३३. (३१७) च. चि. २६.३४; सु. उ. ५९.४ (३१८) च. चि. २६.३४; सु. उ. ५९.५ (३१९) च. चि. २६. ३५; सु. उ. ५९.६ (३२०) च. चि. २६. ३५; सु. उ. ५९. ७ (३२१) च. चि. २६.३६; सु. नि. ३.३,२५-२८. (३२२) सु. नि.३. ५,६. (३२३) च. चि. २६. ३८; सु. नि. ३.७. (३२४) च. चि. २६. ३७,३८; सु. नि. ३.१०. (३२५) च. चि. २६.३७,३८; सु. नि. ३.९. (३२६) च. चि. ३.३७,३८; सु. नि. ३.८. (३२७) सु. नि. ३.११. (३२८) सु. नि. ३.११,१२. (३२९) च. चि. २६. ३९; सु. नि. ३. १३, १४;-उ.५९-११, १२. (३३०) च. सि. ९.३७; सु. उ. ५८.९,१०. (३३१) च. सि. ९.३७,४४-४६. (३३२) च. सि. ९.३७,४६. (३३३) च. सि. ९-३६; सु. उ. ५८.७,८ (३३४) च. सि. ९.३९,४०; सु. उ. ५८. ५.६. (३३५) च. सि ९. ३५; सु. उ. ५८. ११,१२ (३३६) च. सि. ९.२९-३०; सु. उ. ५८.१३,१४ (३३७) च. सि. ९.३३,३४. सु. उ. ५८.१५,१६ (३३८) च. सि. ९. ४१-४२; सु. उ. ५८. १८,१९. (३३९) सु. उ. ५८. २०-२१ (३४०) च. सि. ९.४२-४३. (३४१) च. सि. ९.३८; सु. उ. ५८. २२-२३. (३४२) च. सि. ९. ३४; सु. उ. ५८. १७. (३४३) च. सि. ९. २७,२८; सु. उ. ५८. २४-२६. (३४४) च. सि. ९. २५-२६.-नि. ४. १-५५.-चि. ६. १-१४, ५५-५८; सु. उ. ५८. ३-४; ५९. ३-नि. ६. १-२७.

५ बस्तौ संह°-क. ख. ६ सान्द्रं कृच्छ्रात्प्र°-क. ख. ७ °त्रावसादजाः। नि.-क. ख.

प्रमेहनिदानं दशमोऽध्यायः

१ प्रतिज्ञा ।

३४५-अथातः प्रमेहनिदानं नामाध्यायं व्याख्यास्यामः । इति ह स्माह भगवानात्रेयः ॥ १

३४५-उक्तमध्यायारम्भप्रयोजनम् ३४५

२ प्रमेहाणां संख्यासंप्राप्तिः ।

३४६-विंशतिः प्रमेहा भवन्ति । तद्यथा-कफादुदकेक्षुसान्द्रसुरापिष्टशुक्रसिकताशीतशनैर्लालाप्रमेहा दश । पित्तात् क्षारकालनीलहारिद्रमाञ्जिष्ठशोणितमेहाः षट् । वाताद्वसामज्जहस्तिमधुमेहाश्चत्वार इति २

३४६-विंशतिः प्रमेहाः । सर्वेषां च प्रमेहाणां श्लेष्मा हेतुः । सर्वे च रोगस्वभावान्नवोत्पन्नाः श्लेष्मप्रमेहा भवन्ति। अतः कफादिक्रमेण निर्दिश्यन्ते । दशोदकमेहादयः **कफात्** भवन्ति । षट् क्षारादयः **पित्तात्** । वसादयश्चत्वारो **वातादिति** ३४६

३ प्रमेहाणां निदानम् ।

३४७-तेषां यत्किञ्चिदाहारविहारजातं श्लेष्ममेदोमूत्रजननं स हेतुः ॥ ३

३४७-**तेषामित्यादिना** प्रमेहाणां निदानमुच्यते ३४७

४ प्रमेहाणां संप्राप्तिः ।

३४८-तत्र वातपित्तमेदःक्लेदमांसशुक्ररसैरन्वितो बस्तिगतः श्लेष्मा प्रमेहाञ्जनयति । तैः कफशोणिताभ्यां च युक्तं पित्तम् । तैर्वसालसीकामज्जौजोभिश्च वायुः ॥ ४

३४८-**तत्रेत्यादिना** संप्राप्तिः । स्वहेतुदूषितः श्लेष्मा प्राधान्येन यदा प्रमेहान् जनयति (करोति) तदा वातादिभिरन्वितः सन् बस्तिमन्वेति । यदा पित्तं तदा तैः पूर्वोक्तैर्वातादिभी रसान्तैः कफशोणिताभ्यां चानुगतम् । यदा वायुः तदा तैः पूर्वोक्तैः कफशोणितपित्तान्तैर्वसादिभिश्चान्वितः

५ प्रमेहेषु क्रमेण दोषाणां कारणत्वम् ।

३४९-त्रयाणामपि दोषाणां श्लेष्मा प्रमेहेषु प्राक् प्रकोपमापद्यते श्लेष्माधिष्ठानत्वान्मूत्रस्य । तद्वृद्धेर्मेद एवं च तेन प्रथमं दूष्यतेऽत्यन्तसभागत्वात् । तदनन्तरं देहक्लेदादयः । ततः श्लेष्मादिक्षये पित्तं प्रबलीभवच्छोणितमपि दूषयति । तत्क्षयेऽपि वायुर्वसादीन् धातून् शरीरस्थे परमसारभूतान् बस्तिमाकृष्य मूत्रेण सह विसृजति ॥ ५

३४९-सर्वमेहेषु च रोगस्वभावाच्छ्लेष्मा प्रकोपमापद्यते । पित्तजेऽपि प्रथममल्पं कुपितः श्लेष्मा स्वल्पं लिङ्गं दर्शयेत् । किञ्चित्कालं श्लेष्मप्रमेहो भूत्वा कालवशात् कफादौ क्षीणे पित्तमेहतां प्रतिपद्यते । तत्रापि रक्तप्रवृत्तेः कालेन रक्तक्षयाद्वायुर्वसादीन् देहस्य सारभूतानाकृष्यान्ते वातप्रमेहान् करोति । एवं क्रमेण दोषाणां कारणत्वं प्रथममेव वातपित्तप्राधान्येनोत्पन्नेऽपि फलतः किञ्चित्कफान्वयत्वम् । सभागत्वं सदृशत्वम् ३४९

६ प्रमेहाणां साध्यासाध्यत्वविभागः ।

३५०-तस्मात् कफपित्तवातजाः क्रमेण साध्ययाप्यासाध्याः । तथा पित्तजाः संसृष्टदोषमेदःस्थानत्वाद्विरुद्धोपक्रमत्वाच्च । वातजाः पुनः क्षीणेषु धातुषु महात्ययतया विरुद्धोपक्रमत्वाच्च मेदसि तु नातिदुष्टे पित्तजा अपि साध्यतां गच्छेयुः ॥ ६

३५०-तत्र कफजाः प्रमेहाः साध्याः । तस्मादित्युक्ताद्रूपात् । पित्तप्रमेहे तु कफानन्तरजे प्रथममेव पित्तप्राधान्येनोत्पन्ने तथेत्याद्युक्ताद्धेतोर्याप्यत्वम् । तत्रापि मेदसि नातिदुष्टे साध्यत्वमेव । वातप्रमेहाणां धातुक्षयं विनानुत्पत्तेरवश्यं सर्वप्रमेहाणामन्ते भावः । यथोक्ताच्च हेतोरसाध्यत्वम् ।

७ प्रमेहाणां सामान्यं लक्षणम् ।

३५१-धातुसंपर्कात् पुनः सर्वमेहेषु मूत्रमाविलं भूरि च भवति ॥ ७

३५१-यतो धातुसंपर्कः सर्वेषु तत आविलमूत्रत्वादि साधारणं लिङ्गम् ३५१

८ दोषदूष्यविशेषेण प्रमेहाणां भेदाः ।

३५२-दोषाणां दूष्याणां चोत्कृष्टापकृष्टसंयोगेन मूत्रवर्णरसस्पर्शगन्धविशेषाद्वर्णानामिव शुक्लकृष्णादीनां शबलकल्माषादयः प्रमेहाणां प्रभेदा भवन्ति ८

३५२-दोषाणां च नानाविधात् संयोगान्नानाविधवर्णोत्पत्तिः ३५२

९ प्रमेहाणां पूर्वरूपाणि ।

३५३-तेषां पूर्वरूपाण्यतिवृद्धिर्नखादीनां, जटिलीभावश्च केशानां, माधुर्यमास्यस्य, तालुकण्ठशोषः, पिपासा, मलाधिक्यं, बहिःकाये कायच्छिद्रेषु च शीतेच्छा, स्नेहः, स्वेदः, सुप्तता चाङ्गेषु, पाणिपाददाहोऽतिमाधुर्यात् पिपीलिकोपसर्पणं, विस्रगन्धता च मूत्रशरीरयोः, शुक्लता च मूत्रे, श्वासनिद्रातन्द्रालस्यप्रकर्षश्च ॥ ९

३५३-नखवृद्ध्यादीनि सर्वप्रमेहाणां पूर्वरूपाणि । मलं प्रसिद्धं बहिःकायभवम् ३५३

(कफजमेहाः)

१० उदकमेहलक्षणम् ।

३५४-तत्र शीतं श्वेतमगन्धमच्छमुदकमिवोदकमेही मेहति ॥ १०

---

१ °नं. व्या°-क. ख. च. २ °स्यामः । विं°-क. ख. च. ३ °न्ति । कफा°-क. ख. च. ४°षांचय°-क. ख. च. ५ °षु प्रायः प्रा°-क. ख; °षु प्रायः प्रको°-च. ६°स्य तद्वृद्धेश्च मे°-क. ख. च. ७°व ते°-क. ख. च. ८ °ष्यते मूत्रमधोगमत्वात्तद°-च. °ष्यतेऽन्तसहागतत्वा°-क. ख. ९ °न्तरं क्ले°-क. ख. च. १० वायुरसादीन्धा°-ख. ११ °स्य परस्परंसा°-क. ख; °स्य परं सा°-च. १२ °हात्ययिकत°-क. ख. च. १३ दोषदूष्या°-क. ख. च. १४ °णां मे°-क. ख. च. १५ °खानां, ज°-क. ख. च. १६ शुष्कता च मू°-क. १७ श्वासो नि°-क. ख. १८ °लस्याप्रह°-क.; °लस्याप्रहर्षाश्चाद्य°-ख.

३५४-तत्रेत्यादिना क्रमेण प्रमेहाणां लक्षणमुच्यते ३५४

११ इक्षुमेहलक्षणम् ।

३५५-इक्षुरसमिवातिमधुरं शीतमीषत्पिच्छिलाविलमिक्षुमेही ॥ ११

१२ सान्द्रमेहलक्षणम् ।

३५६-पर्युषितं सान्द्रीभवत् सान्द्रमेही ॥ १२

३५६--यन्मेहति तत् पर्युषितं सतः परिवासात् सान्द्रं घनं भवति ३५६

१३ सुरामेहलक्षणम् ।

३५७-सुरातुल्यमुपरि प्रसन्नमधःसान्द्रं सुरामेही ॥ १३

१४ पिष्टमेहलक्षणम् ।

३५८-हृष्टरोमा पिष्टमिवं सान्द्रं सितं च पिष्टमेही ॥१४

१५ शुक्रमेहलक्षणम् ।

३५९-शुक्राभं शुक्रमिश्रं वा शुक्रमेही ॥ १५

१६ सिकतामेहलक्षणम् ।

३६०-सरुजं ससिकंतं सिकतामेही ॥ १६

१७ शीतमेहलक्षणम् ।

३६१-प्रायो मधुरमतिशीतं शीतमेही ॥ १७

१८ शनैर्मेहलक्षणम् ।

३६२-मन्दंमन्दं शनैःशनैः शनैर्मेही ॥ १८

१९ लालामेहलक्षणम् ।

३६३-पिच्छिलं तन्तुबद्धमिवं लालामेही ॥ १९

(पित्तजमेहाः)

२० क्षारमेहलक्षणम् ।

३६४-वर्णगन्धरसस्पर्शैः स्रुतक्षारोपमं क्षारमेही ॥ २०

३६४-स्रुतक्षारः क्षारजलम् ३६४

२१ कालमेहलक्षणम् ।

३६५-उष्णं मषीकालं कालमेही ॥२१

२२ नीलमेहलक्षणम् ।

३६६-सफेनमच्छमम्लं चाषपत्रनीलं नीलमेही ॥ २२

२३ हारिद्रमेहलक्षणम् ।

३६७-कटुकं सदाहं हारिद्रांबुकमिव हारिद्रमेही ॥ २३

२४ माञ्जिष्ठमेहलक्षणम् ।

३६८-विस्रं माञ्जिष्ठोदकवर्णमिव माञ्जिष्ठामेही ॥ २४

२५ शोणितमेहलक्षणम् ।

३६९-विस्रमुष्णं सलवणं शोणितसंकाशं शोणितमेही ॥२५

(वातजमेहाः)

२६ वसामेहलक्षणम् ।

३७०-वसामिश्रं वसां वा वसामेही ॥ २६

२७ मज्जमेहलक्षणम् ।

३७१-मज्जमिश्रं मज्जानं वा मज्जमेही ॥ २७

२८ हास्तिमेहलक्षणम्

३७२-सलसीकं मधुरैमवेगं लसीकयैव च विबद्धमनुबद्धमजस्रं मत्त इव हस्ती स्रवति हस्तिमेही ।

३७२--लसीका विलीनमेदःप्रायम् ३७२

२९ मधुमेहलक्षणम् ।

३७३-ओजः स्निग्धमधुरं तद्रौक्ष्याद्वायुः कषायत्वेनोपसृजति। तेन कषायमधुरोनुयातं मध्विव मेहति मधुमेही ॥ २९

३७३-ओज इत्यादिना मधुमेहलक्षणम् । ओजो नाम प्रधानधातुः पूर्वोक्तं (अ.सं.शा.३४३) प्रसृतमानं तत्स्निग्धं मधुरं च वातसंयोगात्तु कषायमधुरं किञ्चित् ३७३

३० मधुमेहस्य द्वैविध्यम् ।

३७४-स तु द्विधा कैश्चिदिष्यते धातुक्षयेणानिलंकोपाद्दोषावरणेन वा ॥ ३०

३७४-पक्षान्तरबोधनाय कैश्चिदिति ३७४

३१ दोषावृतस्य मधुमेहस्य कृच्छ्रसाध्यत्वम् ।

३७५-तदावृतो हि वायुराहारप्रसादमादाय मुहुर्मुहुरनिमित्तं दोषलिङ्गानि वृद्धिक्षयौ चाविर्भावयन् कृच्छ्रसाध्यं मधुमेहं प्रवर्तयति ॥ ३१

३७५-तदावृतो दोषावृतः । कृच्छ्रसाध्यस्त्वावरणान्मधुमेहः । धातुक्षयजन्मा त्वसाध्यः ३७५

३२ सर्वेषां मेहानां मधुमेहे पर्यवसानम् ।

३७६-सर्व एव चोपेक्ष्यमाणा मधुमेहत्वमायान्ति । तस्मात्सर्वेऽपि मधुमेहशब्देनोच्यन्ते । यतः सर्वेष्वपि प्राङ्माध्विव मधुरं मेहति मधुरसश्चास्य देहो भवतीति।

३३ श्लेष्मप्रमेहोपद्रवाः ।

३७७-तत्र प्रतिश्यायः शरीरशैथिल्यमरोचकाविपाकौ प्रसेकश्छर्दिर्निद्रा कासश्च श्लेष्मजानामुपद्रवा भवन्ति ॥ ३३

३७७-प्रतिश्यायादीनि श्लेष्मप्रमेहोपद्रवाः ३७७

३४ पित्तप्रमेहोपद्रवाः ।

३७८-वृषणावदरणं बस्तिमेढ्रतोदोऽम्लकः पिपासा ज्वरो दाहो मूर्च्छातीसारः पाण्डुरोगश्च पित्तजानाम् ३४

३७८-वृषणावदरणादयः पित्तजे ३७८

३५ वातप्रमेहोपद्रवाः ।

३७९-हृद्ग्रहो लौल्यमनिद्रता कम्पः शूलं बद्धपुरीषत्वं शोषः कासः श्वासश्च वातजानाम् ॥ ३५

३७९-हृद्रोगादयो वातजे । लौल्यं विषयगृद्धिः ३७९

---

१९ °वसान्द्रासि°-ख. २० °कतामिवासि°-क. ख. च. २१ °हीं। मधु°-क. ख. च. २२ न्दं शनैः शनैर्मे°-च. २३ °व लालावल्लालामे°-क. ख. च. २४ °स्पर्शैस्तु क्षा°-ख. २५ °द्राप्लुतामि°-ख. २६ °वर्णं म°-क. ख. २७°मुष्णं लव°-क. ख.; °मुष्णलव°-च. २८ °रवेगं ल°-च. २९ विबद्धमज°-च.;३० °ही । सफेनमच्छमोजः°-क. ख. ३१°धुरोपेतं म°-क. ख.; °धुरायातं म°-च. ३२ °लप्रको°-क. ख. च. ३३°वृतो बहि वा°-च.; °वृत्तोहि वा°क. ३४ °वयत्कृ°-क. ख.३५ यतश्च स°-क. ख. च. ३६ धुरश्चा°-क. ख. च. ३७ °श्छर्दिनिद्राका°-च. ३८ °तोदोऽम्लिकापि°-क. ख. च. ३९ शोफः कास°-च.

(प्रमेहपिटकानिदानम्)

३६ प्रमेहपिटकानां संप्राप्तिः संख्या च।

३८०-अथैवमस्य मेदःक्लेदादिभिरभिष्यण्णदेहस्य दोषैरनुगतधातोः प्रमेहाभिवृद्धौ मांसलेष्ववकाशेषु सन्धिमर्मसु च प्रदेशविशेषाश्रयत्वात् प्राणापहारिण्यो भूयःकष्टतमोपद्रवा दश पिटका जायन्ते। सुतरां चाधःकाये। तदभिमुखा हि प्रमेहिणां दोषाः। तद्यथा-शराविका कच्छपिका जालिनी पुत्रिणी विदारिका सर्षपिका मसूरिकालजी विनता विद्रधिश्च ॥३६

३८०-अथेत्यादिना प्रमेहाणामुपद्रवभूताः शराविकाद्या दश पिटका जायन्त इत्युच्यते। मांसलेष्ववकाशादिषु ऊर्वादिषु। प्रदेशविशेषाश्रयत्वात् सुकुमारप्रदेशाक्रान्तेः भूयांसः कष्टतमाः उपद्रवाः पश्चात्कालभाविनो रोगा यासु तास्तथोक्ताः। तदभिमुखा अधःकायाभिमुखाः ३८०

३७ शराविकालक्षणम्।

३८१-तत्र श्यावा क्लेदवेदनायुक्ता निम्नमध्योन्नतौष्ठा शरावसंस्थानप्रमाणा शराविका॥ ३७

३८१-**तत्र श्यावेत्यादिना** तासां क्रमेण लक्षणमुच्यते-**शराविकासंज्ञा** पिटका श्यावादिगुणयुक्ता भवति शरावस्येव संस्थानमाकारः प्रमाणं मानं च यस्याः सैवम् ३८१

३८ कच्छपिकालक्षणम्।

३८२-महामूलावगाढार्तितोदा श्लक्ष्णा कच्छपपृष्ठनिभा कच्छपिका॥ ३८

३८२-महामूलेत्यादि **कच्छपिकाया** लक्षणम्। सुबोधम्। अवगाढो घनः ३८२

३९ जालिनीलक्षणम्।

३८३-महाशयार्तितोदा स्तब्धा स्निग्धस्राविणी सूक्ष्मच्छिद्रा मांससिराजालावृता जालिनी॥ ३९

४० पुत्रिणीलक्षणम्।

३८४-महती पिटकाभिरल्पाभिराचिता पुत्रिणी॥ ४०

४१ विदारिकालक्षणम्।

३८५-कठिना विदारीकन्दवद्वृत्ता विदारिका॥ ४१

३८५-विदारीकन्दं सृगालिकाकन्दम् ३८५

४२ सर्षपिकालक्षणम्।

३८६-शीघ्रपाका महावेदना सर्षपाकृतिप्रमाणा तद्विधाभिश्च पिटकाभिश्चिता सर्षपिका॥ ४२

४३ मसूरिकालक्षणम्।

३८७-मसूराकारप्रमाण मसूरिका॥ ४३

४४ अलजीलक्षणम्।

३८८-त्वचमुत्थाय एवं दहन्ती स्फोटैरावृता विसर्पन्ती रक्ता कृष्णातितृष्णमोहज्वरकरी दाहभूयिष्ठातिकष्टा चालजी॥ ४४

३८८-त्वचमुत्थान एवेत्यादिनालजीलक्षणम् ३८८

४५ विनतालक्षणम्।

३८९-महती नीलावगाढरुजाक्लेदा पृष्ठोदरान्यतराधिष्ठाना विनता विनता॥ ४५

३८९-महतीत्यादिना **विनतालक्षणम्** ३८९

४६ विद्रधिलक्षणम्।

३९०-विद्रधिस्तु वक्ष्यते (अ. सं. नि. ३९९-४१८) पृथगेव॥ ४६

३९०-**विद्रधिस्तु** बहुवक्तव्यत्वात् पृथगेव वक्ष्यते ३९०

४७ दुःसहाः पञ्चपिटकाः।

३९१-तासामाद्याः पञ्चातिबलश्लेष्ममेदःसंभवेन मूलव्याध्येकरूपत्वात्तद्वृद्धिकारितया दुःसहाः॥

३९१-तासां पिटकानामाद्याः पञ्च विदारिकान्ता अतिबलश्लेष्ममेदःप्रभवत्वादिहेतोर्दुःसहा भवन्ति ३९१

४८ सुसहाः पिटकाः।

३९२-न त्वितराः पित्तोल्बणतयाऽल्पकफमेदोभावात्॥ ४८

३९२-इतराः सर्षपिकाद्याः पञ्च न तु दुःसहाः पित्तोल्बणत्वादिहेतोः ३९२

४९ पिटकासु दोषोद्रेकः।

३९३-प्रमेहवशाच्च पिटकासु यथास्वं दोषोद्रेको भवतीति॥ ४९

भवति चात्र श्लोकः—

३९३-आसां च पिटकानां प्रमेहवशाद्दोषोद्रेको भवति। येनैव प्रमेहेण सह वर्तन्ते तद्दोषा एव भवन्तीत्यर्थः। भवति चात्रेति तन्त्ररीतिः ३९३

५० पिटकानां दुष्टमेदःप्रभवत्वम्।

३९४-प्रमेहेण विनाप्येता जायन्ते दुष्टमेदसः॥

३९४-**प्रमेहेणेत्यादि**। एताः पूर्वोक्ताः (३८०-३९०) पिटकाः दुष्टमेदसः पुरुषस्य प्रमेहेण विनापि जायन्ते ३९४

५१ पिटकानां वस्तुपरिग्रहेण लक्ष्यत्वम्।

३९५ तावच्च नोपलक्ष्यन्ते यावद्वस्तुपरिग्रहः॥ ५०

३९५-**तावदित्यादि**। एताः शराविकाद्याः पिटकास्तावन्न लक्ष्यन्ते यावद्वस्तुपरिग्रहः। एतदुक्तं भवति—आसां पिटकानां स्वरूपानुरोधाद्व्रणवस्तूनि त्वग्रक्तमांसमेदोमज्जासिरास्नाय्वादीनि। दोषाः संदूष्य उत्तानतो गम्भीरतो वा कर्तुं प्राप्तास्तदा यावत्कालेन वस्तुसंदूषणं न निर्वृत्तं तावन्न लक्ष्यन्ते यावता कालेन संदूषणं निर्वृत्तं तदा लक्ष्यन्ते

४०°ध्यन्नदे°-क. ख. ४१° काशेषु मर्म°-च. ४२ °सन्धिषु मर्म°-क. ख. ४३ °षाश्रयाः प्रा°-च. ४४° श पिटिका जा° क. ख. ४५ °मध्योन्नतौ° क. ख. च. ४६ °श्लक्ष्णक°-क. ४७ °यातितो° -क. ख. ४८ °हती पिण्डका च°, °हती पिटिका°क. °हती पिडिका°-ख.; ४९° श्च पिटिका°-क. श्च पिडिका° ख; श्च पिण्डका° च. ५० °चमुत्थानादिव दहंति स्फो°-क. ख; ५१ °व दहंति स्फो°-ख. ५२ °सर्पति र° क. ख. च. ५३ °रक्तकृष्णातृष्णमो°-च. ५४ °ढसक्क्लेदा° क. ख. च. ५५ °व्याधिरूपा°च ५६ °त्वात्तद्विवृद्धि°-क. च. ५७ °दुसाध्याः। न° -क. ख; °दुःसाधनास्त्वितरा साध्याः। न°-च. ५८ °पिटिका°-क; °पिडकासु°-ख. च. ५९ °वति चात्र। प्रमे°-क ख.; °वंति चात्र प्रमे°-च,

आसाञ्च वस्तुपरिग्रहरूपत्वात् पूर्वरूपासंभवः **वस्तुपरिग्रहः** कठिनाभोगग्रहणम् । आसां च प्रमेहलक्षणान्वयेन दोषान्वयोऽप्यूह्यः ३९५

५२ प्रमेहरक्तपित्तयोर्भेदकं लक्षणम् ।

३९६–हारिद्रवर्णं रक्तं वा मेहप्राग्रूपवर्जितम् ।
यो मूत्रयेत्तं मेहं रक्तपित्तं[60] तु तं विदुः ५१

३९६–**हारिद्रवर्णमित्यादिना** संभवद्भ्रान्तिनिवृत्तिं करोति । सुबोधम् ३९६

५३ प्रमेहे द्विविधो विचारः ।

३९७–दृष्ट्वा प्रमेहं मधुरं सपिच्छं
मधूपमं स्याद्द्विविधो विचारः[61] ।
संपूर्णाच्छ्लेष्मसमुद्भवः स्यात्
क्षीणेषु दोषेष्वनिलात्मको वा ।। ५२

५४ प्रमेहेषु दोषभेदेन साध्यासाध्ये याप्यत्वं च ।

३९८–सपूर्वरूपाः कफपित्तमेहाः
क्रमेण ये वातकृताश्च मेहाः ।
साध्या न ते पित्तकृतास्तु याप्याः
साध्यास्तु मेदो यदि नातिदुष्टम् ।। ५३

इति वैद्यपतिसिंहगुप्तस्य सूनोर्वाग्भटस्य कृतावष्टाङ्गसंग्रहसंहितायां निदानस्थाने प्रमेहनिदानं नाम दशमोऽध्यायः ।। १० ।।

३९७-९८–सर्वमेहेषु च रोगस्वभावाच्छ्लेष्मा प्रकोपमापद्यते तत्र यदान्यदोषापेक्षया स्वल्पः प्रकोपो भवति।तदा प्रथमं भवन्नपि श्लेष्मा स्वल्पं लिङ्गं दर्शयेत् । यदा तु न स्वल्पः तदा प्रथमं संपूर्ण एव श्लेष्मप्रमेहो भूत्वा कालवशात् कफादौ क्षीणे पित्तमेहतां प्रतिपद्यते । तत्रापि रक्तप्रवृत्तेः कालेन रक्तक्षयाद्वायुर्वसादीन् देहस्य सारभूतानाकृष्यान्ते वातप्रमेहान् करोतीति क्रमेणेत्युक्तम् । ३९७–९८

इति श्रीमन्महामहोपाध्यायेन्दुविरचितायामष्टाङ्गसङ्ग्रहव्याख्यायां शशिलेखायां निदानस्थाने दशमोऽध्यायः ।। १० ।।

निदानस्थाने दशमोऽध्यायः ।

टिप्पणी—(३४५) च. नि. ४. १; सु. नि. ६. १. (३४६) च. नि. ४. ३, ९, १०, २४–२६, २९;–चि. ६. ८–११;–सू. १९. ४ (९); सु. नि. ६. ८ (३४७) च. नि. ४. ५;–सू. १७. ७७–८९; सु. नि. ६. ३;–चि. ११. ३. (३४८) च. नि. ४, ६, ७;–चि. ६. ५, ६, ८; सु. नि. ६. ४. (३४९) च. नि. ४. ८; सु. नि. ६. ९. (३५०) च. नि. ४. ११, २७, ३८;–चि. ६. ७; सु. नि. ६. ८, २१, २४–२७. (३५१) सु. नि. ६. ६. (३५२) (३५३) च. नि. ४. ४७,–चि. ६. १३, १४. (३५४) च. नि. ४. १३; सु. नि. ६. १०. (३५५) च. नि. ४. १४; सु. नि. ६. १०. (३५६) च. नि. ४. १५; सु. नि. ६. १०. (३५७) च. नि. ४. १६; सु. नि. ६. १०. (३५८) च. नि. ४. १७; सु. नि. ६. १०. (३५९) च. नि. ४. १८; सु. नि. ६. १०. (३६०) च. नि. ४. २०; सु. नि. ६. १०. (३६१) च. नि. ४. १९; सु. नि. ६. १०. (३६२) च. नि. ४. २१; सु. नि. ६. १०. (३६३) च. नि. ४. २२; सु. नि. ६. १०. (३६४) च. नि. ४. २९; सु. नि. ६. ११. (३६५) च. नि. ४. ३०; सु. नि. ६. ११ (३६६) च. नि. ४. ३१. सु. नि. ६. ११. (३६७) च. नि. ४. ३४; सु. नि. ६. ११ (३६८) च. नि. ४. ३३; सु. नि. ६. ११. (३६९) च. नि. ४. ३२; सु. नि. ६. ११. (३७०) च. नि. ४. ४१, ३७; सु. नि. ६. १२. (३७१) च. नि. ४. ४२, ३७; सु. नि. ६. १२. (३७२) च. नि. ४. ४३, ३७. (३७३) च. नि. ४. ४४, ३७;–सू. १७. ७८–८१. (३७४) च. चि. ६. ५५. (३७५) (३७६) (३७७) च. नि. ४. ४८; सु. नि. ६. १३. (३७८) च. नि. ४. ४८; सु. नि. ६. १३. (३७९) च. नि. ४. ४८; सु. नि. ६. १३. (३८०) च. सू. १७. ८२–८३; सु. नि. ६. १४;–चि १२. ३, ७. (३८१) च. सू. १७. ८४; सु. नि. ६. १५ (३८२) च. सू. १७. ८५; सु. नि. ६. १६. (३८३) च. सू. १७. ८६; सु. नि. ६. १६. (३८४) च. सू. १७ १०८, १०९; सु. नि. ६-१७ (३८५) (३८६) (३८७) (३८८) च. सू. १७. ८८; सु. नि. ६. १८. (३८९) च. सू. १७. ८९; सु. नि. ६. १७. (३९०) (३९१) च. सू. १७. १०५. (३९२) च. सू. १७. १०६ (३९४) च. सू. १७. १०४. (३९५) च. सू. १७. १०४ (३९६) च. चि. ६. ५४. (३९७) च. चि. ६. ५५ (३९८) च. चि. ६. ५६.

---

६० °पित्तं च तद्विदुः । ह. क. ख. ६१ °चारः । सपूर्व°–च. ६२ °णाद्वा कफसंभवः स्या°–क. ख.

विद्रधि-वृद्धि-गुल्मनिदानमेकादशोऽध्यायः ।

(उपोद्घातः)

उक्तशोषत्वाद्विद्रधेरुत्सेधेन तत्समानत्वाच्च वृद्धिगुल्मयोस्तन्निदाननिर्णयायाध्यायारम्भः ।

१ प्रतिज्ञा ।

३९९-अथातो विद्रधि-वृद्धि-गुल्मनिदानं व्याख्यास्यामः । इति ह स्माहुरात्रेयादयो महर्षयः ॥ १

(विद्रधिनिदानम्)

२ विद्रधेर्निदानं संप्राप्तिश्च ।

४००-भुक्तैः पर्युषितात्युष्णरूक्षशुष्कविदाहिभिः ।
जिह्मशय्याविचेष्टाभिस्तैस्तैश्चासृक्प्रदूषणैः॥ २
दुष्टत्वङ्मांसमेदोऽस्थिस्नावासृक्कण्डराश्रयः।
यः शोफो बहिरन्तर्वा महामूलो महारुजः ॥ ३
वृत्तः स्यादायतो यो वा स्मृतः षोढा स विद्रधिः

४००-**भुक्तैरित्यादि** । पर्युषितादिभिरभ्यासेन भुक्तैः जिह्मशय्यादिभिर्वा । तैस्तैश्च रक्तप्रदूषणहेतुभिर्यः शोफः स्यात् स विद्रधिरिति संबन्धः । किंभूतः शोफः? आह—दुष्टत्वगाद्याश्रयः । तथा स बहिर्वा भवत्यन्तर्वा वृत्तो वा आयतो वा ४००

३ विद्रधेर्दोषभेदेन संख्यासंप्राप्तिः ।

४०१-दोषैः पृथक् समुदितैः शोणितेन क्षतेन च ॥ ४

४०१-स च[१] विद्रधिर्वातादिभिः सन्निपातेन रक्तेन क्षतेन चेति षड्विधः ४०१

४ बाह्यविद्रधिलक्षणम् ।

४०२-बाह्योऽत्र तत्र तत्राङ्गे दारुणो ग्रथितोन्नतः ।

४०२-तत्र तत्र नाभ्यादावङ्गे ४०२

५ अन्तर्विद्रधिलक्षणम् ।

४०३-आन्तरो दारुणतरो गम्भीरो गुल्मवद्घनः ॥ ५
वल्मीकवत् समुच्छ्रायी शीघ्रघात्यग्निशस्त्रवत्

४०३-गम्भीरोऽवगाढः ४०३

६ विद्रधेः स्थानानि ।

४०४-नाभिबस्तियकृत्प्लीहक्लोमहृत्कुक्षिवंक्षणे ॥ ६
स्याद्वृक्कयोरपाने वा—

४०४-नाभ्याद्युभयस्यापि विद्रधेः स्थानम् ४०४

७ वातजविद्रधिलक्षणम् ।

४०५—वातात्तत्रातितीव्ररुक् ।
श्यावारुणश्चिरोत्थानपाको विषमसंस्थितिः ॥ ७
व्यधच्छेदभ्रमानाहस्पन्दसर्पणशब्दवान् ।

८ पित्तजविद्रधिलक्षणम् ।

४०६-रक्तताम्रासितः पित्तात्तृण्मोहज्वरदाहवान् ॥ ८
क्षिप्रोत्थानप्रपाकश्च

९ कफजविद्रधिलक्षणम् ।

४०७- पाण्डुः कण्डूयुतः कफात् ।
सोत्क्लेशशीतकस्तम्भजृम्भारोचकगौरवः ॥ ९
चिरोत्थानविदाहश्च

१० सन्निपातजविद्रधिलक्षणम् ।

४०८- संकीर्णः सन्निपाततः

११ बाह्याभ्यन्तरविद्रधिलक्षणज्ञापकं चिह्नम् ।

४०९-सामर्थ्याच्चात्र विभजेद्बाह्याभ्यन्तरलक्षणम् ॥ १०

४०५-४०९-**वातात्तत्रेत्यादि** वातविद्रधिलक्षणम् **रक्तताम्रेत्यादि** पित्तात् **पाण्डुकण्डुवित्यादि** विदाहान्तं कफात् । विदाहः पाकाभिमुखत्वम् । सान्निपातजो विद्रधिर्लक्षणैः संकीर्णः । अस्माद्यथोक्तलक्षणाद्विद्रधेर्बाह्याभ्यन्तरलक्षणं सामर्थ्यात्संभवाद्विभजेत् विभक्तं कुर्यात् । अनेनैतदुक्तं भवति—यद्यपि बाह्याभ्यन्तरविशेषाविवक्षया वातादिविद्रधेर्लक्षणमुक्तं तथापि यद्बाह्य उपपद्यते रक्तताम्रत्वादि तत्तत्रैव विज्ञेयम् । यत्त्वाभ्यन्तर एवोपपद्यते आनाहमोहारोचकादि तत्तत्रैव लिङ्गम् । यत्तु क्षिप्रोत्थानप्रपाकाद्युभयत्र संभवति तदुभयत्रापि लिङ्गमिति ४०५-४०९

१२ स्त्रीपुंसयोरसाधारण्येन रक्तविद्रधेर्लक्षणम् ।

४१०-कृष्णस्फोटावृतः श्यावस्तीव्रदाहरुजाज्वरः ।
पित्तलिङ्गोऽसृजा बाह्यः स्त्रीणामेव तथाऽऽन्तरः ॥

४१०-कृष्णस्फोटावृतत्वादि रक्तविद्रधेर्लक्षणम् । स च बाह्योऽभ्यन्तरो वा स्त्रीणामेव भवति । न तु पुरुषाणामिति **रक्तविद्रधिः** ४१०

१३ क्षतविद्रधेः संप्राप्तिर्लक्षणं च ।

४११-शस्त्राद्यैरभिघातेन क्षते वापथ्यकारिणः ।
क्षतोष्मा वायुविक्षिप्तः सरक्तं पित्तमीरयन् ॥ १२
पित्तासृग्लक्षणं कुर्याद्विद्रधिं भूर्युपद्रवम् ।

४११-शस्त्रादिभिरित्यादि क्षतविद्रधेर्लक्षणम् । भूरयो भूयांस उपद्रवाः पश्चात्कालभाविनः कष्टा रोगा यस्मिन् स तथोक्तः ४११

१४ विद्रध्यधिष्ठानभेदादुपद्रवभेदः ।

४१२-तेषूपद्रवभेदश्च स्मृतोऽधिष्ठानभेदतः ॥ १३

४१२-तेषु च विद्रधिष्वाश्रयविशेषवशादाश्रयिविशेषः । तस्मादुपद्रवविशेषभेदः ४१२

१५ विद्रधेः स्थानानुरोधेनोपद्रवाः ।

४१३-नाभ्यां हिध्मा, भवेद्बस्तौ मूत्रं कृच्छ्रेण पूति च
श्वासो, यकृति रोधस्तु प्लीह्न्युच्छ्वासस्य, तृट् पुनः
गलग्रहश्च क्लोम्नि स्यात् सर्वाङ्गप्रग्रहो हृदि ।

---

१ स्यामः । भु°-क. ख. च. २ बाह्योऽथ त°-च. ३ °पाने च. वा-ख. ४ °हस्पन्द स°-क. ख. ५ °खाः । चि- °क. ख. ६ °स्त्रादिभिरभीघातात्क्ष°-च.

प्रमोहस्तमकः कासो हृदयोद्घट्टनं व्यथा ॥ ॥ १५
कुक्षिपार्श्वान्तरांसार्तिः कुक्षावाटोपजन्म च ।
सक्थ्नोर्ग्रहो वंक्षणयोर्वृक्कयोः कटिपृष्ठयोः ॥ १६
पार्श्वयोश्च व्यथा पायौ पवनस्य निरोधनम् ।

४१३–एतदेव **नाभ्यां हिध्मेत्यादिना** दर्शयति । हृद्धान्ते हृदि ४१३

१६ विद्रधेराम–पक्व–विदग्धत्वलक्षणातिदेशः ।

४१४–आमपक्वविदग्धत्वं तेषां शोफवदादिशेत् ॥ १७

४१४–तेषां विद्रधीनामामत्वं पक्वत्वं विदग्धत्वं च सूत्रोक्तैः शोफस्यामादिलिङ्गैरादिशेत् शोफोऽल्पोष्णरुगित्यादिना (अ. सं. सू. ३८) विदग्धत्वं पाकाभिमुखत्वम् ४१४

१७ स्थानभेदेन विद्रधीनां प्रस्रावमार्गाः ।

४१५–नाभेरूर्ध्वं मुखात् पक्वाः प्रस्रवन्त्यधरे गुदात् ।
गुदास्यान्नाभिजो

४१५–नाभेरूर्ध्वं ये विद्रधयस्ते पक्वाः सन्तो मुखाद्दोषं स्रवन्ति । नाभेश्च येऽधरास्ते दोषं गुदात् स्रवन्ति । नाभिजो मध्यस्थत्वान्मुखाच्च गुदाच्च दोषं स्रवति ४१५

१८ व्रणातिदेशेन विद्रध्यारम्भकदोषस्य विज्ञानम् ।

४१६– विद्याद्दोषं क्लेदाच्च विद्रधौ ॥ १८
यथास्वं व्रणवत्

४१६–अस्मिन्विद्रधौ वातादिकं दोषमनुबद्धारं क्लेदात् कोथाद्विद्याद्यथास्वं व्रणवत् ४१६

१९ असाध्या विद्रधयः ।

४१७– तत्र विवर्ज्यः सन्निपातजः ।
पक्वो हृन्नाभिबस्तिस्थो भिन्नोऽन्तर्बहिरेव वा १९
पक्वश्चान्तःस्रवन् वक्त्रात् क्षीणस्योपद्रवान्वितः

४१७–व्रणे यथा क्लेदस्रुतिविशेषेण वाताद्यन्वयोऽनुमीयते एवमत्रापि । व्रणे च वक्ष्यति (अ.सं.उ.अ.२९) मस्तुमांसपुलाकाम्बुतुल्यतन्वल्पसंस्रुतीत्यादि । क्षीणस्योपद्रवान्वित इत्येवमन्ते ग्रन्थे विवर्ज्य इत्यनुवर्तते ४१७

२० स्तनविद्रधेर्लक्षणं संप्राप्तिश्च ।

४१८–एवमेव स्तनसिरा विवृताः प्राप्य योषिताम् २०
सूतानां गर्भिणीनां वा संभवेच्छ्वयथुर्घनः ॥
स्तने सदुग्धेऽदुग्धे वा बाह्यविद्रधिलक्षणः २१
नाडीनां सूक्ष्मवक्त्रत्वात् कन्यानां तु न जायते

४१८–एवमेवेत्यादि स्त्रीणां स्तनविद्रधिलक्षणम् । स बाह्यविद्रधिलक्षणो भवति । कन्यकानां नैव जायते तासां नाड्यः सूक्ष्ममुखा भवन्ति । इत्युक्ता विद्रधयः ४१८

(वृद्धिनिदानम्)

२१ वृद्धेः संप्राप्तिः ।

४१९–क्रुद्धो रुद्धगतिर्वायुः शोफशूलकरश्चरन् ॥ २२
मुष्कौ वङ्क्षणतः प्राप्य फलकोशाभिवाहिनीः
प्रपीड्य धमनीर्वृद्धिं करोति फलकोशयोः ॥ २३

४१९–क्रुद्ध इत्यादिना वृद्धेर्लक्षणमुच्यते । स्वकारणात् क्रुद्धः सन् कारणान्तरेण रुद्धगतिः मुष्कौ वृषणौ फलकोशौ ।

२२ दोषादिभेदेन वृद्धेः सप्तधात्वम् ।

४२०–दोषास्रमेदोमूत्रान्त्रैः स वृद्धिः सप्तधा गदः ।
मूत्रान्त्रजावप्यनिलाद्धेतुभेदस्तु केवलम् ॥ २४

४२०–वृद्धिर्नाम गदो वातादिभिरन्त्रान्तैः सप्तधा भवति । सुबोधम् ४२०

२३ वातजवृद्धेर्लक्षणम् ।

४२१–वातपूर्णदृतिस्पर्शो रूक्षो वाताद्हेतुरुक् ।

४२१–वातपूर्णदृतीत्यादि वातात् दृतिर्भस्त्रा । अहेतुरुक् बाह्येन हेतुना विना अकस्माद्रुग्यत्र ४२१

२४ पित्तजवृद्धेर्लक्षणम् ।

४२२–पक्वोदुम्बरसंकाशः पित्ताद्दाहोष्मपाकवान् ॥ २५

४२२–पक्वोदुम्बरसंकाश इत्यादि पित्तात् ४२२

२५ कफजवृद्धेर्लक्षणम् ।

४२३–कफाच्छीतो गुरुः स्निग्धः
कण्डूमान्कठिनोऽल्परुक् २६

४२३–शीत इत्यादि कफात् ४२३

२६ रक्तजवृद्धेर्लक्षणम् ।

४२४–कृष्णस्फोटावृतः पित्तवृद्धिलिङ्गश्च रक्ततः ॥ २७

४२४–कृष्णेत्यादि रक्तात् ४२४

२७ मेदोवृद्धेर्लक्षणम् ।

४२५–कफवन्मेदसा वृद्धिर्मृदुस्तालफलोपमः ।

४२५–कफवदित्यादि मेदसः ४२५

२८ मूत्रजवृद्धेर्लक्षणम् ।

४२६–मूत्रधारणशीलस्य मूत्रजः स तु गच्छतः ॥ २८
अम्भोभिः पूर्णदृतिवत्क्षोभं याति सरुङ्मृदुः ।
मूत्रकृच्छ्रमधः स्याच्च वलयैः फलकोशयोः ।

४२६–मूत्रधारणशीलस्येत्यादि मूत्रवृद्धेर्लक्षणम् ४२६

२९ आन्त्रवृद्धेर्निदानसंप्राप्तिलक्षणानि ।

४२७–वातकोपिभिराहारैः शीततोयावगाहनैः ।
धारणेरणभाराध्वविषमाङ्गप्रवर्तनैः ॥ २९
क्षोभणैः क्षुभितोऽन्यैश्च क्षुद्रान्त्रावयवं यदा ।
पवनो विगुणीकृत्य स्वनिवेशादधो नयेत् ॥
कुर्याद्वंक्षणसन्धिस्थो ग्रन्थ्याभं श्वयथुं तदा ३०

४२७–वातकोपिभिरित्याद्यान्त्रवृद्धेर्लक्षणम् । धारणेरणे वायोरेव । सुबोधमन्यत् ४२७

३० उपेक्ष्यमाणाया वृद्धेः स्वरूपम् ।

४२८–उपेक्ष्यमाणस्य च मुष्कवृद्धि-
माध्मानरुक्स्तम्भवतीं स वायुः ।
प्रपीडितोऽन्तःस्वनवान् प्रयाति ।
प्रध्मापयन्नेति पुनश्च मुक्तः ॥ ३१

---

७ °दात् । उभाभ्यां नाभि°–क. ख. च. ८ क्षणैः ना°–च. ९ °त्तलिंगवृद्धिश्चर°–क. ख. १० °च्चलयन् फ°–क. ११ °लयं फ°–क. ख. च. १२ °क्तः । अन्त्र°–क. ख. च.

४२९-आन्त्रवृद्धिरसाध्योऽयं वातवृद्धिसमाकृतिः ।
रूक्षकृष्णारुणसिरातन्तुजालगवाक्षितः ॥ २२

४२८-४२९–उपेक्षमाणस्याचिकित्स्यमानस्याध्मानादिमतीं मुष्कवृद्धिं कुर्यादिति संबन्धः । उक्तो वृद्धिः ४२८–४२९

(गुल्मनिदानम्)

३१ गुल्मानां संख्या ।

४३०-गुल्मोऽष्टधा पृथग्दोषैः संसृष्टैर्निचयं गतैः ।
आर्तवस्य च दोषेण नारीणां जायतेऽष्टमः ॥ ३३

४३०–अनन्तरं शोफसामान्याद्गुल्म उच्यते । **गुल्मोऽष्टधेत्यादि** संख्यारूपा संप्राप्तिः तदेवाष्टधात्वं दर्शयति । पृथग्दोषैरित्यादिना । स च वातादिभेदेन सप्तविधः । स्त्रीणामेवार्तवस्य रजसो दोषेणाष्टमः ४३०

३२ गुल्मस्य निदानं संप्राप्तिश्च ।

४३१-अथ यो ज्वरातिसारादिभिर्वमनादिभिर्वा कर्मभिः कर्शितो वातलान्याहारयत्याहाराभिलाषी वा शीतमुदकं पिबत्यन्नपानानन्तरं वा लङ्घनप्लवनव्यवाययानयानादीन् देहविक्षोभिणः सेवतेऽनुदीर्णां[13] वा छर्दिमुदीरयत्युदीर्णान् वा वातादीन् निःश्वासोच्छ्वासौ वा निगृह्णात्यस्नेहपूर्वं वा वमनविरेचने करोति तथा[14] शोधित एव वातिविदाहिनोऽभिष्यन्दिनो वा निषेवते तस्य यथास्वं वातप्रधाना[15] कुपिता दोषाः पृथक् संसृष्टाः समस्ताः सरक्ता वा महास्रोतोऽनुप्रविश्या[16]वृत्योर्ध्वमधश्च मार्गमवश्यं शूलमुपजनयन्तो गुल्ममभिनिर्वर्तयन्ति । यतश्च तस्मिन् शूलविद्ध इव व्यथते[18] तीव्रवेदनार्दितः कृच्छ्रोच्छ्वासस्तस्माच्छूलमित्युच्यते ॥ ३४

४३१–अथेत्यादिना गुल्मानां विस्तरेण निदानं संप्राप्तिश्चोच्यते । य एवं करोति तस्य वातप्रधाना दोषा गुल्ममभिनिर्वर्तयन्ति । स च गुल्मो नाम्ना शूलमित्युच्यते । कुत आह । यतश्चेत्यादि ४३१

३३ गुल्मस्य सामान्यं लक्षणम् ।

४३२-तत्रातिकर्शनात् कफपित्ताभ्यां वा मार्ग[19]निरोधाल्लब्धाश्रयो वायुरुत्प्लुतो रौक्ष्यात् कठिनीभूतः[20] स्वाश्रये स्वतन्त्रः परतन्त्रो वा पित्तश्लेष्मा[21]श्रये स्पर्शोपलभ्यः पिण्डितत्वादमूर्तोऽपि मूर्ततामिवोपगतो ग्रन्थिरूपेणावतिष्ठमानो गुल्मसंज्ञां लभते ॥ ३५

४३२–अथ कोऽसौ गुल्मः यमभिनिर्वर्तयन्ति दोषा इत्याह––तत्रातिकर्शनादित्यादि । द्वौ हि हेतू वातस्य कर्शनं मार्गरोधश्च ४३२

३४ गुल्मस्य स्थानानि ।

४३३-तस्य पञ्च स्थानानि बस्तिर्नाभिः पार्श्वे हृदयं च ॥ ३६

४३३–तस्य गुल्मस्य बस्त्यादीनि पञ्चाश्रयाः ४३३

३५ गुल्मस्य पूर्वरूपाणि

४३४-अथास्य पूर्वरूपाणि[22] सदनमग्निशरीरयोररुचिः सौहित्यासहिष्णुता कुक्षिशूलमाध्मानमुद्गिरणं बहुशो विदग्धेऽन्ने छर्दिराटोपो मलस्य[24] प्रादुर्भावोऽप्रवृत्तिश्च ॥ ३७

४३४–सदनादीनि सामान्येन पूर्वरूपाणि । सौहित्यं तृप्तिः तदसहिष्णुत्वम् । उद्गिरणं छर्दनम् । मलस्य पुरीषस्य प्रादुर्भावो बहिरप्रवृत्तिश्च ४३४

३६ वातगुल्मलक्षणम् ।

४३५-तत्र वातात् सूच्येव च शङ्कुनेव च व्यथो मन्याशिरःशङ्खशूलज्वराङ्गमर्दप्लीहाटोपान्त्रकूजोदावर्तोच्छ्वासोपरोधमुखशोषस्तब्धगात्रता वायुकालेषूपद्रववृद्धिर्विषमाग्निता कृष्णारुणपरुषत्वङ्नखादित्वं गुल्मैश्च[25] चलत्वाद्वायोरनियतस्थानसंस्थानोदयप्रलयाल्पमहारुजः[26] पिपीलिकापरिगत इव तोदस्फुरणबहुलो विस्तारयतीव स्वदेशे[27] चर्म कदाचित् कदाचित्संकोचयतीव हर्षयति[28] रोमाणि वेदनातिप्रवृत्तौ तु सर्वस्मिन्नपि देहे प्रायो बस्त्याश्रयश्च भवति ॥ ३८

४३५–**तत्रेत्यादिना** वातगुल्मलक्षणम् । वायुकालेषु दिनान्तादिषु । वातिको गुल्मः प्रायो बस्त्याश्रयो भवति

३७ पित्तगुल्मलक्षणम् ।

४३६-पित्ताद्दाहो धूमकोऽम्लकस्तृष्णा ज्वरः स्वेदो विड्भेदो मूर्च्छा शीतोपशयता हरितहारिद्र[29]त्वगादित्वं गुल्मश्चास्य तप्तायः पिण्ड इव तमवकाशं दहति दूयते धूमायत ऊष्मायते शिथिल इव व्रण इवास्पर्शसहो निर्लोमा प्रायो नाभ्याश्रयश्च ॥ ३९

४३६–दाहादि पित्तात् गुल्मे लिङ्गम् । धूमको धूमायनम् । धूमकाम्लकयोर्लक्षणमुक्तं (अ.सं.सू.अ.२०) दोषभेदीये । तथा त्वङ्नखादिषु हरितहारिद्रो वर्णः स्यात् ४३६

३८ कफगुल्मलक्षणम् ।

४३७-कफात् स्तैमित्यमरोचकाविपाकौ हृदयोपलेपः शीतज्वरस्तृप्तिः सदनं कासो हृल्लासः पीनसो निद्राऽलस्यं नखादिशुक्लता[30] गुल्मश्च सुप्तस्थिरगुरुकाठिनो[31]ऽवगाढोऽल्परुक्प्रायो हृत्पार्श्वाश्रयश्च ॥ ४०

४३७–कफात् गुल्मे स्तैमित्यादिकं लिङ्गम् । अवगाढो घनः ४३७

४३८-संसृष्टलिङ्गः संसर्गात् । स त्रिविधः ॥ ४१

४३८–संसर्गजेषु त्रिषु गुल्मेषु यथास्वं संसर्गलक्षणानि भवन्ति

४३९-सर्वलिङ्गै[32]र्निचये निचयगुल्मः सोऽसाध्यः ॥ ४२

४३९–सर्वलिङ्गमिश्रीभावे निचयगुल्मः सोऽसाध्यः ४३९

---

१३ °दीर्णां वा°–क. च. १४ °र्षा कर्षित ए°–क. ख. च. १५ °नाः प्रकु°–क. ख. च. १६ °श्यावृत्याधोर्ध्वमार्गे शू°–च. १७ मार्गं शू°–क. ख. १८ °थतेऽतिवेद°–क. ख. च. १९ मार्ग रो°–क. ख. च. २० °तः स्वाशये स्व°–क. ख. च. २१ °ष्माशये स्प°–क. ख. च. २२ °णि सदनमवसादमग्नि°–च. २३ °शूलात्याध्मा°–क. ख. च २४ °लस्याप्रा°–क. ख. २५ °ल्मश्चास्य च °–क. ख. च. २६ पिपीलि...कोऽम्ल°–च. २७ शे चर्म इव°–क.; °देशे चर्म इव°–क. ख. २८ °यतीव रो°–क. ख. २९ °द्रत्वं गु°–क. ख. च. ३० दिषु शु°–क. ख. ३१ काठनावगा°–क. ख. च. ३२ °ङ्गनिचयेन च यो गुल्मः स्ते°–ख.

३९ रक्तगुल्मलक्षणम् ।

४४०-रक्तगुल्मस्तु गर्भकोष्ठार्तवागमनवैशेष्यात् पारतन्त्र्यादवैशारद्यादुपचारानुरोधाच्च स्त्रिया एव भवति

४४०-रक्तगुल्मस्तु गर्भकोष्ठार्तवागमनादिहेतोः स्त्रिया एव भवति । न पुरुषस्य यथोक्तविपर्ययात् । अवैशारद्यादि तत्र सातिशयं विद्यते। गर्भकोष्ठे त्वार्तवागमनवैशेष्येण।विशारदा व्युत्पन्नबुद्धिः ४४०

४० रक्तगुल्मस्य निदानं संप्राप्तिश्च ।

४४१-तत्र यदोसावृतुमती नवप्रसूता योनिरोगिणी वा वातलान्यासेवेत तदाऽस्या वायुः प्रकुपितो योन्या मुखमनुप्रविश्यार्तवमुपरुणद्धि । तदुपरुध्यमानं मासे मासे कुक्षिमभिनिर्वर्तयति गर्भलिङ्गानि च हृल्लासतन्द्राङ्गसाददौहृदस्तन्यदर्शनादीनि । वायुसंसर्गात् पुनः पित्तकफप्रकोपतया च वातपित्तगुल्मरूपाणि क्रमाच्छूलस्तम्भदाहातिसारादीनि गर्भाशये च सुतरां शूलं तथा योन्या दौर्गन्ध्यमास्रावं च करोति। गुल्मश्च न गर्भ इवाङ्गैः पिण्डित एव तु चिरेण सशूलं स्पन्दते। गुल्म एव वर्द्धते न कुक्षिः ॥ ४४

४४१-तत्रेत्यादिना निदानं संप्राप्तिश्चोच्यते। एवं कुपितो वायुः गर्भलिङ्गं कुक्षिमभिनिर्वर्तयतीति संबन्धः । गर्भलिङ्गानि हृल्लासादीनि चाभिनिर्वर्तयति वातस्य संसर्गात् पित्तकोपतया च तच्छोणितं क्रमाद्वातपित्तजातानि शूलादीनि करोति। गर्भाशये सुतरां शूलम्,योन्याः। स्रावादिं च कुरुते। अस्या गुल्मः गर्भ इवाङ्गैर्न स्फुरति। पिण्डीभूतः शूलवांश्च चिरेण स्पन्दते। अस्याः कुक्षिर्न वर्धते। गुल्मस्तु वर्धत एव।

४१ गुल्मविद्रध्योर्भेदकं लक्षणम् ।

४४२-स्वदोषाधिष्ठानश्च सर्वो भवति गुल्मः । तस्माच्चिरेण नैव वा पाकमेति। भृशदुष्टरक्ताश्रयत्वात्तु विद्रधिः शीघ्रपाको भवतीति॥ भवति चात्र-

४४२-यतः सर्वो गुल्मः स्वदोषाधिष्ठानः स्वदोषाश्रयो भवति तस्माच्चिरेण पाकमेति भजते न वा पाकं भजते। सपाको भवत्यपाक एव वा विद्रधिरनन्यदोषारब्धोऽपि दुष्टरक्ताश्रयो भवत्यतः शीघ्रं पच्यते। शीघ्रविदाहित्वादेव च विद्रधिरित्यभिधीयते। विदाहः पाकः भृशग्रहणं गुल्मे विद्रध्यपेक्षया स्वल्परक्तकोपप्रदर्शनार्थम् ४४२

४२ अन्तर्गुल्मलक्षणम् ।

४४३-गुल्मेऽन्तराश्रये बस्तिकुक्षिहृत्प्लीहवेदनाः ।
अग्निवर्णबलभ्रंशो वेगानां चाप्रवर्तनम् ॥ ४६

४४३-बस्तिवेदनाद्यन्तराश्रयलिङ्गम् ४४३

४३ बाह्यगुल्मलक्षणम् ।

४४४-अतो विपर्ययो बाह्ये कोष्ठाङ्गेषु तु नातिरुक् ।
वैवर्ण्यमवकाशस्य बहिरुन्नततातिधिकम् ॥ ४७

४४४-एतद्विपर्ययात् कोष्ठरुगादिभिर्बाह्यं विद्यात् ४४४

४४ आनाहलक्षणम् ।

४४५ साटोपमत्युग्ररुजमाध्मानमुदरे भृशम् ।
ऊर्ध्वाधोवातरोधेन तमानाहं प्रचक्षते ॥ ४८

४४५-साटोपमित्यादिना गुल्मप्रायो भवतीत्यानाहस्य लक्षणमुच्यते। आटोपो नाभेरधो मन्दसञ्चारवायुता ४४५

४५ अष्ठीलाप्रत्यष्ठीलयोर्लक्षणम् ।

४४६-घनोऽष्ठीलोपमो ग्रन्थिरष्ठीलोर्ध्वं समुन्नतः ।
आनाहलिङ्गस्तिर्यक् तु प्रत्यष्ठीला तदाकृतिः ४९

४४६-घन इत्यादिना गुल्मसादृश्यादष्ठीलाप्रतिष्ठीलयोर्लक्षणम् ४४६

४६ तूनीप्रतून्योर्लक्षणम् ।

४४७-पक्वाशयाद्गुदोपस्थं वायुस्तीव्ररुजश्चरन् ।
तूनी

४४८- प्रतूनी तु भवेत्स एवातो विपर्यये॥५०

इति वैद्यपतिसिंहगुप्तस्य सूनोर्वाग्भटस्य कृतावष्टांगसंग्रहसंहितायां निदानस्थाने विद्रधि-वृद्धिगुल्म-निदानं नाम एकादशोऽध्यायः॥ ११॥

४४७-४८-पक्वाशयादित्यादि तूनप्रितून्योः । स एवेति वायुः। अत एव पक्वाशयात् गुदोपस्थगमनात्। वैपरीत्येन गुदोपस्थात् पक्वाशयं प्रयातीति ४४७-४८

इति श्रीमन्महामहोपाध्यायेन्दुविरचितायामष्टाङ्गसंग्रहव्याख्यायां शशिलेखायां शारीरस्थाने एकादशोऽध्यायः॥ ११॥

३३ °गमवैशे°-च. ३४ °द्यादपचा°-ख. ३५ °दासाकृतु°-क. ख. ३६ °निरोगिणी वात°-च. ३७ न्यासेवते तदा°क. ख. च. ३८ ° व च व°-क. ख. च. ३९ °श्च ब°-च. ४० °ता भृशम् । सा°-च. ४१ °ष्ठीलोर्ध्वस°-क; °ष्ठीलोर्ध्ववसमन्वितः। आ°-च. ४२ °र्यक् च प्र°-क. ख. ४३ °रुजः प्रयान् । तू°-क. च; °रुजः प्रयन् । तू°-ख. ४४ °र्यये । इत्यस्मात्पुरतः— " उद्गारबाहुल्यपुरीषबन्धतृप्त्यक्षमत्वान्त्रविकूजनानि । आटोपमाध्मानमपक्तिशक्तिमासन्नगुल्मस्य वदन्ति चिन्हम् " इत्यधिकं क. ख. च. पुस्तकेषु पद्यम् ।

निदानस्थाने एकादशोऽध्यायः ।

टिप्पणी—(३९९) च. सू. १७. ९०; १८. ३०;–नि. ३. १; सु. नि. ९. १. (४००) च. सू. १७. ९१, ९२; सु. नि. ९. ४, ५, १५, १६--सू. १७. ३. (४०१) च. सू. १७. ९६–१००; सु. नि. ९. ६. (४०२) च. सू. १७. ९० सु. सू. १७. ३. (४०३) च. सू. १७. ९३, ९५; सु. नि. ९. १६, १७. (४०४) च. सू. १७. ९४; सु. नि. ९. १७, १८. (४०५) च. सू. १७. ९६, ९९; सु. नि. ९. ७, १०. (४०६) च. सू. १७. ९६, ९९; सु. नि. ९. ८, १०. (४०७) च. सू. १७. ९७, १००; सु. नि. ९. ९, १०. (४०८) च. सू. १७. ९७, १००; सु. नि. ९. १०, ११. (४०९) सु. नि. ९. ७–१४, १५. (४१०) सु. नि. ९. १३, १४, २६, २७. (४११) सु. नि. ९. ११–१२ (४१२) सु. नि. ९. १६. (४१३) सु. नि. ९. २०–२२ (४१४) सु. सू. १७. ५. (४१५) च. सू. १७. १०२; सु. नि. ९. २४, २५. (४१६) च. चि. २५. २८–२९; सु. नि. ९. १०. (४१७) च. सू. १७. १०३; सु. नि. ९. ३४, २५. (४१८) सु. नि. १०. १५--१७. (४१९) च. सू. १८. ३०; सु. नि. १२. १, ४. (४२०) च. चि. १३. ९४.; सु. नि. १२. ३.–सू. २४. ८. (४२१) च. चि. १३. ९४; सु. नि. १२. ६. (४२२) च. चि. १३. ९४; सु. नि. १२. ६. (४२३) च. चि. १३. ९४; सु. नि. १२. ६. (४२४) सु. नि. १२. ६. (४२५) च. चि. १३. ९४; सु. नि. १२. ६. (४२६) च. चि. १३. ९४; सु. नि. १२. ६. (४२७) च. चि. १३. ९४; सु. नि. १२. ६ (४२८) च. चि. १३. ९४; सु. नि. १२. ६. (४२९) च. चि. १३. ९४; सु. नि. १२. ६. (४३०) च. नि. ३. ३–सू. १८. २९,–चि. ५. ८; सु. उ. ४२. ७. (४३१) च. नि. ३. ६.–चि. ५. ४–७; सु. उ. ४२. ३. (४३२) च. नि. ३. ७,–चि. ५. ६, ७; सु. उ. ४२. ४–६. (४३३) च. नि. ५. ८; सु. उ. ४२. ५. (४३४) च. नि. ३. १५; सु. उ. ४२. ८–९. (४३५) च. नि. ३. ७,–चि. ५. ९–११. सु. उ. ४२. १०. (४३६) च. नि. ३. ८, ९,–चि. ५. १२, १३; सु. उ. ४२. ११. (४३७) च. नि. ३. १०, ११,–चि. ५. १४, १५; सु. उ. ४२. १२. (४३८) च. चि. ५. १६–नि. ३. १७. (४३९). च. चि. ५. १७,–नि. ५. १२; सु. उ. ४२. १३, (४४०) च. नि. ३. १३, १४,–चि. ५. १८, १९; सु. उ. ४२. १३–१५. (४४१) च. नि. ३. १३, १४; सू. उ. ४२. १४, १५. (४४२) सु. उ. ९. २८–३३. (४४५) च. सू. १८. ३०; सु. नि. १. ८८. (४४६) सु. नि. १. ९०, ९१ (४४७) सु. नि. १. ८६. (४४८) सु. नि. १. ८७.

उदरनिदानं द्वादशोऽध्यायः ।

(उपोद्घातः)

शोफानाहजठरविकृतिसामान्थाद्विद्रध्याद्यनन्तरमुदरानिर्णयायाध्यायारम्भः।

१ प्रतिज्ञा ।

४४९-अथात उदरनिदानं नामाध्यायं व्याख्यास्यामः ।
इति ह स्माहुरात्रेयादयो महर्षयः ॥ १

२ उदरस्य निदानं संप्राप्तिश्च

४५०-रोगाः सर्वेऽपि मन्देऽग्नौ सुतरामुदराणि तु ।
अजीर्णान्मलिनैश्चान्नैर्जायन्ते मलसंचयात् ॥ २
ऊर्ध्वाधोधातवो रुध्वा वाहिनीरम्बुवाहिनीः ।
प्राणाग्न्यपानान् संदूष्य कुर्युस्त्वङ्मांससन्धिगाः
आध्माप्य कुक्षिमुदरम्

४५०-सर्वेषामपि ज्वरादीनामग्निमान्द्यसंभवादुदराणामतिशयः। अतोऽजीर्णहेतुकान्मलिनान्नहेतुकाच्च वातादिसंचयादुदराणि जायन्ते। ऊर्ध्वाध इत्यादिकया संप्राप्त्या मला उदरं कुर्युरिति संबन्धः। धातवो वातादयः। अम्बुवाहिनी सिरा ऊर्ध्वाधोदेहे रुध्वा प्राणादींश्च संदूष्य त्वङ्मांसस्य मध्यमाश्रिताः ४५०

३ अष्टौ उदराणि ।

४५१-　　**—अष्टधा तच्च भिद्यते ॥**
पृथग्दोषैः समस्तैश्च प्लीहबद्धक्षतोदकैः ॥ ४

४५१-तच्चोदरं वातादिभिः संनिपातेन प्लीहादिभिश्चाष्टधा ४५१

४ उदरलक्षणम् ।

४५२-तेनार्ताः शुष्कताल्वोष्ठाः शूनपादकरोदराः ।
नष्टचेष्टाबलाहाराः कृशाः प्रध्मातकुक्षयः ॥ ५
स्युः प्रेतरूपाः पुरुषाः

४५२-सुबोधम् ४५२

---

१ °दानं व्या°-च. २ °मः । रो°-क. ख. च.

५ उदरपूर्वरूपाणि।

४५३- भाविनस्तस्य लक्षणम्।
क्षुन्नाशोऽन्नं चिरात्सर्वं सविदाहं च पच्यते॥ ६
जीर्णाजीर्णं न जानाति सौहित्यं सहते न च।
क्षीयते बलतः शश्वच्छ्वसित्यल्पेऽपि चेष्टिते॥ ७
वृद्धिर्विशोऽप्रवृत्तिश्च किञ्चिच्छोफश्च पादयोः।
रुग्बस्तिसन्धौ ततता लघ्वल्पा भोजनैरपि॥ ८
राजीजन्म वलीनाशो जठरे—

४५३-लघुभोजनादिभिरपि जठरे ततता राजीजन्म वलीनां नाशश्च भवतीति पूर्वरूपम् ४५३

६ उदरसामान्यलक्षणम्।

४५४- जठरेषु तु॥
सर्वेषु तन्द्रा सदनं मलसङ्गोऽल्पवह्निता॥ ९
दाहः श्वयथुराध्मानमन्ते सलिलसंभवः।

४५४-सर्वेषु जठरेषु तन्द्रादि साधारणं लिङ्गम् ४५४

७ अतोयस्योदरस्य लक्षणम्

४५५-सर्वं त्वतोयमरुणमशोफं नातिभारिकम्॥ १०
गवाक्षितं सिराजालैः सदा गुडुगुडायते।
नाभिमन्त्रं च विष्टभ्य वेगं कृत्वा प्रणश्यति॥ ११
मारुतो हृत्कटीनाभिपायुवंक्षणवेदनः।
सशब्दो निश्चरेद्वायुर्विड् बद्धा मूत्रमल्पकम्॥ १२
नातिमन्दोऽनलो लौल्यं न च स्याद्विरसं मुखम्।

४५५-अरुणताद्यतोयसम्भवलिङ्गम्। भारिकं गुरु। गुडुगुडुरित्यव्यक्तः शब्दः। मारुतो वेगं कृत्वा नश्यतीति संबध्यते। नश्यति नोपलभ्यत इत्यर्थः। नातिमन्द इत्यादिना सलिलसंभवेऽतिमन्दत्वं दर्शितम्। न च लौल्यं स्यात्। विरसं च मुखं न स्यात्। यथा सलिल इत्यर्थात् ४५५

८ वातोदरलक्षणम्।

४५६-तत्र वातोदरे शोफः पाणिपान्मुष्कसन्धिषु॥ १३
कुक्षिपार्श्वोदरकटीपृष्ठरुक् पर्वभेदनम्।
शुष्ककासोऽङ्गमर्दोऽधोगुरुता मलसंग्रहः॥ १४
श्यावारुणत्वगादित्वमकस्माद्ध्रासवृद्धिमत्।
सतोदभेदमुदरं तनुकृष्णसिराततम्॥ १५
आध्मातदृतिवच्छब्दमाहतं प्रकरोति च।
वायुश्चात्र सरुक्शब्दो विचरेत्सर्वतोगतिः॥ १६

४५६-पाणिशोफादि वातोदरलक्षणम् ४५६

९ पित्तोदरलक्षणम्।

४५७-पित्तोदरे ज्वरो मूर्च्छा दाहस्तृट् कटुकास्यता
भ्रमोऽतिसारः पीतत्वं त्वगादावुदरं हरित्॥ १७
पीतताम्रसिरानद्धं सस्वेदं सोष्म दह्यते।
धूमायाते मृदुस्पर्शं क्षिप्रपाकं प्रदूयते॥ १८

४५७-ज्वरादिकं पित्तोदरे ४५७

१० श्लेष्मोदरलक्षणम्।

४५८-श्लेष्मोदरेऽङ्गसदनं स्वापः श्वयथुगौरवम्।
निद्रोत्क्लेशारुचिश्वासकासशुक्लत्वगादिताः॥ १९
उदरं स्तिमितं स्निग्धं शुक्लराजीततं महत्।
चिराभिवृद्धिकठिनं शीतस्पर्शं गुरु स्थिरम्॥ २०

४५८-अङ्गसदनादिकं श्लेष्मोदरे ४५८

११ सन्निपातोदरलक्षणम्।

४५९-त्रिदोषकोपनैस्तैस्तैःस्त्रीदत्तैश्च रजोमलैः।
गरदूषीविषाद्यैश्च सरक्ताः संचिता मलाः॥ २१
कोष्ठं प्राप्य विकुर्वाणाः शोफमूर्च्छाभ्रमान्वितम्।
कुर्युस्त्रिलिङ्गमुदरं शीघ्रपाकं सुदारुणम्॥ २२
बाधते तच्च सुतरां शीतवाताभ्रदर्शने।

४५९-त्रिदोषकोपनैरित्यादिना सन्निपातोदरस्य निदानादिकमुच्यते। तैस्तैरित्यादि सर्वरोगनिदानोक्तैः। (अ.सं. नि.३०) तच्च सन्निपातोदरं शीतादिकाले सुतरां बाधते ४५९

१२ प्लीहोदरस्य निदानं संप्राप्तिश्च।

४६०-अत्याशितस्य संक्षोभाद्यानयानादिचेष्टितैः॥ २३
अतिव्यवायभाराध्ववमनव्याधिकर्शनैः।
वामपार्श्वाश्रितः प्लीहा च्युतः स्थानाद्विवर्धते॥ २४
शोणितं वा रसादिभ्यो विवृद्धं तं विवर्धयेत्।

४६०-अत्याशितस्येत्यादिना प्लीहोदरमुच्यते। अतिभुक्तवतो यानादिचेष्टितैः संक्षोभादतिव्यवायादिकर्शनैश्च स्थानाच्च्युतः प्लीहा विवर्धते। अथवा रसादिभ्यो धातुभ्यो रक्तं विवृद्धं वृद्धिं प्राप्तमाश्र(श)यत्वात्तं प्लीहानं विवर्धयेत्४६०

१३ प्लीहोदरस्य संस्थानं लक्षणं च

४६१-सोऽष्ठीलेवातिकठिनैः प्रोन्नतः कूर्मपृष्ठवत्॥२५
क्रमेण वर्द्धमानश्च कुक्षावुदरमावहेत्।
श्वासकासपिपासास्यवैरस्याध्मानरुग्ज्वरैः॥ २६
पाण्डुत्वमूर्च्छाच्छर्दीभिर्दाहमोहैश्च संयुतम्।
अरुणाभं विवर्णं वा नीलहारिद्रराजिमत्॥ २७

४६१-श्वासादिभिः संयुतमुदरमावहेदिति संबन्धः ४६१

१४ प्लीहोदरस्य दोषभेदेन लक्षणम्।

४६२-उदावर्तरुगानाहैर्मोहतृड्दहनज्वरैः।
गौरवारुचिकाठिन्यैर्विद्यात्तत्र मलान् क्रमात्॥ २८

४६२-तत्र प्लीहोदरे उदावर्तादिभिर्लिङ्गैः क्रमाद्वातादीन् मलान् विद्यात्। तेनोदावर्तादिभिर्लिङ्गैर्वाताधिकं प्लीहोदरं भवति। मोहादिभिः पित्ताधिकं भवति। गौरवादिभिः कफाधिकम् ४६२

१५ यकृतोदरस्य लक्षणम्

४६३-प्लीहवद्दक्षिणात् पार्श्वात् कुर्याद्यकृदपि च्युतम्।

४६३-प्लीहसमानत्वाद्यकृतस्तदुदरस्यापि निदानादिभिरनधिकता ४६३

---

३ °ध्वल्पैर्भोज°-ख. ४ गुडगुडा°-ख. ५ °णवेदनाः। क°-ख. ६ °ङवन्धोमू°--क. ख. ७ °णिपन्मुष्क°--ख; °णिपान्मुष्कुक्षिषु। °कुक्षि--च. ९ °णाः शोषमू°--ख. च. १० °ध्यानयानादिचे°--ग च. ११ पानातिचे°-फ. ख. १२ °ध्ववमनव्या°-क. ख. १३ नः प्राक् ततः कूर्मपृष्ठ°-च. १४ °ण्डुत्वकृच्छर्दिमूर्च्छाभिदो°-क. ख. १५ °रुजाना°-क.

१६ बद्धोदरस्य संप्राप्तिः ।

४६४-पक्ष्मवालैः सहान्नेन भुक्तैर्बद्धायने गुदे ॥ २९
दुर्नामभिरुदावर्तैरन्यैर्वान्त्रोपलेपिभिः ।
वर्चःपित्तकफान्रुध्वा करोति कुपितोऽनिलः ।
अपानो जठरं—

४६४-**पक्ष्मवालैरित्यादिना** बद्धोदरमाह-पक्ष्मादिभिर्गुदे बद्धमार्गे कुपितोऽनिलोऽपानाख्यो वर्चःप्रभृतीन् रुध्वा जठरं कुरुत इति संबन्धः ४६४

१७ बद्धोरस्य लक्षणम् ।

४६५- तेन स्युर्दाहज्वरतृट्क्षवाः
कासश्वासोरुसदनं शिरोहृन्नाभिपायुरुक् ॥ ३०
मलसङ्गोऽरुचिश्छर्दिरुदरं मूढमारुतम् ।
स्थिरं नीलारुणसिराराजीनद्धमराजि वा ॥ ३१
नाभेरुपरि च प्रायो गोपुच्छाकृति जायते ।

४६५-तेन जठरेण पुरुषस्य दाहादयः स्युः । सुबोधम् ।

१८ छिद्रोदरस्य निदानसंप्राप्तिलक्षणानि ।

४६६-अस्थ्यादिशल्यैः सान्नैश्च भुक्तैरत्यशनेन वा ॥ ३२
भिद्यते पच्यते चान्त्रं तच्छिद्रैश्च स्रवन् बहिः
आम एव गुदादेति ततोल्पाल्पं स विड्रसः ॥ ३३
तुल्यः कुणपगन्धेन पिच्छिलः पीतलोहितः ।
शेषश्चापूर्य जठरं जठरं घोरमावहेत् ॥ ३४
वर्धते तदधोनाभेराशु चैति जलात्मताम् ।
उद्रिक्तदोषरूपं च व्याप्तं च श्वासतृड्भ्रमैः ॥ ३५
छिद्रोदरमिदं प्राहुः परिस्राविीति चापरे ।

४६६-अस्थ्यादिशल्यैरित्यादिना छिद्रोदरस्य निदानादिकमाह । तच्छिद्रैश्छिन्नपक्वान्त्राच्छिद्रैः । स्रवन् किञ्चित् गुदात् बहिरेति किञ्चिज्जठरमापूर्य तिष्ठति । वातादिदोषान्वयेन यानि रूपाणि तत्र तान्युद्रिक्तानि भवन्ति । व्याप्तमतिशयेन युतम् । **आचार्या** (चरकाचार्याः) इदं छिद्रोदरं नाम्ना आहुः । **अपरे आचार्या** (सुश्रुताचार्या) छिद्रोदरस्यैव परिस्राविीति नाम मन्यन्ते ४६६

१९ दकोदरस्य निदानसंप्राप्तिलक्षणानि ।

४६७-प्रवृत्तस्नेहपानादेः सहसामाम्बुपायिनः ॥ ३७
अत्यम्बुपानान्मन्दाग्नेः क्षीणस्यातिकृशस्य वा
रुध्वाऽम्बुमार्गाननिलः कफश्च जलमूर्च्छितः ३८
वर्द्धयेतां तदेवाम्बु तत्स्थानादुदराश्रितौ ॥
ततः स्यादुदरं तृष्णागुदस्रुतिरुजान्वितम् ॥ ३९
कासश्वासारुचियुतं नानावर्णसिराततम् ॥
तोयपूर्णदतिस्पर्शशब्दप्रक्षोभवेपथु ॥ ४०
दकोदरं महत् स्निग्धं स्थिरमावृत्तनाभि तत् ॥

४६७-**प्रवृत्तस्नेहपानादेरित्यादिना**-दकोदरमाह । तदम्बु कफानिलावुदराश्रयौ वर्धयेताम् । ततस्तृष्णान्वितत्वादियुक्तमुदरं स्यात् । आवृत्ता नाभिर्यत्र ४६७

२० सर्वेषामुदराणां दकोदरे पर्यवसानम् ।

४६८-उपेक्षया च सर्वेषु दोषाः स्वस्थानतश्च्युताः ४१
पाकाद्द्रवा द्रवीकुर्युः सन्धीन्स्रोतोमुखान्यपि ॥
स्वेदश्च बाह्यस्रोतस्सु विहतस्तिर्यगास्थितः ॥ ४२
तदेवोदकमाप्याय्य पिच्छां कुर्यात्तदा भवेत् ।
गुरूदरं स्थिरं वृत्तमाहतं च न शब्दवत् ॥ ४३
मृदु व्यपेतराजीकं नाभ्यां स्पृष्टं च सर्पति ।
तदनूदकजन्मास्मिन् कुक्षिवृद्धिस्ततोऽधिकम् ॥
सिरान्तर्द्धानमुदकजठरोक्तं च लक्षणम्

४६८-**उपेक्षयेत्यादिना** सर्वोदरेषूदकरूपापत्तौ हेतुरुच्यते । उपेक्षया वातादयः स्थानाच्च्युताः पाकेन च स्वयं द्रवाः सन्ध्यादिकं द्रवेयुः । स्वेदश्च बाह्यविहतस्तदुदकमाप्याय्य पिच्छां कुर्यात् । तदा भवेदित्यादि सुबोधम् । ४६८

२१ उदरेषु यथोत्तरं कृच्छ्रत्वम् ।

४६९-वातपित्तकफप्लीहसन्निपातदकोदरम् ॥ ४५
कृच्छ्रं यथोत्तरं

४६९-वातोदरात् पित्तोदरं कृच्छ्रम् । ततः कफोदरम् । ततः प्लीहोदरम् । ततः सन्निपातेन, तत उदकेनेति यथोत्तरार्थः ४६९

२२ बद्धाछिद्रोदरयोः पक्षात्परं कृच्छ्रत्वम् ।

४७०- पक्षात् परं प्रायोऽपरे हतः

४७०-अपरे बद्धच्छिद्रोदरे प्रायः पक्षादूर्ध्वं हतो मारयतः । प्रायोग्रहणं पक्षादधरेऽपीति प्रतिपत्त्यर्थम् । ४७०

२३ रिष्टोक्तोपद्रवान्वितस्य जातसलिलस्योदरस्याध्यत्वम् ।

४७१-सर्वं च जातसलिलं रिष्टोक्तोपद्रवान्वितम् ॥ ४६

४७१-जातसलिलत्वादियुक्तं सर्वमुदरं हन्ति ४७१

२४ उदराणां प्रायः कृच्छ्रतमत्वम् ।

४७२-जन्मनैवोदरं सर्वं प्रायः कृच्छ्रतमं मतम् ॥

साध्योदर लक्षणम् ।

४७३-बलिनस्तदजाताम्बु यत्नसाध्यं नवोत्थितम् ४७

इति वैद्यपतिसिंहगुप्तस्य सूनोर्वाग्भटस्य कृतावष्टाङ्गसंग्रहसंहितायां निदानस्थाने उदरनिदानं नाम द्वादशोऽध्यायः ॥ १२ ॥

४७३-बलिनः पुरुषस्याजाताम्बु चाभिनवोत्थितं सयत्नेन साध्यं भवति ४७३

इति श्रीमन्महामहोपाध्यायेन्दुविरचितायामष्टाङ्गसङ्ग्रहव्याख्यायां शशिलेखायां निदानस्थाने द्वादशोऽध्यायः ॥ १२ ॥

---

१६ श्वासकासोरुस°-क. ख. १७ ल्पाल्पः स वि°-ख. १८ °स्य च । रु°-क. च. १९ °सन्धिस्रोतो°-ग. २० °दस्तु बा°-क. ख. २१ °तं च. सशब्द°-क. ख. २२ °धिका । सि° क. ख. २३ °न्निपातोदको°-ख.

निदानस्थाने द्वादशोऽध्यायः ।

टिप्पणी—(४४९) च. चि. १३. १; सु. नि. ७. १. (४५०) च. चि. १३. ९–११; सु. नि. ७. ५–७, (४५१) च. चि. १३. २२; सु. नि. ७. ४. (४५२) च. चि. १३. ५, ६. (४५३) च. चि. १३. १६–१९; सु. नि. ७. ७-८. (४५४) च. चि. १३. २१. (४५५) च. चि. १३. ५५-५८. (४५६) च. चि. १३. २३–२५; सु. नि. ७. ८–९ (४५७) च. चि. १३. २६–२८; सु. नि. ७. ९–१० (४५८) च. चि. १३. २९–३१; सु. नि. ७. १०–११ (४५९) च. चि. १३. ३२–३४; सु. नि. ७. ११–१३. (४६०) च. चि. १३. ३५–३६; -सू. १९. ३. सु. नि. ७. १४–१६. (४६१) च. चि. १३. ३७–३८; सु. नि. ७. १४–१६. (४६३) च. चि. १३. ३८; सु. नि. ७. १६. (४६४) च. चि. १३. ३९–४०; सु. नि. ७. १७, १८. (४६५) च. चि. १३. ४१; सु. नि. ७. १८. (४६६) च. चि. १३. ४२–४४; सु. नि. ७. १९. २०. (४६७) च. चि. १३. ४५–४७; सु. नि. ७. २१–२३. (४६८) च. चि. १३. ४८; सु. नि. ७. २३. (४६९) च. चि. १३. ५०; सु. चि. १४. ३. (४७०) च. चि. १३. ५१. (४७१) च. चि. १३. ५२, ५३, ४९. (४७२) च. चि. १३. ५४. (४७३) च. चि. १३. ५४.

पाण्डुरोग-कामला-शोफ-विसर्पनिदानं त्रयोदशोऽध्यायः ।

(उपोद्घातः)

मांसाद्युपघातदोषकोपसादृश्यादुदरानन्तरं पाण्ड्वादिनिर्णयायाध्यायारम्भः ॥

(पाण्डुरोगनिदानम्)

१ प्रतिज्ञा ।

४७४–अथातः पाण्डुरोगकामलाशोफविसर्पनिदानं नामाध्यायं व्याख्यास्यामः । इति ह स्माहुरात्रेयादयो महर्षयः ॥ १

१ पाण्डुरोगस्य निदानसंप्राप्तिनिरुक्तीनि ।

४७५–पित्तप्रधानाः कुपिता यथोक्तैः कोपनैर्मलाः ।
तत्रानिलेन बलिना क्षिप्तं पित्तं हृदि स्थितम् २
धमनीर्दश संप्राप्य व्याप्नुवत्सकलां तनुम् ।
श्लेष्मत्वग्रक्तमांसानि प्रदूष्यान्तरमाश्रितम् ॥ ३
त्वङ्मांसयोस्तत् कुरुते त्वचि वर्णान् पृथग्विधान् ।
पाण्डुहारिद्रहरितान् पाण्डुत्वं तेषु चाधिकम् ४
यतोऽतः पाण्डुरित्युक्तः स रोगः—

४७५–मला दुष्टा वातादयः सर्वे यथोक्तैस्तिक्तकटुकादिभिः सर्वरोगनिदानोक्तैः (अ.सं.नि. सू. २६–३०) कोपनैः कुपिताः पित्ताधिका यत्र भवन्तीति यत्तदोर्नित्यसंबन्धाद्विज्ञेयम्। तत्रेत्यादिना पाण्डुरोगस्य संप्राप्तिनिरुक्तिः। तदिति पित्तपरामर्शः। त्वङ्मांसयोरन्तरं प्राप्य त्वचि पृथग्विधान् वर्णान् कुरुते। तत्र च पाण्डुत्वमधिकमतः स रोगः पाण्डुरित्युक्तः ४७५

२ पाण्डुरोगस्य लक्षणम् ।

४७६– —तेन गौरवम् ।
धातूनां स्याच्च शैथिल्यमोजसश्च गुणक्षयः ॥ ५
ततोऽल्परक्तमेदस्को निःसारः स्याच्छलथेन्द्रियः
मृद्यमानैरिवाङ्गैर्ना द्रवता हृदयेन च ॥ ६
शूनाक्षिकूटवदनः कोपनः ष्ठीवनोऽल्पवाक् ।
अन्नद्विट्शिशिरद्वेषी शीर्णरोमा हतानलः ॥७
सन्नसक्थी ज्वरी श्वासी कर्णक्ष्वेडी श्रमी भ्रमी ।

४७६–तेन च पाण्डुरोगेण शरीरगौरवं स्यात् । धातूनां शैथिल्यं स्वरूपाद्धानिः । **ओजः**–नाम प्रधानो धातुः । पूर्वोक्तं (अ सं. शा. ३४२–३४३) प्रसृतमानं तस्य ये गुणा मन्दास्निग्धादयः अ.सं. नि .२०८, २१०) तेषां हानिः । ततो धातुषु शिथिलेषु ओजसि च क्षीणगुणे अल्परक्तादियुक्तो ना पुरुषः स्यात् ४७६

३ पाण्डुरोगस्य संख्यासंप्राप्तिः ।

४७७–स पञ्चधा पृथग्दोषैः समस्तैर्मृत्तिकादनात् ॥ ८

४७७–सुबोधमन्यत् ४७७

४ पाण्डुरोगस्य पूर्वरूपाणि ।

४७८–प्राग्रूपमस्य हृदयस्पन्दनं रूक्षता त्वचि ।
अरुचिः पीतमूत्रत्वं स्वेदाभावोऽल्पवह्निता ॥ ९
सादः श्रमः

---

२४ °ण्डुशोफवि°–ग; °ण्डुरोगशो°– च. २५ °दानं व्या°-क. ख. च. २६ °मः । पित्तप्र°–क. ख. २७ °ध्य प्राप्नुवत्सकलं वपुः । श्ले°–क. ख. २८ °टसदनः को°–क. ख. च. २९ सक्थो ज्वरी श्वा°–क; °सांक्थज्वरी श्वा°– ख.

४७८–सर्वस्य पाण्डुरोगस्य हृदयस्पन्दनादिपूर्वरूपम्

५ वातजपाण्डुरोगलक्षणम् ।

४७९– अनिलात्तत्र गात्ररुक्तोकदम्पनम् ।
कृष्णरूक्षारुणसिरानखविण्मूत्रनेत्रता ॥ १०
शोफानाहास्यवैरस्यविट्शोषाः पार्श्वमूर्धरुक् ।

४७९–गात्ररुगादि वातपाण्डुरोगलक्षणम् ४७९

६ पित्तजपाण्डुरोगलक्षणम् ।

४८०–पित्ताद्धरितपीताभसिरादित्वं ज्वरस्तमः ॥
तृट्स्वेदमूर्च्छा शीतेच्छा दौर्गन्ध्यं कटुवक्त्रता ।
वर्चोभेदोऽम्लको दाहः

४८०–हरितसिरादित्वादि पित्तात् पाण्डुरोगे भवति

७ कफजपाण्डुरोगलक्षणम् ।

४८१– कफाच्छुक्लसिरादिता ॥ १२
तन्द्रा लवणवक्त्रत्वं रोमहर्षः स्वरक्षयः ।
कासश्छर्दिश्च

४८१–शुक्लसिरादित्वादि छर्द्यन्तं कफात् पाण्डुरोगे भवति । आदिग्रहणेन नखविण्मूत्रनेत्राणां ग्रहणम् ४८१

८ सन्निपातजपाण्डुरोगलक्षणम् ।

४८२– निचयान्मिश्रलिङ्गोऽतिदुस्सहः ॥ १३

४८२–निचयात्सान्निपातान्मिश्रलिङ्गः सोऽतिदुःसहः ४७७

९ मृज्जन्यपाण्डुरोगस्य निदानसंप्राप्तिलक्षणानि ।

४८३–मृत् कषायानिलं पित्तमूषरा मधुरा कफम् ।
दूषयित्वा रसादींश्च रौक्ष्याद्भुक्तं विरूक्ष्य च ॥
स्रोतांस्यपक्वैवापूर्य कुर्याद्रुध्वा च पूर्ववत् ।
पाण्डुरोगं ततः शूननाभिपादास्यमेहनः ॥ १५
पुरीषं कृमिवन्मुञ्चेद्भिन्नं सासृक्कफं नरः ।

४८३–कषाया मृदनिलं दूषयित्वा ऊषरा मृत् पित्तं दूषयित्वा मधुरा मृत् कफं दूषयित्वा पाण्डुरोगं कुर्यादिति संबन्धः । मृदो रसविशेषेण दोषविशेषकोपनत्वं रसादिदूषणं साधारणम् । स्रोतांस्यापूर्य रुध्वा च पूर्ववदिति पाण्डुरोगसमानसंप्राप्त्या तैरेव च लक्षणैरिति । ततो नरः शूननाभ्यादियुतः । अत्र तु नाभिश्वयथ्वादिविशेष इत्यर्थः । **उक्तः पाण्डुरोगः** ४८३

(कामिलानिदानम्)

१० कामिलायाः निदानं संप्राप्तिश्च ।

४८४–यः पाण्डुरोगी सेवेत पित्तलं तस्य कामिलाम्
कोष्ठशाखाश्रयं पित्तं दग्ध्वासृङ्मांसमावहेत् ।

४८४–अथ तदङ्गभूता कामिलोच्यते–पाण्डुरोगी यो नरः पित्तलमाहारादिकं सेवते तस्य **कामिलां** पित्तमावहेत् । किं कृत्वेत्याह–असृङ्मांसं दग्ध्वा तस्याश्चोभयो मार्गः कोष्ठः शाखा च ४८४

११ कामिलाया लक्षणम् ।

४८५–हारिद्रनेत्रमूत्रत्वङ्नखवक्त्रशकृत्तया ॥ १७
दाहाविपाकतृष्णावान् भेकाभो दुर्बलेन्द्रियः

१२ कामलायाः पाण्डुरोगाद्विनाप्युत्पत्तिः ।

४८६–भवेत् पित्तोल्बणस्यासौ पाण्डुरोगादृतेऽपि च ॥

४८६–असौ च कामिलाख्यो रोगः पाण्डुरोगाद्विना पित्तोल्बणस्य पुंसो भवति । अपि चेति युक्तिसमुच्चये ४८६

(कुम्भकामिलाया लक्षणम् ।)

४८७–उपेक्षया च शोफाढ्या सा कृच्छ्रा कुम्भकामिला

४८७–उपेक्षया अचिकित्सया शोफाढ्या सती कुम्भकामिलेत्युच्यते । सा च कृच्छ्रसाध्या ४८७

(हलीमकम्)

१४ हलीमकलक्षणं तत्पर्यायौ च ।

४८८–हरितश्यावपीतत्वं पाण्डुरोगे यदा भवेत् ॥ १९
वातपित्ताद्भ्रमस्तृष्णा स्त्रीष्वहर्षो मृदुज्वरः ।
तन्द्राबलानलभ्रंशो लोढरं तं हलीमकम् ॥ २०
अलसं चेति शंसन्ति—

४८८–पाण्डुरोगे यदा हरितादिरूपत्वं वातपित्ताधिक्यात्स्वेदभ्रमादिकं च तदाऽसौ रोगो हलीमक उच्यते । तमेव लोढरमलसं च शंसन्ति ४८८

१५ पाण्डुरोगाणामुपद्रवाः शोफनिदानसंबन्धः ।

४८९– —तेषां पूर्वमुपद्रवाः ।
शोफप्रधानाः कथिताः स एवातो निगद्यते ॥ २१

४८९–तेषामिति प्रधानानां पाण्डुरोगाणां ग्रहणम् । पूर्वमिति विकृतव्याधिविज्ञानीये शोफप्रधाना उपद्रवाः कथिताः पाण्डुरोगः श्वयथुमानित्यादिना (अ. सं. शा. ७१०) । अतः कारणादत्र शोफ एव निगद्यत इति । शोफं प्रति ग्रन्थो निगद्यत इत्यर्थः ४८९

(शोफनिदानम्)

१६ शोफस्य संप्राप्तिः सांनिपातिकत्वं च ।

४९०–पित्तरक्तकफान् वायुर्दुष्टो दुष्टान् बहिः सिराः ।
नीत्वा रुद्धगतिस्तैर्हि कुर्यात् त्वङ्मांससंश्रयम् ॥
उत्सेधं संहतं शोफं तमाहुर्निचयादतः ।
सर्वम्—

४९०–वायुः स्वकारणेन दुष्टः पित्तादीन् दुष्टान् बहिः सिरा नीत्वा तैः पित्तादिभी रुद्धगतिः सन् त्वचं मांसं चाश्रयन् उत्सेधं संहतं शोफं नाम्ना रोगं कुर्यात् । अतः कारणात् सर्वः शोफो निचयात्मकः ४९०

१७ शोफस्य हेतुविशेषेण रूपभेदान्नवात्मकत्वं ।

४९१– हेतुविशेषैस्तु रूपभेदान्नवात्मकम् २३
दोषैः पृथग्द्वयैः सर्वैरभिघाताद्विषादपि

४१९–एवमुक्तोऽपि स्वलिङ्गविशेषवशान्नवात्मा दोषादिभेदेन । दोषैः पृथक्संसृष्टैः सन्निपतितैश्चेति सप्त । अभिघाता–द्विषादिति द्वौ ४९१

---

३० °स्य कामलाम् । को°–क. ख. च. ३१ °त्तथा । दा°–ख. ३२ °कामला । ह°–क. च. ३३ °मृदुर्ज्वरः । त°–क. ख. ३४ °लसश्चेति शं°–क. ख. ३५ °समाश्रयम् । उ°–च.

१८ शोफस्य द्वैविध्यं त्रैविध्यं च।

४९२-द्विधा वा निजमागन्तुं सर्वाङ्गैकाङ्गजं च तम् ॥
पृथून्नतग्रथितताविशेषैश्च त्रिधा विदुः।

४९२-अथवा किं नवात्मकत्वेन द्विधैवोच्यताम्। वाताद्युत्था निजाः शेष आगन्तुरिति। सर्वाङ्गैकाङ्गभेदेनापरं द्वैविध्यम् । पृथ्वादिविशेषेण तस्यैव त्रिविधत्वम् ४९२

१९ शोफस्य निदानं संप्राप्तिश्च ।

४९३-सामान्यहेतुः शोफानां दोषजानां विशेषतः २५
व्याधिकर्मोपवासादिक्षीणस्य भजतो द्रुतम्।
अतिमात्रमथान्यस्य गुर्वम्लस्निग्धशीतलम् २६
लवणक्षारतीक्ष्णोष्णशाकाम्बुस्वप्नजागरम्।
मृद्ग्राम्यमांसवल्लूरमजीर्णश्रममैथुनम् ॥ २७
पदातेर्मार्गगमनं यानेन क्षोभिणापि वा।
श्वासकासातिसारार्शोजठरप्रदरज्वराः ॥ २८
विषूच्यलसकच्छर्दिगर्भवीसर्पपाण्डवः।
अन्ये[३६] च मिथ्योपक्रान्तास्तैर्दोषा वक्षसि स्थिताः
ऊर्ध्वं शोफमधो बस्तौ मध्ये कुर्वन्ति मध्यगाः।
सर्वाङ्गगाः सर्वगतं प्रत्यङ्गेषु तदाश्रयाः ॥ ३०

४९३-तत्र दोषजानधिकृत्याह-**सामान्यहेतुरित्यादि** वातादिजानां शोफानां हेतुः सामान्यः साधारणः सर्वरोगनिदानाद्युक्तः (अ. सं. नि. २६-३०)। **व्याधीत्यादि**-तेषां विशेषतोऽतिशयेन हेतुः । व्याध्यादिभिः क्षीणस्य द्रुतं झटिति गुर्वादि भजतः । व्याधिक्षीणादिमत्वं विनैवान्यस्यातिमात्रं मात्राधिक्येन गुर्वादिकं भजतः । स्वप्नजागरावकाल इत्यर्थात्। वल्लूरं शुष्कमांसम् । अजीर्णे अध्वादिना श्रमः अजीर्ण एच च मैथुनम्। प्रदरोऽतिरजः । श्वासादयोऽन्ये च रोगा मिथ्योपक्रान्तास्तैर्हेतुभिः दुष्टा वक्षसि स्थिताः शरीरस्य पूर्वभागे शोफं कुर्वन्तीति संबन्धः। बस्तौ स्थिता अधः शोफं कुर्वन्ति । सुबोधम् । तदित्यङ्गपरामर्शः ४९३

२० शोफस्य पूर्वरूपम् ।

४९४-तत्पूर्वरूपं दवथुः सिरायामोऽङ्गगौरवम् ॥

४९४-दवथ्वादि सर्वशोफेषु पूर्वरूपम् । चक्षुरादीन्द्रियेषु दाहो दवथुः ४९४

२१ वातजशोफलक्षणम् ।

४९५-वातात्[३७]छोफश्चलो रूक्षः खररोमारुणासितः ३१
संकोचस्पन्दहर्षार्तितोदभेदप्रसुप्तिमान् ॥
क्षिप्रोत्थानशमः शीघ्रमुन्नमेत् पीडितस्तनुः ३२
स्निग्धोष्णमर्दनैः शाम्येद्रात्रावल्पो दिवा महान्
त्वक् च सर्षपलिप्तेव तस्मिंश्चिमिचिमायते ॥ ३३

२२ पित्तजशोफलक्षणम् ।

४९६-पीतरक्तासिताभासः पित्तादाताम्रैरोमकृत्।
शीघ्रानुसारप्रशमो मध्ये प्रागजायेते तनोः ॥ ३४
सतृड्दाहज्वरस्वेदद्रवक्लेदमदभ्रमः ।
शीताभिलाषी विड्भेदी गन्धी स्पर्शासहो मृदुः

२३ कफजशोफलक्षणम् ।

४९७-कण्डूमान् पाण्डुरोमत्वक्कठिनः शीतलो गुरुः ॥
स्निग्धः श्लक्ष्णः स्थिरस्त्यानो निद्राच्छर्द्यग्निसादकृत्
आक्रान्तो नोन्नमेत् कृच्छ्रशमजन्मा निशाबलः
स्रवेन्नासृक् चिरात् पिच्छां कुशशस्त्रादिविक्षतः
स्पर्शोष्णकाङ्क्षी च कफात्

२४ द्वन्द्वजशोफलक्षणम् ।

४९८- यथास्वं द्वन्द्वजास्त्रयः।
संकराद्धेतुलिङ्गानां

२५ त्रिदोषजशोफलक्षणम् ।

४९९- निचयान्निचयात्मकः ॥ ३८

४९५-९९-**वातादित्यादिना** क्रमेण नवानां शोफानां लक्षणमुच्यते । चलत्वादिरूपो वातात् । **पित्तेत्यादि** पित्तात् । **कण्डूमानित्यादि** कफात्। स्त्यानो घनीभूतः। आक्रान्तः करपीडितः । कुशादिक्षतः संश्चिरात् पिच्छां स्रवेत् । **त्रयः संसर्गा**यथास्वं हेतूनां संकराद्यथास्वलिङ्गसंकराच्च । **सन्निपातजः** शोफो हेतुलिङ्गानां निचयाद्भवति ४९५-९९

२६ अभिघातजशोफलक्षणम् ।

५००-अभिघातेन शस्त्रादिच्छेदभेदक्षतादिभिः ।
हिमानिलोदध्यानिलैर्भल्लातकपिकच्छुजैः ॥ ३९
रसैश्शूकैश्च संस्पर्शाच्छ्वयथुः स्याद्विसर्पवान् ।
भृशोष्मा लोहिताभासः प्रायशः पित्तलक्षणः ४०

५००-शस्त्रादिक्षताद्धिमादिभिश्च यः शोफः **सोऽभिघातेन** विद्यात् ५००

२७ विषजशोफलक्षणम् ।

५०१-विषजः सविषप्राणिपरिसर्पणमूत्रणात् ।
दंष्ट्रादन्तनखापातादविषप्राणिनामपि ॥ ४१
विण्मूत्रशुक्रोपहतमलवद्वस्त्रसंकरात् ।
विषवृक्षानिलस्पर्शाद्गरयोगावचूर्णनात् ॥ ४२
मृदुश्चलोऽवलंबी च[४२] शीघ्रदाहरुजाकरः

५०१-विषज इत्यादिना नवमशाफलक्षणम्। विषप्राणिनः सर्पादयः । परिसर्पणं गमनम् । अविषप्राणिनामपि दंष्ट्रादिपातात् । दंष्ट्रा सूकरादीनाम् । दन्तनखं पुरुषादीनामपि। सुबोधम् । गरो वक्ष्यमाणलक्षणः (उ. अ. ४०) मृदुरित्यादि नवमशोफलक्षणम् ५०१

२८ शोफानां साध्यासाध्यलक्षणम् ।

५०२-नवोऽनुपद्रवः शोफः साध्योऽसाध्यः पुरेरितः

५०२-नव इत्यादिना साध्यशोफलक्षणम् । असाध्यस्तु पुरा विकृतव्याधिविज्ञानीये (अ. सं. शा. ७११-७१२) ईरित उक्तः अनेकापद्रवयुत इत्यादिना।इत्युक्तः **शोफः** ५०

---

३६ °अन्येऽपि मि°--च. ३७ °ताच्छोथश्च°--च. ३८ °म्ररोमवान् । शी°--ख. च. ३९ °यते तनुः। [illegible]त्°-- क. ख. च. ४० °गन्धो स्प°--क. ४१ °तादितः। हि°--क. च. ४२ °च शीघ्रोदा°-ख.

(विसर्पनिदानम्)

२९ अतिदेशेन विसर्पस्य निदानं संप्राप्तिश्च ।

५०३–स्याद्विसर्पोऽभिघातान्तैर्दोषैर्दूष्यैश्च शोफवत् ४४

५०३–अनन्तरं विसर्प उच्यते–विषवर्ज्यं हेतुं दूष्यं च विसर्पे शोफवत् ५०३

३० विसर्पाणामधिष्ठानानि यथोत्तरं दुःसाध्यत्वं च ।

५०४–त्र्यधिष्ठानं च तं प्राहुर्बाह्यान्तरुभयाश्रयात् ।
यथोत्तरं च दुःसाधाः

५०४–तं च विसर्पं त्र्यधिष्ठानं च प्राहुर्मुनय इति शेषः । कश्चित् बाह्याश्रयः । कश्चिच्चान्तराश्रयः । कश्चिदुभयाश्रय इति । बाह्यादान्तरो दुस्साधः । तत उभयाश्रय इति यथोत्तरार्थः ५०४

३१ विसर्पदोषाणां विसर्पणप्रकारः

५०५– तत्र दोषा यथायथम् ॥ ४५
प्रकोपनैः प्रकुपिता विशेषेण विदाहिभिः ।
देहे शीघ्रं विसर्पन्ति तेऽन्तरन्तःस्थिता बहिः
बहिःस्था द्वितये द्विस्थाः—

५०५–विदाहिभिः विदाहिसंयुक्तैः स्वहेतुभिः प्रकुपिता देहे विसर्पन्ति । विद्यादित्यादिनान्तर्बहिर्भेदलिङ्गमाह ५०५

३२ अन्तर्बहिराश्रयस्य विसर्पस्य लक्षणम् ।

५०६ —विद्यात्तत्रान्तराश्रयम् ॥ ४६
मर्मोपतापात्सम्मोहादयनानां विघट्टनात् ।
तृष्णातियोगाद्वेगानां विषमं च प्रवर्तनात् ॥ ४७
आशु चाग्निबलभ्रंशादतो बाह्यं विपर्ययात्

५०६–मर्मोपतापाद्यान्तरविसर्पलक्षणम् । मर्मणां हृदयादीनामुपतापस्तथोक्तः । मोह एव सम्मोहः । अयनानि स्रोतांसि तेषां विघट्टनात् पीडनादान्तरं विसर्पं विद्यादिति संबन्धः । आन्तरलिङ्गविपर्ययात् बाह्यं विद्यात् ५०६

३३ वातजविसर्पलक्षणम् ।

५०७-तत्र वातात् परीसर्पो वातज्वरसमव्यथः ॥ ४८
शोफस्फुरणनिस्तोदभेदायामार्तिहर्षवान् ।

५०७–तत्रेत्यादिना वातादिक्रमेणाष्टानां विसर्पाणां लक्षणमुच्यते । सुबोधम् ५०७

३४ पित्तजविसर्पलक्षणम् ।

५०८–पित्ताद्द्रुतगतिः पित्तज्वरालिङ्गोऽतिलोहितः ४९

३५ कफजविसर्पलक्षणम् ।

५०९–कफात्कण्डूयुतः स्निग्धः कफज्वरसमानरुक् ।

३६ विसर्पस्योपेक्षायां स्फोटादियुतत्वम् ।

५१०–स्वदोषलिङ्गैश्चीयन्ते सर्वे स्फोटैरुपेक्षिताः ॥ ५०
ते पक्वभिन्नाः स्वं स्वं च बिभ्रति व्रणलक्षणम् ।

५१०–सर्वे वातादित्रिसर्पा उपेक्षिताः सन्तः स्वकारणदोषलक्षणैः स्फोटैश्चीयन्ते । ते च स्फोटा पूर्वं पक्वाः पश्चात् भिन्नाः स्वं स्वं वातादिव्रणलक्षणं बिभ्रति । (अ. सं. उ. अ. २९) वातस्फोटा वातव्रणलक्षणम् । एवमन्ययोरपि वाच्यम् ५१०

३७ अग्नि (वातपित्तज) विसर्पस्य संप्राप्तिर्लक्षणं च ।

५११–वातपित्ताज्ज्वरच्छर्दिमूर्च्छातिसारतृड्भ्रमैः ॥ ५१
अस्थिभेदाग्निसदनतमकारोचकैर्युतः ।
करोति सर्वमङ्गं च दीप्ताङ्गारावकीर्णवत् ॥ ५२
यं यं देशं विसर्पश्च विसर्पति भवेत्स सः ।
शान्ताङ्गारासितो नीलो रक्तो वाऽऽशु च चीयते
अग्निदग्ध इव स्फोटैः शीघ्रगत्वाद्द्रुतं च सः ।
मर्मानुसारी वीसर्पः स्याद्वातोऽतिबलस्ततः ॥ ५३
व्यथेताङ्गं हरेत्संज्ञां निद्रां च श्वासमीरयेत् ।
हिध्मां च स गतोऽवस्थामीदृशीं लभते न ना ५४
क्वचिच्छर्मारतिग्रस्तो भूमिशय्यासनादिषु ।
चेष्टमानस्ततः क्लिष्टो मनोदेहश्रमोद्भवाम् ॥ ५५
दुष्प्रबोधोऽश्नुते निद्रां सोऽग्निवीसर्प उच्यते ।

५११ वातपित्तादग्निवीसर्पो भवति । ज्वरादिभिर्युतः सर्वं च शरीरं दीप्तैरङ्गारैरवकीर्णमिव करोति । स च विसर्पो यं यं देहदेशं विसर्पति स स देशः शान्ताङ्गारवत् कृष्णो नीलो वा रक्तो वा भवति । स च विसर्पोऽग्निदग्धवत् स्फोटैश्चीयते । वातपित्तकारणत्वेन शीघ्रगत्वात् झटिति मर्माणि हृदयादीन्यनुसराति । ततो मर्मानुसरणादूर्ध्वमतिबलो वातोऽङ्गव्यथादिकं कुर्यात् । स ना पुरुष ईदृशीमवस्थां गतोऽरतिग्रस्ततया भूम्यादिषु न क्वचिच्छर्म सुखं लभते । तथा चेष्टमानः क्लिष्टः सन् मनोदेहश्रमोद्भवां निद्रामश्नुते यदा तदा दुष्प्रबोधो भवति । स नाम्नाग्निवीसर्पः ५११

३८ ग्रन्थि (वातकफज) विसर्पस्य संप्राप्तिर्लक्षणं च ।

५१२–कफेन रुद्धः पवनो भित्त्वा तं बहुधा कफम् ५६
रक्तं वा वृद्धरक्तस्य त्वक्सिरास्नावमांसगम् ।
दूषयित्वा च दीर्घाणुवृत्तस्थूलखरात्मनाम् ॥ ५७
ग्रन्थीनां कुरुते मालां रक्तानां तीव्ररुग्ज्वराम्
श्वासकासातिसारास्यशोषहिध्मावमिभ्रमैः ॥ ५८
मोहवैवर्ण्यमूर्च्छाङ्गभङ्गाग्निसदनैर्युताम् ।
इत्ययं ग्रन्थिवीसर्पः कफमारुतकोपजः ॥ ५९

५१२–वातकफात् ग्रन्थिवीसर्पो भवति । तस्यैव कफेनेत्यादिना संप्राप्तिर्लक्षणं चोच्यते । तं कफं बहुधा भित्त्वा वा वृद्धरक्तस्य पुरुषस्य पवनो रक्तं खण्डशः कृत्वा वा ग्रन्थीनां मालां कुरुते । उभयथापि श्वासादियुताम् । किंभूतं रक्तमाह- त्वगादिगं दूषयित्वा चेत्यर्थात् त्वगादीनेव ५१२

---

४३ °ये द्विष्ठावि°-क. ४४ °लभ्रंशो बाह्यमेषां च संभवात् । त°-क. च. ४५ °वाशुपना°-क. ४६ °व्यथदङ्गं ह°-ख.

३९ कर्दम (कफपित्तज) विसर्पस्य संप्राप्तिर्लक्षणं च ।

५१३-कफपित्तात् ज्वरः स्तंभो तन्द्रानिद्राशिरोरुजः ।
अङ्गावसादविक्षेपप्रलापारोचकभ्रमाः ॥ ६०
मूर्च्छाग्निहानिर्भेदोऽस्थ्नां पिपासेन्द्रियगौरवम्
आमोपवेशनं लेपः स्रोतसां स च सर्पति ॥ ६१
प्रायेणामाशये गृह्णन्नेकदेशं न चातिरुक्।
पिटकैरवकीर्णोऽतिपीतलोहितपाण्डुरैः ॥ ६२
मेचकाभोऽसितःस्निग्धो मलिनः शोफवान् गुरुः
गंभीरपाकः प्राज्योष्मा स्पृष्टः क्लिन्नोऽवदीर्यते ॥
पङ्कवच्छीर्णमांसश्च स्पष्टस्नायुसिरागणः ।
शवगन्धी च वीसर्पः कर्दमाख्यमुशन्ति तम् ६४

५१३-कफपित्तात् ज्वरादियुक्तो विसर्पो भवति । तमाचार्याः **कर्दमाख्यमुशन्ति** । विक्षेपोऽङ्गानाम् । इन्द्रियाधिष्ठानगौरवमुपचारादिन्द्रियगौरवम् । स च विसर्पः प्रायेणामाशयैकदेशं गृह्णन् विसर्पति । मेचकः कृष्णकपिलः । मांसे शीर्णे स्पष्टाः स्नाय्वादयो यत्र स तथोक्तः ५१३

४० सान्निपातिकविसर्पलक्षणम् ।

५१४-सर्वजो लक्षणैः सर्वैः सर्वधात्वभिसर्पणः

५१४-सन्निपातजो विसर्पः सर्वधात्वभिसर्पणो भवति ।

४१ अभिघातजविसर्पस्य हेतुसंप्राप्तिलक्षणानि ।

५१५-बाह्यहेतोः क्षतात् क्रुद्धः सरक्तं पित्तमीरयन् ६५
विसर्पं मारुतः कुर्यात् कुलत्थसदृशैश्चितम् ।
स्फोटैः शोफज्वररुजादाहाढ्यं श्यावलोहितम् ६६

५१५-बाह्यहेतोरित्यादिना अभिघातजविसर्प उच्यते । सुबोधम् ५१५

४२ विसर्पाणां साध्यासाध्यत्वम् ।

५१६-पृथग्दोषैस्त्रयः साध्या द्वन्द्वजाश्चानुपद्रवाः ।
असाध्यौ क्षतसर्वोत्थौ सर्वे चाक्रान्तमर्मकाः ।
शीर्णस्नायुसिरामांसाः प्रक्लिन्नाः शवगन्धयः ६७

इति वैद्यपतिसिंहगुप्तस्य सूनोर्वाग्भटस्य कृतावष्टांगसंग्रहसंहितायां निदानस्थाने पाण्डु-कामला-शोफ-विसर्पनिदानं नाम त्रयोदशोऽध्यायः॥ १३ ॥

५१६-पृथगित्यादि साध्यासाध्यविसर्पलक्षणम् । पृथग्दोषैर्वातादिभिस्त्रयो विसर्पाः साध्याः । द्वन्द्वजाः संसर्गजाः अनुपद्रवाः सन्तः साध्याः । उपद्रवाः शारीरोक्ताः कार्श्य (कास ?) वैवर्ण्यादयः । (अ. सं. शा. ७१४) क्षतजः सन्निपातजश्चासाध्यः । सर्वे च विसर्पा आक्रान्तमर्मत्वादियुता असाध्या इति ५१६

इति श्रीमन्महामहोपाध्यायेन्दुविरचितायामष्टाङ्गसङ्ग्रहव्याख्यायां शशिलेखायां निदानस्थाने त्रयोदशोऽध्यायः ॥ १३ ॥

निदानस्थाने त्रयोदशोऽध्यायः ।

टिप्पणी—(४७४)च. चि. १६. १,३४; १२. १; २१. १; सु. उ. ४४. १,-सू. १७. ३,-नि. १०.१.-उ. ४४. ६, १०.**(४७५)**च. चि.१६. ४, ७-१२; सु.उ. ४४. ३,४, ६. **(४७६)**च.चि. १६. ५,६, १३-१६;**(४७७)**च. चि.१६.३; -सू. १९. ३; सु. उ. ४४. ४. **(४७८)** च. चि. १६. १२; सु. उ. ४४. ५. **(४७९)** च. चि. १६.१७-१८; सु. उ. ४४. ७. **(४८०)** च. चि. १६. १९-२२; सु. उ. ४४. ८ **(४८१)** च. चि. १६. २३-२५; सु. उ. ४४.९ **(४८२)** च. चि. १६. २६; सु. उ. ४४. १० **(४८३)** च. चि. १६. २७-३० **(४८४)** च. चि. १६. ३४, ३६ १२४-१२८. **(४८५)** च. चि. १६. ३५-३६; सु. उ. ४४. १०-११ **(४८६)** च. सू. २०. १४ **(४८७)** च. चि. १६. ३७; सु. उ. ४४. ११. **(४८८)** च. नि. १६. १३२-१३४; सु. उ. ४४. १२ **(४८९)** सु. उ. ४४. १३, ३८-सू. १४. २४. **(४९०)** च. चि. १२. ८ **(४९१)** च. चि. १२. ६; सु. सू. १७. ४. **(४९२)** च. चि. १२. ७, ४; सु. सू. १७. ३, ४. **(४९३)** च. चि. १२. ५, ६, ९. **(४९४)** च. चि. १२. १०. **(४९५)** च. चि. १२. १२-सू. १८. ९, १०, ७. (१); सु. सू. १७. ४. **(४९६)** च. चि. १२. १३--सू. १८.११-१२, ७. (२). **(४९७)** च. चि. १२. १४--सू. १८.१३, ७ (३).सु. सू.१७. ४. **(४९८)** च. चि.१२. १० -सू. १८. १५. **(४९९)** च. चि. १२. १०, १५; सु. सू. १७.४;**(५००)** च. चि. १२. १३, ७; सु. सू. १७. ४. **(५०१)**च. चि. १२. ७; २३.९, ;१०-सू. १८.४;सु.क. ७. ७-८, ८.३९-४०, ८५-८७. **(५०२)** च. सू. १८.१८; सु. सू. १७. १०**(५०३)** च. चि. २१ १२-२२; सु. नि. १०. ३. **(५०४)** च. चि. २१. २३-२५. **(५०५)** च. चि. २१. १६-२५; सु. नि. १०. ३. **(५०६)** च. चि. २१. २६-२७. **(५०७)** च. चि. २१. २९-३०; सु. नि. १०. ४. **(५०८)** च. चि. २१. ३१-३२; सु. नि. १०. ५. **(५०९)** च. चि. २१. ३३-३४; सु. नि. १०. ६. **(५१०)** सु. नि. १०. ६, ७. **(५११)** च. चि. २१ ३५-३६; सु. नि. १०. ४. **(५१२)** च. चि.२१. ३९. सु.नि.१०.६.**(५१३)** च. चि. २१. ३७--३८;सु. नि. १०. ५. **(५१४)** च. चि. २१. ४१. **(५१५)** सु. नि. १०. ७. **(५१६)** च. चि. २१. ४२; सु. नि. १०. ८.

---

४७ °तसां स प्रस°-क. ४८ °क्। पिण्डकैर°-क. च. °क्। पिण्डकै°-ख ४९ °ण्डुभिः। मेच°--च. ५० °श्च स्पृष्टः क्लि°--च. ५१ °वगन्धिश्च वीस°-क. ख. ५२ °पाण्डुरोगकामलाशोफ वि°-क. ख.

कुष्ठश्वित्रक्रिमिनिदानं चतुर्दशोऽध्यायः ।

(उपोद्धातः)

धातूपघातत्वगेकदोषसामान्याद्विसर्पानन्तरं कुष्ठादिनिर्णयाथाध्यायारम्भः ॥

१ प्रतिज्ञा ।

५१७-अथातः कुष्ठश्वित्रक्रिमिनिदानं नामाध्यायं व्याख्यास्यामः । इति ह स्माहुरात्रेयादयो महर्षयः १

२ कुष्ठस्य निदानं संप्राप्तिश्च ।

५१८-मिथ्याहारविहारेण विशेषेण विरोधिना ।
साधुनिन्दावधान्यस्वहरणाद्यैश्च सेवितैः ॥ २
पाप्मभिः कर्मभिः सद्यः प्राक्तनैर्वेरिता मलाः
सिराः प्रपद्य तिर्यग्गास्त्वग्लसीकासृगामिषम् ।
दूषयन्तः श्लथीकृत्य निश्चरन्तस्ततो बहिः ।
त्वचः कुर्वन्ति वैवर्ण्यं दुष्टाः कुष्ठमुशन्ति तत् ४

५१८-सर्वकुष्ठानां सामान्येन हेतुमाह-**मिथ्याहारेत्यादिना**। मिथ्याहारादिना तथा साधुनिन्दावधादिभिर्नानाविधैः पाप्मभिः कर्मभिः सद्यःकृतैः प्राक्तनैर्जन्मान्तरकृतैर्वा मला दुष्टास्त्वचो वैवर्ण्यं यत् कुर्वन्ति तत् कुष्ठमुशन्ति मुनय इति शेषः। सिराः प्रपद्येत्यादिना संप्राप्तिः ५१८

३ कुष्ठशब्दस्य निरुक्तिः ।

५१९-कालेनोपेक्षितं यस्मात् सर्वं कुष्णाति तद्वपुः ।

५१९-कालेनेत्यादिना कुष्ठशब्दस्यार्थः ५१९

४ बाह्यकुष्ठ(श्वित्र)स्य संप्राप्तिः ।

५२०-प्रपद्य धातून् व्याप्यान्तः सर्वान् संक्लेद्य चावहेत् ५
सस्वेदक्लेदसंकोथान् कृमीन् सूक्ष्मान् सुदारुणान् ।
लोमत्वक्स्नायुधमनीस्तरुणास्थीनि यैः क्रमात् ६
भक्षयेत् श्वित्रमस्माच्च कुष्ठं बाह्यमुदाहृतम् ।

५२०-**प्रपद्येत्यादौ** कालेनोपेक्षितमित्यनुवर्तते । तत् कुष्ठं धातून् प्रपद्य तांश्च संक्लेद्य कृमीनावहेच्छरीरे । यैः कृमिभिः करणभूतैर्लोमादीनि क्रमात् कुष्ठं भक्षयेत् **तरुणास्थीनि** कर्णनासादिगतानीह यान्युक्तानि । अस्मात् कारणात् श्वित्रं बाह्यकुष्ठशब्देनोच्यते । क्लेदकृम्याद्यभावात् सत्यपि त्वग्गोगत्व इत्यर्थः । सुबोधम् ५२०

५ कुष्ठानां संख्यासंप्राप्तिः ।

५२१-कुष्ठानि सप्तधा दोषैः पृथग्मिश्रैः समागतैः ॥ ७

५२१-पृथग्दोषैः त्रीणि । संसर्गेण च त्रीणि । सन्निपातेनैकामिति सप्तविधानि कुष्ठानि ५२१

६ कुष्ठानां सर्वेषामपि त्रिदोषत्वेऽपि पृथक्पृथग्दोषसंकीर्तने कारणम् ।

५२२-सर्वेष्वपि त्रिदोषेषु व्यपदेशोऽधिकत्वतः ।

५२२-नन्वेवं सत्येकदोषजं द्विदोषजं च कुष्ठं न सर्वं त्रिदोषजं स्यादित्यत आह-सर्वेष्वपीत्यादि-सर्वेष्वपि कुष्ठेषु सन्निपातजेष्वधिकत्वेन व्यपदेशः । सन्निपातस्य सर्मविषमात्मकत्वात् ५२२

७ (१) कापालकुष्ठम् ।

५२३-वातेन कुष्ठं कापालं

८ (२) औदुम्बरकुष्ठम् ।

५२४- पित्तादौदुम्बरं

९ (३) मण्डलं (४) विवर्चीं च कुष्ठम् ।

५२५- कफात् ॥
मण्डलाख्यं विचर्चीं च

१० (५) ऋश्यकुष्ठम् ।

५२६- ऋश्याख्यं वातपित्तजम् ॥ ८

११ (६-११)चर्मैककुष्ठकिटिभसिध्मालसविपादिकाः ।

५२७-चर्मैककुष्ठकिटिभसिध्मालसविपादिकाः ॥
वातश्लेष्मोद्भवाः

१२ (१२-१७) दद्रुशतारुपुण्डरीकविस्फोटपामाचर्मदलानि ।

५२८- श्लेष्मपित्ताद्दद्रुशतारुषी ।
पुण्डरीकं सविस्फोटं पामा चर्मदलं तथा ॥ ९

१३ (१८) काकणं कुष्ठम् ।

५२९-सर्वैः स्यात् काकणं

१४ सप्त महाकुष्ठानि ।

५३०- पूर्वं त्रिकं दद्रु सकाकणम्
पुण्डरीकर्श्यजिह्वे च महाकुष्ठानि सप्त तु ॥ १०

५२३-५३०-**वातेनेत्यादिना** सप्तविधस्य कुष्ठस्य नामान्युच्यन्ते । यान्याश्रित्य लक्षणं विधीयते । वातादेकं पित्तादेकं द्वे कफात् । एकं वातपित्तात् । षड्वातकफात् । षट् कफपित्तात् एकं सन्निपातादेवमेतान्यष्टादश कुष्ठानि । एषां मध्ये कापालौदुम्बरमण्डलदद्रुकाकणपुण्डरीकर्श्यजिह्वानि **सप्त महाकुष्ठान्युच्यन्ते** ५२३-३०

१५ कुष्ठपूर्वरूपम् ।

५३१-अतिश्लक्ष्णखरस्पर्शस्वेदास्वेदविवर्णताः ।
दाहः कण्डूस्त्वचि स्वापस्तोदः कोठोन्नतिः श्रमः
व्रणानामधिकं शूलं शीघ्रोत्पत्तिश्चिरस्थितिः ।
रूढानामपि रूक्षत्वं निमित्तेऽल्पेऽपि कोथनम् ॥
रोमहर्षोऽसृजः कार्ष्ण्यं कुष्ठलक्षणमग्रजम् ।

५३१-**अतिश्लक्ष्णेत्यादिना** सर्वकुष्ठपूर्वरूपम । अस्वेदोऽत्यन्तं स्वेदाभावः । कोठा उत्पन्नानि मण्डलानि । व्रणानां विस्फोटभवानां कोथनम् । रूढानामपि व्रणानां पुनः ५३१

---

१ °ष्ठक्रिमि°-क. ख. च. २ °मः । मि°-क. ख. च. ३ °क्तनैः प्रेरि°-क. ख. ४ पृथग्द्वन्द्वैः स°-क. ख. ५ °ष्ठकिटभ°-च. ६ °द्रु सकाकणाः पु°-च. ७ °न्नतिभ्रमः । व्र°-क. ख. ८ °पि कोपनम्° । रो°-क. ख. च.

१६ (१)कापालकुष्ठलक्षणम् ।

५३२-कृष्णारुणकपालाभं रूक्षं सुप्तं खरं तनु ॥ १३
विस्तृतासमपर्यन्तं हृषितैर्लोमभिश्चितम् ।
तोदाढ्यमल्पकण्डूकं कापालं शीघ्रसर्पि च ॥ १४

५३२-अथ क्रमेणाष्टादशानां कुष्ठानां लक्षणमुच्यते-**कृष्णारुणेत्यादिना । कपालो** घटकर्परः । सुप्तमचेतनम् । विस्तृतानि विस्तीर्णानि असमानि ह्रस्वदीर्घाणि पर्यन्तानि यस्य तत्तथोक्तम् । शीघ्रसर्पि च क्षिप्रव्यापीति कापालम् ५३२

१७ (२) औदुम्बरकुष्ठलक्षणम् ।

५३३-पक्वोदुम्बरताम्रत्वग्रोमगौरसिराचितम् ।
बहलं बहुलक्लेदं रक्तं दाहरुजाकरम् ॥ १५
आशूत्थानावदरणक्रिमि विद्यादुदुम्बरम्

५३३-पक्वोदुम्बरफलवत्ताम्राणि त्वग्लोमानि च यस्य तत्तथोक्तम् । बहलं घनम् । आशूत्थानादीनि यस्य तदेवम् । अवदरणं कोथनम् ५३३

१८ (३)मण्डलकुष्ठलक्षणम् ।

५३४-स्थिरं स्त्यानं गुरु स्निग्धं श्वेतरक्तमनाशुगम् ॥ १६
अन्योन्यासक्तमुत्सन्नं बहुकण्डूस्रुतिक्रिमि ।
श्लक्ष्णपीताभपर्यन्तं मण्डलं परिमण्डलम् ॥ १७

५३४-स्थिरत्वादियुतं मण्डलं विद्यादिति संबन्धः । बहुकण्ड्वादिकं यत्र तत्तथोक्तम् । परिमण्डलं वर्तुलम् ५३४

१९ (४)विचर्चिकाकुष्ठलक्षणम् ।

५३५-सकण्डूपिटका श्यावा लसीकाढ्या विचर्चिका ।

५३५-सकाण्डूवत्यादिना विचर्चिका । लसीका-जलप्रायः ५३५

२० (५)ऋश्यकुष्ठलक्षणम् ।

५३६-परुषं तनुरक्तान्तमन्तःश्यावं समुन्नतम् ॥ १८
सतोददाहरुक्क्लेदं कर्कशैः पिटकैश्चितम् ।
ऋश्यजिह्वाकृति प्रोक्तमृश्यजिह्वं बहुक्रिमि ॥ १९

२१ (६)चर्मकुष्ठ लक्षणम् ।

५३७-हस्तिचर्मखरस्पर्शं चर्म-

२२ (७)एकाख्यकुष्ठलक्षणम् ।

५३८- एकाख्यं महाश्रयम्
अस्वेदं मत्स्यशकलसन्निभं

२३ (८)किटिभकुष्ठलक्षणम् ।

५३९- किटिभं पुनः ॥ २०
रूक्षं किणखरस्पर्शं कण्डूमत् परुषासितम् ।

५३६-५३९-**परुषमित्यादिना** ऋश्यजिह्वम् । ऋश्यजिह्वा रोहितजिह्वा । **हस्तिचर्मेत्यादिना** चर्म । **एकाख्यमित्यादिना** एकाख्यम् । महाश्रयं गम्भीरमूलम् । मत्स्यशकलसन्निभान्तं च । **किटिभमित्यादिना** किटिभम् । किणभङ्गे घर्षणात् ग्रन्थिस्तद्वत् खरस्पर्शम् ५३६-५३९

२४ (९) सिध्मकुष्ठलक्षणम् ।

५४०-सिध्मं रूक्षं बहिः स्निग्धमन्तर्घृष्टं रजः किरेत् २१
श्लक्ष्णस्पर्शं तनुश्वेतताम्रं दौग्धिकपुष्पवत् ।
प्रायेण चोर्ध्वकाये स्याद्

२५ (१०)अलसककुष्ठलक्षणम् ।

५४१- गण्डैः कण्डूयुतैश्चितम् ॥ २२
रक्तैरलसकं

२६ (११)विपादिकाकुष्ठलक्षणम् ।

५४२- पाणिपाददार्यो विपादिकाः ।
तीव्रार्त्यो मन्दकण्ड्वश्च सरागपिटकाचिताः ॥ २३

५४०-५४२-**रूक्षमित्यादिना** सिध्मम् ।गण्डैः कण्डूयुतैश्चितमित्येवमन्तलक्षणम् । **अलसकं** रक्तैर्गण्डैर्भवति । पाणिपाददरणादि **विपादिका**लक्षणम् ५४०-४२

२७ (१२)दद्रुकुष्ठलक्षणम् ।

५४३-दीर्घप्रताना दूर्वावदतसीकुसुमच्छविः ।
उत्सन्नमण्डला दद्रुः कण्डूमत्यनुषङ्गिणी ॥ २४

२८ (१३)शतारुकुष्ठम् ।

५४४-स्थूलमूलं सदाहार्ति रक्तश्यावं बहुव्रणम् ।
शतारुः क्लेदजन्त्वाढ्यं प्रायशः पर्वजन्म च ॥२५

२९ (१४)पुण्डरीककुष्ठम् ।

५४५-रक्तान्तमन्तरापाण्डुकण्डूदाहरुजान्वितम् ।
सोत्सेधमाचितं रक्तैः पद्मपत्त्रमिवांशुभिः ॥ २६
घनभूरिलसीकासृक्प्रायमाशु विभेदि च ।
पुण्डरीकम्—

५४३-५४५ **दद्रुलिङ्ग**माह-दीर्घप्रताना दूर्वावत् शाड्वलकाण्डवत् । उत्सन्नं मण्डलं यस्याः । अनुषङ्गिणी बहुकालस्था । **शतारुः** स्थूलमूलत्वादिलिङ्गम् । जन्तवः क्रमयः । पर्वाण्यस्थिसन्धीनि । रक्तान्तादि **पुण्डरीक**लक्षणम् । अन्तर्मध्ये आपाण्डुः । अंशवो रजांसि तैराचितम् ॥

३० (१५)विस्फोटकुष्ठम् ।

५४६- —तनुत्वग्भिश्चितं स्फोटैः सितारुणैः ॥ २७
विस्फोटं

३१ (१६)पामाकुष्ठलक्षणम् ।

५४७- पिटकाः पामाकण्डूक्लेदरुजाधिकाः ।
सूक्ष्माः श्यावारुणा बह्व्यः प्रायः स्फिक्पाणिकूर्परे

५४६-५४७-तनुत्वग्भिरत्यादि **विस्फोट**लक्षणम् । विस्फोटास्तनुत्वचः । पिटका इत्यादि **पामा**लक्षणम् । कण्ड्वाद्यन्विताः पिटकाः पामा इत्युच्यन्ते । तच्च पामाख्यं स्फिगादौ प्रायो भवति ५४६-४७

३२ (१७) चर्मदलकुष्ठलक्षणम् ।

५४८-सस्फोटमस्पर्शसहं कण्डूषातोददाहवत् ।
रक्तं दलच्चर्मदलं

---

९ बहलवक्ले°-क. ख. १० °जाधिकम् . आ°-क. ख. च. ११ °सङ्गं ब°-क. १२ °ण्डूपिडिका श्या°-ख. च. १३ कर्कशैः पिडकै°-च. १४ °नः । सूक्ष्मं कि°-ख. १५ °कण्डश्च सरा°-१६ °गपिडिका चि°-ख. १७ °त्रमिवांबुभिः । धन°-ख. १८ °टः पिडिका पा-ख. पिटिकाः पा°-क. १९ °डूरक्लै दहाहव°-क. ए. च.

५४८–सस्फोटमित्यादिना **चर्मदलम्** ५४८

३३ (१८)काकणकुष्ठलक्षणम् ।

५४९– **काकणं तीव्रदाहरुक्** ॥ २९

पूर्वं रक्तं च कृष्णं च काकनन्दीफलोपमम् ।
कुष्ठलिङ्गैर्युतं सर्वैर्नैकवर्णं ततो भवेत् ॥ ३०

५४९–तीव्रदाहयुतत्वादि **काकण**लक्षणम् । **काकनन्दी** गुञ्जा। तत्फलमर्धे कृष्णमर्धे रक्तं भवति । तच्च सर्वदोषजत्वात् सर्वलिङ्गमनेकवर्णं च भवेदिति ५४९

३४ कुष्ठेषु दोषोल्बणतां तत्तल्लिङ्गकर्मभिर्विद्यात् ।

५५०–दोषभेदीयविहितैरादिशेल्लिङ्गकर्मभिः ।
कुष्ठेषु दोषोल्बणतां

५५०–एतेषु च कापालाद्येषु कुष्ठेषु प्रत्येकं वाताद्यन्यतमदोषोल्बणतां (अ.सं.सू. अ.२०) दोषभेदीयविहितैर्वातादीनां लिङ्गैः कर्मभिश्चादिशेत् । अस्मिन् कुष्ठविशेषे इयान् दोषकोप इति दोषाणां लिङ्गकर्मभिः स्रंसव्यासादिभिः (अ. सं. सू. अ. २०) परिपूर्णापरिपूर्णैरध्यवस्येत् ५५०

३५ असाध्यं कुष्ठम् ।

५५१– **सर्वदोषोल्बणं त्यजेत्** ॥ ३१

रिष्टोक्तं यच्च यच्चास्थिमज्जशुक्रसमाश्रयम् ।

५५१–तत्र यस्मिन् सर्वे एवोल्बणास्तं त्यजेत् । रिष्टोक्तं (अ. सं. शा. ७१५) कुष्ठं विशीर्यमाणाङ्गमित्यादिना अस्थ्याद्याश्रयं यत्तच्च त्यजेत् । अस्थ्याद्याश्रयस्यात्रैव लक्षणं वक्ष्यत (अ. सं. नि. ५५९) इत्येतत्सर्वमसाध्यम् ५५१

३६ याप्यकुष्ठम् ।

५५२–याप्यं मेदोगतं

५५२–मेदोगतं याप्यम् ५५२

३७ कृच्छ्रकुष्ठम् ।

५५३– **कृच्छ्रं पित्तद्वन्द्वास्रमांसगम्** ॥ ३२

५५३–पित्तादिविशिष्टं कृच्छ्रम् ५५३

३८ सुखसाध्यं कुष्ठम् ।

५५४–अकृच्छ्रं कफवाताढ्यं त्वक्स्थमेकमलं च यत् ।

५५४–कफवातजमकृच्छ्रं सुखमित्यर्थः । तथा त्वगाश्रयमेकदोषं च ५५४

(धातुगतकुष्ठानि)

३९ त्वग्गतकुष्ठलक्षणम् ।

५५५–तत्र त्वचि स्थिते कुष्ठे तोदवैवर्ण्यरूक्षताः ॥ ३३

५५५–**तत्रेत्यादिना** त्वगाद्याश्रयविशेषवशेन कुष्ठलक्षणमुच्यते । तेषु मध्ये **त्वचि** स्थिते कुष्ठे तोदादयः ५५५

४० रक्तगतकुष्ठलक्षणम् ।

५५६–स्वेदस्वापश्वयथवः शोणिते–

५५६–**शोणितस्थिते** स्वेदादयः ५५६

४१ मांसगतकुष्ठलक्षणम् ।

५५७– **पिशिते पुनः** ॥

पाणिपादाश्रिताः स्फोटाः क्लेदः सन्धिषु चाधिकम्

५५७–पाणिपादस्फोटादयो **मांसगे** ५५७

४२ मेदोगतकुष्ठलक्षणम् ।

५५८–कौण्यं गतिक्षयोऽङ्गानां दलनं स्याच्च मेदसि ।

५५८–कौण्यादयो **मेदःस्थिते** कौण्यं विकलपाणित्वम्

४३ अस्थिमज्जगतकुष्ठलक्षणम् ।

५५९–नासाभङ्गोऽस्थिमज्जस्थे नेत्ररागः स्वरक्षयः ॥ ३५
क्षते च कृमयः

५५९–नासाभङ्गो नेत्ररागः स्वरक्षयः क्षते च कृमयश्चेत्येत**दस्थिस्थे मज्जस्थे** च ५५९

४४ शुक्रगतकुष्ठलक्षणम् ।

५६०– **शुक्रे स्वदारापत्यबाधनम्** ॥

५६०–**स्वदाराणामपत्यानां** च बाधनं कुष्ठसंभवः शुक्राश्रिते कुष्ठे भवति ५६०

४५ असृगादिकुष्ठेषु यथापूर्वं लिङ्गानि ।

५६१–यथापूर्वं च सर्वाणि स्युर्लिङ्गान्यसृगादिषु ॥ ३६

५६१–**असृगादिस्थिते** कुष्ठे यथापूर्वं लिङ्गानि स्युः । यस्मिन् धातौ स्थितं तस्य यः पूर्वो धातुः तल्लिङ्गान्यपि तत्र भवन्तीत्यर्थः। तेन **रक्ताश्रये** त्वग्लिङ्गान्यपि भवन्ति **मांसाश्रये** कुष्ठे त्वग्रक्ताश्रयाणि । **मेदोगे** त्वग्रक्तमांसाश्रयाणि । **अस्थिगे** त्वगादिमेदोन्ताश्रयाणि लक्षणानि । एवं यावच्छुक्रम् । **शुक्रगे** सर्वाण्येव लिङ्गानि भवन्तीत्युक्तं कुष्ठम् ५६१

(श्वित्रनिदानम्)

४६ श्वित्रकुष्ठस्य संप्राप्तिस्तत्प्रकाराश्च ।

५६२–कुष्ठैकसंभवं श्वित्रं किलासं चारुणं च तत् ।
निर्दिष्टमपरिस्रावि त्रिधातूद्भवसंश्रयम् ॥ ३७

५६२–कुष्ठैकसंभवमित्यादिना श्वित्रमुच्यते कुष्ठेनैकः सदृशो निदानदोषदूष्यसंप्राप्त्यादिकः संभवो यस्य तत्तथोक्तम् । तच्च श्वित्रं नाम्ना किलासं चारुणमपरिस्रावि च निर्दिष्टमाचार्यैः । तथा त्रिधातूद्भवसंश्रयं त्रयो धातवो वातपित्तश्लेष्माण उद्भवः त्रयश्च धातवो रक्तमांसमेदोलक्षणा आश्रयो यस्य तत्तथोक्तम् । धातुशब्देनोभयमुद्भवश्च संश्रयश्च गृह्यते ५६२

टिप्पणी—त्रिधात्विति–अत्र धातुशब्देनोभयं परिगृह्यते वातादयस्त्रयो दोषास्तथा रक्तादयस्त्रयो धातवश्च । तत्र धातवश्च धातवश्च धातवः, त्रयो धातवो यथाक्रममुद्भवसंश्रयौ यस्य तत् इति विग्रहशरीरम् ।

४७ कुष्ठे दोषभेदेन वर्णभेदः ।

५६३–वाताद्रूक्षारुणं पित्तात्ताम्रं कमलपत्रवत् ।
सदाहं रोमविध्वंसि कफाच्छ्वेतं घनं गुरु ॥ ३८
सकण्डु च क्रमाद्रक्तमांसमेदस्सु चादिशेत् ।

५६३–वातादित्यादिनोद्भवधातुत्रयक्रमेण लक्षणमुच्यते । संश्रयधातुषु वर्णैर्वैद्यकक्रमेणैवादिशेत् । तेन **रूक्षारुणं** वर्णेन रक्ताश्रितं श्वित्रम् । **ताम्रं** मांसगतम् । **श्वेतं** मेदोगतमिति ५६३

---

२० 'कणन्तीफ'–क–ख. च. २१ 'लासं दारु'–ख.

४८ दोषदूष्योभयगतेषु कुष्ठेषु यथोत्तरं कृच्छ्रत्वम् ।

५६४–वर्णैर्विद्यादुभयं कृच्छ्रं तच्चोत्तरोत्तरम् ॥ ३९

५६४–उभयं क्रमेण कृच्छ्रम्।तच्चोत्तरोत्तरम्। उभयं वाताद्युद्भवं रक्तादिसंश्रयं चोत्तरोत्तरं कृच्छ्रसाध्यम्। तेन वातजं रक्ताश्रितं कृच्छ्रम्। ततोऽपि पित्तजं मांसाश्रितम्। ततोऽपि कफजं मेदोगतम् ५६४

४९ साध्यश्वित्रलक्षणम्

५६५-अशुक्लरोमाबहुलमसंसृष्टं मिथो नवम् ।
अनग्निदग्धजं साध्यं श्वित्रं

५६५–अशुक्लरोमत्वादियुक्तं श्वित्रं साध्यम् ५६५

५० असाध्यश्वित्रलक्षणम् ।

५६६– वर्ज्यमतोऽन्यथा ॥ ४०
गुह्यपाणितलोष्ठेषु जातमप्यचिरन्तनम्[२२] ।
वर्जनीयं विशेषेण किलासं सिद्धिमिच्छता ॥ ४१

५६६–तद्विपर्यये वर्ज्यम्। गुह्यादिषु जातमचिरन्तनमपि वर्ज्यम् ५६६

५१ गदानां प्रायःस्पर्शादिभिः संचरणशीलत्वम् ।

५६७-स्पर्शैकाहारशय्यादिसेवनात्प्रायशो गदाः ।
सर्वे संचारिणो नेत्रत्वग्विकारा विशेषतः ॥ ४२

५६७–प्रसङ्गेनाह–**स्पर्शेत्यादि**। सुबोधम्। **इति श्वित्रमुक्तम्** ५६७

(क्रिमिनिदानम्)

५२ क्रिमीणां द्वैविध्यम् ।

५६८–क्रिमयस्तु द्विधा प्रोक्ता बाह्याभ्यन्तरभेदतः ।

५३ क्रिमीणां चातुर्विध्यम् ।

५६९–बहिर्मलकफासृग्विड्जन्मभेदाच्चतुर्विधाः ॥ ४३

५४ क्रिमीणां संख्या ।

५७०–नामतो विंशतिविधा

५५ बाह्यक्रिमीणां प्रमाणसंस्थानवर्णाश्रयनामानि,
तत्प्रयुक्ता विकाराः आन्तरक्रिमीणामतिदेशेन हेत्वादि च ।

५७१– बाह्यास्तत्रामृजोद्भवाः ।
तिलप्रमाणसंस्थानवर्णाः केशाम्बराश्रयाः ॥ ४४
बहुपादाश्च सूक्ष्माश्च यूका लिक्षाश्च नामतः ।
द्विधा ते कोठपिटिकाकण्डूगण्डान् प्रकुर्वते ॥ ४५

५६८–५७१–**क्रिमय** उच्यन्ते द्विविधाः क्रिमयः बाह्या अभ्यन्तराश्च। जन्मभेदेन चतुर्विधाः। केचिद्बहिर्मलजाः। केचित्कफजाः केचिदसृग्जाः। केचिद्विड्जाः इति। बहिर्मलः शरीरबाह्यः केशवस्त्रादिमलः। पुनर्नामभेदेन सर्वे विंशतिविधाः। तत्र बाह्या बहिर्मलजाः ते ह्यमृजाहेतुकाः। सुबोधम् ५६८–५७१

५६ अन्तर्जक्रिमीणां कारणानि ।

५७२–कुष्ठैकहेतवोऽन्तर्जाः

५७ श्लेष्मजक्रिमीणां कारणानि ।

५७३– श्लेष्मजास्तेषु चाधिकम् ॥
मधुरान्नगुडक्षीरदधिसक्तुनवौदनैः ॥ ४६

५८ पुरीषजक्रिमीणां कारणानि ।

५७४–शकृज्जा बहुविड्धान्यपर्णशाकौकुलादिभिः[२३] ।

५७२–५७४–**कुष्ठेत्यादि** । अन्तर्जाः कफादिजन्मानः सर्वे कुष्ठैकहेतवः। तेषु चान्तरेषु मध्ये श्लेष्मजा अधिकं मधुरादिभिर्भवन्ति । शकृज्जा बहुविड्धान्यादिभिर्जायन्ते । ओकुलं कृतान्नं उक्तम् । काण्डस्थान्यपक्वानि भृष्टानि सस्यानीति ५७२–५७४

५९ कफजक्रिमीणां समुत्पत्तिस्थानम् ।

५७५–कफादामाशये जाता वृद्धाः सर्पन्ति सर्वतः ४७

६० कफजक्रिमीणामाकृतयः ।

५७६–पृथुब्रध्ननिभाः केचित् केचित् गण्डूपदोपमाः ।
रूढधान्याङ्कुराकारास्तनुदीर्घास्तथाणवः ॥ ४८

६१ कफजक्रिमीणां वर्णाः ।

५७७–श्वेतास्ताम्रावभासाश्च

६२ कफजक्रिमीणां नामानि ।

५७८– नामतः सप्तधा तु ते ।
अन्त्रादा उदरावेष्टा हृदयादा[२४] महारुहाः ॥ ४९
चुरवो दर्भकुसुमाः सुगन्धाः

६३ कफजक्रिमिविकाराः ।

५७९– ते[२५] तु कुर्वते ।
हृल्लासमास्यस्रवणमविपाकमरोचकम् ॥ ५०
मूर्च्छाच्छर्दिज्वरानाहकार्श्यक्षवथुपीनसान् ।

५७५–५७९–**कफादित्यादि**। तत्र कफजा आमाशये जाताः वृद्धाः सन्तः पश्चात् सर्वजठरे सर्पन्ति। सुबोधम्। ते च कफजाः क्रमयः। पुनस्ते चेति कफजाः क्रमयः हृल्लासादिकं कुर्वते इति संबन्धः ५७५–५७९

६४ रक्तजक्रिमीणां स्थानमाकृतिश्च ।

५८०–रक्तवाहिसिरास्थाना रक्तजा जन्तवोऽणवः ॥ ५१
अपादा वृत्तताम्राश्च सौक्ष्म्यात् केचिददर्शनाः ।

६५ रक्तजक्रिमीणां नामानि ।

५८१–केशादा लोमविध्वंसा लोमद्वीपा उदुम्बराः ५२
षट् ते कुष्ठैककर्माणः सहसौरसमातरः ।

५८०–५८१–**रक्तवाहीत्यादि**। रक्तजा जन्तवः अणवः सूक्ष्मास्तेषां रक्तवाहिन्यः सिराः स्थानम्। ते च केशादादयश्चत्वारः सहसौरसमातर इति द्वौ एवं षट्। एके सौरसाः अपरे मातरः ५८०–५८१

६६ पुरीषजक्रिमीणां स्थानम् ।

५८२–पक्वाशये पुरीषोत्था जायन्तेऽधोविसर्पिणः ॥ ५३

---

२२ °माबहुलम–ख. २३ °नम्। स्पर्शै°–२४ °स्तत्र मलोद्भ°–ख. २५. °ठपिडका क्°–ख. २६ °शा. कौल्कादि°–क. °शाकोलकादि°–ख. २७ °दा महाकुहाः। कुर°–ख. च. २८ ते च कु°–ख. च. २९ °स्थानाद्रक्त°–क. ३० अपादवृ° ख. अपादा वृ°–च.

६७ पुरीषजकृमीणां वृद्धौलक्षणानि ।

५८३-वृद्धास्ते स्युर्भवेयुश्च ते यदामाशयोन्मुखाः ॥
तदास्योद्गारनिःश्वासा विड्गन्धानुविधायिनः ।

६८ पुरीषजकृमीणामाकृतिवर्गश्च ।

५८४-पृथुवृत्ततनुस्थूलाः श्यावपीतसितासिताः ॥

६९ पुरीषजकृमीणां नामानि ।

५८५-ते पञ्च नाम्ना कृमयः ककेरुकमकेरुकाः[31] ।
सौसुरादाः सलूनाख्या लेलिहा

७० पुरीषजकृमिविकाराः ।

५८६- जनयन्ति[32] च
विड्भेदशूलविष्टम्भकार्श्यपारुष्यपाण्डुताः ।
रोमहर्षाग्निसदनगुदकण्डूविनिर्गमान् ॥

इति वैद्यपतिसिंहगुप्तस्य सूनोर्वाग्भटस्य कृतावष्टाङ्गसंग्रहसंहितायां निदानस्थाने कुष्ठश्वित्रकृमिनिदानं नाम चतुर्दशोऽध्यायः ॥ १४॥

५८२-५८६-**पक्वेत्यादि** पुरीषोत्थाः कृमयः पक्वाशये जायन्ते अधोमुखाश्च भवन्ति । तेषु च वृद्धत्वाद्यदामाशयोन्मुखता भवति तदास्य पुरुषस्योद्गारनिश्वासा विड्गन्धानुविधायिनो भवन्ति। ते च पृथ्वादिगुणाः ककेरुकादयः लेलिहान्ताश्चेति पञ्चनामानः। एते विड्भेदादीन् जनयन्ति। एवं विंशतिः कृमयः। द्वौ बहिर्मलजौ। सप्त कफजाः। षट् रक्तजाः। पञ्च पुरीषजा इति ५८२-५८६

इति श्रीमन्महामहोपाध्यायेन्दुविरचितायामष्टाङ्गसङ्ग्रहव्याख्यायां शशिलेखाख्यां निदानस्थाने चतुर्दशोऽध्यायः ॥ १४ ॥

निदानस्थाने चतुर्दशोऽध्यायः ।

टिप्पणी—(५१७) च. नि. ५. १. ६. ११.-चि. ८. १७३,-वि. ७. ९; सु. नि. ५. १.-उ. ५४. १.(५१८) च. नि. ५. ७-चि. ७. ४-८, सु. नि. ५. ३.-चि. ९. ३. (५१९) सु. नि. ५. ३, २० (५२०) च. नि. ५. ११. सु. नि. ५. ३. (५२१) च. नि. ५. ३, ४, ६,-सू. १९.४ (२); सु. नि. ५. ३. (५२२) च. चि. ७. ३२-३३; सु. नि. ५. ५. (५२३) च. नि. ५. ६,-चि. ७. २७; सु. नि. ५. ६-७. (५२४) च. नि. ५. ६,-चि. ७. २७. सु. नि. ५. ६-७. (५२५) च. नि. ५. ६,-चि. ७. २७. (५२६) च. नि. ५. ६,-चि. ७. २८; सु. नि. ५. ६-७, (५२७) च. नि. ५. ६,-चि. ७. २९; सु. नि. ५. ९. १३, ११, १२, १५. (५२८) च. नि. ५. ६,-चि. ७. ३०; सु. नि. ५. ७, ८. (५२९) च. चि. ७. २७-नि. ५. ६; सु. नि. ५. ७. (५३०) च. चि. ७. १४-२०, सु. नि. ५. ५. (५३१) च. चि. ७. ११-१२,-नि. ५. ८; सु. नि. ५. ४. (५३२) च. नि. ५. ९ (१),-चि ७. १४; सु. नि. ५. ७. (५३३) च. नि. ५. ९ (२), -चि. ७. १५; सु. नि. ५. ७. (५३४) च. नि. ५. ९. (३),-चि. ७. १६; (५३५) च. चि. ७. २६; सु. नि. ५. १२. (५३६) च. नि. ५. ९. (४),-चि. ७. १७; सु. नि. ५. ७. (५३७) च. चि. ७. २१; (५३८) च. चि. ७. २१; सु. नि. ५. ९. (५३९) च. चि. ७. २२; सु. नि. ५. १३. (५४०) च. चि. ७. १९; सु. नि. ५. ११. (५४१) च. चि. ७. २३. (५४२) च. चि. ७. २२; सु. नि. ५. १२. (५४३) च. चि. ७. २३; सु. नि. ५. ७. (५४४) च. चि. ७. २६; (५४५) च. चि. ७. १८; सु. नि. ५. ७. (५४६) च. चि. ७. २५; सु. नि. ५. १०. (५४७) च. चि. ७. २५; सु. नि. ५. १३-१४. (५४८) च. चि. ७. २४; सु. नि. ५. ९. (५४९) च. चि. ७. २०; सु. नि. ५ ७. (५५०) च. चि. ७. ३१-३२ सु. नि. ५. ५. (५५१) च. चि. ७. ३७; सु. नि. ५. २८ (५५२) च. चि. ७. ३८; सु. नि. ५. २८. (५५३) च. चि. ७. ३८; (५५४) च. चि. ७. ३८; सु. नि. ५. २८. (५५५) सु. नि. ५. २१. (५५६) सु. नि. ५. २२. (५५७) सु. नि. ५. २३. (५५८) सु. नि. ५. २४. (५५९) सु. नि. ५.२५. (५६०) सु. नि. ५. २६-२७, २१-२५. (५६१) सु. नि. ५. २१-२७. (५६२) च. चि. ७. १७३-१७४; सु. नि. ५. १६. (५६३) च. चि. ७. १७४; सु. नि. ५. १६-१७. (५६४) च. चि. ७. १७४; सु. नि. ५. १६. (५६५) च. चि. ७. १७६; सु. नि. ५. १६. (५६६) च. चि. ७. १७५; सु. नि. ५. १६. (५६७) सु. नि. ५. ३२-३३. (५६८) च. वि. ७. ९-१०; सु. उ. ५४. ७. (५६९) च. वि. ७. ९; सु. उ.५४. ६-७. (५७०) च. वि. ७. ९,-सू. १९.४ (९); सु.उ.५४. ७,-चि. १.१२२; (५७१) च. वि. ७. १०. (५७२) च. वि. ७. ११; सु. नि. ५. ३.-उ. ५४. ३-५.(५७३) च. वि. ७. १२; सु. उ. ५४. १७. (५७४) च. वि. ७. १३; सु. उ. ५४. १७. (५७५) च. वि. ७. १२. (५७६) च. वि. ७. १२; सु. उ. ५४. ८-९. (५७७) च. वि. ७. १२; सु. उ. ५४. १२-१३. (५७८) च. वि. ७. १२; सु. उ. ५४. १२. (५७९) च. वि. ७. १२; सु. उ. ५४. १४. (५८०) च. वि. ७. ११; सु. उ. ५४. १६. (५८१) च. वि. ७. ११; सु. उ. ५४. १५. (५८२) च. वि. ७. १३; सु. उ. ५४. ९. (५८३) च. वि. ७. १३. (५८४) च. वि. ७ १३; सु. उ. ५४. ११. (५८५) च. वि. ७. १३; सु. उ. ५४. ८. (५८६) च. वि. ७. १३, सु. उ. ५४. १०-११.

---

३१ °काः । ससुरा°-च. ३२ °न्ति ते । वि°-क.

वातव्याधिनिदानं पञ्चदशोऽध्यायः ।

(उपोद्घातः)

महारोगत्वसामान्यात् कुष्ठानन्तरं वातव्याधिनिणर्या-ध्यायारम्भः ॥

१ प्रतिज्ञा।

५८७-अथातो वातव्याधिनिदानं व्याख्यास्यामः ।
इति हस्माहुरात्रेयादयो महर्षयः ॥ १

२ दुष्टादुष्टवायोरर्थानर्थकारणत्वम् ।

५८८-सर्वार्थानर्थकरणे विश्वस्यास्यैककारणम् ।
अदुष्टदुष्टः पवनः शरीरस्य विशेषतः ॥ २

३ वायुनामानि ।

५८९-स विश्वकर्मा विश्वात्मा विश्वरूपः प्रजापतिः ।
स्रष्टा धाता विभुर्विष्णुः संहर्ता मृत्युरन्तकः ३
तददुष्टौ प्रयत्नेन यतितव्यमतः सदा ।

५८७-५८९-पुरुषेण वातादुष्टौ सदा यतितव्यम् । यतोऽस्य विश्वस्य सर्वप्रयोजनकरणे सर्वोपद्रवकरणे च यथाक्रमेण दुष्टोऽदुष्टश्च पवनः कारणम् । शरीरस्य तु विशेषेणादुष्टदुष्टोऽर्थानर्थकारणम् । स विश्वकर्मेत्यादि पूर्वाचार्यशैल्याद्वायुस्तोत्रम् ५८७-५८९

४ वायोः संक्षेपेण कर्म-नाम-धाम-संचरणव्यापाराः ।

५९०-तस्योक्तं दोषविज्ञाने कर्म प्राकृतवैकृतम् ॥ ४
समासाद्व्यासतो दोषभेदीये नाम धाम च ।
प्रत्येकं पञ्चधा चारो व्यापारश्च

५९०-तस्येति वातस्य प्राकृतं कर्मोत्साहोच्छ्वासादि । वैकृतं वृद्धिक्षयभेदात् कार्श्याङ्गसादादि । व्यासतो विस्तरेण नाम प्राणादिकम् । धामोरःकण्ठादि पञ्चस्वपि भेदेषु प्रत्येकमुक्तम् । तथा चारो व्याप्तिः व्यापारश्चोक्तः (अ. सू. २०) ५९०

५ वातस्य वैकृतं कर्म ।

५९१- इह वैकृतम् ॥ ५
तस्योच्यते विभागेन सनिदानं सलक्षणम् ।
असंख्यमपि संख्यायै यदशीत्या पुरेरितम् ॥ ६

५९१-इह तु तस्यैव वायो रूपान्तरेण वैकृतमुच्यते ५८५

टिप्पणी—पुरेरितमिति ।(अ. सं. सू. अ. २०) इत्यत्र 'नखभेदो विपादिका—' इत्यनेन सूत्रेण पूर्वमीरितातिति भावः ५९१

६ वातकोपस्य सनिदाना संप्राप्तिः ।

५९२-धातुक्षयकरैर्वायुः कुप्यत्यातिनिषेवितैः ।
चरन्स्रोतःसु रिक्तेषु भृशं तान्येव पूरयन् ॥ ७
तेभ्योऽन्यदोषपूर्णेभ्यः प्राप्य चावरणं बली ।

५९२-वायोर्द्विविधः कोपो धातुक्षयादावरणाच्च । स एव धातुक्षयकरैरित्यादिना प्रदर्श्यते ५९२

७ पक्वाशयगतस्य क्रुद्धवातस्य लक्षणानि ।

५९३-तत्र पक्वाशये क्रुद्धः शूलानाहान्त्रकूजनम् ॥ ८
मलरोधाश्मवर्ध्माशोंस्त्रिकपृष्ठकटीग्रहम् ।
करोत्यधरकाये च तांस्तान् कृच्छ्रानुपद्रवान् ॥ ९

८ आमाशयगतस्य क्रुद्धस्य वातस्य लक्षणानि ।

५९४-आमाशये तृड्वमथुश्वासकासविषूचिकाः ।
कण्ठोपरोधमुद्गारान् व्याधीनूर्ध्वं च नाभितः १०

५९३-५९४-सुबोधम् ५९३-५९४

९ श्रोत्रादिगतस्य क्रुद्धस्य वातस्य लक्षणानि ।

५९५-श्रोत्रादिष्विन्द्रियवधं

१० त्वग्गतस्य क्रुद्धस्य वातस्य लक्षणानि ।

५९६- त्वचि स्फुटनरूक्षते ॥

११ रक्तगतस्य क्रुद्धस्य वातस्य लक्षणानि ।

५९७-रक्ते तीव्रां रुजां स्वापं तापं रागं विवर्णताम् ॥ ११
अरूंष्यन्नस्य विष्टम्भमरुचिं कृशतां भ्रमम् ।

१२ मांसमेदोगतस्य क्रुद्धस्य वातस्य लक्षणानि ।

५९८-मांसमेदोगतो ग्रन्थींस्तोदाढ्यान् कर्कशान् श्रमम्
गुर्वङ्गं चातिरुक् स्तब्धं मुष्टिदण्डहतोपमम् ।

१३ अस्थिगतस्य क्रुद्धस्य वातस्य लक्षणानि ।

५९९-आस्थिस्थः सक्थिसन्ध्यस्थिशूलं तीव्रं बलक्षयम् ॥

१४ मज्जगतस्य क्रुद्धस्य वातस्य लक्षणानि ।

६००-मज्जस्थोऽस्थिषु सौषिर्यमस्वप्नं संततं रुजम् ।

१५ शुक्रगतस्य क्रुद्धस्य वातस्य लक्षणानि ।

६०१-शुक्रस्य शीघ्रमुत्सर्गं सङ्गं विकृतिमेव वा ॥ १५
तद्वद्गर्भस्य शुक्रस्थः

१६ सिरागतस्य क्रुद्धस्य वातस्य लक्षणानि ।

६०२- सिरास्वाध्मानरिक्तते ।
तत्स्थः

१७ स्नावगतस्य क्रुद्धस्य वातस्य लक्षणानि ।

६०३- स्नावस्थितः कुर्याद्गृध्रस्यायामकुब्जताः ॥

१८ संधिगतस्य क्रुद्धस्य वातस्य लक्षणानि ।

६०४-वातपूर्णदृतिस्पर्शं शोफं सन्धिगतोऽनिलः ।
प्रसारणाकुञ्चनयोः प्रवृत्तिं च सवेदनाम् ॥ १६

१९ सर्वाङ्गसंश्रयस्य क्रुद्धस्य वातस्य लक्षणानि ।

६०५-सर्वाङ्गसंश्रयस्तोदभेदस्फुरणभञ्जनम् ।
स्तम्भनाक्षेपणस्वापसन्ध्याकुञ्चनकम्पनम् ॥ १७

५९९--६०५-श्रोत्रादिष्वित्यादिग्रहणान्नेत्ररसनादीनां ग्रहणम् । शुक्रस्थो गर्भस्यापि शुक्रस्य तद्वच्छीघ्रमुत्सर्गादिकं शुक्रवद्गर्भस्थ इति तत्स्थः सिरास्थः । वातपूर्णादिसन्धिगतलिङ्गम् । सर्वाङ्गसंश्रयो वायुस्तोदादीन् करोति ५९५-५०६

---

१ °मः । सर्वार्थानर्थ°-क. ख. च. २ °युः क्रुद्ध्यत्यति°-क. ख. ३ °भ्यः प्राप्य चावर°-क. ४ तीव्रा रुजः स्वापता°-क. ख. च. ५ कंशान् श्रमम् । गुर्व°-क. च. ६ °भ्रं संततां रु.°-क. च. °भ्रं स्तब्धतां रु.-ख.

२० आक्षेपकलक्षणम् ।

६०६–यदा तु धमनीः सर्वाः क्रुद्धोऽभ्येति मुहुर्मुहुः
तदाङ्गमाक्षिपत्येष व्याधिराक्षेपकः स्मृतः ॥ १८

६०६–यदा तु वायुः क्रुद्धः सन् सर्वा धमनीर्मुहुर्मुहुरभ्येति । तदाङ्गं शरीरमाक्षिपति संकोचयति । असौ नाम्ना व्याधिराक्षेपकः ६०६

२१ अपतन्त्रलक्षणम् ।

६०७–अधःप्रतिहतो वायुर्व्रजन्नूर्ध्वं हृदाश्रिताः ।
नाडीः प्रविश्य हृदयं शिरः शङ्खौ च पीडयन् ।
आक्षिपेत् परितो गात्रं धनुर्वच्चास्य नामयेत् ।
कृच्छ्रादुच्छ्वसिति स्तब्धस्त्रस्तमीलितदृक् ततः ॥
कपोत इव कूजेच्च निस्संज्ञः सोऽपतन्त्रकः ॥

६०७–अधःप्रतिहत इत्यादिनापतन्त्रकलक्षणमाह । प्रतिहतो दोषान्तरेण ६०७

२२ अपतानलक्षणम् ।

६०८–स एव चापतानाख्यो

२३ अपतन्त्रके स्वास्थ्यास्वास्थ्यकारणम् ।

६०९–　　मुक्ते तु मरुता हृदि ।
अश्नुवीत मुहुः स्वास्थ्यं मुहुरस्वास्थ्यमावृते ॥ २१

६०९–अत्र च हृदि मरुता मुक्ते मुहुः स्वास्थ्यमश्नुवीत । आवृते च मरुता हृदि मुहुरस्वास्थ्यमश्नुवीत ६०९

२४ दुश्चिकित्स्या अपतन्त्रकाः

६१०–गर्भपातसमुत्पन्नः शोणितातिस्रवोत्थितः ।
अभिघातसमुत्थश्च दुश्चिकित्स्यतमो हि सः ॥ २२

६१०–एष चापतन्त्रको गर्भपातादिना नार्याः समुत्पन्नः कृच्छ्रतमः ६१०

२५ अन्तरायामस्य लक्षणम् ।

६११–मन्ये संस्तभ्य वातोऽन्तरायच्छन् धमनीर्यदा
व्याप्नोति सकलं देहं जत्रुरायम्यते तदा ।
अन्तर्धनुरिवाङ्गं च वेगैः स्तम्भं च नेत्रयोः ॥
करोति जृम्भां दशनं दशनानां कफोद्गमम् ।
पार्श्वयोर्वेदनां वाक्यहनुपृष्ठशिरोग्रहम् ॥ २५
अन्तरायाम इत्येष

२६ बहिरायामस्य लक्षणम् ।

६१२–　　बाह्यायामश्च तद्विधः ।
देहस्य बहिरायामात् पृष्ठतो नियते शिरः ॥ २६
उरश्चोत्क्षिप्यते तत्र कन्धरा चावमृद्यते ।
दन्तेष्वास्ये च वैवर्ण्यं प्रस्वेदः स्तब्धगात्रता ॥
बाह्यायामं धनुष्कम्पं ब्रुवते वेगिनं च तम् ।

६११–६१२–मन्ये संस्तभ्य इत्यादिनाऽन्तरायामबहिरायामयोः साधारणम् । विशेषस्त्वन्तरायामे वक्षोऽभिमुखमाकुञ्चनम् । बहिरायामे पृष्ठाभिमुखमिति ६११–६१२

२७ व्रणायामस्य लक्षणम् ।

६१३–व्रणं मर्माश्रितं प्राप्य समीरणसमीरणात् ॥ २८
व्यायच्छन्ति तनुं दोषाः सर्वामापादमस्तकम् ।
तृष्यतः पाण्डुगात्रस्य व्रणायामः स वर्जितः ॥ २९

६१३–व्रणमित्यादिना व्रणायामः । स वर्जितोऽसाध्यः

२८ सर्वेष्वाक्षेपकेषु स्वास्थ्यस्य समयः ।

६१४–गते वेगे भवेत् स्वास्थ्यं सर्वेष्वाक्षेपकेषु तु ।

६१४–येषु चानन्तरोक्तेष्वाक्षेपकेषु वायुवेगे गते स्वास्थ्यं भवति ६१४

२९ हनुस्रंसलक्षणम् ।

६१५–जिह्वातिलेखनाच्छुष्कभक्षणादभिघाततः ॥ ३०
कुपितो हनुमूलस्थः स्रंसयित्वाऽनिलो हनू ।
करोति विवृतास्यत्वमथवा संवृतास्यताम् ॥ ३१
हनुस्रंसः सः तेन स्यात् कृच्छ्राच्चर्वणभाषणम् ।

६१५–हनुस्रंसलिङ्गमाह- जिह्वेत्यादिना । कुपितोऽनिलो हनू स्रंसयित्वा भ्रंशयित्वा । हनुस्रंसः सन्धेर्भ्रंशः ६१५

३० जिह्वास्तम्भलक्षणम् ।

६१६–वाग्वाहिनीसिरासंस्थो जिह्वां स्तम्भयतेऽनिलः ३२
जिह्वास्तम्भः स तेनान्नपानवाक्येष्वनीशता ।

६१६–वाग्वाहिनीत्यादिना जिह्वास्तम्भः । सुबोधम् ६१६

३१ अर्दितलक्षणम् ।

६१७–शिरसा भारहरणादतिहास्यप्रभाषणात् ॥ ३३
उत्त्रासवक्त्रक्षवथुखरकार्मुककर्षणात् ।
विषमादुपधानाच्च कठिनानां च चर्वणात् ॥ ३४
वायुर्विवृद्धस्तैस्तैश्च वातलैरूर्ध्वमास्थितः ।
वक्रीकरोति वक्त्रार्धमुक्तं हसितमीक्षितम् ॥ ३५
ततोऽस्य कम्पते मूर्धा वाक्सङ्गः स्तब्धनेत्रता
दन्तचालः स्वरभ्रंशः श्रुतिहानिः क्षवग्रहः ॥ ३६
गन्धाज्ञानं स्मृतेर्मोषस्त्रासः सुप्तस्य जायते ।
निष्ठीवः पार्श्वतोयायादेकस्याक्ष्णोर्निमीलनम्
जत्रोरूर्ध्वं रुजास्तीव्राः शरीरार्धेऽधरेऽपि वा ।
तमाहुरर्दितं केचिदेकायाममथापरे ॥ ३८

६१७–शिरसेत्यादिनाऽर्दितलिङ्गम् । खरकार्मुकमतिकठिनचापं तदाकर्षणात् । अस्यैवामयस्य केचिदाचार्या एकायाममिति नाम कुर्वन्ति ६१७

३२ सिराग्रहलक्षणम् ।

६१८–रक्तमाश्रित्य पवनः कुर्यान्मूर्धधराः सिराः ।
रूक्षाः सवेदनाः कृष्णाः सोऽसाध्यः स्यात्सिराग्रहः

६१८–सिराग्रहलिङ्गमाह–पवनो रक्तमाश्रित्येत्यादिना । सुबोधमन्यत् ६१८

३३ पक्षवधलक्षणम् ।

६१९–गृहीत्वार्धं तनोर्वायुः सिराः स्नायूर्विशोष्य च
पक्षमन्यतरं हन्ति सन्धिबन्धान् विमोक्षयन् ४०
कृत्स्नोऽर्धकायस्तस्य स्यादकर्मण्यो विचेतनः ।
एकाङ्गरोगं तं केचिदन्ये पक्षवधं विदुः ॥ ४१

७ °जत्यूर्ध्वं हृ°–क. ख. ८ °न्तरुपेत्य ध°–ख. ख. च. ९ °लं देहमायच्छेत्कन्धरां त°–च १० °ष्ठकटीग्र°–ख. ११ °रोग्रहः। अ°–च. १२ दन्तौष्ठास्ये च वै°–क. ख. च. १३ °दः स्रस्तगात्र°–क. ख. १४ आयच्छ °–क. च. १५ °पकादिषु । जि°–क. १६ °भाषणात् । विष°–च. १७ °स्मृतेर्मोहस्त्रा°–क. ख. १८ निष्ठेवः पा°–क. १९ °स्याच्छिरोग्र°–क.

६१९–पक्षवधमाह--वायुस्तनोः कायस्यार्धं गृहीत्वा । अकर्मण्यः कर्मण्यसाधुः । केचिदाचार्यास्तमेकाङ्गरोगमिति विदुः (च.चि.२८-५५)। अन्ये आचार्याः पक्षवधमिति विदुः (सु.नि.१.६०-६२) । तद्वदुभयभागग्रहे सर्वाङ्गरोगः स्यात् । शुद्धेन वायुना पक्षवधोऽतिकृच्छ्रसाध्यः । दोषान्तरयुक्तेन वायुना तु कृच्छ्रसाध्य एव । क्षतहेतुकः पक्षवधोऽचिकित्स्यः

३४ सर्वाङ्गवधलक्षणम् ।

६२०–सर्वाङ्गरोगं तद्वच्च सर्वकायाश्रिते‍ऽनिले ।

३५ पक्षाघातस्य साध्यासाध्यत्वम् ॥ ४२

६२१–शुद्धवातहतः पक्षः कृच्छ्रसाध्यतमो मतः ।
कृच्छ्रस्त्वन्येन संसृष्टो विवर्ज्यः क्षतहेतुकः ॥ ४३

३६ दण्डकलक्षणम् ।

६२२–आमबद्धायनः कुर्यात् संस्तभ्याङ्गं कफान्वितः
असाध्यं हतसर्वेहं दण्डवद्दण्डकं मरुत् ॥ ४४

६२२–अथ दण्डकलक्षणमाह--आमबद्धायनो मरुत्। सुबोधम्

३७ अपबाहुकलक्षणम् ।

६२३–अंसमूलस्थितो वायुः सिराः संकोच्य तत्रगाः
बाहुप्रस्पन्दितहरं जनयत्यपबाहुकम् ।

६२३–अपबाहुकलिङ्गमंसमूल इत्यादि ६२३

३८ विश्वभी (विश्वाची) लक्षणम् ।

६२४–तलं प्रत्यङ्गुलीनां या कण्डरा बाहुपृष्ठतः ॥ ४५
बाहुचेष्टापहरणी विश्वभी नाम सा स्मृता ।

६२४–विश्वभलिक्षणमाह--अङ्गुलीनां संबन्धिनी या कण्डरा तलं प्रति पाणितलाभिमुख्येन वर्तते सा कण्डरा बाहुपृष्ठतो यदा वायुकोपात् बाहुचेष्टामपहरति तदा विश्वभी नाम (विश्वाची) सा स्मृता ६२४

३९ खञ्जत्वपङ्गुत्वयोः कारणम् ।

६२५–वायुः कट्यां स्थितः सक्थ्नः कण्डरामाक्षिपेद्यदा
तदा खञ्जो भवेज्जन्तुः पङ्गुः सक्थ्नोर्द्वयोरपि ।

६२५–वायुः कट्यामित्यादिनैकसक्थ्याक्षेपणवर्ज्यत्वे हेतुः। द्वयोः सक्थ्नोराक्षेपकः पङ्गुः खञ्जो विकलैकपादः । पङ्गुर्विकलोभयपादः ६२५

४० कलायखञ्जलक्षणम् ।

६२६–कम्पते गमनारम्भे खञ्जन्निव च याति यः ॥ ४७
कलायखञ्जं तं विद्यान्मुक्तसन्धिप्रबन्धनम् ।

६२६–यस्य तु वातवशात् सक्थ्नः संबधि बन्धनं मुक्तं खञ्जन्निव च याति तं कलायखञ्जं विद्यात् ६२६

४१ आढ्यवातापरपर्यायस्योरुस्तंभस्य लक्षणम् ।

६२७–शीतोष्णद्रवसंशुष्कगुरुस्निग्धैर्निषेवितैः ॥ ४८
जीर्णाजीर्णे तथायाससंक्षोभस्वप्नजागरैः ।
सश्लेष्ममेदःपवनमाममत्यर्थसंचितम् ॥ ४९
अभिभूयेतरं दोषमूरू चेत् प्रतिपद्यते ।
सक्थ्यस्थिनी प्रपूर्यान्तः श्लेष्मणा स्तिमितेन तत्
तदा स्तभ्नाति तेनोरू स्तब्धौ शीतावचेतनौ ।
परकीयाविव गुरू स्यातामतिभृशव्यथौ ॥ ५१
ध्यानाङ्गमर्दस्तैमित्यतन्द्राच्छर्द्यरुचिज्वरैः ।
संयुतैः पादसदनकृच्छ्रोद्धरणसुप्तिभिः ॥ ५२
तमूरुस्तम्भमित्याहुराढ्यवातमथापरे ।

६२७–अथोरुस्तम्भस्य निदानं संप्राप्तिश्चोच्यते-शीतोष्णेत्यादिना । किञ्चिज्जीर्णम् किञ्चिदजीर्णमिति जीर्णाजीर्णम् । अभिभूयेत्यनेनेतरदोषस्य प्रकोपेऽपीति गम्यते । सुबोधम्। अपरे आचार्यास्तस्यैवाढ्यवात इति नामाहुः (सु.चि.५-३३)

टिप्पणी—सश्लेष्मेति । अत्र सश्लेष्ममेदश्चासौ पवनश्चेति विग्रहः । इतरं दोषं पित्त दोषम् ।अस्यां हि संप्राप्तौ वातस्य प्राधान्यमुक्तं भवति । अत एव सुश्रुतेनायं (चि. ५.३१–३३) रोगो महावातव्याधौ पठितः । चरकेण (चि. २७. १४) तु कफप्राधान्यमुक्तमित्युभयोर्विरोध इति न भ्रमितव्यम् । चरके आरम्भकस्य श्लेष्मणः प्राक् चिकित्स्यत्वेन प्राधान्यमारम्भकत्वे न तु सुश्रुते पवनस्येत्युभयोर्विषयभेदात् ।

४२ क्रोष्टुकशीर्षलक्षणम् ।

६२८–वातशोणितजः शोफो जानुमध्ये महारुजः ॥
ज्ञेयः क्रोष्टुकशीर्षस्तु स्थूलः क्रोष्टुकशीर्षवत् ।

६२८–क्रोष्टुकशीर्षलिङ्गमाह—वातशोणितज इत्यादिना। क्रोष्टुकशीर्षो जम्बुकशिराः ६२८

४३ वातकण्टकलक्षणम् ।

६२९–रुक् पादे विषमन्यस्ते श्रमाद्वा जायते यदा ५४
वातेन गुल्फमाश्रित्य तमाहुर्वातकण्टकम् ।

६२९–रुगित्यादिना वातकण्टकम् ६२९

४४ गृध्रसिलक्षणम् ।

६३०–पार्ष्णिं प्रत्यङ्गुलीनां या कण्डरा मारुतार्दिता॥
सक्थ्युत्क्षेपं निगृह्णाति गृध्रसीं तां प्रचक्षते ।

६३०–पार्ष्णिं प्रतीत्यादिना विश्वभीवत् गृध्रसी च व्याख्येया ६३०

४५ खल्लीलक्षणम्

६३१–विश्वभी गृध्रसी चोक्ता खल्ली तीव्ररुजान्विता-

६३१–विश्वभीगृध्रस्योः संयोगात्तीव्ररुजान्वितत्वे खल्लीत्युच्यते ६३१

४६ पादहर्षलक्षणम् ।

६३२–हृष्येते चरणौ यस्य भवेतां च प्रसुप्तवत् ।
पादहर्षः स विज्ञेयः कफमारुतकोपजः ॥ ५७

६३२–अथ पादहर्षलक्षणमाह–हृष्येते इत्यादिना ६३२

---

२० °याश्रयेऽनि°–ख. २१ °क्षयहेतु°–क. ख. च. २२ °त्यवबा°–क. ख. च. २३ °रणी विश्वाची ना° –क. ख. च. २४ °योर्वधात् । कम्प°– क. २५ °व प्रया°–क. ख. २६ संयुतौ पा°–क. ख. संयुक्तौ पा°–च. २७ विश्वाची गृ°–क.ख. च. २८ °जान्विते । हृ°–क. ख. च.

४७ पाददाहलक्षणम् ।

६३३-पादयोः कुरुते दाहं पित्तासृक्सहितोऽनिलः
विशेषतश्चङ्क्रमिते पाददाहं तमादिशेत् ॥

इति वैद्यपतिसिंहगुप्तस्य सूनोर्वाग्भटस्य कृतावष्टाङ्गसंग्रहसंहितायां निदानस्थाने वातव्याधिनिदानं नाम पञ्चदशोऽध्यायः ।

६३३-पाददाहलक्षणमाह-पादयोरित्यादिना ६३३

इति श्रीमन्महामहोपाध्यायेन्दुविरचितायामष्टाङ्गसङ्ग्रहव्याख्यायां शशिलेखायां निदानस्थाने पञ्चदशोऽध्यायः ॥ १५॥

निदानस्थाने पञ्चदशोऽध्यायः ।

टिप्पणी-(५८७) च. चि. २८. १; सु. नि. १. १. (५८८) च. चि. २८. ३, ४; (५८९) च. सू. १२. ८; सु. नि. १. ५-८. (५९०) च. चि. २८. ५-११. सु. नि. १. ११. (५९१) च. चि. २८. १२-१४; सु. नि. १. १२-९१. (५९२) च. चि. २८. ५९-६१; सु. नि. १. ३१-३९. (५९३) च. चि. २८. २८-२९; सु. नि. १. २३-२४. (५९४) च. चि. २८. २७-२८.; सु. नि. १-२२. (५९५) च. चि. २८. २९; सु. नि. १. २४. (५९६) च. चि. २८. ३०; सु. नि. १. २५. (५९७) च. चि. २८. ३१; सु. नि. १. २६ (५९८) च. चि. २८. ३२; सु. नि. १. २६. (५९९) च. चि. २८. ३३; सु. नि. १. २८. (६००) च. चि. २८. ३३; सु. नि. १. २९. (६०१) च. चि. २८. ३४. सु. नि. १. २९ (६०२) च. चि. २८. ३६; सु. नि. १. २७. (६०३) च. चि. २८. ३५; सु. नि. १. २८. (६०४) च. चि. २८. ३७. (६०५) च. चि. २८. २५-२६; सु. नि. १. ३०. (६०६) च. चि. २८. ५०-५१; सु. नि. १. ५०-५२, ५८. (६०७) च. सि. ९. १२-१५; सु. नि. १. ५२-५३. (६०८) च. सि. ९. १५. (६०९) च. सि. ९. १५. (६१०) सु. नि. १. ५९. (६११) च. चि. २८. ४३-४५; सु. नि. १. ५४-५६. (६१२) च. चि. २८. ४६-४८; सु. नि. १. ५७. (६१४) च. चि. २८. ५२-५३. (६१५) च. चि. २८. ४९-५०. (६१६) सु. नि. १. ८५ (?) (६१७) च. चि. २८. ३८-४२; सु. नि. १. ६८-७३. (६१९) च. चि. २८. ५३-५५; सु. नि. १. ६०-६२. (६२०) च. चि. २८. ५५. (६२१) सु. नि. १. ६३. (६२२) च. चि. ५८. ५१.-५२; सु नि. १. ५२-५३. (६२३) सु. नि. १. ८२. (६२४) सु. नि. १. ७५. (६२५) सु. नि. १. ७७. (६२६) सु. नि. १. ७८. (६२७) च. चि. २७. ८-१५, २८. ६५, ६६; सु. चि. ५. ३१-३३. (६२८) सु. नि. १. ७६. (६२९) सु. नि. १. ७९. (६३०) च. चि. २८. ५६-सू. १९. ४ (७); सु. नि. १. ७४. (६३१) च. चि. २८. ५७. (६३२) सु. नि. १. ८१. (६३३) सु. नि. १. ८०.

वातशोणितनिदानं षोडशोऽध्यायः ।

(उपोद्घातः।)

वातहेतुत्वसामान्याद्वातव्याध्यनन्तरं वातशोणितनिर्णयायाध्यायारम्भः ॥

१ प्रतिज्ञा ।

६३४-अथातो वातशोणितनिदानं व्याख्यास्यामः ।
इति हस्माहुरात्रेयादयो महर्षयः ॥ १

२ वातशोणितस्य निदानसंप्राप्तिपर्यायाः ।

६३५-विदाह्यन्नं विरुद्धं च तत्तच्चासृक्प्रदूषणम्
भजतां विधिहीनं च स्वप्नजागरमैथुनम् ॥ २
प्रायेण सुकुमाराणामचङ्क्रमणशीलिनाम् ।
अभिघातादशुद्धेश्च नृणामसृजि दूषिते ॥ ३
वातलैः शीतलैर्वायुर्वृद्धः क्रुद्धो विमार्गगः ।
तादृशेनासृजा रुद्धः प्राक्तदेव प्रदूषयेत् ॥ ४
आढ्यरोगं खुडं वातबलासं वातशोणितम् ।
तदाहुर्नामाभिः

६३४-३५-असृजा रुद्धो वायुर्वातशोणितम् । कथमित्याह-**विदाहीत्यादि** । सुकुमारा अत्यर्थमृदुशरीरावयवाः सर्वक्लेशासमर्था उक्ताः (शा. ५५६ ।) ते पुनर्बाला एवेत्येके प्राग्गित क्रमाज्ञात्वन्तरमपि प्रदूषयेत् । तच्च वातशोणितमाचार्या आढ्यरोगादिभिराहुः (च. चि. २९.११) ६३४-३५

३ वातशोणितस्य स्थानं स्वभावश्च ।

६३६- तच्च पूर्वं पादौ प्रधावति ॥ ५
विशेषाद्यानयानाद्यैः प्रलम्बौ

६३६-तच्च वातशोणितं प्रथमं पादौ प्रधावति । यानयानाद्यैः प्रलम्बौ पादौ विशेषात् प्रधावति ६३६

४ वातशोणितस्य पूर्वरूपम् ।

६३७- तस्य लक्षणम्
भविष्यतः कुष्ठसमं तथा सादः श्लथाङ्गता ॥ ६
जानुजङ्घोरुकट्यंसहस्तपादाङ्गसन्धिषु ।
कण्डूस्फुरणनिस्तोदभेदगौरवसुप्तताः ॥ ७
भूत्वा भूत्वा प्रणश्यन्ति मुहुराविर्भवन्ति च ।

६३७-तस्य च वातास्रस्य कुष्ठसदृशमतिश्लक्ष्णखरस्पर्शायुक्तं (अ. सं. नि. ५३१) पूर्वरूपं भवत्यत्र तु सादादीन्यपि भवन्ति ६३७

---

१ °स्यामः । वि°-ख. च । २ च तत्तथासृक्प्र°-ख. च.

५ वातशोणितस्य प्रसरणप्रकारः ।

६३८-पादयोर्मूलमास्थाय कदाचिद्धस्तयोरपि ॥ ८
आखोरिव विषं क्रुद्धं कृत्स्नं देहं प्रधावति ।

६ उत्तानगम्भीरभेदाभ्यां वातशोणितस्य द्वैविध्यम् ।

६३९-त्वङ्मांसाश्रयमुत्तानं तत् पूर्वं जायते ततः ॥ ९
कालान्तरेण गम्भीरं सर्वान् धातूनभिद्रवत् ।

६३९-तच्च द्विविधम् । पूर्वमेव यावत्त्वङ्मांसाश्रयं तावदुत्तानमुच्यते । ततः क्रमेण सर्वान् धातूनपि गच्छद् गम्भीराख्यां लभते ६३९

७ उत्तानवातशोणितस्य लक्षणम् ।

६४०-कण्ड्वादिसंयुतोत्ताने त्वक् ताम्रा श्यावलोहिता
सायामा भृशदाहोषा

६४०-अथोत्तानलिङ्गमाह-**कण्ड्वादीत्यादिना** ६४०

८ गम्भीरवातशोणितस्य लक्षणम् ।

६४१- गम्भीरेऽधिकपूर्वरुक् ॥ १०
श्वयथुर्ग्रथितः पाकी वायुः सन्ध्यस्थिमज्जसु ।
भिन्दन्निव चरत्यन्तर्वक्रीकुर्वंश्च वेगवान् ॥ ११
करोति खञ्जं पङ्गुं वा शरीरे सर्वतश्चरन् ।

६४१-**गम्भीरेत्यादिना** गम्भीरलिङ्गम् । गम्भीरे श्वयथुरुत्तानश्वयथोरप्याधिकरुग्भवति । तथा ग्रथितः कठिनः खञ्जो विकलैकपादः । पङ्गुरुभयपादविकलः ६४१

९ वाताधिकवातशोणितस्य लक्षणम् ।

६४२-वातेऽधिकेऽधिकं तत्र शूलस्फुरणतोदनम् ।
शोफस्य रौक्ष्यकृष्णत्वश्यावतावृद्धिहानयः ॥ १२
धमन्यङ्गुलिसन्धीनां संकोचोऽङ्गग्रहोऽतिरुक्
शीतद्वेषानुपशयौ स्तम्भवेपथुसुप्तयः ॥ १३

६४२-**वातेऽधिकेत्यादि** वाताधिकलिङ्गम ६४२

१० रक्ताधिकवातशोणितस्य लक्षणम् ।

६४३-रक्ते शोफोऽतिरुक् तोदस्ताम्रश्चिमिचिमायते
स्निग्धरूक्षैः शमं नैति कण्डूक्लेदसमन्वितः ॥ १४

६४३-रक्तेऽधिके वातास्रे शोफादिकं लिङ्गम् ६४३

११ पित्ताधिकवातशोणितस्य लक्षणम् ।

६४४-पित्ते विदाहः संमोहः स्वेदो मूर्च्छा मदः सतृट्
स्पर्शाक्षमत्वं रुग्रागः शोफः पाको भृशोष्मता ॥

६४४-**पित्तेऽधिके** वातास्रे विदाहादि लिङ्गम् ६४४

१२ कफाधिकवातशोणितस्य लक्षणम् ।

६४५-कफे स्तैमित्यगुरुतासुप्तिस्निग्धत्वशीतताः ।
कण्डूर्मन्दा च रुक्

६४५-**स्तैमित्यादि** कफेऽधिके ६४५

१३ द्वन्द्वजत्रिदोषयोर्वातशोणितयोर्लक्षणम् ।

६४६- द्वन्द्वसर्वलिङ्गं च संकरे ॥ १६

६४६-संकरे संसर्गे सन्निपाते च यथासंख्येन द्वन्द्वसर्वलिङ्गम् । यथास्वलिङ्गं च भवति ६४६

१४ साध्यस्य वातशोणितस्य लक्षणम् ।

६४७-एकदोषानुगं साध्यं नवं

६४७-तच्च वातशोणितमेकदोषजं नवं सत् साध्यम् ६४७

— ० —

१५ याप्यस्य वातशोणितस्य लक्षणम् ।

६४८- याप्यं द्विदोषजम् ॥

६४८-अनेकदोषजं याप्यम् ६४८

१६ असाध्यस्य वातशोणितस्य लक्षणम ।

६४९-त्रिदोषजं त्यजेत् स्रावि स्तब्धमर्बुदकारि च ॥ १७

६४९-त्रिदोषजं त्यजेदसाध्यत्वात् । स्रावित्यादियुक्तं च अर्बुदं स्थिरं घनं सव्रणमधिकमांसम् ॥ ६४९

१७ वातरक्ते वायो रक्तयोगे हननादिद्वारा प्राणहारकत्वम्

६५०-रक्तमार्गं निहन्त्याशु शाखासन्धिषु मारुतः ।
निविश्यान्योन्यमावार्य वेदनाभिर्हरत्यसून् ॥ १८

६५०-वायुः शाखासन्धिषु निविश्य रक्तस्य मार्गमाशु निहन्ति । ते च वायुरक्ते परस्परमावार्य वेदनाभी रुजाभिः पुरुषस्यासून् हरतः । न केवलमेषैवावरणविधा यावद्वक्ष्यमाणेन(६५१) प्रकारेणानेकधापि संभवति । तां च प्रदर्शयितुं प्रथमं पञ्चसु वायुविशेषेषु निदानं लक्षणं च सैव च वायौ पञ्चात्मक इत्यादिना प्रदर्श्यते।वायोः सवेगत्वादावरणं सिद्धम्

१८ प्राणवायोः कोपनकारणानि तद्विकाराश्च ।

६५१-वायौ पञ्चात्मके प्राणो रौक्ष्यव्यायामलङ्घनैः ।
अत्याहाराभिघाताध्ववेगोदीरणधारणैः ॥ १९
कुपितश्चक्षुरादीनामुपघातं प्रवर्तयेत् ।
पीनसार्दिततृट्कासश्वासादींश्चामयान् बहून् ॥ २०

६५१-तेषु च प्राणो रौक्ष्यादिभिः कुपितश्चक्षुराद्युपघातं पीनसादींश्च यथाकोपं बहूनुपद्रवान् कुरुते ६५१

१९ उदानस्य प्रकोपकारणानि तद्विकाराश्च ।

६५२-उदानः क्षवथूद्गारच्छर्दिनिद्राविधारणैः ।
गुरुभारातिरुदितहास्याद्यैर्विकृतो गदान् ॥ २१
कण्ठरोधमनोभ्रंशच्छर्द्यरोचकपीनसान् ।
कुर्याच्च गलगण्डादीन् तांस्तान् जत्रूर्ध्वसंश्रयान् ॥

६५२-उदानः क्षवथुधारणादिभिर्विकृतः कण्ठरोगादीनन्यांश्च जत्रूर्ध्वजान्यथाकोपं गदान् कुर्यात् ॥ ६५२

२० व्यानस्य कोपनकारणानि तद्विकाराश्च ।

६५३-व्यानोऽतिगमनस्थानक्रीडाविषमचेष्टितैः ।
विरोधिरूक्षभीहर्षविषादाद्यैश्च दूषितः २३ ॥
पुंस्त्वोत्साहबलभ्रंशशोफचित्तोत्प्लवज्वरान् ।
सर्वाङ्गरोगानिस्तोदरोमहर्षाङ्गसुप्तताः ॥ २४
कुष्ठं विसर्पमन्यांश्च कुर्यात्सर्वाङ्गगान् गदान् ।

६५३-व्यानोऽतिगमनातिस्थानादिभिर्दूषितः पुंस्त्वभ्रंशादीनन्यांश्च सर्वाङ्गगान् गदान् कुर्यात् । पुंस्त्वं शुक्रम् । सर्वाङ्गरोग उभयपक्षवधः ६५३

३ °क्रुद्धं तद्देहमनुसर्पति । त्व°-च. ४ °नुपद्र°-च. ५ °प्रा शाव°-ख. ६ °सु । छिन्दन्निव-ख; छिन्दन्नेव-च । ७ °स्य रूक्ष°-ख. च । ८ °नस्थानक्री°-ख.

२१ समानस्य कोपनकारणानि तद्विकाराश्च ।

६५४–समानो विषमाजीर्णशीतसंकीर्णभोजनैः ॥ २५
करोत्यकालशयनजागराद्यैश्च दूषितः ।
शूलगुल्मग्रहण्यादीन् पक्वामाशयजान् गदान् ॥

६५४–समानो विषमभोजनादिभिर्दूषितः शूलादीन् पक्वामाशयजान् गदान् करोति । अकाले बहु वाऽल्पं वा भुक्तं तु विषमाशनम् ६५४

२२ अपानस्य कोपनकारणानि तद्विकाराश्च ।

६५५–अपानो रूक्षगुर्वन्नवेगाघातातिवाहनैः ।
यानयानासनस्थानचङ्क्रमैश्चातिसेवितैः ॥ २७
कुपितः कुरुते रोगान् कृच्छ्रान् पक्वाशयाश्रयान् ।
मूत्रशुक्रप्रदोषार्शोगुदभ्रंशादिकान् बहून् ॥ २८

६५५–अपानो रूक्षादिभिर्यानयानादिभिश्चातिसेवितैः कुपितः मूत्रदोषादिकान् पक्वाशयाश्रितान् अतिकृच्छ्रान् रोगान् कुरुते । सर्वत्र चादिग्रहणान्यागमाविरुद्धेनानुमानेन यथासंभवं व्याख्येयानि ६५५

२३ सामवायोर्लक्षणम् ।

६५६–सर्वं च मारुतं सामं तन्द्रास्तैमित्यगौरवैः ।
स्निग्धत्वारोचकालस्यशैत्यशोफाग्निहानिभिः २९
कटुरूक्षाभिलाषेण तद्विधोपशयेन च ।
युक्तं विद्यात्

६५६–सर्वं च प्राणादिकं मारुतं तन्द्रादिभिरन्वितं सामं विद्यादेव इति शेषः ६५६

२४ निरामवायोर्लक्षणम्

६५७– निरामं तु तन्द्रादीनां विपर्ययात् ॥ ३०

६५७–तन्द्रादिवैपरीत्यान्निरामम् ६५७

— ० —

२५ वातावरणप्रकाराः

६५८–वायोरावरणं चातो बहुभेदं प्रवक्ष्यते ।

६५८–अतोऽनन्तरं वायोः पित्तादिविशेषात् बहुभेदमावरणं वक्ष्यते ६५८

२६ पित्तावृतस्य वातस्य लक्षणम् (१)

६५९–लिङ्गं पित्तावृते दाहस्तृष्णा शूलं भ्रमस्तमः ॥३१
कटुकोष्णाम्ललवणैर्विदाहः शीतकामता ।

६५९–दाहादिकं पित्तावृते लिङ्गम् ६५९

२७ कफावृतस्य वातस्य लक्षणम् (२)

६६०–शैत्यगौरवशूलानि कट्वाद्युपशयोऽधिकम् ॥ ३२
लङ्घनायासरूक्षोष्णकामता च कफावृते ।

६६०–शैत्यादिकं कफावृते ६६०

२८ रक्तावृतस्य वातस्य लक्षणम् (३)

६६१–रक्तावृते सदाहार्तिस्त्वङ्मांसान्तरजा भृशम् ॥३३
भवेच्च रागी श्वयथुर्जायन्ते मण्डलानि च ।

६६१–सदाहत्वगाद्यादि रक्तावृते ६६१

२९ मांसावृतस्य वातस्य लक्षणम् (४)

६६२–मांसेन कठिनः शोफो विवर्णः पिटकास्तथा ३४
हर्षः पिपीलिकानां च संचार इव जायते ।

६६२–कठिनशोफादि मांसेन ६६२

३० मेदसावृतस्य वातस्य लक्षणम् (५)

६६३–चलः स्निग्धो मृदुः शीतः शोफो गात्रेष्वरोचकः
आढ्यवात इति ज्ञेयः स कृच्छ्रो मेदसावृते ।

६६३–चलत्वादियुतः शोफ आढ्यवातनामा कृच्छ्रसाध्यो मेदसावृते ६६३

३१ अस्थ्यावृतस्य वातस्य लक्षणम् (६)

६६४–स्पर्शमस्थ्यावृतेऽत्युष्णं पीडनं चाभिनन्दति ।
सूच्येव तुद्यतेऽत्यर्थमङ्गं सीदति शूल्यते ।

६६४–उष्णस्पर्शाद्यभिनन्दनाद्यस्थ्यावृते ६६४

३२ मज्जावृतस्य वातस्य लक्षणम् (७)

६६५–मज्जावृते विनमनं जृम्भणं परिवेष्टनम् ॥ ३७
शूलं च पीड्यमाने च पाणिभ्यां लभते सुखम् ॥

६६५–अङ्गविनमनादिकं मज्जावृते ६६५

३३ शुक्रावृतस्य वातस्य लक्षणम् (८)

६६६–शुक्रावृतेऽतिवेगो वा न वा निष्फलतापि वा ॥

६६६–अतिवेगादिकं शुक्रावृते । शुक्रफलं गर्भः ६६६

३४ अन्नावृतस्य वातस्य लक्षणम् (९)

६६७–भुक्ते कुक्षौ रुजाजीर्णे शाम्यत्यन्नावृतेऽनिले ।

६६७–अन्नावृतेऽनिले भुक्ते कुक्षिरुजादि ६६७

३५ मूत्रावृतस्य वातस्य लक्षणम् (१०)

६६८–मूत्राप्रवृत्तिराध्मानं बस्तेर्मूत्रावृते भवेत् ॥ ३९

६६८–मूत्रावृते मूत्राप्रवृत्त्यादि लिङ्गम् ६६८

३६ विडावृतस्य वातस्य लक्षणम् (११)

६६९–विडावृते विबन्धोऽधः स्वे स्थाने परिकृन्तति
व्रजत्याशु जरां स्नेहो भुक्ते चानह्यते नरः ॥ ४०
शकृत्पीडितमन्नेन दुःखं शुष्कं चिरात्सृजेत् ॥

६६९–विशा पुरीषेणावृते विबन्धादि ६६९

३७ सर्वधात्वावृतस्य वातस्य लक्षणम् (१२)

६७०–सर्वधात्वावृते वायौ श्रोणिवङ्क्षणपृष्ठरुक् ।
विलोमो मारुतोऽस्वास्थ्यं हृदयं पीड्यतेऽति च

६७०–श्रोणिरुगादि यौगपद्येन सर्वधात्वावृते लिङ्गमिति

३८ पित्तावृतस्य प्राणवायोर्लक्षणम् (१३)

६७१–भ्रमो मूर्च्छा रुजा दाहः पित्तेन प्राण आवृते ।
विदग्धेऽन्ने च वमनम्

६७१–सामान्येन वायोरावरणमुक्त्वा प्राणादिभेदेनोच्यते भ्रमादियुतं पित्तेन प्राणाख्ये वायावावृते भवति ६७१

३९ पित्तावृतस्य उदानस्य लक्षणम् (१४)

६७२– उदाने विभ्रमादयः ॥ ४२
दाहोऽन्तरूर्जाभ्रंशश्च

---

९ °प्रचक्षते । लि°–च. १० °वर्गः मिडकास्त°–च. ११ °तापि च । भु°–च.

६७२-पित्तेनोदान आवृते विभ्रमान्तर्दाहादयः। विभ्रमो मोहप्रायः ६७२

४० पित्तावृतस्य व्यानस्य लक्षणम् (१५)

६७३- दाहो व्याने तु सर्वगः।
क्लमोऽङ्गचेष्टासङ्गाश्च संतापः सहवेदनः ॥ ४३

६७३-पित्तेन व्याने आवृते सर्वाङ्गगणिदाहादिलक्षणम्

४१ पित्तावृतस्य समानस्य लक्षणम् (१६)

६७४-समान ऊष्मोपहतिरतिस्वेदोऽरतिः सतृट्।
दाहश्च स्यात्

६७४-अग्न्युपहतत्वादिदाहान्तं पित्तेन समाने आवृते६७४

४२ पित्तावृतस्यापानस्य लक्षणम् (१७)

६७५- अपाने तु मले हारिद्रवर्णता॥
रुजोऽतिवृद्धिस्तापश्च योनिमेहनपायुषु ॥ ४४

६७५-हारिद्रपुरीषत्वादि पित्तेनापानाख्येऽनिले आवृते रूपम् ६७५

४३ कफावृतस्य प्राणस्य लक्षणम्। (१८)

६७६-श्लेष्मणा त्वावृते प्राणे सादस्तन्द्रारुचिर्वमिः
ष्ठीवनक्षवथूद्गारनिःश्वासोच्छ्वाससंग्रहः

४४ कफावृतस्योदानस्य लक्षणम् (१९)

६७७-उदाने गुरुगात्रत्वमरुचिर्वाक्स्वरग्रहः।
बलवर्णप्रणाशश्च

४५ कफावृतस्य व्यानस्य लक्षणम् (२०)

६७८- व्याने पर्वास्थिवाग्ग्रहः ॥ ४६
गुरुताङ्गेषु सर्वेषु स्खलितं च गतौ भृशम्।

४६ कफावृतस्य समानस्य लक्षणम् (२१)

६७९-समानेऽतिहिमाङ्गत्वमस्वेदो मन्दवह्निता॥

४७ कफावृतस्यापानस्य लक्षणम् (२२)

६८०-अपाने सकफं मूत्रशकृतोः स्यात् प्रवर्तनम्।

४८ द्वाविंशतिविधं वातावरणम्।

६८१-इति द्वाविंशतिविधं वायोरावरणं विदुः॥ ४८

६७६-६८१-श्लेष्मणेत्यादिना पित्तवत् क्रमेणोच्यते। क्षवथ्वादीनां संग्रहः। सुबोधमन्यत्। एवं द्वाभ्यां दोषाभ्यां रक्तादिभिः षड्भिर्धातुभिरन्नेन मूत्रेण विशा सर्वधातुभिः पुनः प्राणादिपञ्चकस्य पित्तेन तद्वत् कफेनेति द्वाविंशतिविधं वायोरावरणमुक्तम् ६७६-६८१

४९ प्राणादीनामन्योन्यावरणस्य प्रकाराः।

६८२-प्राणादयस्तस्थान्योन्यमावृण्वन्ति यथाक्रमम्।
सर्वेऽपि विंशतिविधं विद्यादावरणं च तत्॥४९

५० प्राणावृतस्योदानस्य लक्षणम्

६८३-निःश्वासोच्छ्वाससंरोधः प्रतिश्यायः शिरोग्रहः॥
हृद्रोगो मुखशोषश्च प्राणेनोदान आवृते॥ ५०

६८२-८३-सर्वेऽपि प्राणादयः परस्परेण यथाक्रममावृण्वन्ति। तच्चान्योन्यावरणं विंशतिविधं विद्यात् -तथा च प्राणादीनामन्यतमःशेषाणां चतुर्णां क्रमेणावारको भवति। एवं पञ्च प्राणादयो यतः प्रत्येकं चतुरो भेदान् यान्त्यतो विंशतिविधमावरणम्। तत्र च प्राणेनोदान आवृते निःश्वासरोधादिकं भवति ६८२-६८३

५१ उदानावृतस्य प्राणस्य लक्षणम्।

६८४-उदानेनावृते प्राणे वर्णौजोबलसंक्षयः।

६८४-एवमुदानेनावृते प्राणे बलादिक्षयः ६८४

५२ आवरणविज्ञानोपसंहारः।

६८५-दिशाऽनया च विभजेत् सर्वमावरणं भिषक् ५१
स्थानान्यवेक्ष्य वातानां वृद्धिं हानिं च कर्मणाम्

६८५-अनयैव दिशाऽनुक्तमावरणं स्वबुद्ध्या वैद्यो विभजेत्। कथमित्याह। वातानां प्राणादीनां दोषभेदीयोक्तेन (अ. सं. सू. अ. २०) प्रकारेण स्थानान्यवेक्ष्य तथा तत्कर्मणां ष्ठीवनादीनां वृद्धिं हानिं चावेक्ष्य। तेनैवं भवत्यस्य वायोरयं प्रदेशस्तत्र स्थितस्य चेदं कर्माम्नातं तच्च सम्प्रत्यनेन रूपेण वृद्धं वा हीनं वा यदा दृश्यते तदानुमीयतेऽनेनावृतोऽयमिति। न केवलमेतदेवावरणं यावदेभ्योऽन्यदप्यधिकमस्तीत्याह ६८५

५३ वातावरणस्यासंख्येयत्वम्।

६८६-प्राणादीनां च पञ्चानां मिश्रमावरणं मिथः॥५२
पित्तादिभिर्द्वादशभिर्मिश्राणां मिश्रितैश्च तैः।
६८७-मिश्रैः पित्तादिभिस्तद्वन्मिश्रणाभिरनेकधा।
तारतम्यविकल्पाच्च यात्यावृतिरसंख्यताम् ॥५३

६८६-**प्राणादीनामित्यादि**। प्राणादयो द्व्यादिसंयोगेन मिश्राः कदाचिदावार्या भवन्ति। कदाचिदावारका इत्यावृत्तिरसंख्यतां यातीति संबन्धः। तथैव पित्तादिमिश्रा अपि द्वौ दोषौ। षड् धातवो रक्तादयः। अन्नं शकृन्मूत्रं सर्वधातुश्चेति ६८६

६८७-तैश्च पित्तादिभिर्द्व्यादिसंयोगेन मिश्रैः अनेकधा प्राणादिमिश्रणादिभिः। सर्वेषु संयोगेषु किञ्चिदाधिकतरं किञ्चिदधिकतममिति। एवमनेकधा विकल्पनादावृतिरसङ्ख्यतां याति ६८७

५४ वातावृत्यावेदनप्रकारः।

६८८-तां लक्षयेदवहितो यथास्वं लक्षणोदयात्।
शनैश्शनैश्चोपशयाद् गूढामपि मुहुर्मुहुः॥ ५४

६८८-तां चानेकविधामावृतिं यथास्वं लक्षणैर्दोषाणां लक्षयेत्। गूढां तु शनैश्शनैर्मुहुर्मुहुश्चोपशयेन लक्षयेत्।

५५ विकृताविकृतयोः प्राणोदानयोः स्वरूपम्।

६८९-विशेषाज्जीवितं प्राण उदानो बलमुच्यते।
स्यात्तयोः पीडनाद्धानिरायुषश्च बलस्य च॥ ५५

६८९-तत्र च प्राणोदानौ यत्नतो रक्षेत् कुत इत्याह विशेषादित्यादि। सुबोधम् ६८९

५६ वातावृतस्य वत्सरादनंतरमसाध्यत्वम्।

६९०-आवृता वायवोऽज्ञाता ज्ञाता वा वत्सरं स्थिताः
प्रयत्नेनापि दुःसाधा भवेयुर्वानुपक्रमाः॥ ५६

१२ 'ष्टासङ्गश्च ससंतापः सवे'-च; 'ष्टाभङ्गश्च ससंतापः सवे'-ख.

६९०–आवृताश्च वायवोऽनुपलक्षिता उपलक्षिताश्चाप्युपेक्षिता अतीतसंवत्सराः सन्तः प्रयत्नेनाप्युपचर्यमाणा दुःसाधा असाध्या एव वा भवेयुः । अतोऽवश्यमुपलक्षयेत्

५६ आवृतवायूनामुपेक्षणाज्जायमाना उपद्रवाः ९९०

६९१–विद्रधिप्लीहहृद्रोगगुल्माग्निसदनादयः
भवन्त्युपद्रवास्तेषामावृतानामुपेक्षणात् ॥ ५७

इति वैद्यपतिसिंहगुप्तस्य सूनोर्वाग्भटस्य कृतावष्टाङ्गसंग्रहसंहितायां निदानस्थाने वातशोणितनिदानं नाम षोडशोऽध्यायः ॥ १६ ॥

६९१–आवृतानां वायूनामुपेक्षणाद्विद्रध्यादयो भवेयुरतो नोपेक्षेतेति ६९१

इति श्रीमन्महामहोपाध्यायेन्दुविरचितायामष्टाङ्गसङ्ग्रहव्याख्यायां शशिलेखायां निदानस्थाने षोडशोऽध्यायः ।

निदानस्थाने षोडशोऽध्यायः ।

टिपणी—(६३४) च. चि. २९–१; सु. चि. ५–१, ३–नि. १. ४०१४१. (६३५) च. चि. २९. ५–११; सु. चि. ५. ४, ५. –सू. २१–१९–नि. १. ४०–४६, (६३६) च. चि. २९. १२–१५; सु. चि. ५. ४,–सू २१. १९ (६३७) च. चि. २९. १६–१८; सु. चि. ५. ४, नि. १. ४७– (६३८) सु. चि. ५. ४, नि. १. ४८ (६३९) च. चि. २९. १९; सु. चि. ५. ३ (६४०) च. चि. २९. २०. (६४१) च. चि. २९. २१–२३. (६४२) च. चि. २९. २५–२६; सु. नि–१.४५ (६४३) च. चि. २९. २७ (६४४) च. चिं. २९. २९ (६४५) च. चि. २९. २९ (६४६) च. चि. २९. २९ (६४७) च. चि. २९. ३०, ३४; सु. नि. १. ४९, ५० (६४८) च. चि. २९–३०, ३४; सु. नि. १. ४९, ५० (६४९) च. चि. २९–३०, ३३; सु. नि. १. ४९, ५० (६५०) च. चि. २९, ३५. (६५१) १. १४. (६५२) सु. नि. १. १५ (६५३) सु. नि. १. १८. (६५४) सु. नि.१.१७.(६५५)सु.नि.१. २०(६५६)सु.उ.५६.१०(६५८) च. चि. २९. २१९ (६५९) च. चि. २८. ६१–६२ (६६०) च. चि. २८. ६२–६३ (६६१) च. चि. २८. ६३–६४ (६६२) च. चि. २८. ६४–६५ (६६३) च. चि. २८. ६५–६६ (६६४) च. चि. २८ ६६–६७ (६६५) च. चि. २८. ६७–६८ (६६६) च. चि. २८. ६८ (६६७) च. चि. २८. ६९ (६६८) च. चि. २८. ६९ (६६९) च. चि. २८. ७०–७१ (६७०) च. चि. २८. ७१–७२ (६७१) च. चि. २८. २२२–२२३ (६७२) च. चि. २८. २२४–२२५? सु. नि. १. ३५. (६७३) च. चि. २८. २२८–२२९; सु. नि. १. ३८ (६७४) च. चि. २८. २२६–२२७; सु. नि. १. ३६ (६७५) च. चि. २८. २३०–२३१; सु. नि. १. ३७ (६७६) च. चि. २८. २२३–२२४; सु. नि. १. ३५. (६७७) च. चि. २८. २२५–२२६; सु. नि. १. ३६ (६७८) च. चि. २८. २२९–२३० सु. नि. १.३९ (६७९) च. चि. २८. २२७–२२८ सु. नि. १. ३७ (६८०) च. चि. २८. २३१–२३२ सु. नि. १. ३८ (६८१) च. चि. २८. २१७, २१८–२१९; सु. नि. १. ३१. (६८२) च. चि. २८. २००–२०२ (६८३) च. चि. २८. २०७–२०८ (६८४) च. चि. २७. २०९; सु. नि. १. ३१–३२(६८५)च. चि. २८. २१६, २१७, २१८ (६८६–६८७) च. चि. २८. २००, २१८, २३२, (६८९) च. चि. २८. २३५–२३६ (६९०) च. चि. २८. २३६–५३७ (६९१) च. चि. २८. २३७–२३८.

अष्टाङ्गसंग्रहे निदानस्थानं समाप्तम् ।

अष्टाङ्गहृदयनिदानम् ।

पुण्यपत्तनस्थायुर्वेदविद्यालयप्रधानाध्यापकेन पण्डितरामचन्द्रशास्त्रिकिञ्जवडेकरेण प्रतिसंस्कृत्य संग्रहस्थमूलवचनप्रदर्शिन्या टिप्पण्या परिष्कृतम् ।

अष्टाङ्गसङ्ग्रहसारभूतम्

अष्टाङ्गहृदयम् ।

तत्र

निदानस्थानम् ।

सर्वरोगनिदानं प्रथमोऽध्यायः ।

१–अथाऽतः सर्वरोगनिदानं व्याख्यास्यामः । इति ह स्माहुरात्रेयादयो महर्षयः ।

२–रोगः पाप्मा ज्वरो व्याधिर्विकारो दुःखमामयः ।
यक्ष्मातङ्कगदाबाधशब्दाः पर्यायवाचिनः ॥ १ ॥

३–निदानं पूर्वरूपाणि रूपाण्युपशयस्तथा ।
संप्राप्तिश्चेति विज्ञानं रोगाणां पंचधा स्मृतम् ॥ २

४–निमित्तहेत्वायतनप्रत्ययोत्थानकारणैः ।
निदानमाहुः पर्यायैः

५– प्राग्रूपं येन लक्ष्यते ॥ ३ ॥
उत्पित्सुरामयो दोषविशेषेणानधिष्ठितः ।
लिङ्गमव्यक्तमल्पत्वाद्व्याधीनां तद्यथायथम् ॥ ४ ॥

६–तदेव व्यक्ततां यातं रूपमित्यभिधीयते ।
संस्थानं व्यञ्जनं लिंगं लक्षणं चिह्नमाकृतिः ॥ ५ ॥

७–हेतुव्याधिविपर्यस्तविपर्यस्तार्थकारिणाम् ।
औषधान्नविहाराणामुपयोगं सुखावहम् ॥ ६ ॥
विद्यादुपशयं व्याधेः स हि सात्म्यमिति स्मृतः ।

८–विपरीतोऽनुपशयो व्याध्यसात्म्याभिसंज्ञितः ॥ ७

९–यथादुष्टेन दोषेण यथा चानुविसर्पता ।
निर्वृत्तिरामयस्यासौ संप्राप्तिर्जातिरागतिः ॥ ८ ॥

१०–संख्याविकल्पप्राधान्यबलकालविशेषतः ।
सा भिद्यते —

११– यथाऽत्रैव वक्ष्यन्तेऽष्टौ ज्वरा इति ॥ ९ ॥

१२–दोषाणां समवेतानां विकल्पोंऽशांशकल्पना ।

१३–स्वातंत्र्यपारतंत्र्याभ्यां व्याधेः प्राधान्यमादिशेत् ॥

१४–हेत्वादिकात्स्न्यावयवैर्बलाबलविशेषणम् ।

१५–नक्तंदिनर्तुभुक्तांशैर्व्याधिकालो यथामलम् ॥ ११ ॥

१६–इति प्रोक्तो निदानार्थः स व्यासेनोपदेक्ष्यते ।

१७–सर्वेषामेव रोगाणां निदानं कुपिता मलाः ॥ १२ ॥
तत्प्रकोपस्य तु प्रोक्तं विविधाहितसेवनम् ।

१८–अहितं त्रिविधो योगस्त्रयाणां प्रागुदाहृतः ॥ १३ ॥

टिप्पणी–प्रागिति अ. हृ. सू. १२. ३५ इत्यत्रेति शेषः ।

१९–तिक्तोषणकषायाल्परूक्षप्रमितभोजनैः ।
धारणोदीरणनिशाजागरात्युच्चभाषणैः ॥ १४ ॥
क्रियातियोगभीशोकचिंताव्यायाममैथुनैः ।
ग्रीष्माहोरात्रिभुक्तान्ते प्रकुप्यति समीरणः ॥ १५ ॥

२०–पित्तं कट्वम्लतीक्ष्णोष्णपटुक्रोधविदाहिभिः ।
शरन्मध्याह्नरात्र्यर्धविदाहसमयेषु च ॥ १६ ॥

२१–स्वाद्वम्ललवणस्निग्धगुर्वभिष्यन्दिशीतलैः ।
आस्यास्वप्नसुखाजीर्णदिवास्वप्नातिबृंहणैः ॥ १७ ॥
प्रच्छर्दनाद्ययोगेन भुक्तमात्रवसन्तयोः ।
पूर्वाह्णे पूर्वरात्रे च श्लेष्मा

२२– द्वंद्वं तु संकरात् ॥ १८ ॥

२३–मिश्रीभावात्समस्तानां सन्निपातस्तथा पुनः ।
संकीर्णाजीर्णविषमविरुद्धाध्यशनादिभिः ॥ १९ ॥
व्यापन्नमद्यपानीयशुष्कशाकाममूलकैः ।
पिण्याकमृद्यवसुरापूतिशुष्ककृशामिषैः ॥ २० ॥
दोषत्रयकरैस्तैस्तैस्तथान्नपरिवर्ततः ।
धातोर्दुष्टात्पुरोवाताद् ग्रहावेशाद्विषाद्गरात् ॥ २१
दुष्टान्नात्पर्वताश्लेषाद्ग्रहैर्जन्मर्क्षपीडनात् ।
मिथ्यायोगाच्च विविधात्पापानां च निषेवणात् ॥
स्त्रीणां प्रसववैषम्यात्तथा मिथ्योपचारतः ।

२४–प्रतिरोगमिति क्रुद्धा रोगाधिष्ठानगामिनीः ॥ २३ ॥
रसायनीः प्रपद्याशु दोषा देहे विकुर्वते ।

---

(१) १.(२) १० (३) १० (४) १२ (५) १३ (६) १४,१५ (७) १६ (८) १६ (९) १७,१८ (१०) १९ (११) २० (१२) २१ (१३) २२ (१४) २३ (१५) २४ (१६) २५ (१७) ११ (१८) +++ (१९) २६ (२०) २७ (२१) २८ (२२) २९ (२३) ३० (२४) ३२

ज्वरनिदानं द्वितीयोऽध्यायः ।

२५–अथाऽतो ज्वरनिदानं व्याख्यास्यामः ।
इतिह स्माहुरात्रेयादयो महर्षयः ।
२६–ज्वरो रोगपतिः पाप्मा मृत्युरोजोशनोऽन्तकः ।
क्रोधो दक्षाध्वरध्वंसी रुद्रोर्ध्वनयनोद्भवः ॥ १ ॥
जन्मान्तयोर्मोहमयः सन्तापात्माऽपचारजः ।
विविधैर्नामभिः क्रूरो नानायोनिषु वर्तते ॥ २ ॥
२७–स जायतेऽष्टधा दोषैः पृथङ्मिश्रैः समागतैः ।
आगन्तुश्च
२८– मलास्तत्र स्वैः स्वैर्दुष्टाः प्रदूषणैः ॥ ३ ॥
आमाशयं प्रविश्याममनुगम्य पिधाय च ।
स्रोतांसि पक्तिस्थानाच्च निरस्य ज्वलनं बहिः ॥ ४
सह तेनाभिसर्पन्तस्तपन्तः सकलं वपुः ।
कुर्वतो गात्रमत्युष्णं ज्वरं निर्वर्तयन्ति ते ॥ ५ ॥
स्रोतोविबन्धात्प्रायेण ततः स्वेदो न जायते ।
२९–तस्य प्राग्रूपमालस्यमरतिर्गात्रगौरवम् ॥ ६ ॥
आस्यवैरस्यमरुचिर्जृम्भा सास्राकुलाक्षिता ।
अंगमर्दोऽविपाकोऽल्पप्राणता बहुनिद्रता ॥ ७ ॥
रोमहर्षो विनमनं पिण्डिकोद्वेष्टनं क्लमः ।
हितोपदेशेष्वक्षान्तिः प्रीतिरम्लपटूषणे ॥ ८ ॥
द्वेषः स्वादुषु भक्ष्येषु तथा बालेषु तृड् भृशम् ।
शब्दाग्निशीतवाताम्बुच्छायोष्णेष्वनिमित्ततः ॥९॥
इच्छा द्वेषश्च तदनु ज्वरस्य व्यक्तता भवेत् ।
३०–आगमापगमक्षोभमृदुतावेदनोष्मणाम् ॥ १० ॥
वैषम्यं तत्र तत्राङ्गे तास्ताः स्युर्वेदनाश्चलाः ।
पादयोः सुप्तता स्तम्भः पिण्डिकोद्वेष्टनं श्रमः ॥ ११॥
विश्लेष इव सन्धीनां साद ऊर्वोः कटीग्रहः ।
पृष्ठं क्षोदमिवाप्नोति निष्पीड्यत इवोदरम् ॥ १२
छिद्यन्त इव चास्थीनि पार्श्वगानि विशेषतः ।
हृदयस्य ग्रहस्तोदः प्राजनेनेव वक्षसः ॥ १३ ॥
स्कंधयोर्मथनं बाह्वोर्भेदः पीडनमंसयोः ।
अशक्तिर्भक्षणे हन्वोर्जृम्भणं कर्णयोः स्वनः ॥१४॥
निस्तोदः शङ्खयोर्मूर्ध्नि वेदना विरसास्यता ।
कषायास्यत्वमथवा मलानामप्रवर्तनम् ॥ १५ ॥
रूक्षारुणत्वगास्याक्षिनखमूत्रपुरीषता ।
प्रसेकारोचकाश्रद्धाविपाकास्वेदजागराः ॥ १६ ॥
कंठौष्ठशोषस्तृट् शुष्कौ छर्दिकासौ विषादिता ।
हर्षो रोमाङ्गदन्तेषु वेपथुः क्षवथोर्ग्रहः ॥ १७ ॥
भ्रमः प्रलापो घर्मेच्छा विनामश्चानिलज्वरे ।
३१–युगपद्व्याप्तिरङ्गानां प्रलापः कटुवक्त्रता ॥ १८ ॥
नासास्यपाकः शीतेऽच्छा भ्रमो मूर्च्छा मदोऽरतिः
विट्स्रंसः पित्तवमनं रक्तष्ठीवनमम्लकः ॥१९॥
रक्तकोठोद्गमः पीतहरितत्वं त्वगादिषु ।
स्वेदो निःश्वासवैगन्ध्यमतितृष्णा च पित्तजे॥२०॥
३२–विशेषादरुचिर्जाड्यं स्रोतोरोधोऽल्पवेगता ।
प्रसेको मुखमाधुर्यं हृल्लेपश्वासपीनसाः ॥ २१ ॥
हृल्लासश्छर्दनं कासः स्तम्भः श्वैत्यं त्वगादिषु ।
अङ्गेषु शीतपिटिकास्तन्द्रोदर्दः कफोद्भवे ॥ २२ ॥
३३–काले यथास्वं सर्वेषां प्रवृत्तिर्वृद्धिरेव वा ।
३४–निदानोक्तानुपशयो विपरीतोपशायिता
३५–यथास्वं लिङ्गसंसर्गे ज्वरः संसर्गजोऽ
३६– पि च ॥ २३ ॥
शिरोऽर्तिमूर्च्छावमिदाहमोह–
कंठास्यशोषारतिपर्वभेदाः ।
उन्निद्रता तृड्भ्रमरोमहर्षा
जृंभातिवाक्त्वं च चलात्सपित्तात् ॥ २४ ॥
३७–तापहान्यरुचिपर्वशिरोरुक्
पीनसश्वसनकासविबन्धाः
शीतजाड्यतिमिरभ्रमतन्द्राः
श्लेष्मवातजनितज्वरलिङ्गम् ॥ २५ ॥
३८–शीतस्तम्भस्वेददाहाव्यवस्था-
स्तृष्णा कासः श्लेष्मपित्तप्रवृत्तिः
मोहस्तन्द्रा लिप्ततिक्तास्यता च
ज्ञेयं रूपं श्लेष्मपित्तज्वरस्य ॥ २६ ॥
३९–सर्वजो लक्षणैः सर्वैर्दाहोऽत्र च मुहुर्मुहुः ।
तद्वच्छीतं महानिद्रा दिवा जागरणं निशि ॥ २७॥
सदा वा नैव वा निद्रा महास्वेदोऽति नैव वा ।
गीतनर्तनहास्यादिविकृतेहाप्रवर्तनम् ॥ २८ ॥
साश्रुणी कलुषे रक्ते भुग्ने लुलितपक्ष्मणी ।
अक्षिणी पिण्डिकापार्श्वमूर्धपर्वास्थिरुग्भ्रमः ॥ २९
सस्वनौ सरुजौ कर्णौ कण्ठः शूकैरिवाचितः ।
परिदग्धा खरा जिह्वा गुरुस्रस्ताङ्गसन्धिता ॥ ३० ॥
रक्तपित्तकफष्ठीवो लोलनं शिरसोऽतिरुक् ।
कोठानां श्यावरक्तानां मण्डलानां च दर्शनम् ३१
हृद्व्यथा मलसंसङ्गः प्रवृत्तिर्वाल्पशोऽति वा ।
स्निग्धास्यता बलभ्रंशः स्वरसादः प्रलापिता ३२
दोषपाकश्चिरात्तन्द्रा प्रततं कण्ठकूजनम् ।
सन्निपातमभिन्यासं तं ब्रूयाच्च हृतौजसम् ॥३३॥
दोषे विबद्धे नष्टेऽग्नौ सर्वसंपूर्णलक्षणः ।
असाध्यः सोऽन्यथा कृच्छ्रो भवेद्वैकल्यदोऽपि वा ३४
४०–अन्यच्च सन्निपातोत्थो यत्र पित्तं पृथक् स्थितम् ।
त्वचि कोष्ठेऽथवा दाहं विदधाति पुरोऽनु वा ३५
तद्वद्वातकफौ शीतं दाहादिर्दुस्तरस्तयोः ।
४१–शीतादौ तत्र पित्तेन कफे स्यन्दितशोषिते ॥३६ ॥

(२५) ३५ (२६) ४, ५, ६, ७, ८ (२७) ३६ (२८) ३७ (२९) ३८ (३०) ३९ (३१) ४० (३२) ४१ (३३) ४२ (३४) ४३ (३५) ४३ (३६) ४४ (३७) ४५ (३८) ४६ (३९) ४७ (४०) ४८ (४१) ४९

शीते शान्तेऽम्लको मूर्च्छा मदस्तृष्णा च जायते ।
४२--दाहादौ पुनरन्ते स्युस्तन्द्राष्ठीववमिक्लमाः ॥३७॥
४३-आगन्तुरभिघाताभिषङ्गशापाभिचारतः ।
चतुर्धा-
४४- ऽत्र क्षतच्छेददाहाद्यैरभिघातजः ॥ ३८
श्रमाच्च
४५-- तस्मिन्पवनः प्रायो रक्तं प्रदूषयन् ।
सव्यथाशोफवैवर्ण्यं सरुजं कुरुते ज्वरम् ॥ ३९ ॥
४६-ग्रहावेशौषधिविषक्रोधभीशोककामजः ।
अभिषङ्गात्
४७- ग्रहेणाऽस्मिन्नकस्माद्धासरोदने ॥ ४० ॥
४८-ओषधीगन्धजे मूर्च्छा शिरोरुग्वमथुः क्षवः ।
४९-विषान्मूर्च्छातिसारास्यश्यावतादाहहृद्ग्रहाः ॥४१॥
५०-क्रोधात्कम्पः शिरोरुक् च
५१- प्रलापो भयशोकजे ।
५२-कामाद्भ्रमोऽरुचिर्दाहो ह्रीनिद्राधीधृतिक्षयः ४२
५३-ग्रहादौ सन्निपातस्य भयादौ मरुतस्त्रये ।
कोपः कोपेऽपि पित्तस्य
५४- यौ तु शापाभिचारजौ ॥ ४३ ॥
सन्निपातज्वरौ घोरौ तावसह्यतमौ मतौ ।
५५-तत्राभिचारिकैर्मन्त्रैर्हूयमानस्य तप्यते ॥ ४४ ॥
पूर्वं चेतस्ततो देहस्ततो विस्फोटतृड्भ्रमैः ।
सदाहमूर्च्छैर्ग्रस्तस्य प्रत्यहं वर्धते ज्वरः ॥ ४५ ॥
५६-इति ज्वरोऽष्टधा दृष्टः
५७- समासाद्द्विविधस्तु सः ।
शारीरो मानसः सौम्यस्तीक्ष्णोऽन्तर्बहिराश्रयः ४६
प्राकृतो वैकृतः साध्योऽसाध्यः सामो निरामकः ।
५८-पूर्वं शरीरे शारीरे तापो, मनसि मानसे ॥ ४७ ॥
पवने योगवाहित्वाच्छीतं श्लेष्मयुते भवेत् ।
दाहः पित्तयुते मिश्रं मिश्रे-
५९- न्तःसंश्रये पुनः ॥ ४८ ॥
ज्वरेऽधिकं विकाराः स्युरन्तःक्षोभो मलग्रहः ।
बहिरेव बहिर्वेगे तापोऽपि च सुसाध्यता ॥४९॥
६०-वर्षाशरद्वसन्तेषु वाताद्यैः प्राकृतः क्रमात् ।
वैकृतोऽन्यः
६१- स दुःसाध्यः प्रायश्च प्राकृतोऽनिलात्
६२-वर्षासु मारुतो दुष्टः पित्तश्लेष्मान्वितो ज्वरम् ।
कुर्यात्
६३- पित्तं च शरदि तस्य चानुबलः कफः
तत्प्रकृत्या विसर्गाच्च तत्र नानशनाद्भयम् ।
६४-कफो वसन्ते तमपि वातपित्तं भवेदनु ॥ ५२ ॥
६५-बलवत्स्वल्पदोषेषु ज्वरः साध्योऽनुपद्रवः ।
सर्वथा विकृतिज्ञाने प्रागसाध्य उदाहृतः ॥ ५३ ॥

टिप्पणीः—प्रागिति. अ. हृ. शा. ५-३९६ इत्यत्रेति भावः ।

६६-ज्वरोपद्रवतीक्ष्णत्वमग्लानिर्बहुमूत्रता ।
न प्रवृत्तिर्न विड् जीर्णा न क्षुत्सामज्वराकृतिः ५४
ज्वरवेगोऽधिकं तृष्णा प्रलापः श्वसनं भ्रमः ।
मलप्रवृत्तिरुत्क्लेशः पच्यमानस्य लक्षणम् ॥ ५५ ॥
जीर्णताऽऽमविपर्यासात्सप्तरात्रं च लंघनात् ।
६७-ज्वरः पञ्चविधः प्रोक्तो मलकालबलाबलात् ५६
प्रायशः सन्निपातेन भूयसा तूपदिश्यते ।
संततः सततोऽन्येद्युस्तृतीयकचतुर्थकौ ॥ ५७ ॥
६८-धातुमूत्रशकृद्वाहिस्रोतसां व्यापिनो मलाः ।
तापयन्तस्तनुं सर्वां तुल्यदूष्यादिवर्धिताः ॥ ५८॥
बलिनो गुरवः स्तब्धा विशेषेण रसाश्रिताः ।
सन्ततं निष्प्रतिद्वन्द्वा ज्वरं कुर्युः सुदुःसहम् ॥५९॥
६९-मलं ज्वरोष्मा धातून्वा स शीघ्रं क्षपयेत् ततः ।
सर्वाकारं रसादीनां शुद्ध्याऽशुद्ध्यापि वा क्रमात्
वातपित्तकफैः सप्तदशद्वादशवासरान् ।
प्रायोऽनुयाति मर्यादां मोक्षाय च वधाय च ६१
इत्यग्निवेशस्य मतं
७०- हारीतस्य पुनः स्मृतिः ।
द्विगुणा सप्तमी यावन्नवम्येकादशी तथा ॥ ६२ ॥
एषा त्रिदोषमर्यादा मोक्षाय च वधाय च ।
शुद्ध्यशुद्धौ ज्वरः कालं दीर्घमप्यनुवर्तते ॥ ६३ ॥
७१-कृशानां व्याधिमुक्तानां मिथ्याहारादिसेविनाम् ।
अल्पोऽपि दोषो दूष्यादेर्लब्ध्वाऽन्यतमतो बलम् ।
सविपक्षो ज्वरं कुर्याद्विषमं क्षयवृद्धिभाक् ।
७२-दोषः प्रवर्तते तेषां स्वे काले ज्वरयन् बली ॥६५॥
निवर्तते पुनश्चैष प्रत्यनीकबलाबलः ।
७३-क्षीणे दोषे ज्वरः सूक्ष्मो रसादिष्वेव लीयते ६६
लीनत्वात्कार्श्यवैवर्ण्यजाड्यादीनादधाति सः ।
७४-आसन्नविवृतास्यत्वात्स्रोतसां रसवाहिनाम् ६७
आशु सर्वस्य वपुषो व्याप्तिर्दोषेण जायते ।
सन्ततः सततस्तेन
७५- विपरीतो विपर्ययात् ॥ ६८ ॥
७६-विषमो विषमारम्भक्रियाकालोऽनुषङ्गवान् ।
७७-दोषो रक्ताश्रयः प्रायः करोति सततं ज्वरम् ॥६९॥
अहोरात्रस्य स द्विः स्यात्
७८- सकृदन्येद्युराश्रितः ।
तस्मिन्मांसवहा नाडी-
७९- र्मेदोनाडीस्तृतीयके ॥ ७० ॥
ग्राही पित्तानिलान्मूर्ध्नस्त्रिकस्य कफपित्ततः
सपृष्ठस्यानिलकफात्स चैकाहान्तरः स्मृतः ॥७१॥

(४२) ५० (४३) ५१ (४४) ५२ (४५) ५३ (४६) ५४ (४७) ५५ (४८) ५६ (४९) ५७ (५०) ५८ (५१) ५९ (५२) ६० (५३) ६१ (५४) ६२ (५५) ६३ (५६) ६३ (५७) ६४ (५८) ६५ (५९) ६६ (६०) ६७ (६१) ६८ (६२) ६९ (६३) ७० (६४) ७१ (६५) ७२ (६६) ७३ (६७) ७४ (६८) ७५ (६९) ७६ (७०) ७७ (७१) ७८ (७२) ८३ (७३) ८४ (७४) ७९ (७५) ७९ (७६) ७९ (७७) ८६ (७८) ८७ (७९) ८८

८०–चतुर्थको मले मेदोमज्जास्थ्यन्यतमास्थिते ।
मज्जस्थ एवेत्यपरे प्रभावं स तु दर्शयेत् ॥ ७२ ॥
द्विधा कफेन जंघाभ्यां स पूर्वं शिरसोऽनिलात् ।
८१–अस्थिमज्जोभयगते चतुर्थकविपर्ययः ॥ ७३ ॥
त्रिधा व्यहं ज्वरयति दिनमेकं तु मुञ्चति ।
८२–बलाबलेन दोषाणामन्नचेष्टादिजन्मना ॥ ७४ ॥
ज्वरः स्यान्मनसस्तद्वत्कर्मणश्च तदा तदा ।
८३–दोषदूष्यर्त्वहोरात्रप्रभृतीनां बलाज्ज्वरः ॥ ७५ ॥
मनसो विषयाणां च कालं तं तं प्रपद्यते ।

८४–धातून् प्रक्षोभयन् दोषो मोक्षकाले विलीयते ७६
ततो नरः श्वसन् स्विद्यन् कूजन् वमति चेष्टते ।
वेपते प्रलपत्युष्णैः शीतैश्चाङ्गैर्हतप्रभः ॥ ७७ ॥
विसंज्ञो ज्वरवेगार्तः सक्रोध इव वीक्षते ।
सदोषशब्दं च शकृद्द्रवं सृजति वेगवत् ॥ ७८ ॥
८५–देहो लघुर्व्यपगतक्लममोहतापः
पाको मुखे करणसौष्ठवमव्यथत्वम्
स्वेदः क्षवः प्रकृतियोगि मनोऽन्नलिप्सा
कण्डूश्च मूर्ध्नि विगतज्वरलक्षणानि ॥७९॥

रक्तपित्तकासनिदानं तृतीयोऽध्यायः ।

८६–अथाऽतो रक्तपित्तकासनिदानं व्याख्यास्यामः ।
इतिह स्माहुरात्रेयादयो महर्षयः ॥
८७–भृशोष्णतीक्ष्णकट्वम्ललवणातिविदाहिभिः ।
कोद्रवोद्दालकैश्चान्नैस्तद्युक्तैरतिसेवितैः ॥ १ ॥
कुपितं पित्तलैः पित्तं द्रवं रक्तं च मूर्च्छिते ।
ते मिथस्तुल्यरूपत्वमागम्य व्याप्नुतस्तनुम् ॥ २
८८–पित्तं रक्तस्य विकृतेः संसर्गाद्दूषणादपि ।
गंधवर्णानुवृत्तेश्च रक्तेन व्यपदिश्यते ॥ ३ ॥
८९–प्रभवत्यसृजः स्थानात्प्लीहतो यकृतश्च तत् ।
९०–शिरोगुरुत्वमरुचिः शीतेच्छा धूमकोऽम्लकः ॥४॥
छर्दिश्छर्दितबैभत्स्यं कासः श्वासो भ्रमः क्लमः ।
लोहलोहितमत्स्यामगन्धास्यत्वं स्वरक्षयः ॥ ५ ॥
रक्तहारिद्रहरितवर्णता नयनादिषु ।
नीललोहितपीतानां वर्णानामविवेचनम् ॥ ६ ॥
स्वप्ने तद्वर्णदर्शित्वं भवत्यस्मिन्भविष्यति ।
९१–ऊर्ध्वं नासाक्षिकर्णास्यैर्मेढ्रयोनिगुदैरधः ॥ ७ ॥
कुपितं रोमकूपैश्च समस्तैस्तत्प्रवर्तते ।
९२–ऊर्ध्वं साध्यं कफाद्यस्मात्तद्विरेचनसाधनम् ॥ ८ ॥
बह्वौषधं च पित्तस्य विरेको हि वरौषधम् ।
अनुबन्धी कफो यश्च तत्र तस्यापि शुद्धिकृत् ॥९॥
कषाया स्वादवोऽस्य विशुद्धश्लेष्मणो हिताः ।
किमु तिक्ताः कषाया वा ये निसर्गात्कफापहाः १०
९३–अधो याप्यं चलाद्यस्मात्तत्प्रच्छर्दनसाधनम् ।
अल्पौषधं च पित्तस्य वमनं न वरौषधम् ॥ ११ ॥
अनुबन्धी चलो यश्च शान्तयेऽपि न तस्य तत् ।
कषायाश्च हितास्तस्य मधुरा एव केवलम् ॥१२॥
९४–कफमारुतसंसृष्टमसाध्यमुभयायनम् ।
अशक्यप्रातिलोम्यत्वादभावादौषधस्य च ॥१३॥

न हि संशोधनं किंचिदस्त्यस्य प्रतिलोमनम् ।
शोधनं प्रतिलोमं च रक्तपित्ते भिषग्जितम् ॥१४॥
एवमेवोपशमनं सर्वशो नास्य विद्यते ।
संसृष्टेषु हि दोषेषु सर्वजिच्छमनं हितम् ॥ १५ ॥
९५–तत्र दोषानुगमनं सिरास्र इव लक्षयेत् ।
उपद्रवांश्च विकृतिज्ञानतः
९६– तेषु चाधिकम् ॥ १६ ॥
आशुकारी यतः कासस्तमेवातः प्रचक्षते ।

—०—

९७–पञ्च कासाः स्मृता वातपित्तश्लेष्मक्षतक्षयैः ॥१७॥
क्षयायोपेक्षिताः सर्वे बलिनश्चोत्तरोत्तरम् ।
९८–तेषां भविष्यतां रूपं कण्ठे कण्डूररोचकः ॥ १८ ॥
शूकपूर्णाभकण्ठत्वं
९९– तत्राधो विहतोऽनिलः ।
ऊर्ध्वं प्रवृत्तः प्राप्योरस्तस्मिन् कण्ठे च संसृजन्१९
शिरःस्रोतांसि संपूर्य ततोऽङ्गान्युत्क्षिपन्निव ।
क्षिपन्निवाक्षिणी पृष्ठमुरः पार्श्वे च पीडयन् ॥२०॥
प्रवर्तते स वक्त्रेण भिन्नकांस्योपमध्वनिः ।
१००–हेतुभेदात्प्रतीघातभेदो वायोः सरंहसः ॥ २१ ॥
यद्रुजाशब्दवैषम्यं कासानां जायते ततः ।
१०१–कुपितो वातलैर्वातः शुष्कोरःकण्ठवक्त्रताम्२२
हृत्पार्श्वोरःशिरःशूलं मोहक्षोभस्वरक्षयान् ।
करोति शुष्कं कासं च महावेगरुजास्वनम् २३
सोऽङ्गहर्षी कफं शुष्कं कृच्छ्रान्मुक्त्वाऽल्पतां व्रजेत्
१०२–पित्तात्पीताक्षिकफता तिक्तास्यत्वं ज्वरो भ्रमः
पित्तासृग्वमनं तृष्णा वैस्वर्यं धूमको मदः ।
प्रततं कासवेगेन ज्योतिषामिव दर्शनम् ॥ २५॥
१०३–कफादुरोऽल्परुङ्मूर्ध्नि हृदयं स्तिमितं गुरु ।
कंठोपलेपः सदनं पीनसच्छर्द्यरोचकाः ॥ २६ ॥

---

(८०) ८९ (८१) ९० (८२) ९१ (८३) च. चि. ३.७५ (८४) १०७ (८५) १०८ (८६) १०९ (८७) ११० (८८) १११ (८९) ११२ (९०) ११३ (९१) ११४ (९२) ११५ (९३) ११६ (९४) ११७ (९५) ११८ (९६) ११९ (९७) १२० (९८) १२१ (९९) १२२ (१००) १२३ (१०१) १२४ (१०२) १२५ (१०३) १२६

रोमहर्षो घनस्निग्धश्वेतश्लेष्मप्रवर्तनम् ।
१०४-युद्धाद्यैः साहसैस्तैस्तैः सेवितैरयथाबलम् ॥२७॥
उरस्यन्तःक्षते वायुः पित्तेनानुगतो बली ।
कुपितः कुरुते कासं कफं तेन सशोणितम् ॥२८॥
पीतं श्यावं च शुष्कं च ग्रथितं कुथितं बहु ।
ष्ठीवेत्कण्ठेन रुजता विभिन्नेनेव चोरसा ॥ २९ ॥
सूचीभिरिव तीक्ष्णाभिस्तुद्यमानेन शूलिना ।
पर्वभेदज्वरश्वासतृष्णावैस्वर्यकम्पवान् ॥ ३० ॥
पारावत इवाकूजन् पार्श्वशूली ततोऽस्य च ।
क्रमाद्वीर्यं रुचिः पक्तिर्बलं वर्णश्च हीयते ॥३१॥
क्षीणस्य सासृङ्मूत्रत्वं स्याच्च पृष्ठकटीग्रहः ।
१०५-वायुप्रधानाः कुपिता धातवो राजयक्ष्मिणः ३२
कुर्वन्ति यक्ष्मायतनैः कासं ष्ठीवेत्कफं ततः ।
पूतिपूयोपमं पीतं विस्रं हरितलोहितम् ॥ ३३ ॥
लुच्येत इव पार्श्वे च हृदयं पततीव च ।
अकस्मादुष्णशीतेच्छा बह्वाशित्वं बलक्षयः ॥३४॥
स्निग्धप्रसन्नवक्त्रत्वं श्रीमद्दशननेत्रता ।
ततोऽस्य क्षयरूपाणि सर्वाण्याविर्भवन्ति च ३५
१०६-इत्येष क्षयजः कासः क्षीणानां देहनाशनः ।
याप्यो वा बलिनां तद्वत् क्षतजोऽभिनवौ तु तौ
सिद्ध्येतामपि सानाथ्यात्
१०७- साध्या दोषैः पृथक् त्रयः ।
मिश्रा याप्या द्वयात्सर्वे जरसा स्थविरस्य च ३७
१०८-कासाच्छ्वासक्षयच्छर्दिस्वरसादादयो गदाः ।
भवन्त्युपेक्षया यस्मात्तस्मात्तं त्वरया जयेत् ३८

श्वासहिध्मानिदानं चतुर्थोऽध्यायः ।

१०९-अथाऽतः श्वासहिध्मानिदानं व्याख्यास्यामः ।
इतिह स्माहुरात्रेयादयो महर्षयः ॥
११०-कासवृद्ध्या भवेच्छ्वासः पूर्वैर्वा दोषकोपनैः ।
आमातिसारवमथुविषपाण्डुज्वरैरपि ॥ १ ॥
रजोधूमानिलैर्मर्मघातादतिहिमाम्बुना ।
१११-क्षुद्रकस्तमकश्छिन्नो महानूर्ध्वश्च पंचमः ॥ २ ॥
११२-कफोपरुद्धगमनः पवनो विष्वगास्थितः ।
प्राणोदकान्नवाहीनि दुष्टः स्रोतांसि दूषयन् ॥ ३
उरःस्थः कुरुते श्वासमामाशयसमुद्भवम् ।
११३-प्राग्रूपं तस्य हृत्पार्श्वशूलं प्राणविलोमता ॥ ४ ॥
आनाहः शङ्खभेदश्च
११४- तत्रायासातिभोजनैः ।
प्रेरितः प्रेरयेत् क्षुद्रं स्वयं संशमनं मरुत् ॥ ६ ॥
११५-प्रतिलोमं सिरा गच्छन्नुदीर्य पवनः कफम् ।
परिगृह्य शिरोग्रीवमुरः पार्श्वे च पीडयन् ॥ ६ ॥
कासं घुर्घुरकं मोहमरुचिं पीनसं तृषम् ।
करोति तीव्रवेगं च श्वासं प्राणोपतापिनम् ॥७॥
प्रताम्येत्तस्य वेगेन निष्ठ्यूतान्ते क्षणं सुखी ।
कृच्छ्राच्छयानः श्वसिति निषण्णः स्वास्थ्यमृच्छति
उच्छ्रिताक्षो ललाटेन स्विद्यता भृशमर्तिमान् ।
विशुष्कास्यो मुहुः श्वासी कांक्षत्युष्णं सवेपथुः ९
मेघाम्बुशीतप्राग्वातैः श्लेष्मलैश्च विवर्धते ।
स याप्यस्तमकः साध्यो नवो वा बलिनो भवेत्
११६-ज्वरमूर्च्छायुतः शीतैः शाम्येत्प्रतमकस्तु सः ।
११७-छिन्नाच्छ्वसिति विच्छिन्नं मर्मच्छेदरुजार्दितः ११
सस्वेदमूर्च्छः सानाहो बस्तिदाहनिरोधवान् ।
अधोदृग्विप्लुताक्षश्च मुह्यन् रक्तैकलोचनः ॥ १२ ॥
शुष्कास्यः प्रलपन् दीनो नष्टच्छायो विचेतनः
११८-महता महता दीनो नादेन श्वसिति क्रथन् १३
उद्धूयमानः संरब्धो मत्तर्षभ इवानिशम् ।
प्रणष्टज्ञानविज्ञानो विभ्रान्तनयनाननः ॥ १४ ॥
वक्षः समाक्षिपन् बद्धमूत्रवर्चा विशीर्णवाक् ।
शुष्ककण्ठो मुहुर्मुह्यन् कर्णशङ्खशिरोऽतिरुक् ॥२५
११९-दीर्घमूर्ध्वं श्वसित्यूर्ध्वान्न च प्रत्याहरत्यधः ।
श्लेष्मावृतमुखस्रोताः क्रुद्धगन्धवहार्दितः ॥ १६ ॥
ऊर्ध्वदृग्वीक्षते भ्रान्तमाक्षिणी परितः क्षिपन् ।
मर्मसु च्छिद्यमानेषु परिदेवी निरुद्धवाक् ॥ १७॥
१२०-एते सिद्ध्येयुरव्यक्ता व्यक्ताः प्राणहरा ध्रुवम् ।

—०—

१२१-श्वासैकहेतुप्राग्रूपसंख्याप्रकृतिसंश्रयाः ॥ १८ ॥
हिध्मा
१२२- भक्तोद्भवा क्षुद्रा यमला महतीति च ।
गंभीरा च
१२३- मरुत्तत्र त्वरयाऽयुक्तिसेवितैः ॥ १९ ॥
रूक्षतीक्ष्णखरासात्म्यैरन्नपानैः प्रपीडितः ।
करोति हिध्मामरुजां मन्दशब्दां क्षवानुगाम् २०
शमं सात्म्यान्नपानेन या प्रयाति च साऽन्नजा ।
१२४-आयासात्पवनः क्षुद्रः क्षुद्रां हिध्मां प्रवर्तयेत् ॥
जत्रुमूलप्रविसृतामल्पवेगां मृदुं च सा ।
वृद्धिमायास्यतो याति भुक्तमात्रे च मार्दवम् २२

---

(१०४) १२७ (१०५) १२८ (१०६) १२९ (१०७) १३० (१०८) १३१ (१०९) १३२ (११०) १३३ (१११) १३४ (११२) १३५ (११३) १३६ (११४) १३७ (११५) १३८ (११६) १३९ (११७) १४० (११८) १४१ (११९) १४२ (१२०) १४३ (१२१) १४४ (१२२) १४६ (१२३) १४७ (१२४) १४८

१२५–चिरेण यमलैर्वेगैराहारे या प्रवर्तते ।
परिणामोन्मुखे वृद्धिं परिणामे च गच्छति ॥२३॥
कम्पयन्ती शिरोग्रीवमाध्मातस्यातितृष्यतः ।
प्रलापच्छर्द्यतीसारनेत्रविप्लुतिजृम्भिणः ॥ २४ ॥
यमला वेगिनी हिध्मा परिणामवती च सा ।
१२६–स्तब्धभ्रूशङ्खयुग्मस्य सास्रविप्लुतचक्षुषः ॥ २५ ॥
स्तम्भयन्ती तनुं वाचं स्मृतिं संज्ञां च मुष्णती ।
रुन्धती मार्गमन्नस्य कुर्वती मर्मघट्टनम् ॥ २६ ॥
पृष्ठतो नमनं शोषं महाहिध्मा प्रवर्तते ।
महामूला महाशब्दा महावेगा महाबला ॥२७॥

१२७–पक्वाशयाद्वा नाभेर्वा पूर्ववद्या प्रवर्तते ।
तद्रूपा सा मुहुः कुर्याज्जृम्भामङ्गप्रसारणम् ॥२८॥
गम्भीरेणानुनादेन गम्भीरा
१२८– तासु साधयेत् ।
आद्ये द्वे वर्जयेदन्त्ये सर्वलिङ्गां च वेगिनीम् २९
सर्वाश्च सञ्चितामस्य स्थविरस्य व्यवायिनः ।
व्याधिभिः क्षीणदेहस्य भक्तच्छेदक्षतस्य वा ॥३०
१२९–सर्वेऽपि रोगा नाशाय नत्वेवं शीघ्रकारिणः ।
हिध्माश्वासौ यथा तौ हि मृत्युकाले कृतालयौ ॥

राजयक्ष्मादिनिदानं पञ्चमोऽध्यायः ।

१३०–अथातो राजयक्ष्मादिनिदानं व्याख्यास्यामः ।
इति ह स्माहुरात्रेयादयो महर्षयः ॥
१३१–अनेकरोगानुगतो बहुरोगपुरोगमः ।
राजयक्ष्मा क्षयः शोषो रोगराडिति च स्मृतः ॥ १
१३२–नक्षत्राणां द्विजानां च राज्ञोऽभूद्यदयं पुरा ।
यच्च राजा च यक्ष्मा च राजयक्ष्मा ततो मतः २
देहौषधक्षयकृतेः क्षयस्तत्संभवाच्च सः ।
रसादिशोषणाच्छोषो रोगराट् तेषु राजनात् ॥ ३
१३३–साहसं वेगसंरोधः शुक्रौजःस्नेहसंक्षयः ।
अन्नपानविधित्यागश्चत्वारस्तस्य हेतवः ॥ ४ ॥
१३४–तैरुदीर्णोऽनिलः पित्तं कफं चोदीर्य सर्वतः ।
शरीरसंधीनाविश्य तान् सिराश्च प्रपीडयन् ॥ ५
मुखानि स्रोतसां रुद्ध्वा तथैवातिविवृत्य वा ।
सर्पन्नूर्ध्वमधस्तिर्यग्यथास्वं जनयेद्गदान् ॥ ६ ॥
१३५–रूपं भविष्यतस्तस्य प्रतिश्यायो भृशं क्षवः ।
प्रसेको मुखमाधुर्यं सदनं वह्निदेहयोः ॥ ७ ॥
स्थाल्यमत्रान्नपानादौ शुचावप्यशुचीक्षणम् ।
मक्षिकातृणकेशादिपातः प्रायोऽन्नपानयोः ॥८॥
हृल्लासश्छर्दिररुचिरश्नतोऽपि बलक्षयः ।
पाण्योरवेक्षा पादास्यशोफोऽक्ष्णोरतिशुक्लता ॥९
बाह्वोः प्रमाणजिज्ञासा काये बैभत्स्यदर्शनम् ।
स्त्रीमद्यमांसप्रियता घृणित्वं मूर्धगुण्ठनम् ॥१०॥
नखकेशातिवृद्धिश्च स्वप्ने चाभिभवो भवेत् ।
पतङ्गकृकलासाहिकपिश्वापदपक्षिभिः ॥ ११ ॥
केशास्थितुषभस्मादिराशौ समधिरोहणम् ।
शून्यानां ग्रामदेशानां दर्शनं शुष्यतोऽम्भसः ॥ १२
ज्योतिर्गिरीणां पततां ज्वलतां च महीरुहाम् ।
१३६–पीनसश्वासकासांसमूर्धस्वररुजोऽरुचिः ॥१३॥
ऊर्ध्वं, विड्भ्रंशसंशोषावधः, च्छर्दिश्च कोष्ठगे ।
तिर्यक्स्थे पार्श्वरुग्दोषे, सन्धिगे भवति ज्वरः १४
रूपाण्येकादशैतानि जायन्ते राजयक्ष्मिणः ।
१३७–तेषामुपद्रवान् विद्यात्कण्ठोद्ध्वंसमुरोरुजम् १५
जृम्भाङ्गमर्दनिष्ठीववह्निसादास्यपूतिताः ।
१३८–तत्र वाताच्छिरःपार्श्वशूलमंसाङ्गमर्दनम् ॥ १६ ॥
कण्ठोद्ध्वंसः स्वरभ्रंशः
१३९– पित्तात्पादांसपाणिषु ।
दाहोऽतिसारोऽसृक्छर्दिर्मुखगन्धो ज्वरो मदः १७
१४०–कफादरोचकश्छर्दिः कासो मूर्धाङ्गगौरवम् ।
प्रसेकः पीनसः श्वासः स्वरसादोऽल्पवह्निता ॥१८
१४१–दोषैर्मन्दानलत्वेन सोपलेपैः कफोल्बणैः ।
स्रोतोमुखेषु रुद्धेषु धातूष्मस्वल्पकेषु च ॥ १९॥
विदह्यमानः स्वस्थाने रसस्तांस्तानुपद्रवान् ।
कुर्यादगच्छन्मांसादीनसृक् चोर्ध्वं प्रधावति ॥२०
पच्यते कोष्ठ एवान्नमन्नपक्त्रैव चाऽस्य यत् ।
प्रायोऽस्मान्मलतां यातं नैवालं धातुपुष्टये ॥ २१
रसोऽप्यस्य न रक्ताय मांसाय कुत एव तु ।
उपस्तब्धः स शकृता केवलं वर्तते क्षयी ॥ २२॥
१४२–लिङ्गेष्वल्पेष्वपि क्षीणं व्याध्यौषधबलाक्षमम् ।
वर्जयेत्
१४३– साधयेदेव सर्वेष्वपि ततोऽन्यथा ॥२३॥

— o —

१४४–दोषैर्व्यस्तैः समस्तैश्च क्षयात् षष्ठश्च मेदसा ।
स्वरभेदो भवेत्
१४५– तत्र क्षामो रूक्षश्चलः स्वरः ॥ २४ ॥
शूकपूर्णाभकंठत्वं स्निग्धोष्णोपशयोऽनिलात् ।
१४६–पित्तात्तालुगले दाहः शोष उक्तावसूयनम् ॥ २५
१४७–लिम्पन्निव कफात्कण्ठं मन्दः खुरखुरायते ।
स्वरो विबद्धः

(१२५) १४९ (१२६) १५० (१२७) १५१ (१२८) १५२ (१२९) १५३ (१३०) १५४ (१३१) १५५ (१३२) १५६ (१३३) १५७ (१३४) १५८ (१३५) १५९ (१३६) १६० (१३७) १६१ (१३८) १६२ (१३९) १६३ (१४०) १६४ (१४१) १६५ (१४२) १६६ (१४३) १६७ (१४४) १६८ (१४५) १६९ (१४६) १७० (१४७) १७१

१४८- सर्वैस्तु सर्वलिङ्गः
१४९- क्षयात्कर्षेत् ॥ २६ ॥
धूमायतीव चात्यर्थं
१५०- मेदसा श्लेष्मलक्षणः ।
कृच्छ्रलक्ष्याक्षरश्चा—
१५१- -त्र सर्वैरन्त्यं च वर्जयेत् ॥ २७ ॥

— ० —

१५२-अरोचको भवेद्दोषैर्जिह्वाहृदयसंश्रयैः ।
सन्निपातेन मनसः सन्तापेन च पञ्चमः ॥ २८ ॥
१५३-कषायतिक्तमधुरं वातादिषु मुखं क्रमात्
सर्वोत्थे विरसं शोकक्रोधादिषु यथामलम् ॥२९॥

— ० —

१५४-छर्दिर्दोषैः पृथक्सर्वैर्द्विष्टैरर्थैश्च पञ्चमी ।
१५५-उदानो विकृतो दोषान् सर्वास्वप्यूर्ध्वमस्यति ३०
१५६-तासूत्क्लेशास्यलावण्यप्रसेकारुचयोऽग्रगाः ।
१५७-नाभिपृष्ठं रुजन् वायुः पार्श्वे चाहारमुत्क्षिपेत् ॥
ततो विच्छिन्नमल्पाल्पं कषायं फेनिलं वमेत् ।
शब्दोद्गारयुतं कृष्णमच्छं कृच्छ्रेण वेगवत् ॥ ३२
कासास्यशोषहन्मूर्धस्वरपीडाक्लमान्वितः ।
१५८-पित्तात्क्षारोदकनिभं धूम्रं हरितपीतकम् ॥३३॥
सासृगम्लं कटूष्णं च तृण्मूर्च्छातापदाहवत् ।
१५९-कफात् स्निग्धं घनं शीतं श्लेष्मतन्तुगवाक्षितम् ॥
मधुरं लवणं भूरि प्रसक्तं लोमहर्षणम् ।
मुखश्वयथुमाधुर्यतन्द्राहृल्लासकासवान् ॥ ३५ ॥
१६०-सर्वलिङ्गा मलैः सर्वै रिष्टोक्ता या च तां त्यजेत् ।
१६१-पूत्यमेध्याशुचिद्विष्टदर्शनश्रवणादिभिः ॥ ३६ ॥
तप्ते चित्ते हृदि क्लिष्टे छर्दिर्द्विष्टार्थयोगजा ।
१६२-वातादीनेव विमृशेत्कृमितृष्णामदौहृदे ॥ ३७ ॥
शूलवेपथुहृल्लासैर्विशेषात् कृमिजां वदेत् ।
कृमिहृद्रोगलिङ्गैश्च

— ० —

१६३- स्मृताः पञ्च तु हृद्गदाः ॥ ३८ ॥
तेषां गुल्मनिदानोक्तैः समुत्थानैश्च सम्भवः ।
१६४-वातेन शूल्यतेऽत्यर्थं तुद्यते स्फुटतीव च ॥ ३९ ॥
भिद्यते शुष्यति स्तब्धं हृदयं शून्यता द्रवः ।
अकस्माद्दीनता शोको भयं शब्दासहिष्णुता ४०
वेपथुर्वेष्टनं मोहः श्वासरोधोऽल्पनिद्रता ।
१६५-पित्तात्तृष्णा भ्रमो मूर्च्छा दाहः स्वेदोऽम्लकः क्लमः
छर्दनं चाम्लपित्तस्य धूमकः पीतता ज्वरः ।
१६६-श्लेष्मणा हृदयं स्तब्धं भारिकं साश्मगर्भवत् ४२
कासाग्निसादनिष्ठीवनिद्रालस्यारुचिज्वराः ।
१६७-सर्वलिङ्गस्त्रिभिर्दोषैः
१६८- कृमिभिः श्यावनेत्रता ॥ ४३ ॥
तमःप्रवेशो हृल्लासः शोषः कण्डूः कफस्रुतिः ।
हृदयं प्रततं चात्र क्रकचेनेव दार्यते ॥ ४४ ॥
चिकित्सेदामयं घोरं तं शीघ्रं शीघ्रकारिणम् ।

— ० —

१६९-वातात्पित्तात्कफात्तृष्णा सन्निपाताद्रसक्षयात् ॥
षष्ठी स्यादुपसर्गाच्च
१७०- वातपित्ते तु कारणम् ।
सर्वासु
१७१- तत्प्रकोपो हि सौम्यधातुप्रशोषणात् ॥४६
सर्वदेहभ्रमोत्कम्पतापतृड्दाहमोहकृत् ।
१७२-जिह्वामूलगलक्लोमतालुतोयवहाः सिराः ॥४७॥
संशोष्य तृष्णा जायन्ते
१७३- तासां सामान्यलक्षणम् ।
मुखशोषो जलातृप्तिरन्नद्वेषः स्वरक्षयः ॥४८॥
कण्ठौष्ठजिह्वाकार्कश्यं जिह्वानिष्क्रमणं क्लमः ।
प्रलापश्चित्तविभ्रंशस्तृड्ग्रहोक्तास्तथाऽऽमयाः ॥
१७४-मारुतात् क्षामता दैन्यं शङ्खतोदः शिरोभ्रमः ।
गंधाज्ञानास्यवैरस्यश्रुतिनिद्राबलक्षयाः ॥ ५० ॥
शीताम्बुपानाद्वृद्धिश्च
४७५- पित्तान्मूर्च्छास्यतिक्तता ।
रक्तेक्षणत्वं प्रततं शोषो दाहोऽतिधूमकः ॥५१॥
१७६-कफो रुणद्धि कुपितस्तोयवाहिषु मारुतम् ।
स्रोतःसु सकफस्तेन पङ्कवच्छोष्यते ततः ॥ ५२ ॥
शूकैरिवाचितः कण्ठो निद्रा मधुरवक्त्रता ।
आध्मानं शिरसो जाड्यं स्तैमित्यच्छर्द्यरोचकाः ॥
आलस्यमविपाकश्च
१७७- सर्वैः स्यात्सर्वलक्षणा
१७८-आमोद्भवा च भक्तस्य संरोधाद्वातपित्तजा ॥ ४५
१७९-उष्णक्लान्तस्य सहसा शीताम्भो भजतस्तृषम् ।
ऊष्मा रुद्धो गतः कोष्ठं यां कुर्यात्पित्तजैव सा ॥
या च पानातिपानोत्था तीक्ष्णाग्नेः स्नेहजा च या
१८०-स्निग्धगुर्वम्ललवणभोजनेन कफोद्भवा ॥ ५६ ॥
१८१-तृष्णा रसक्षयोक्तेन लक्षणेन क्षयात्मिका ।
१८२-शोषमेहज्वराद्यन्यदीर्घरोगोपसर्गतः ।
या तृष्णा जायते तीव्रा सोपसर्गात्मिका स्मृता

---

(१४८) १७२ (१४९) १७३ (१५०) १७४ (१५१) १७५ (१५२) १७६ (१५३) १७७ (१५४) १७८ (१५५) १७९ (१५६) १८० (१५७) १८१ (१५८) १८२ (१५९) १८३ (१६०) १८४ (१६१) १८५ (१६२) १८६ (१६३) १८७ (१६४) १८८ (१६५) १८९ (१६६) १९० (१६७) १९१ (१६८) १९२ (१६९) १९३ (१७०) १९४ (१७१) १९५ (१७२) १९६ (१७३) १९७ (१७४) १९८ (१७५) १९९ (१७६) २०० (१७७) २०१ (१७८) २०२ (१७९) २०३ (१८०) २०४ (१८१) २०५ (१८२) २०६

मदात्ययनिदानं षष्ठोऽध्यायः ।

१८३-अथाऽतो मदात्ययनिदानं व्याख्यास्यामः ।
इतिह स्माहुरात्रेयादयो महर्षयः ॥
१८४-तीक्ष्णोष्णरूक्षसूक्ष्माम्लं व्यवाय्याशुकरं लघु ।
विकाशि विशदं मद्यमोजसोऽस्माद्विपर्ययः ॥ १ ॥
१८५-तीक्ष्णादयो विषेऽप्युक्ताश्चित्तोपप्लाविनो गुणाः ।
जीवितान्ताय जायन्ते विषे तूत्कर्षवृत्तितः ॥२॥
१८६-तीक्ष्णादिभिर्गुणैर्मद्यं मन्दादीनोजसो गुणान् ।
दशभिर्दश संक्षोभ्य चेतो नयति विक्रियाम् ॥३
आद्ये मदे
१८७- द्वितीये तु प्रमादायतने स्थितः ।
दुर्विकल्पहतो मूढः सुखमित्यधिमुच्यते ॥ ४ ॥
१८८-मध्यमोत्तमयोः संधिं प्राप्य राजसतामसः ।
निरंकुश इव व्यालो न किंचिन्नाचरेज्जडः ॥ ५ ॥
१८९-इयं भूमिरवद्यानां दौःशील्यस्येदमास्पदम् ।
एकोऽयं बहुमार्गाया दुर्गतेर्दैशिकः परम् ॥ ६ ॥
१९०-निश्चेष्टः शववच्छेते तृतीये तु मदे स्थितः ।
मरणादपि पापात्मा गतः पापतरां दशाम् ॥ ७ ॥
१९१-धर्माधर्मं सुखं दुःखमर्थानर्थं हिताहितम् ।
यदासक्तो न जानाति कथं तच्छीलयेद्बुधः ॥८॥
१९२-मद्ये मोहो भयं शोकः क्रोधो मृत्युश्च संश्रिताः ।
सोन्मादमदमूर्च्छायाः सापस्मारापतानकाः ॥९॥
१९३-यत्रैकः स्मृतिविभ्रंशस्तत्र सर्वमसाधु यत् ।
१९४-अयुक्तियुक्तमन्नं हि व्याधये मरणाय वा ॥ १० ॥
१९५-मद्यं त्रिवर्गधीधैर्यलज्जादेरपि नाशनम् ।
१९६-नातिमाद्यन्ति बलिनः कृताहारा महाशनाः॥११
स्निग्धाः सत्त्ववयोयुक्ता मद्यनित्यास्तदन्वयाः ।
मेदःकफाधिका मन्दवातपित्ता दृढाग्नयः ॥१२॥
१९७-विपर्ययेऽतिमाद्यन्ति विश्रब्धाः कुपिताश्च ये ।
मद्येन चाम्लरूक्षेण साजीर्णे बहुनाऽति च १३ ॥
१९८-वातात्पित्तात्कफात्सर्वैश्चत्वारः स्युर्मदात्ययाः ।
सर्वेऽपि सर्वैर्जायन्ते व्यपदेशस्तु भूयसा ॥ १४ ॥
१९९-सामान्यं लक्षणं तेषां प्रमोहो हृदयव्यथा ।
विड्भेदः प्रततं तृष्णा सौम्याग्नेयो ज्वरोऽरुचिः॥
शिरःपार्श्वास्थिरुक्कम्पो मर्मभेदस्त्रिकग्रहः ।
उरोविबन्धस्तिमिरं कासः श्वासः प्रजागरः ॥ १६
स्वेदोऽतिमात्रं विष्टम्भः श्वयथुश्चित्तविभ्रमः ।
प्रलापश्छर्दिरुत्क्लेशो भ्रमो दुःस्वप्नदर्शनम् ॥ १७
२००-विशेषाज्जागरश्वासकम्पमूर्धरुजोऽनिलात् ।
स्वप्ने भ्रमत्युत्पतति प्रेतैश्च सह भाषते ॥ १८ ॥
२०१-पित्ताद्दाहज्वरस्वेदमोहातीसारतृड्भ्रमाः ।
देहो हरितहारिद्रो रक्तनेत्रकपोलता ॥ १९ ॥
२०२-श्लेष्मणश्छर्दिहृल्लासनिद्रोदर्दाङ्गगौरवम् ।
२०३-सर्वजे सर्वलिङ्गत्वं

— ० —

२०४ मुक्त्वा मद्यं पिबेत्तु यः ॥ २० ॥
सहसाऽनुचितं चान्यत्तस्य ध्वंसकविक्षयौ ।
भवेतां मारुतात्कष्टौ दुर्बलस्य विशेषतः ॥ २१ ॥
२०५-ध्वंसके श्लेष्मनिष्ठीवः कण्ठशोषोऽतिनिद्रता ।
शब्दासहत्वं तन्द्रा च
२०६- विक्षयेऽङ्गशिरोतिरुक् ॥ २२ ॥
हृत्कण्ठरोगः संमोहः कासस्तृष्णा वमिर्ज्वरः ।
२०७-निवृत्तो यस्तु मद्येभ्यो जितात्मा बुद्धिपूर्वकृत् ॥
विकारैः स्पृश्यते जातु न स शारीरमानसैः ।
२०८-रजोमोहाहिताहारपरस्य स्युस्त्रयो गदाः ॥ २४ ॥
रसासृक्चेतनावाहिस्रोतोरोधसमुद्भवाः ।
मदमूर्च्छायसंन्यासा यथोत्तरबलोत्तराः ॥ २५ ॥

— ० —

२०९-मदोऽत्र दोषैः सर्वैश्च रक्तः द्यविषैरपि ।
२१०-सक्तानल्पद्रुताभाषश्चलः स्खलितचेष्टितः ॥२६॥
रूक्षश्यावारुणतनुर्मदे वातोद्भवे भवेत् ।
२११-पित्तेन क्रोधनो रक्तपीताभः कलहप्रियः ॥ २७ ॥
२१२-स्वल्पासंबद्धवाक्पाण्डुः कफाद्ध्यानपरोऽलसः ।
२१३-सर्वात्मा सन्निपातेन
२१४- रक्तात् स्तब्धाङ्गदृष्टिता ॥ २८ ॥
पित्तालिङ्गं च
२१५- मद्येन विकृतेहास्वराङ्गता ।
२१६-विषे कम्पोऽतिनिद्रा च सर्वेभ्योऽभ्यधिकस्तु सः
२१७-लक्षयेल्लक्षणोत्कर्षाद्वातादीन् शोणितादिषु ।

— ० —

२१८-अरुणं कृष्णनीलं वा खं पश्यन्प्रविशेत्तमः ॥ ३०
शीघ्रं च प्रतिबुध्येत हृत्पीडा वेपथुर्भ्रमः ।
कार्श्यं श्यावारुणा छाया मूर्च्छाये मारुतात्मके ॥
२१९-पित्तेन रक्तं पीतं वा नभः पश्यन् विशेत्तमः ।
विबुध्येत च सस्वेदो दाहतृट्तापपीडितः ॥ ३२ ॥
भिन्नविण्नीलपीताभो रक्तपीताकुलेक्षणः ।
२२०-कफेन मेघसंकाशं पश्यन्नाकाशमाविशेत् ॥ ३३ ॥
तमश्चिराच्च बुध्येत सहृल्लासः प्रसेकवान् ।
गुरुभिः स्तिमितैरङ्गैरार्द्रचर्मावनद्धवत् ॥ ३४ ॥
२२१-सर्वाकृतिस्त्रिभिर्दोषैरपस्मार इवापरः ।
पातयत्याशु निश्चेष्टं विना बीभत्सचेष्टितैः ॥ ३५

— ० —

(१८३) २०७ (१८४) २०८ (१८५) २०९ (१८६) २१० (१८७) २११ (१८८) २१२ (१८९) २१३ (१९०) २१४ (१९१) २१५ (१९२) २१६ (१९३) २१७ (१९४) २१८ (१९५) २१९ (१९६) २२० (१९७) २२१ (१९८) २२२ (१९९) २२३ (२००) २२४ (२०१) २२५ (२०२) २२६ (२०३) २२७ (२०४) २२८ (२०५) २२९ (२०६) २३० (२०७) २३१ (२०८) २३२ (२०९) २३३ (२१०) २३४ (२११) २३५ (२१२) २३६ (२१३) २३७ (२१४) २३८ (२१५) २३९ (२१६) २४० (२१७) २४१ (२१८) २४२ (२१९) २४३ (२२०) २४४ (२२१) २४५

२२२-दोषेषु मदमूर्च्छायाः कृतवेगेषु देहिनाम् ।
स्वयमेवोपशाम्यन्ति संन्यासो नौषधैर्विना ॥३६॥
२२३-वाग्देहमनसां चेष्टामाक्षिप्यातिबला मलाः ।
संन्यासं सन्निपतिताः प्राणायतनसंश्रयाः ॥ ३७॥
कुर्वन्ति, तेन पुरुषः काष्ठभूतो मृतोपमः ।
म्रियेत शीघ्रं शीघ्रं चेच्चिकित्सा न प्रयुज्यते ॥ ३८
२२४-अगाधे ग्राहबहुले सलिलौघ इवाततटे ।
संन्यासे विनिमज्जन्तं नरमाशु निवर्तयेत् ॥ ३९ ॥
२२५-मदमानरोषतोष-
प्रभृतिभिररिभिर्निजैः परिष्वङ्गः ।
युक्तायुक्तं च समं
युक्तिवियुक्तेन मद्येन ॥ ४० ॥
२२६-बलकालदेशसात्म्य
प्रकृतिसहायामयवयांसि
प्रविभज्य तदनुरूपं
यदि पिबति ततः पिबत्यमृतम् ॥ ४१ ॥

अर्शोनिदानं सप्तमोऽध्यायः ।

२२७-अथातोऽर्शसां निदानं व्याख्यास्यामः ।
इतिह स्माहुरात्रेयादयो महर्षयः ॥
२२८-अरिवत्प्राणिनो मांसकीलका विशसन्ति यत् ।
अर्शांसि तस्मादुच्यन्ते गुदमार्गनिरोधतः ॥ १ ॥
दोषास्त्वङ्मांसमेदांसि संदूष्य विविधाकृतीन् ।
मांसाङ्कुरानपानादौ कुर्वन्त्यर्शांसि तान् जगुः ॥ २
२२९-सहजन्मोत्तरोत्थानभेदाद्द्वेधा समासतः ।
शुष्कस्राविविभेदाच्च
२३०- गुदः स्थूलान्त्रसंश्रयः ॥ ३ ॥
अर्धपञ्चाङ्गुल-
२३१- स्तस्मिंस्तिस्रोऽध्यर्धाङ्गुलाः स्थिताः ।
वल्यः
२३२- प्रवाहिणी तासामन्तर्मध्ये विसर्जनी ॥ ४॥
बाह्या संवरणी
२३३- तस्या गुदौष्ठो बहिरङ्गुले
यवाध्यर्धप्रमाणेन रोमाण्यत्र ततः परम् ॥ ५ ॥
२३४-तत्र हेतुः सहोत्थानां वलीबीजोपतप्तता ।
अर्शसां बीजतप्तिस्तु मातापित्रपचारतः ॥ ६ ॥
दैवाच्च ताभ्यां कोपो हि सन्निपातस्य तान्यतः ।
असाध्या-
२३५- न्येवमाख्याताः सर्वे रोगाः कुलोद्भवाः
२३६-सहजानि विशेषेण रूक्षदुर्दर्शनानि च ।
अन्तर्मुखानि पाण्डूनि दारुणोपद्रवाणि च ॥ ८॥
२३७-षोढान्यानि पृथग्दोषसंसर्गनिचयास्रतः ।
२३८-शुष्काणि वातश्लेष्मभ्यामार्द्राणि त्वस्रपित्ततः॥
२३९-दोषप्रकोपहेतुस्तु प्रागुक्तस्तेन सादिते ।
अग्नौ मलेऽतिनिचिते पुनश्चातिव्यवायतः ॥ १०
यानसंक्षोभविषमकठिनोत्कटकासनात् ।
बस्तिनेत्राश्मलोष्टोर्वीतलचैलादिघट्टनात् ॥ ११ ॥
भृशं शीताम्बुसंस्पर्शात्प्रततातिप्रवाहणात् ।
वातमूत्रशकृद्वेगधारणात्तदुदीरणात् ॥ १२ ॥
ज्वरगुल्मातिसारामग्रहणीशोफपाण्डुभिः ।
कर्शनाद्विषमाभ्यश्च चेष्टाभ्यो योषितां पुनः ॥ १३
आमगर्भप्रपतनाद्गर्भवृद्धिप्रपीडनात् ।
ईदृशैश्चापरैर्वायुरपानः कुपितो मलम् ॥ १४ ॥
पायोर्वलीषु तं धत्ते तास्वभिष्यण्णमूर्तिषु ।
जायन्तेऽर्शांसि
२४० तत्पूर्वलक्षणं मन्दवह्निता ॥ १५ ॥
विष्टम्भः सक्थिसदनं पिण्डिकोद्वेष्टनं भ्रमः ।
सादोऽङ्गे नेत्रयोः शोफः शकृद्भेदोऽथवा ग्रहः ॥
मारुतः प्रचुरो मूढः प्रायो नाभेरधश्चरन् ।
सरुक् सपरिकर्तश्च कृच्छ्रान्निर्गच्छति स्वनन् ॥ १७
अन्त्रकूजनमाटोपः क्षामतोद्गारभूरिता ।
प्रभूतं मूत्रमल्पा विड् अश्रद्धा धूमकोऽम्लकः ॥ १८
शिरःपृष्ठोरसां शूलमालस्यं भिन्नवर्णता ।
तन्द्रेन्द्रियाणां दौर्बल्यं क्रोधो दुःखोपचारता १९
आशंका ग्रहणीदोषपाण्डुगुल्मोदरेषु च ।
२४१-एतान्येव विवर्धन्ते जातेषु हतनामसु ॥ २० ॥
२४२-निवर्तमानोऽपानो हि तैरधोमार्गरोधतः ।
क्षोभयन्ननिलानन्यान् सर्वेन्द्रियशरीरगान् ॥२१॥
तथा मूत्रशकृत्पित्तकफान् धातूंश्च साशयान् ।
मृद्नात्यग्निं ततः सर्वो भवति प्रायशोऽर्शसः २२
२४३-कृशो भृशं हतोत्साहो दीनः क्षामोऽतिनिष्प्रभः
असारो विगतच्छायो जन्तुजुष्ट इव द्रुमः ॥२३ ॥
कृत्स्नैरुपद्रवैर्ग्रस्तो यथोक्तैर्मर्मपीडनैः ।
तथा कासपिपासास्यवैरस्यश्वासपीनसैः ॥ २४ ॥
क्लमाङ्गभङ्गवमथुक्षवथुश्वयथुज्वरैः ।
क्लैब्यबाधिर्यतैमिर्यशर्कराश्मरिपीडितः ॥ २५ ॥
क्षामभिन्नस्वरो ध्यायन्मुहुः ष्ठीवन्नरोचकी ।

(२२२) २४६ (२२३) २४७ (२२४) २४८ (२२५) २४९ (२२६) २५० (२२७) २५१ (२२८) ५२२ (२२९) २५३ (२३०) २५५ (२३१) २५६ (२३२) २५७ (२३३) २५८, २५९ (२३४) २६० (२३५) २६१ (२३६) २६४ (२३७) २६२ (२३८) २६४ (२३९) २६५ (२४०) २६६ (२४१) २६७ (२४२) २६८ (२४३) २६९

सर्वपर्वास्थिहृन्नाभिपायुवंक्षणशूलवान् ॥ २६ ॥
गुदेन स्रवता पिच्छां पुलाकोदकसन्निभाम् ।
विबद्धमुक्तं शुष्कार्द्रं पक्वामं चान्तरान्तरा ॥२७॥
पाण्डु पीतं हरिद्रक्तं पिच्छिलं चोपवेश्यते ।
२४४–गुदाङ्कुरा बह्वनिलाः शुष्काश्चिमिचिमान्विताः
म्लानाःश्यावारुणाःस्तब्धा विषमाःपरुषाः खराः
मिथोविसदृशा वक्रास्तीक्ष्णा विस्फुटिताननाः ॥
बिम्बीकर्कन्धुखर्जूरकार्पासीफलसन्निभाः ।
केचित्कदम्बपुष्पाभाः केचित्सिद्धार्थकोपमाः ३०
शिरःपार्श्वांसकट्यूरुवंक्षणाभ्यधिकव्यथाः ।
क्षवथूद्गारविष्टम्भहृद्ग्रहारोचकप्रदाः ॥ ३१ ॥
कासश्वासाग्निवैषम्यकर्णनादभ्रमावहाः ।
तैरार्तो ग्रथितं स्तोकं सशब्दं सप्रवाहिकम् ॥ ३२
रुक्फेनपिच्छानुगतं विबद्धमुपवेश्यते ।
कृष्णत्वङ्नखविण्मूत्रनेत्रवक्त्रश्च जायते ॥ ३३ ॥
गुल्मप्लीहोदराष्ठीलासम्भवस्तत एव च ।
२४५–पित्तोत्तरा नीलमुखा रक्तपीतासितप्रभाः ॥ ३४॥
तन्वस्रस्राविणो विस्रास्तनवो मृदवः श्लथाः ।
शुकजिह्वायकृत्खण्डजलौकावक्त्रसन्निभाः ॥ ३५
दाहपाकज्वरस्वेदतृण्मूर्च्छारुचिमोहदाः ।
सोष्माणो द्रवनीलोष्णपीतरक्तामवर्चसः ॥ ३६ ॥
यवमध्या हरित्पीतहारिद्रत्वङ्नखादयः ।
२४६–श्लेष्मोल्बणा महामूला घना मन्दरुजः सिताः
उच्छूनोपचिताः स्निग्धाः स्तब्धवृत्तगुरुस्थिराः ।
पिच्छिलाः स्तिमिताःश्लक्ष्णाः कण्ड्वाढ्याः स्पर्शनप्रियाः ॥ ३८ ॥
करीरपनसास्थ्याभास्तथा गोस्तनसन्निभाः ।
वंक्षणानाहिनः पायुबस्तिनाभिविकर्तिनः ॥ ३९ ॥
सकासश्वासहृल्लासप्रसेकारुचिपीनसाः ।
मेहकृच्छ्रशिरोजाड्यशिशिरज्वरकारिणः ॥ ४० ॥
क्लैब्याग्निमार्दवच्छर्दिरामप्रायविकारदाः ।
वसाभाः सकफप्राज्यपुरीषाः सप्रवाहिकाः ॥ ४१ ॥
न स्रवन्ति न भिद्यन्ते पाण्डुस्निग्धत्वगादयः
२४७–संसृष्टलिङ्गाः संसर्गान्निचयात्सर्वलक्षणाः ॥ ४२ ॥
२४८–रक्तोल्बणा गुदे कीलाः पित्ताकृतिसमन्विताः ।
वटप्ररोहसदृशा गुञ्जाविद्रुमसन्निभाः ॥ ४३ ॥
तेऽत्यर्थं दुष्टमुष्णं च गाढविट्प्रतिपीडिताः ।
स्रवन्ति सहसा रक्तं तस्य चातिप्रवृत्तितः ॥ ४४ ॥
भेकाभः पीड्यते दुःखैः शोणितक्षयसम्भवैः ।
हीनवर्णबलोत्साहो हतौजाः कलुषेन्द्रियः ॥ ४५ ॥
२४९–मुद्गकोद्रवजूर्णाह्वकरीरचणकादिभिः ।
रूक्षैः सङ्ग्राहिभिर्वायुः स्वस्थाने कुपितो बली ॥
अधोवहानि स्रोतांसि संरुध्याधः प्रशोषयन् ।
पुरीषं वातविण्मूत्रसङ्गं कुर्वीत दारुणम् ॥ ४७ ॥
तेन तीव्रा रुजा कोष्ठपृष्ठहृत्पार्श्वगा भवेत् ।
आध्मानमुदरावेष्टो हृल्लासः परिकर्तनम् ॥ ४८ ॥
बस्तौ च सुतरां शूलं गण्डः श्वयथुसम्भवः ।
पवनस्योर्ध्वगामित्वं ततश्छर्द्यरुचिज्वराः ॥ ४९ ॥
हृद्रोगग्रहणीदोषमूत्रसङ्गप्रवाहिकाः ।
बाधिर्यतिमिरश्वासशिरोरुक्कासपीनसाः ॥ ५० ॥
मनोविकारस्तृष्णास्रपित्तगुल्मोदरादयः ।
ते ते च वातजा रोगा जायन्ते भृशदारुणाः ॥ ५१ ॥
दुर्नामामित्युदावर्तः परमोऽयमुपद्रवः ।
वाताभिभूतकोष्ठानां तैर्विनाऽपि स जायते ॥ ५२
२५०–सहजानि त्रिदोषाणि यानि चाभ्यन्तरे वलौ ।
स्थितानि तान्यसाध्यानि याप्यन्तेऽग्निबलादिभिः
२५१–द्वन्द्वजानि द्वितीयायां वलौ यान्याश्रितानि च ।
कृच्छ्रसाध्यानि तान्याहुः परिसंवत्सराणि च ॥ ५४
२५२–बाह्यायां तु वलौ जातान्येकदोषोल्बणानि च ।
अर्शांसि सुखसाध्यानि न चिरात्पतितानि च ॥ ५५
२५३–मेढ्रादिष्वपि वक्ष्यन्ते यथास्वं
२५४– नाभिजानि तु ।
गण्डूपदास्यरूपाणि पिच्छिलानि मृदूनि च ॥ ५६
२५५–व्यानो गृहीत्वा श्लेष्माणं करोत्यर्शस्त्वचो बहिः ।
कीलोपमं स्थिरखरं चर्मकीलं तु तं विदुः ॥ ५७ ॥
२५६–वातेन तोदः पारुष्यं पित्तादसितरक्तता ।
श्लेष्मणा स्निग्धता तस्य ग्रथितत्वं सवर्णता ॥ ५८
२५७–अर्शसां प्रशमे यत्नमाशु कुर्वीत बुद्धिमान् ।
तान्याशु हि गुदं बद्ध्वा कुर्युर्बद्धगुदोदरम् ॥ ५९

---

(२४४) २७० (२४५) २७१ (२४६) २७२ (२४७) २७३ (२४८) २७४ (२४९) २७५ (२५०) २७६ (२५१) २७७ (२५२) २७८ (२५३) २७९ (२५४) २८० (२५५) २८१ (२५६) २८२ (२५७) २८३.

अतीसार-ग्रहणीनिदानमष्टमोऽध्यायः ।

२५८-अथातोऽतीसारग्रहणीदोषनिदानं व्याख्यास्यामः।
इति ह स्माहुरात्रेयादयो महर्षयः ॥
२५९-दोषैर्व्यस्तैः समस्तैश्च भयाच्छोकाच्च षड्विधः ।
अतीसारः
२६०- स सुतरां जायतेऽत्यम्बुपानतः ॥ १ ॥
कृशशुष्कामिषासात्म्यतिलपिष्टविरूढकैः ।
मद्यरूक्षातिमात्रान्नैरर्शोभिः स्नेहविभ्रमात् ॥ २ ॥
कृमिभ्यो वेगरोधाच्च तद्विधैः कुपितोऽनिलः ।
विस्रंसयत्यधोऽब्धातुं हत्वा तेनैव चानलम् ॥ ३ ॥
व्यापद्यानुशकृत्कोष्ठं पुरीषं द्रवतां नयन् ।
प्रकल्पतेऽतिसाराय
२६१- लक्षणं तस्य भाविनः ॥ ४ ॥
तोदो हृद्गुदकोष्ठेषु गात्रसादो मलग्रहः ।
आध्मानमविपाकश्च
२६२- तत्र वातेन विड्जलम् ॥ ५ ॥
अल्पाल्पं शब्दशूलाढ्यं विबद्धमुपवेश्यते ।
रूक्षं सफेनमच्छं च ग्रथितं वा मुहुर्मुहुः ॥ ६ ॥
तथा दग्धगुडाभासं सपिच्छापरिकीर्तिकम् ।
शुष्कास्यो भ्रष्टपायुश्च हृष्टरोमा विनिष्टनन् ॥ ७ ॥
२६३-पित्तेन पीतमसितं हारिद्रं शाद्वलप्रभम् ।
सरक्तमातिदुर्गन्धं तृण्मूर्च्छास्वेददाहवान् ॥ ८ ॥
सशूलः पायुसन्तापपाकवान्
२६४- श्लेष्मणा घनम् ।
पिच्छिलं तन्तुमच्छ्वेतं स्निग्धमामं कफान्वितम्
अभीक्ष्णं गुरु दुर्गन्धं विबद्धमनुबद्धरुक् ।
निद्रालुरलसोऽन्नद्विडल्पाल्पं सप्रवाहिकम् ॥ १०
सरोमहर्षः सोत्क्लेशो गुरुबस्तिगुदोदरः ।
कृतेऽप्यकृतसंज्ञश्च
२६५- सर्वात्मा सर्वलक्षणः ॥ ११ ॥
२६६-भयेन क्षोभिते चित्ते सपित्तो द्रावयेच्छकृत् ।
वायुस्ततोऽतिसार्येत क्षिप्रमुष्णं द्रवं प्लवम् ॥ १२
वातपित्तसमं लिङ्गैराहु-
२६७- स्तद्वच्च शोकतः ।
२६८-अतीसारः समासेन द्विधा सामो निरामकः ॥ १३
सासृङ्निरस्त्र-
२६९- स्तत्राऽऽद्ये गौरवादप्सु मज्जति ।
शकृद्दुर्गन्धमाटोपविष्टम्भार्तिप्रसेकिनः ॥ १४ ॥
२७०-विपरीतो निरामस्तु
२७१- कफात्पक्वोऽपि मज्जति ।

— ० —

२७२-अतीसारेषु यो नातियत्नवान् ग्रहणीगदः ॥ १५॥
तस्य स्यादग्निविध्वंसकरैरन्यस्य सेवितैः ।
२७३-सामं शकृन्निरामं वा जीर्णे येनातिसार्यते ॥ १६ ॥
सोऽतिसारोऽतिसरणादाशुकारी स्वभावतः ।
२७४-सामं सान्नमजीर्णेऽन्ने जीर्णे पक्वं तु नैव वा ॥ १७॥
अकस्माद्वा मुहुर्बद्धमकस्माच्छिथिलं मुहुः ।
चिरकृद्ग्रहणीदोषः सञ्चयाच्चोपवेशयेत् ॥ १८ ॥
२७५-स चतुर्धा पृथग्दोषैः सन्निपाताच्च जायते ।
२७६-प्राग्रूपं तस्य सदनं चिरात्पचनमम्लकः ॥ १९ ॥
प्रसेको वक्त्रवैरस्यमरुचिस्तृट् क्लमो भ्रमः ।
आनद्धोदरता छर्दिः कर्णक्ष्वेडोऽन्त्रकूजनम् ॥२०
२७७-सामान्यं लक्षणं कार्श्यं धूमकस्तमको ज्वरः ।
मूर्च्छा शिरोरुग्विष्टम्भः श्वयथुः करपादयोः ॥२१॥
२७८-तत्राऽनिलात्तालुशोषस्तिमिरं कर्णयोः स्वनः ।
पार्श्वोरुवंक्षणग्रीवारुजाऽभीक्ष्णं विषूचिका ॥२२॥
रसेषु गृद्धिः सर्वेषु क्षुत्तृष्णा परिकीर्तिका ।
जीर्णे जीर्यति चाध्मानं भुक्ते स्वास्थ्यं समश्नुते ॥ २३
वातहृद्रोगगुल्मार्शःप्लीहपाण्डुत्वशङ्कितः ।
चिराद्दुःखं द्रवं शुष्कं तन्वामं शब्दफेनवत् ॥ २४
पुनःपुनः सृजेद्वर्चः पायुरुक्श्वासकासवान् ।
२७९-पित्तेन नीलं पीताभं पीताभः सृजति द्रवम् ॥ २५
पूत्यम्लोद्गारहृत्कण्ठदाहारुचितृडर्दितः ।
२८०-श्लेष्मणा पच्यते दुःखमन्नं छर्दिररोचकः ॥ २६ ॥
आस्योपदेहनिष्ठीवकासहृल्लासपीनसाः ।
हृदयं मन्यते स्त्यानमुदरं स्तिमितं गुरु ॥ २७ ॥
उद्गारो दुष्टमधुरः सदनं स्त्रीष्वहर्षणम् ।
भिन्नामश्लेष्मसंसृष्टगुरुवर्चः प्रवर्तनम् ॥ २८ ॥
अकृशस्यापि दौर्बल्यं
२८१- सर्वजे सर्वसंकरः ।
२८२-विभागेऽङ्गस्य ये चोक्ता विषमाद्यास्त्रयोऽग्नयः ॥
तेऽपि स्युर्ग्रहणीदोषाः
२८३- समस्तु स्वास्थ्यकारणम् ।
टिप्पणी—विभाग इति अ. हृ. शा. ३. १९४-१९९.
२८४-वातव्याध्यश्मरीकुष्ठमेहोदरभगन्दराः ।
अर्शांसि ग्रहणीत्यष्टौ महारोगाः सुदुस्तराः ॥

—:—

(२५८) २८४ (२५९) २८५ (२६०) २८६ (२६१) २८७ (२६२) २८८ (२६३) २८९ (२६४) २९० (२६५) २९१ (२६६) २९२ (२६७) २९३ (२६८) २९४ (२६९) २९५ (२७०) २९६ (२७१) २९७ (२७२) २९८ (२७३) २९९ (२७४) ३०० (२७५) ३०१ (२७६) ३०२ (२७७) ३०३ (२७८) ३०४ (२७९) ३०५ (२८०) ३०६ (२८१) ३०७ (२८२) ३०८ (२८३) ३०९ (२८४) ३१०.

मूत्राघातनिदानं नवमोऽध्यायः ।

२८५-अथाऽतो मूत्राघातनिदानं व्याख्यास्यामः ।
इति ह स्माहुरात्रेयादयो महर्षयः ।
२८६- बस्तिबस्तिशिरोमेढ्रकटीवृषणपायवः ।
एकसम्बन्धनाः प्रोक्ता गुदास्थिविवराश्रयाः ॥१॥
२८७-अधोमुखोऽपि बस्तिर्हि मूत्रवाहिसिरामुखैः ।
पार्श्वेभ्यः पूर्यते सूक्ष्मैः स्यन्दमानैरनारतम् ॥२॥
यैस्तैरेव प्रविश्यैनं दोषाः कुर्वन्ति विंशतिम् ।
मूत्राघातान् प्रमेहांश्च कृच्छ्रान्मर्मसमाश्रयान् ॥३
२८८-बस्तिवङ्क्षणमेढ्रार्तियुक्तोऽल्पाल्पं मुहुर्मुहुः ।
मूत्रयेद्वातजे कृच्छ्रे
२८९- पैत्ते पित्तं सदाहरुक् ॥ ४ ॥
रक्तं वा
२९०- कफजे बस्तिमेढ्रगौरवशोफवान् ।
सपिच्छं सविबन्धं च
२९१- सर्वैः सर्वात्मकं मलैः ॥ ५ ॥
२९२-यदा वायुर्मुखं बस्तेरावृत्य परिशोषयेत् ।
मूत्रं सपित्तं सकफं सशुक्रं वा तदा क्रमात् ॥ ६ ॥
सञ्जायतेऽश्मरी घोरा पित्ताद्गोरिव रोचना ।
श्लेष्माश्रया च सर्वा स्या-
२९३- दथाऽस्याः पूर्वलक्षणम् ॥ ७ ॥
बस्त्याध्मानं तदासन्नदेशेषु परितोऽतिरुक् ।
मूत्रे च बस्तगन्धत्वं मूत्रकृच्छ्रं ज्वरोऽरुचिः ॥ ८॥
२९४-सामान्यलिङ्गं रुङ्नाभिसेवनीबस्तिमूर्धसु ।
विशीर्णधारं मूत्रं स्यात्तया मार्गनिरोधने ॥ ९ ॥
तद्व्यपायात्सुखं मेहेदच्छं गोमेदकोपमम् ।
तत्संक्षोभात् क्षते सास्रमायासाच्चातिरुग्भवेत् ॥
२९५-तत्र वाताद्भृशार्त्यार्तो दन्तान् खादति वेपते ।
मृद्नाति मेहनं नाभिं पीडयत्यनिशं क्वणन् ॥११॥
सानिलं मुञ्चति शकृन्मुहुर्मेहति बिन्दुशः ।
श्यावा रूक्षाऽश्मरी चास्य स्याच्चिता कण्टकैरिव
२९६-पित्तेन दह्यते बस्तिः पच्यमान इवोष्मवान् ।
भल्लातकास्थिसंस्थाना रक्ता पीताऽसिताऽश्मरी
२९७-बस्तिर्निस्तुद्यत इव श्लेष्मणा शीतलो गुरुः ।
अश्मरी महती श्लक्ष्णा मधुवर्णाऽथवा सिता ॥ १४
२९८-एता भवन्ति बालानां तेषामेव च भूयसा ।
आश्रयोपचयाल्पत्वाद्ग्रहणाहरणे सुखाः ॥ १५॥
२९९-शुक्राश्मरी तु महतां जायते शुक्रधारणात् ।
स्थानाच्च्युतममुक्तं हि मुष्कयोरन्तरेऽनिलः ॥१६
शोषयत्युपसंगृह्य शुक्रं तच्छुष्कमश्मरी ।
बस्तिरुक्कृच्छ्रमूत्रत्वमुष्कश्वयथुकारिणी ॥ १७ ॥
तस्यामुत्पन्नमात्रायां शुक्रमेति विलीयते ।
पीडिते त्ववकाशेऽस्मि-
३००- न्नश्मर्येव च शर्करा ॥ १८ ॥
अणुशो वायुना भिन्ना सा त्वस्मिन्ननुलोमगे ।
निरेति सह मूत्रेण प्रतिलोमे विबध्यते ॥ १९ ॥
३०१-मूत्रसंधारिणः कुर्याद्रुद्ध्वा बस्तेर्मुखं मरुत् ।
मूत्रसङ्गं रुजं कण्डुं कदाचिच्च स्वधामतः ॥ २०
प्रच्याव्य बस्तिमुद्वृत्तं गर्भाभं स्थूलविप्लुतम् ।
करोति तत्र रुग्दाहस्पन्दनोद्वेष्टनानि च ॥ २१ ॥
बिन्दुशश्च प्रवर्तेत मूत्रं बस्तौ तु पीडिते ।
धारया द्विविधोऽप्येष वातबस्तिरिति स्मृतः ॥ २२
दुस्तरो दुस्तरतरो द्वितीयः प्रबलानिलः ।
३०२-शकृन्मार्गस्य बस्तेश्च वायुरन्तरमाश्रितः ॥ २३ ॥
अष्ठीलाभं घनं ग्रन्थिं करोत्यचलमुन्नतम् ॥
वाताष्ठीलेति साऽऽध्मानविण्मूत्रानिलसङ्गकृत् ॥
३०३-विगुणः कुण्डलीभूतो बस्तौ तीव्रव्यथोऽनिलः ।
आविध्य मूत्रं भ्रमति सस्तम्भोद्वेष्टगौरवः ॥ २५
मूत्रमल्पाल्पमथवा विमुञ्चति शकृत्सृजन् ।
वातकुण्डलिकेत्येषा
३०४- मूत्रं तु विधृतं चिरम् ॥ २६ ॥
न निरेति विबद्धं वा मूत्रातीतं तदल्परुक् ।
३०५-विधारणात्प्रतिहतं वातोदावर्तितं यदा ॥ २७॥
नाभेरधस्तादुदरं मूत्रमापूरयेत्तदा ।
कुर्यात्तीव्ररुगाध्मानमपक्तिमलसङ्ग्रहम् ॥ २८ ॥
तन्मूत्रजठरं
३०६- छिद्रवैगुण्येनानिलेन वा ।
आक्षिप्तमल्पं मूत्रं तु बस्तौ नालेऽथवा मणौ ॥ २९
स्थित्वा स्रवेच्छनैः पश्चात्सरुजं वाऽथवाऽरुजम् ।
मूत्रोत्सङ्गः स विच्छिन्नतच्छेषगुरुशेफसः ॥ ३० ॥
३०७-अन्तर्बस्तिमुखे वृत्तः स्थिरोऽल्पः सहसा भवेत् ।
अश्मरीतुल्यरुक् ग्रन्थिर्मूत्रग्रन्थिः स उच्यते ॥ ३१
३०८-मूत्रितस्य स्त्रियं यातो वायुना शुक्रमुद्धतम् ।
स्थानाच्च्युतं मूत्रयतः प्राक् पश्चाद्वा प्रवर्तते ॥३२॥
भस्मोदकप्रतीकाशं मूत्रशुक्रं तदुच्यते ।
३०९-रूक्षदुर्बलयोर्वातादुदावृत्तं शकृद्यदा ॥ ३३ ॥
मूत्रस्रोतोऽनुपर्येति संसृष्टं शकृता तदा ।
मूत्रं विट्तुल्यगन्धं स्याद्विड्विघातं तमादिशेत् ॥
३१०-पित्तं व्यायामतीक्ष्णोष्णभोजनाध्वातपादिभिः ।
प्रवृद्धं वायुना क्षिप्तं बस्त्युपस्थार्तिदाहवत् ॥ ३५
मूत्रं प्रवर्तयेत्पीतं सरक्तं रक्तमेव वा ।
उष्णं पुनः पुनः कृच्छ्रादुष्णवातं वदन्ति तम् ॥

---

(२८५) ३११ (२८६) + + + (२८७) ३१६ ३१२ (२८८) ३१७ (२८९) ३१८ (२९०) ३१९ (२९१) ३२० (२९२) ३२१ (२९३) ३२२ (२९४) ३२३ (२९५) ३२४ (२९६) ३२५ (२९७) ३२६ (२९८) ३२७ (२९९) ३२८ (३००) ३२९ (३०१) ३३०, ३३१, ३३२, (३०२) ३३३ (३०३) ३३४ (३०४) ३३५ (३०५) ३३६ (३०६) ३३७ (३०७) ३३८ (३०८) ३३९ (३०९) ३४० (३१०) ३४१

३११-रूक्षस्य क्रान्तदेहस्य बस्तिस्थौ पित्तमारुतौ ।
मूत्रक्षयं सरुग्दाहं जनयेतां तदाह्वयम् ॥ ३७ ॥
३१२-पित्तं कफो द्वावपि वा संहन्येतेऽनिलेन चेत् ।
कृच्छ्रान्मूत्रं तदा पीतं रक्तं श्वेतं घनं सृजेत् ॥ ३८॥
सदाहं रोचनाशङ्खचूर्णवर्णं भवेच्च तत् ।
शुष्कं समस्तवर्णं वा मूत्रसादं वदन्ति तम् ॥ ३९
३१३-इति विस्तरतः प्रोक्ता रोगा मूत्राऽप्रवृत्तिजाः ।
निदानलक्षणैरूर्ध्वं वक्ष्यन्तेऽतिप्रवृत्तिजाः ॥ ४०॥

प्रमेहनिदानं दशमोऽध्यायः ।

३१४-अथाऽतः प्रमेहनिदानं व्याख्यास्यामः ।
इति ह स्माहुरात्रेयादयो महर्षयः ।
३१५-प्रमेहा विंशतिस्तत्र श्लेष्मतो दश पित्ततः ।
षट् चत्वारोऽनिलात्
३१६- तेषां मेदोमूत्रकफावहम् ॥ १ ॥
अन्नपानक्रियाजातं यत्प्रायस्तत्प्रवर्तकम् ।
स्वाद्वम्ललवणस्निग्धगुरुपिच्छिलशीतलम् ॥ २॥
नवधान्यसुरानूपमांसेक्षुगुडगोरसम् ।
एकस्थानासनरतिः शयनं विधिवर्जितम् ॥ ३ ॥
३१७-बस्तिमाश्रित्य कुरुते प्रमेहान् दूषितः कफः ।
दूषयित्वा वपुः क्लेदस्वेदमेदोरसामिषम् ॥ ४ ॥
पित्तं रक्तमपि क्षीणे कफादौ मूत्रसंश्रयम् ।
धातून् बस्तिमुपानीय तत्क्षयेऽपि च मारुतः॥ ५
३१८-साध्ययाप्यपरित्याज्या मेहास्तेनैव तद्भवाः ।
समासमक्रियतया महात्ययतयाऽपि च ॥ ६ ॥
३१९-सामान्यं लक्षणं तेषां प्रभूताविलमूत्रता ।
३२०-दोषदूष्याविशेषेऽपि तत्संयोगविशेषतः ॥ ७ ॥
मूत्रवर्णादिभेदेन भेदो मेहेषु कल्प्यते ।
३२१-अच्छं बहु सितं शीतं निर्गन्धमुदकोपमम् ॥ ८ ॥
मेहत्युदकमेहेन किञ्चिच्चाविलपिच्छिलम् ।
३२२-इक्षो रसमिवात्यर्थं मधुरं चेक्षुमेहतः ॥ ९ ॥
३२३-सान्द्रीभवेत्पर्युषितं सान्द्रमेही प्रमेहति ।
३२४-सुरामेही सुरातुल्यमुपर्यच्छमधो घनम् ॥ १० ॥
३२५-संहृष्टरोमा पिष्टेन पिष्टवद्बहुलं सितम् ।
३२६-शुक्राभं शुक्रमिश्रं वा शुक्रमेही प्रमेहति ॥ ११ ॥
३२७-मूत्राणून् सिकतामेही सिकतारूपिणो मलान् ।
३२८-शीतमेही सुबहुशो मधुरं भृशशीतलम् ॥ १२ ॥
३२९-शनैः शनैः शनैर्मेही मन्दं मन्दं प्रमेहति ।
३३०-लालातन्तुयुतं मूत्रं लालामेहेन पिच्छिलम् ॥१३
३३१-गन्धवर्णरसस्पर्शैः क्षारेण क्षारतोयवत् ।
३३२-नीलमेहेन नीलाभं
३३३- कालमेही मषीनिभम् ॥ १४॥
३३४-हारिद्रमेही कटुकं हरिद्रासन्निभं दहत् ।
३३५-विस्रं माञ्जिष्ठमेहेन मंजिष्ठासलिलोपमम् ॥ १५॥
३३६-विस्रमुष्णं सलवणं रक्ताभं रक्तमेहतः ।
३३७-वसामेही वसामिश्रं वसां वा मूत्रयेन्मुहुः ॥ १६॥
३३८-मज्जानं मज्जामिश्रं वा मज्जमेही मुहुर्मुहुः ।
३३९-हस्ती मत्त इवाजस्रं मूत्रं वेगविवर्जितम् ॥ १७॥
सलसीकं विबद्धं च हस्तिमेही प्रमेहति ।
३४०-मधुमेही मधुसमम्
३४१- जायते स किल द्विधा ॥ १८ ॥
क्रुद्धे धातुक्षयाद्वायौ दोषावृतपथेऽथवा ।
३४२-आवृतो दोषलिङ्गानि सोऽनिमित्तं प्रदर्शयेत् ॥ १९
क्षीणः क्षणात्क्षणात् पूर्णो भजते कृच्छ्रसाध्यताम् ।
३४३-कालेनोपेक्षिताः सर्वे यान्ति मधुमेहताम् ॥ २०
मधुरं यच्च सर्वेषु प्रायो मध्विव मेहति ।
सर्वेऽपि मधुमेहाख्या माधुर्याच्च तनोरतः ॥ २१
३४४-अविपाकोऽरुचिश्छर्दिर्निद्रा कासः सपीनसः ।
उपद्रवाः प्रजायन्ते मेहानां कफजन्मनाम् ॥ २२॥
३४५-बस्तिमेहनयोस्तोदो मुष्कावदरणं ज्वरः ।
दाहस्तृष्णाम्लको मूर्च्छा विड्भेदः पित्तजन्मनाम्
३४६-वातिकानामुदावर्तकम्पहृद्ग्रहलोलताः ।
शूलमुन्निद्रता शोषः कासः श्वासश्च जायते ॥ २४

—०—

३४७-शराविका कच्छपिका जालिनी विनताऽलजी ।
मसूरिका सर्षपिका पुत्रिणी सविदारिका ॥ २५॥
विद्रधिश्चेति पिटिकाः प्रमेहोपेक्षया दश ।
सन्धिमर्मसु जायन्ते मांसलेषु च धामसु ॥ २६॥
३४८-अन्तोन्नता मध्यनिम्ना श्यावा क्लेदरुजान्विता ।
शरावमानसंस्थाना पिटिका स्याच्छराविका ॥ २७
३४९-अवगाढार्तिनिस्तोदा महावास्तुपरिग्रहा ।
श्लक्ष्णा कच्छपपृष्ठाभा पिटिका कच्छपी मता॥ २८
३५०-स्तब्धा सिराजालवती स्निग्धस्रावा महाशया ।
रुजानिस्तोदबहुला सूक्ष्मच्छिद्रा च जालिनी ॥

---

(३११) ३४२ (३१२) ३४३ (३१३) ३४४. (३१४) ३४५ (३१५) ३४६ (३१६) ३४७
(३१७) ३४८ (३१८) ३५० (३१९) ३५१ (३२०) ३५२ (३२१) ३५४ (३२२) ३५५ (३२३) ३५६
(३२४) ३५७ (३२५) ३५८ (३२६) ३५९ (३२७) ३६० (३२८) ३६१ (३२९) ३६२ (३३०) ३६३
(३३१) ३६४ (३३२) ३६५ (३३३) ३६६ (३३४) ३६७ (३३५) ३६८ (३३६) ३६९ (३३७) ३७०
(३३८) ३७१ (३३९) ३७२ (३४०) ३७३ (३४१) ३७४ (३४२) ३७५ (३४३) ३७६ (३४४) ३७७
(३४५) ३७८ (३४६) ३७९ (३४७) ३८० (३४८) ३८१ (३४९) ३८२ (३५०) ३८३

३५१-अवगाढरुजाक्लेदा पृष्ठे वा जठरेऽपि वा ।
महती पिटिका नीला विनता विनता स्मृता ॥३०
३५२-दहति त्वचमुत्थाने भृशं कष्टा विसर्पिणी ।
रक्तकृष्णातितृट्स्फोटदाहमोहज्वराऽलजी ॥ ३१ ॥
३५३-मानसंस्थानयोस्तुल्या मसूरेण मसूरिका ।
टिप्पणी—मसूरकेति-सु. नि. ६. १८.
३५४-सर्षपामानसंस्थाना क्षिप्रपाका महारुजा ॥३२ ॥
सर्षपी सर्षपातुल्यपिटिकापरिवारिता ।
टिप्पणी—सर्षपीति-च. सू. १७. ८७; सु. नि. ६. १५
३५५-पुत्रिणी महती भूरिसुसूक्ष्मपिटिकावृता ॥ ३३ ॥
३५६-विदारीकन्दवद्वृत्ता कठिना च विदारिका।
टिप्पणी—विदारिकेति-सु. नि. ६. १९.
३५७-विद्रधिर्वक्ष्यतेऽन्यत्र
३५८- तत्राऽऽद्यं पिटिकात्रयम् ॥ ३४ ॥
पुत्रिणी च विदारी च दुःसहा बहुमेदसः ।
३५९-सह्याः पित्तोल्बणास्त्वन्याः सम्भवन्त्यल्पमेदसः
३६०-तासु मेहवशाच्च स्याद्दोषोद्रेको यथायथम् ।
३६१-प्रमेहेण विनाप्येता जायन्ते दुष्टमेदसः ।
३६२-तावच्च नोपलक्ष्यन्ते यावद्वास्तुपरिग्रहः ॥ ३६ ।
३६३-हारिद्रवर्णं रक्तं वा मेहप्राग्रूपवर्जितम् ।
यो मूत्रयेन्न तं मेहं रक्तपित्तं तु तद्विदुः ॥ ३७ ॥
३६४-स्वेदोऽङ्गगन्धः शिथिलत्वमङ्गे
शय्यासनस्वप्नसुखाभिषङ्गः ।
हृन्नेत्रजिह्वाश्रवणोपदेहो
घनाङ्गता केशनखातिवृद्धिः ॥ ३८ ॥
शीतप्रियत्वं गलतालुशोषो
माधुर्यमास्ये करपाददाहः ।
भविष्यतो मेहगणस्य रूपं
मूत्रेऽभिधावन्ति पिपीलिकाश्च ॥ ३९ ॥
३६५-दृष्ट्वा प्रमेहं मधुरं सपिच्छं
मधूपमं स्याद् द्विविधो विचारः ।
संपूरणाद्वा कफसम्भवः स्यात्
क्षीणेषु दोषेष्वनिलात्मको वा ॥ ४० ॥
३६६-सपूर्वरूपाः कफपित्तमेहाः
क्रमेण ये वातकृताश्च मेहाः ।
साध्या न ते पित्तकृतास्तु याप्याः
साध्यास्तु मेदो यदि नातिदुष्टम् ॥ ४१ ॥

विद्रधि-वृद्धि-गुल्मनिदानमेकादशोऽध्यायः ।

३६७-अथाऽतो विद्रधिवृद्धिगुल्मनिदानं व्याख्यास्यामः
इति ह स्माहुरात्रेयादयो महर्षयः.
३६८-भुक्तैः पर्युषितात्युष्णरूक्षशुष्कविदाहिभिः ।
जिह्मशय्याविचेष्टाभिस्तैस्तैश्चासृक्प्रदूषणैः ॥ १॥
दुष्टत्वङ्मांसमेदोस्थिस्नावासृक्कण्डराश्रयः ।
यः शोफो बहिरन्तर्वा महामूलो महारुजः ॥ २॥
वृत्तः स्यादायतो यो वा स्मृतः षोढा स विद्रधिः
३६९-दोषैः पृथक्समुदितैः शोणितेन क्षतेन च ॥ ३ ॥
३७०-बाह्योऽत्र तत्रतत्राङ्गे दारुणो ग्रथितोन्नतः ।
३७१-आन्तरो दारुणतरो गम्भीरो गुल्मवद्घनः ॥ ४ ॥
वल्मीकवत्समुच्छ्रायी शीघ्रघात्यग्निशस्त्रवत् ।
३७२-नाभिबस्तियकृत्प्लीहक्लोमहृत्कुक्षिवंक्षणे ॥ ५ ॥
स्याद्वृक्कयोरपाने वा
३७३- वातात्तत्राऽतितीव्ररुक् ।
श्यावारुणश्चिरोत्थानपाको विषमसंस्थितिः ॥ ६
व्यधच्छेदभ्रमानाहस्पन्दसर्पणशब्दवान् ॥ ७ ॥
३७४-रक्तताम्रासितः पित्तात्तृण्मोहज्वरदाहवान् ॥ ७॥
क्षिप्रोत्थानप्रपाकश्च
३७५- पाण्डुः कण्डूयुतः कफात् ।
सोत्क्लेशशीतकस्तम्भजृम्भारोचकगौरवः ॥ ८
चिरोत्थानविदाहश्च
३७६- संकीर्णः सन्निपाततः ।
३७७-सामर्थ्याच्चाऽत्र विभजेद्बाह्याभ्यन्तरलक्षणम् ॥ ९
३७८-कृष्णस्फोटावृतः श्यावस्तीव्रदाहरुजाज्वरः ।
पित्तलिङ्गोऽसृजा बाह्यः स्त्रीणामेव तथाऽऽन्तरः
३७९-शस्त्राद्यैरभिघातेन क्षते वाऽपथ्यकारिणः ।
क्षतोष्मा वायुविक्षिप्तः सरक्तं पित्तमीरयन् ॥ ११
पित्तासृग्लक्षणं कुर्याद्विद्रधिं भूर्युपद्रवम् ।
३८०-तेषूपद्रवभेदश्च स्मृतोऽधिष्ठानभेदतः ॥ १२ ॥
३८१-नाभ्यां हिध्मा भवेद्बस्तौ मूत्रं कृच्छ्रेण पूति च ।
श्वासो यकृति रोधस्तु प्लीह्न्युच्छ्वासस्य तृट् पुनः
गलग्रहश्च क्लोम्नि स्यात्सर्वाङ्गप्रग्रहो हृदि ।
प्रमोहस्तमकः कासो हृदये घट्टनं व्यथा ॥ १४ ॥
कुक्षिपार्श्वान्तरांसार्तिः कुक्षावाटोपजन्म च ।
सक्थ्नोर्ग्रहो वंक्षणयोर्वृक्कयोः कटिपृष्ठयोः ॥ १५ ॥
पार्श्वयोश्च व्यथा पायौ पवनस्य निरोधनम् ।
३८२-आमपक्वविदग्धत्वं तेषां शोफवदादिशेत् ॥ १६ ॥
३८३-नाभेरूर्ध्वं मुखात्पक्वाः प्रस्रवन्त्यधरे गुदात् ।
गुदास्यान्नाभिजो

---

(३५१) ३८९ (३५२) ३८८ (३५३) ३८७ (३५४) ३८६ (३५५) ३८४ (३५६) ३८५ (३५७) ३९०
(३५८) ३९१ (३५९) ३९२ (३६०) ३९३ (३६१) ३९४ (३६२) ३९५ (३६३) ३९६ (३६४) ३५३
(३६५) ३९७ (३६६) ३९८. (३६७) ३९९ (३६८) ४०० (३६९) ४०१
(३७०) ४०२ (३७१) ४०३ (३७२) ४०४ (३७३) ४०५ (३७४) ४०६ (३७५) ४०७ (३७६) ४०८
(३७७) ४०९ (३७८) ४१० (३७९) ४११ (३८०) ४१२ (३८१) ४१३ (३८२) ४१४ (३८३) ४१५

३८४- विदाहोषं क्लेदाच्च विद्रधौ ॥ १७ ॥
यथास्वं व्रणवत्
३८५- तत्र विवर्ज्यः सन्निपातजः ।
पक्वो हृन्नाभिबस्तिस्थो भिन्नोऽन्तर्बहिरेव वा ॥१८
पक्वश्चान्तः स्रवन्वक्त्रात् क्षीणस्योपद्रवान्वितः ।
३८६-एवमेव स्तनसिरा विवृताः प्राप्य योषिताम् ॥
सूतानां गर्भिणीनां वा सम्भवेच्छ्वयथुर्घनः ।
स्तने सदुग्धेऽदुग्धे वा बाह्यविद्रधिलक्षणः ॥ २०
नाडीनां सूक्ष्मवक्त्रत्वात्कन्यानां तु न जायते ।

•—०—

३८७-क्रुद्धो रुद्धगतिर्वायुः शोफशूलकरश्चरन् ॥ २१ ॥
मुष्कौ वंक्षणतः प्राप्य फलकोशाभिवाहिनीः ।
प्रपीड्य धमनीर्वृद्धिं करोति फलकोशयोः ॥ २२॥
३८८-दोषास्रमेदोमूत्रान्त्रैः स वृद्धिः सप्तधा गदः ।
मूत्रान्त्रजावप्यनिलाद्धेतुभेदस्तु केवलम् ॥ २३ ॥
३८९-वातपूर्णदृतिस्पर्शो रूक्षो वातादहेतुरुक् ।
३९०-पक्वोदुम्बरसंकाशः पित्ताद्दाहोष्मपाकवान् ॥ २४
३९१-कफाच्छीतो गुरुः स्निग्धः कण्डूमान् कठिनोऽल्परुक्
३९२-कृष्णस्फोटावृतः पित्तवृद्धिलिङ्गश्च रक्ततः ॥ २५॥
३९३-कफवन्मेदसा वृद्धिर्मृदुस्तालफलोपमः ।
३९४-मूत्रधारणशीलस्य मूत्रजः स तु गच्छतः ॥ २६॥
अम्भोभिः पूर्णदृतिवत्क्षोभं याति सरुङ्मृदुः ।
मूत्रकृच्छ्रमधस्ताच्च वलयः फलकोशयोः ॥ २७॥
३९५-वातकोपिभिराहारैः शीततोयावगाहनैः ।
धारणेरणभाराध्वविषमाङ्गप्रवर्तनैः ॥ २८ ॥
क्षोभणैः क्षुभितोऽन्यैश्च क्षुद्रान्त्रावयवं यदा ।
पवनो विगुणीकृत्य स्वनिवेशादधो नयेत् ।
कुर्याद्वंक्षणसन्धिस्थो ग्रन्थ्याभं श्वयथुं तदा ॥ २९
३९६-उपेक्ष्यमाणस्य च मुष्कवृद्धि-
माध्मानरुक्स्तम्भवतीं स वायुः ।
प्रपीडितोऽन्तः स्वनवान् प्रयाति
प्रध्मापयन्नेति पुनश्च मुक्तः ॥ ३० ॥
३९७-आन्त्रवृद्धिरसाध्योऽयं वातवृद्धिसमाकृतिः ।
रूक्षकृष्णारुणसिरातन्तुजालगवाक्षितः ॥ ३१ ॥

—०—

३९८-गुल्मोऽष्टधा पृथग्दोषैः संसृष्टैर्निचयं गतैः ।
आर्तवस्य च दोषेण नारीणां जायतेऽष्टमः ॥ ३२
३९९-ज्वरच्छर्द्यतिसाराद्यैर्वमनाद्यैश्च कर्मभिः ।
कर्शितो वातलान्यत्ति शीतं वाम्बु बुभुक्षितः ॥
यः पिबत्यनु चान्नानि लङ्घनं प्लवनादिकम् ।
सेवते देहसंक्षोभि च्छर्दिं वा समुदीरयेत् ॥ ३४ ॥
अनुदीर्णामुदीर्णान्वा वातादीन्न विमुञ्चति ।
स्नेहस्वेदावनभ्यस्य शोधनं वा निषेवते ॥ ३५ ॥
शुद्धो वाऽऽशु विदाहीनि भजते स्यन्दनानि वा
वातोल्बणास्तस्य मलाः पृथक् क्रुद्धा द्विशोऽथवा
सर्वे वा रक्तयुक्ता वा महास्रोतोऽनुशायिनः ।
ऊर्ध्वाधोमार्गमावृत्य कुर्वते शूलपूर्वकम् ॥ ३७ ॥
स्पर्शोपलभ्यं गुल्माख्यमुत्प्लुतं ग्रन्थिरूपिणम् ।
४००-कर्शनात्कफविट्पित्तैर्मार्गस्यावरणेन वा ॥ ३८ ॥
वायुः कृताशयः कोष्ठे रौक्ष्यात्काठिन्यमागतः ।
स्वतन्त्रः स्वाश्रये दुष्टः परतन्त्रः पराश्रये ॥३९ ॥
पिण्डितत्वादमूर्तोऽपि मूर्तत्वमिव संश्रितः ।
गुल्म इत्युच्यते बस्तिनाभिहृत्पार्श्वसंश्रयः ॥ ४०
४०१-वातान्मन्याशिरःशूलं ज्वरप्लीहान्त्रकूजनम् ।
व्यधः सूच्येव विट्सङ्गः कृच्छ्रादुच्छ्वसनं मुहुः ॥
स्तम्भो गात्रे मुखे शोषः कार्श्यं विषमवह्निता ।
रूक्षकृष्णत्वगादित्वं चलत्वादनिलस्य च ॥ ४२ ॥
अनिरूपितसंस्थानस्थानवृद्धिक्षयव्यथः ।
पिपीलिकाव्याप्त इव गुल्मः स्फुरति तुद्यते ॥ ४३
४०२-पित्ताद्दाहोऽम्लको मूर्च्छाविड्भेदस्वेदतृड्ज्वराः ।
हारिद्रत्वं त्वगाद्येषु गुल्मश्च स्पर्शनासहः ॥ ४४॥
दूयते दीप्यते सोष्मा स्वस्थाने दहतीव च ।
४०३-कफात्स्तैमित्यमरुचिः सदनं शिशिरज्वरः ॥ ४५॥
पीनसालस्यहृल्लासकासशुक्लत्वगादिताः ।
गुल्मोऽवगाढः कठिनो गुरुः सुप्तः स्थिरोऽल्परुक्
४०४-स्वदोषस्थानधामानः स्वे स्वे काले च रुक्कराः ।
प्रायस्
४०५- त्रयस्तु द्वन्द्वोत्था गुल्माः संसृष्टलक्षणाः
४०६-सर्वजस्तीव्ररुग्दाहः शीघ्रपाकी घनोन्नतः ।
सोऽसाध्यो
४०७- रक्तगुल्मस्तु स्त्रिया एव प्रजायते ॥ ४८॥
४०८-ऋतौ वा नवसूता वा यदि वा योनिरोगिणी ।
सेवते वातलानि स्त्री क्रुद्धस्तस्याः समीरणः ॥ ४९
निरुणद्ध्यार्तवं योन्यां प्रतिमासमवस्थितम् ।
कुक्षिं करोति तद्गर्भलिङ्गमाविष्करोति च ॥५०॥
हृल्लासदौहृदस्तन्यदर्शनं क्षामतादिकम् ।
क्रमेण वायुसंसर्गात्पित्तयोनितया च तत् ॥ ५१ ॥
शोणितं कुरुते तस्या वातपित्तोत्थगुल्मजान् ।
रुक्स्तम्भदाहातीसारतृड्ज्वरादीनुपद्रवान् ॥ ५२
गर्भाशये च सुतरां शूलं दुष्टासृगाश्रये ।
योन्याश्च स्रावदौर्गन्ध्यतोदस्पन्दनवेदनाः ॥ ५३ ॥
न चाङ्गैर्गर्भवद्गुल्मः स्फुरत्यपि तु शूलवान् ।
पिण्डीभूतः स एवास्याः कदाचित्स्पन्दते चिरात्
न चास्या वर्धते कुक्षिर्गुल्म एव तु वर्धते ।

---

(३८४) ४१६ (३८५) ४१७ (३८६) ४१८ (३८७) ४१९ (३८८) ४२० (३८९) ४२१ (३९०) ४२२ (३९१) ४२३ (३९२) ४२४ (३९३) ४२५ (३९४) ४२६ (३९५) ४२७ (३९६) ४२८ (३९७) ४२९ (३९८) ४३० (३९९) ४३१ (४००) ४३२, ४३३ (४०१) ४३५ (४०२) ४३६ (४०३) ४३७ (४०४) + + + (४०५) ४३८ (४०६) ४३९ (४०७) ४४० (४०८) ४४१

४०९-स्वदोषसंश्रयो गुल्मः सर्वो भवति तेन सः ॥ ५५
पाकं चिरेण भजते नैव वा विद्रधिः पुनः ।
पच्यते शीघ्रमत्यर्थं दुष्टरक्ताश्रयत्वतः ॥ ५६ ॥
अतः शीघ्रविदाहित्वाद्विद्रधिः सोऽभिधीयते ।
४१०-गुल्मेऽन्तराश्रये बस्तिकुक्षिहृत्प्लीहवेदनाः ॥ ५७ ॥
अग्निवर्णबलभ्रंशो वेगानां चाप्रवर्तनम् ।
४११-अतो विपर्ययो बाह्ये कोष्ठाङ्गेषु तु नातिरुक् ॥ ५८
वैवर्ण्यमवकाशस्य बहिरुन्नतताऽधिकम् ।

— ० —

४१२-साटोपमत्युग्ररुजमाध्मानमुदरे भृशम् ॥ ५९ ॥
ऊर्ध्वाधो वातरोधेन तमानाहं प्रचक्षते ।

— ० —

४१३-घनोऽष्ठीलोपमो ग्रन्थिरष्ठीलोर्ध्वं समुन्नतः ॥ ६०
आनाहलिङ्गस्तिर्यक्तु प्रत्यष्ठीला तदाकृतिः ।

— ० —

४१४-पक्वाशयाद्गुदोपस्थं वायुस्तीव्ररुजः प्रयान् ।
तूनी

— ० —

४१५- प्रतूनी तु भवेत्स एवातो विपर्यये ॥ ६१ ।
४१६-उद्गारबाहुल्यपुरीषबन्ध-
तृप्त्यक्षमत्वान्त्रविकूजनानि ।
आटोपमाध्मानमपक्तिशक्ति-
मासन्नगुल्मस्य वदन्ति चिह्नम् ॥ ६२ ॥

उदरनिदानं द्वादशोऽध्यायः ।

४१७-अथाऽत उदरनिदानं व्याख्यास्यामः ।
इति ह स्माहुरात्रेयादयो महर्षयः ।
४१८-रोगाः सर्वेऽपि मन्देऽग्नौ सुतरामुदराणि तु ।
अजीर्णान्मलिनैश्चान्नैर्जायन्ते मलसञ्चयात् ॥ १ ॥
ऊर्ध्वाधो धातवो रुद्ध्वा वाहिनीरम्बुवाहिनीः ।
प्राणाग्न्यपानान् संदूष्य कुर्युस्त्वङ्मांससन्धिगाः ॥
आध्माप्य कुक्षिमुदर-
४१९- मष्टधा तच्च भिद्यते ।
पृथग्दोषैः समस्तैश्च प्लीहबद्धक्षतोदकैः ॥ ३ ॥
४२०-तेनार्ताः शुष्कताल्वोष्ठाः शूनपादकरोदराः ।
नष्टचेष्टाबलाहाराः कृशाः प्रध्मातकुक्षयः ॥ ४ ॥
स्युः प्रेतरूपाः पुरुषा
४२१- भाविनस्तस्य लक्षणम् ।
क्षुन्नाशोऽन्नं चिरात्सर्वं सविदाहं च पच्यते ॥ ५ ॥
जीर्णाजीर्णं न जानाति सौहित्यं सहते न च ।
क्षीयते बलतः शश्वच्छ्वसित्यल्पेऽपि चेष्टिते ॥ ६
वृद्धिर्विशोऽप्रवृत्तिश्च किञ्चिच्छोफश्च पादयोः ।
रुग्बस्तिसन्धौ ततता लघ्वल्पाऽभोजनैरपि ॥७॥
राजीजन्म वलीनाशो जठरे
४२२- जठरेषु तु ।
सर्वेषु तन्द्रा सदनं मलसङ्गोऽल्पवह्निता ॥ ८ ॥
दाहः श्वयथुराध्मानमन्ते सलिलसम्भवः ।
४२३-सर्वं त्वतोयमरुणमशोफं नातिभारिकम् ॥ ९ ॥
गवाक्षितं सिराजालैः सदा गुडगुडायते ।
नाभिमन्त्रं च विष्टभ्य वेगं कृत्वा प्रणश्यति ॥
मारुतो हृत्कटीनाभिपायुवंक्षणवेदनाः ।
सशब्दो निश्चरेद्वायुर्विड्बद्धा मूत्रमल्पकम् ॥ ११
नातिमन्दोऽनलो लौल्यं न च स्याद्विरसं मुखम् ।
४२४-तत्र वातोदरे शोफः पाणिपान्मुष्ककुक्षिषु ॥ १२
कुक्षिपार्श्वोदरकटीपृष्ठरुक् पर्वभेदनम् ।
शुष्ककासोऽङ्गमर्दोऽधोगुरुता मलसङ्ग्रहः ॥ १३ ॥
श्यावारुणत्वगादित्वमकस्माद्वृद्धिह्रासवत् ।
सतोदभेदमुदरं तनुकृष्णसिराततम् ॥ १४ ॥
आध्मातदृतिवच्छब्दमाहतं प्रकरोति च ।
वायुश्चात्र सरुक्शब्दो विचरेत्सर्वतोगतिः ॥१५॥
४२५-पित्तोदरे ज्वरो मूर्च्छा दाहस्तृट् कटुकास्यता ।
भ्रमोऽतिसारः पीतत्वं त्वगादावुदरं हरित् ॥१६॥
पीतताम्रसिरानद्धं सस्वेदं सोष्म दह्यते ।
धूमायति मृदुस्पर्शं क्षिप्रपाकं प्रदूयते ॥ १७ ॥
४२६-श्लेष्मोदरेऽङ्गसदनं स्वापश्वयथुगौरवम् ।
निद्रोत्क्लेशारुचिश्वासकासशुक्लत्वगादिताः
उदरं स्तिमितं श्लक्ष्णं शुक्लराजीततं महत् ।
चिराभिवृद्धि कठिनं शीतस्पर्शं गुरु स्थिरम् ॥१९॥
४२७-त्रिदोषकोपनैस्तैस्तैः स्त्रीदत्तैश्च रजोमलैः ।
गरदूषीविषाद्यैश्च सरक्ताः सञ्चिता मलाः ॥२०॥
कोष्ठं प्राप्य विकुर्वाणाः शोषमूर्च्छाभ्रमान्वितम् ।
कुर्युस्त्रिलिङ्गमुदरं शीघ्रपाकं सुदारुणम् ॥ २१ ॥
बाधते तच्च सुतरां शीतवाताभ्रदर्शने ।
४२८-अत्याशितस्य संक्षोभाद्यानयानादिचेष्टितैः ॥२२॥
अतिव्यवायकर्माध्ववमनव्याधिकर्शनैः ।
वामपार्श्वाश्रितः प्लीहा च्युतः स्थानाद्विवर्धते ॥
शोणितं वा रसादिभ्यो विवृद्धं तं विवर्धयेत् ।
४२९-सोऽष्ठीलेवातिकठिनः प्रोन्नतः कूर्मपृष्ठवत् ॥२४॥
क्रमेण वर्धमानश्च कुक्षावुदरमावहेत् ।
श्वासकासपिपासास्यवैरस्याध्मानरुग्ज्वरैः ॥२५॥
पाण्डुत्वच्छर्दिमूर्च्छार्तिदाहमोहैश्च संयुतम् ।
अरुणाभं विवर्णं वा नीलहारिद्रराजिमत् ॥२६॥

---

(४०९) ४४२ (४१०) ४४३ (४११) ४४४ (४१२) ४४५ (४१३) ४४६ (४१४) ४४७ (४१५) ४४८ (४१६) ४३४. (४१७) ४४९ (४१८) ४५० (४१९) ४५१ (४२०) ४५२ (४२१) ४५३ (४२२) ४५४ (४२३) ४५५ (४२४) ४५६ (४२५) ४५७ (४२६) ४५८ (४२७) ४५९ (४२८) ४६० (४२९) ४६१

४३०-उदावर्तरुगानाहैर्मोहतृड्दहनज्वरैः ।
गौरवारुच्यिकाठिन्यैर्विद्यात्तत्र मलान् क्रमात् ॥
४३१-प्लीहवद्दक्षिणात्पार्श्वात् कुर्याद्यकृदपि च्युतम् ।
४३२-पक्ष्मवालैः सहान्नेन भुक्तैर्बद्धायने गुदे ॥ २८ ॥
दुर्नामभिरुदावर्तैरन्यैर्वान्त्रोपलेपिभिः ।
वर्चःपित्तकफान् रुद्ध्वा करोति कुपितोऽनिलः ॥
अपानो जठरं
४३३- तेन स्युर्दाहज्वरतृट्क्षवाः ।
कासश्वासोरुसदनं शिरोहृन्नाभिपायुरुक् ॥ ३० ॥
मलसङ्गोऽरुचिश्छर्दिरुदरं मूढमारुतम् ।
स्थिरं नीलारुणसिराराजिनद्धमराजि वा ॥३१॥
नाभेरुपरि च प्रायो गोपुच्छाकृति जायते ।
४३४-अस्थ्यादिशल्यैः सान्नैश्चेद्भुक्तैरत्यशनेन वा ॥३३॥
भिद्यते पच्यते वाऽन्त्रं तच्छिद्रैश्च स्रवन्बहिः ।
आम एव गुदादेति ततोऽल्पाल्पं स विड्रसः ॥
तुल्यः कुणपगन्धेन पिच्छिलः पीतलोहितः ।
शेषश्चापूर्य जठरं जठरं घोरमावहेत् ॥ ३४ ॥
वर्धते तदधो नाभेराशु चैति जलात्मताम् ।
उद्रिक्तदोषरूपं च व्याप्तं च श्वासतृड्भ्रमैः ॥ ३५
छिद्रोदरमिदं प्राहुः परिस्रावीति चापरे ।
४३५-प्रवृत्तस्नेहपानादेः सहसाऽऽमाम्बुपायिनः ॥ ३६ ॥
अत्यम्बुपानान्मदाग्नेः क्षीणस्यातिकृशस्य वा ।
रुद्ध्वाऽम्बुमार्गाननिलः कफश्च जलमूर्च्छितः ॥३७
वर्धयेतां तदेवाम्बु तत्स्थानादुदराश्रितौ ।
ततः स्यादुदरं तृष्णागुदस्रुतिरुजान्वितम् ॥३८॥
कासश्वासारुचियुतं नानावर्णसिराततम् ।
तोयपूर्णदृतिस्पर्शशब्दप्रक्षोभवेपथुः ॥ ३९ ॥
दकोदरं महत्स्निग्धं स्थिरमावृत्तनाभि तत् ।
४३६-उपेक्षया च सर्वेषु दोषाः स्वस्थानतश्च्युताः ॥४०
पाकाद्द्रवा द्रवीकुर्युः सन्धिस्रोतोमुखान्यपि ।
स्वेदश्च बाह्यस्रोतःसु विहतस्तिर्यगास्थितः ॥४१॥
तदेवोदकमाप्याय्य पिच्छां कुर्यात्तदा भवेत् ।
गुरूदरं स्थिरं वृत्तमाहतं च न शब्दवत् ॥४२॥
मृदु व्यपेतराजकिं नाभ्यां स्पृष्टं च सर्पति ।
तदनूदकजन्मास्मिन्कुक्षिवृद्धिस्ततोऽधिकम् ॥
सिरान्तर्धानमुदकजठरोक्तं च लक्षणम् ।
४३७-वातपित्तकफप्लीहसंनिपातदकोदरम् ॥ ४४ ॥
कृच्छ्रं यथोत्तरं
४३८- पक्षात्परं प्रायोऽपरे हतः ।
४३९-सर्वं च जातसलिलं रिष्टोक्तोपद्रवान्वितम् ॥४५॥
४४०-जन्मनैवोदरं सर्वं प्रायः कृच्छ्रतमं मतम् ।
४४१-बलिनस्तदजाताम्बु यत्नसाध्यं नवोत्थितम् ॥

पाण्डुरोग-कामला-शोफ-विसर्पनिदानं त्रयोदशोऽध्यायः ।

४४२-अथातः पाण्डुरोगकामलाशोफविसर्पनिदानं व्याख्यास्यामः । इति ह स्माहुरात्रेयादयो महर्षयः ॥
४४३-पित्तप्रधानाः कुपिता यथोक्तैः कोपनैर्मलाः ।
तत्रानिलेन बलिना क्षिप्तं पित्तं हृदि स्थितम् ॥
धमनीर्दश संप्राप्य व्याप्नुवत्सकलां तनुम् ।
श्लेष्मत्वग्रक्तमांसानि प्रदूष्यान्तरमाश्रितम् ॥२॥
त्वङ्मांसयोस्तत्कुरुते त्वचि वर्णान् पृथग्विधान् ।
पाण्डुहारिद्रहरितान् पाण्डुत्वं तेषु चाधिकम् ॥
यतोऽतः पाण्डुरित्युक्तः स रोगस्
४४४- तेन गौरवम् ।
धातूनां स्याच्च शैथिल्यमोजसश्च गुणक्षयः ॥४॥
ततोऽल्परक्तमेदस्को निःसारः स्याच्छ्लथेन्द्रियः ।
मृद्यमानैरिवाङ्गैर्ना द्रवता हृदयेन च ॥ ५ ॥
शूनाक्षिकूटवदनः कोपनः ष्ठीवनोऽल्पवाक् ।
अन्नद्विट् शिशिरद्वेषी शीर्णरोमा हतानलः ॥६॥
सन्नसक्थो ज्वरी श्वासी कर्णक्ष्वेडी भ्रमी श्रमी ।
४४५-स पञ्चधा पृथग्दोषैः समस्तैर्मृत्तिकादनात् ॥७॥
४४६-प्राग्रूपमस्य हृदयस्पन्दनं रूक्षता त्वचि ।
अरुचिः पीतमूत्रत्वं स्वेदाभावोऽल्पवह्निता ॥८॥
सादः श्रमोऽ-
४४७- निलात्तत्र गात्ररुक्तोदकम्पनम् ।
कृष्णरूक्षारुणासिरानखविण्मूत्रनेत्रता ॥ ९ ॥
शोफानाहास्यवैरस्यविट्शोषाः पार्श्वमूर्धरुक् ।
४४८-पित्ताद्धरितपीताभसिरादित्वं ज्वरस्तमः ॥१०॥
तृट्स्वेदमूर्च्छाशीतेच्छा दौर्गन्ध्यं कटुवक्त्रता ।
वर्चोभेदोऽम्लको दाहः
कफाच्छुक्लसिरादिता ॥११॥
४४९-तन्द्रा लवणवक्त्रत्वं रोमहर्षः स्वरक्षयः ।
कासश्छर्दिश्च
४५०- निचयान्मिश्रलिङ्गोऽतिदुःसहः ॥ १२ ॥
४५१-मृत्कषायाऽनिलं पित्तमूषरा मधुरा कफम् ।
दूषयित्वा रसादींश्च रौक्ष्याद्भुक्तं विरूक्ष्य च ॥१३॥
स्रोतांस्यपक्वैवापूर्य कुर्याद्रुद्ध्वा च पूर्ववत् ।

(४३०)४६२ (४३१)४६३ (४३२) ४६४ (४३३) ४६५ (४३४) ४६६ (४३५) ४६७ (४३६) ४६८ (४३७) ४६९ (४३८) ४७० (४३९) ४७१ (४४०) ४७२ (४४१) ४७३ (४४२) ४७४ (४४३) ४७५ (४४४) ४७६ (४४५) ४७७ (४४६) ४७८ (४४७) ४७९ (४४८) ४८० (४४९) ४८१ (४५०) ४८२ (४५१) ४८३

पाण्डुरोगं ततः शूननाभिपादास्यमेहनः ॥ १४ ॥
पुरीषं कृमिवन्मुञ्चेद्भिन्नं सासृक्कफं नरः ।
४५२–यः पाण्डुरोगी सेवेत पित्तलं तस्य कामलाम् ॥ १५
कोष्ठशाखाश्रयं पित्तं दग्ध्वाऽसृङ्मांसमावहेत् ।
४५३–हारिद्रनेत्रमूत्रत्वङ्नखवक्त्रशकृत्तया ॥ १६ ॥
दाहाविपाकतृष्णावान् भेकाभो दुर्बलेन्द्रियः ।
४५४–भवेत्पित्तोल्बणस्याऽसौ पाण्डुरोगादृतेऽपि च ॥
४५५–उपेक्षया च शोफाढ्या सा कृच्छ्रा कुम्भकामला
४५६–हरितश्यावपीतत्वं पाण्डुरोगे यदा भवेत् ॥ १८ ॥
वातपित्तादभ्रमस्तृष्णा स्त्रीष्वहर्षो मृदुज्वरः ।
तन्द्रा बलानलभ्रंशो लोढरं तं हलीमकम् ॥१९॥
अलसं चेति शंसति
४५७ तेषां पूर्वमुपद्रवाः ।
शोफप्रधानाः कथिताः स एवातो निगद्यते ॥२०

–०–

४५८–पित्तरक्तकफान्वायुर्दुष्टो दुष्टान् बहिःशिराः ।
नीत्वा रुद्धगतिस्तैर्हि कुर्यात्त्वङ्मांससंश्रयम्॥ २१
उत्सेधं संहतं शोफं तमाहुर्निचयादतः ।
सर्वं
४५९– हेतुविशेषैस्तु रूपभेदान्नवात्मकम् ॥ २२ ॥
दोषैः पृथग्द्वयैः सर्वैरभिघाताद्विषादपि ।
४६०–द्विधा वा निजमागन्तुं सर्वाङ्गैकाङ्गजं च तम् ॥ २३
पृथून्नतग्रथितताविशेषैश्च त्रिधा विदुः ।
४६१–सामान्यहेतुः शोफानां दोषजानां विशेषतः ॥ २४
व्याधिकर्मोपवासादिक्षीणस्य भजतो द्रुतम् ।
अतिमात्रमथान्यस्य गुर्वम्ललस्निग्धशीतलम् ॥ २५
लवणक्षारतीक्ष्णोष्णशाकाम्बुस्वप्नजागरम् ।
मृद्ग्राम्यमांसवल्लूरमजीर्णश्रममैथुनम् ॥ २६ ॥
पदातेर्मार्गगमनं यानेन क्षोभिणाऽपि वा ।
श्वासकासातिसारार्शोजठरप्रदरज्वराः ॥ २७ ॥
विषूच्यलसकच्छर्दिगर्भवीसर्पपाण्डवः ।
अन्ये च मिथ्योपक्रान्तास्तैर्दोषा वक्षसि स्थिताः
ऊर्ध्वं शोफमधोबस्तौ मध्ये कुर्वन्ति मध्यगाः ।
सर्वाङ्गगाः सर्वगतं प्रत्यङ्गेषु तदाश्रयाः ॥ २९ ॥
४६२–तत्पूर्वरूपं दवथुः सिरायामोऽङ्गगौरवम् ।
४६३–वाताच्छोफश्चलो रूक्षः खररोमारुणासितः ॥ ३०
सङ्कोचस्पन्दहर्षार्तितोदभेदप्रसुप्तिमान् ।
क्षिप्रोत्थानशमः शीघ्रमुन्नमेत्पीडितस्तनुः ॥ ३१ ॥
स्निग्धोष्णमर्दनैः शाम्येद्रात्रावल्पो दिवा महान् ।
त्वक् च सर्षपलिप्तेव तस्मिंश्चिमिचिमायते ॥ ३२
४६४–पीतरक्तासिताभासः पित्तादाताम्ररोमकृत् ।
शीघ्रानुसारप्रशमो मध्ये प्राग्जायते तनुः ॥ ३३ ॥
सतृड्दाहज्वरस्वेदद्रवक्लेदमदभ्रमः ।
शीताभिलाषी विड्भेदी गन्धी स्पर्शासहो मृदुः
४६५–कण्डूमान् पाण्डुरोमत्वक्कठिनः शीतलो गुरुः ।
स्निग्धः श्लक्ष्णः स्थिरःस्त्यानो निद्राच्छर्द्यग्निसादकृत्
आक्रान्तो नोन्नमेत्कृच्छ्रशमजन्मा निशाबलः ।
स्रवेन्नासृक्चिरात्पिच्छां कुशशस्त्रादिविक्षतः ॥
स्पर्शोष्णकाङ्क्षी च कफात्
४६६– यथास्वं द्वन्द्वजास्त्रयः ।
संकराद्धेतुलिङ्गानां
४६७– निचयान्निचयात्मकः ॥ ३७ ॥
४६८–अभिघातेन शस्त्रादिच्छेदभेदक्षतादिभिः ।
हिमानिलोदध्यनिलैर्भल्लातकपिकच्छुजैः ॥ ३८ ॥
रसैः शूकैश्च संस्पर्शाच्छ्वयथुः स्याद्विसर्पवान् ।
भृशोष्मा लोहिताभासः प्रायशः पित्तलक्षणः ॥
४६९–विषजः सविषप्राणिपरिसर्पणमूत्रणात् ।
दंष्ट्रादन्तनखापातादविषप्राणिनामपि ॥ ४० ॥
विण्मूत्रशुक्रोपहतमलवद्वस्त्रसंकरात् ।
विषवृक्षानिलस्पर्शाद्गरयोगावचूर्णनात् ॥ ४१ ॥
मृदुश्चलोऽवलम्बी च शीघ्रदाहरुजाकरः ।
४७०–नवोऽनुपद्रवः शोफः साध्योऽसाध्यः पुरेरितः

–०–

४७१–स्याद्विसर्पोऽभिघातान्तैर्दोषैर्दूष्यैश्च शोफवत् ।
४७२–अधिष्ठानं च तं प्राहुर्बाह्यान्तरुभयाश्रयात् ॥ ४३
यथोत्तरं च दुःसाध्य-
४७३– स्तत्र दोषा यथायथम् ।
प्रकोपणैः प्रकुपिता विशेषेण विदाहिभिः ॥४४॥
देहे शीघ्रं विसर्पन्ति तेऽन्तरन्तःस्थिता बहिः ।
बहिःस्था द्वितये द्विस्था
४७४– विद्यात्तत्रान्तराश्रयम् ॥४५॥
मर्मोपतापात्संमोहादयनानां विघट्टनात् ।
तृष्णातियोगाद्वेगानां विषमं च प्रवर्तनात् ॥४६
आशु चाग्निबलभ्रंशादतो बाह्यं विपर्ययात् ।
४७५–तत्र वातात्परीसर्पो वातज्वरसमव्यथः ॥ ४७ ॥
शोफस्फुरणनिस्तोदभेदायामार्तिहर्षवान् ।
४७६–पित्ताद्द्रुतगतिः पित्तज्वरलिङ्गोऽतिलोहितः ॥
४७७–कफात्कण्डूयुतः स्निग्धः कफज्वरसमानरुक् ।
४७८–स्वदोषलिङ्गैश्चीयन्ते सर्वे स्फोटैरुपेक्षिताः ॥४९॥
ते पक्वभिन्नाः स्वं स्वं च बिभ्रति व्रणलक्षणम् ।
४७९–वातपित्ताज्ज्वरच्छर्दिमूर्च्छातीसारतृड्भ्रमैः ॥
अस्थिभेदाग्निसदनतमकारोचकैर्युतः ।
करोति सर्वमङ्गं च दीप्ताङ्गारावकीर्णवत् ॥५१॥

---

(४५२) ४८४ (४५३) ४८५ (४५४) ४८६ (४५५) ४८७ (४५६) ४८८ (४५७) ४८९ (४५८) ४९० (४५९) ४९१ (४६०) ४९२ (४६१) ४९३ (४६२) ४९४ (४६३) ४९५ (४६४) ४९६ (४६५) ४९७ (४६६) ४९८ (४६७) ४९९ (४६८) ५०० (४६९) ५०१ (४७०) ५०२ (४७१) ५०३ (४७२) ५०४ (४७३) ५०५ (४७४) ५०६ (४७५) ५०७ (४७६) ५०८ (४७७) ५०९ (४७८) ५१० (४७९) ५११

यं यं देशं विसर्पश्च विसर्पति भवेत्स सः।
शान्ताङ्गारासितो नीलो रक्तो वाऽऽशु च चीयते
अग्निदग्ध इव स्फोटैः शीघ्रगत्वाद्द्रुतं च सः।
मर्मानुसारी वीसर्पः स्याद्वातोऽतिबलस्ततः॥
व्यथेताङ्गं हरेत्संज्ञां निद्रां च श्वासमीरयेत्।
हिध्मां च स गतोऽवस्थामीदृशीं लभते न ना॥
क्वचिच्छर्मारतिग्रस्तो भूमिशय्यासनादिषु।
चेष्टमानस्ततः क्लिष्टो मनोदेहश्रमोद्भवाम्॥ ५५
दुष्प्रबोधोऽश्नुते निद्रां सोऽग्निवीसर्प उच्यते।
४८०-कफेन रुद्धः पवनो भित्वा तं बहुधा कफम्॥ ५६
रक्तं वा वृद्धरक्तस्य त्वक्सिरास्नावमांसगम्।
दूषयित्वा च दीर्घाणुवृत्तस्थूलखरात्मनाम्॥ ५७
ग्रन्थीनां कुरुते मालां रक्तानां तीव्ररुग्ज्वराम्।
श्वासकासातिसारास्यशोषहिध्मावमिभ्रमैः॥ ५८
मोहवैवर्ण्यमूर्च्छाङ्गभङ्गाग्निसदनैर्युताम्।
इत्ययं ग्रथिवीसर्पः कफमारुतकोपजः॥ ५९॥

४८१-कफपित्ताज्ज्वरः स्तम्भो निद्रातन्द्राशिरोरुजः।
अङ्गावसादविक्षेपप्रलापारोचकभ्रमाः॥ ६०॥
मूर्च्छाग्निहानिर्भेदोऽस्थ्नां पिपासेन्द्रियगौरवम्।
आमोपवेशनं लेपः स्रोतसां स च सर्पति॥ ६१॥
प्रायेणामाशये गृह्णन्नेकदेशं न चातिरुक्।
पिटकैरवकीर्णोऽति पीतलोहितपाण्डुरैः॥ ६२॥
मेचकाभोऽसितस्निग्धो मलिनः शोफवान् गुरुः
गम्भीरपाकः प्राज्योष्मा स्पृष्टः क्लिन्नोऽवदीर्यते॥
पङ्कवच्छीर्णमांसश्च स्पष्टस्नायुसिरागणः।
शवगन्धिश्च वीसर्पं कर्दमाख्यमुशन्ति तम्॥
४८२-सर्वजो लक्षणैः सर्वैः सर्वधात्वतिसर्पणः।
४८३-बाह्यहेतोः क्षतात्क्रुद्धः सरक्तं पित्तमीरयन्॥ ६५
विसर्पं मारुतः कुर्यात् कुलत्थसदृशैश्चितम्।
स्फोटैः शोफज्वररुजादाहाढ्यं श्यावलोहितम्॥
४८४-पृथग्दोषैस्त्रयः साध्या द्वन्द्वजाश्चानुपद्रवाः।
असाध्यौ क्षतसर्वोत्थौ सर्वे चाक्रान्तमर्मकाः॥
शीर्णस्नायुसिरामांसाः प्रक्लिन्नाः शवगन्धयः।

कुष्ठ-श्वित्र-कृमिनिदानं चतुर्दशोऽध्यायः।

४८५-अथाऽतः कुष्ठश्वित्रकृमिनिदानं व्याख्यास्यामः।
इति ह स्माहुरात्रेयादयो महर्षयः।
४८६-मिथ्याहारविहारेण विशेषेण विरोधिना।
साधुनिन्दावधान्यस्वहरणाद्यैश्च सेवितैः॥ १॥
पाप्मभिः कर्मभिः सद्यःप्राक्तनैर्वेरिता मलाः।
सिराः प्रपद्य तिर्यग्गास्त्वग्लसीकासृगामिषम्॥
दूषयन्ति श्लथीकृत्य निश्चरन्तस्ततो बहिः।
त्वचः कुर्वन्ति वैवर्ण्यं दुष्टाः कुष्ठमुशन्ति तत्॥
४८७-कालेनोपेक्षितं यस्मात्सर्वं कुष्णाति तद्वपुः।
४८८-प्रपद्य धातून्व्याप्यान्तः सर्वान् संक्लेद्य चावहेत्।
सस्वेदक्लेदसंकोथान् कृमीन्सूक्ष्मान्सुदारुणान्।
रोमत्वक्स्नायुधमनीतरुणास्थीनि यैः क्रमात्॥
भक्षयेच्छ्वित्रमस्माच्च कुष्ठबाह्यमुदाहृतम्।
४८९-कुष्ठानि सप्तधा दोषैः पृथङ्मिश्रैः समागतैः॥ ६
४९०-सर्वेष्वपि त्रिदोषेषु व्यपदेशोऽधिकत्वतः
४९१-वातेन कुष्ठं कापालं
४९२- पित्तादौदुम्बरं।
४९३- कफात्॥ ७॥
मंडलाख्यं विवर्चां च

४९४- ऋक्षाख्यं वातपित्तजम्।
४९५-चर्मैककुष्ठं किटिभसिध्मालसविपादिकाः॥ ८॥
वातश्लेष्मोद्भवाः
४९६- श्लेष्मपित्ताद्दद्रुशतारुषी।
पुण्डरीकं सविस्फोटं पामा चर्मदलं तथा॥ ९॥
४९७-सर्वैः स्यात्काकणं
४९८- पूर्वं त्रिकं दद्रु सकाकणम्।
पुण्डरीकर्क्षजिह्वे च महाकुष्ठानि सप्त तु॥ १०॥
४९९-अतिश्लक्ष्णखरस्पर्शस्वेदास्वेदाविवर्णताः।
दाहः कण्डूस्त्वचि स्वापस्तोदः कोठोन्नतिः श्रमः
व्रणानामधिकं शूलं शीघ्रोत्पत्तिश्चिरास्थितिः।
रूढानामपि रूक्षत्वं निमित्तेऽल्पेऽपि कोपनम्॥
रोमहर्षोऽसृजः कार्ष्ण्यं कुष्ठलक्षणमग्रजम्।
५००-कृष्णारुणकपालाभं रूक्षं सुप्तं खरं तनु॥ १३॥
विसृतासमपर्यन्तं हृषितैर्लोमभिश्चितम्॥
तोदाढ्यमल्पकण्डूकं कापालं शीघ्रसर्पि च॥ १४॥
५०१-पक्वोदुम्बरताम्रत्वग्रोमगौरसिराचितम्।
बहलं बहलक्लेदरक्तं दाहरुजाधिकम्॥ १५॥
आशूत्थानावदरणकृमि विद्यादुदुम्बरम्।

(४८०) ५१२ (४८१) ५१३ (४८२) ५१४ (४८३) ५१५ (४८४) ५१६ (४८५) ५१७ (४८६) ५१८ (४८७) ५१९ (४८८) ५२० (४८९) ५२१ (४९०) ५२२ (४९१) ५२३ (४९२) ५२४ (४९३) ५२५ (४९४) ५२६ (४९५) ५२७ (४९६) ५२८ (४९७) ५२९ (४९८) ५३० (४९९) ५३१ (५००) ५३२ (५०१) ५३३

५०२–स्थिरं स्त्यानं गुरु स्निग्धं श्वेतरक्तमनाशुगम् ॥
अन्योन्यसक्तमुत्सन्नं बहुकुण्डूस्रुतिक्रिमि ।
श्लक्ष्णपीताभपर्यन्तं मण्डलं परिमण्डलम् ॥ १७ ॥
५०३–सकण्डूपिटिका श्यावा लसीकाढ्या विचर्चिका ।
५०४–परुषं तनु रक्तान्तमन्तःश्यावं समुन्नतम् ॥ १८ ॥
सतोददाहरुक्क्लेदं कर्कशैः पिटिकैश्चितम् ।
ऋक्षजिह्वाकृति प्रोक्तमृक्षजिह्वं बहुक्रिमि ॥ १९ ॥
५०५–हस्तिचर्मखरस्पर्शं चर्म-
५०६– एकाख्यं महाश्रयम् ।
अस्वेदं मत्स्यशकलसंनिभं
५०७– किटिभं पुनः ॥ २० ॥
रूक्षं किणखरस्पर्शं कण्डुमत्परुषासितम् ।
५०८–सिध्मं रूक्षं बहिः स्निग्धमन्तर्घृष्टं रजः किरेत् ॥
श्लक्ष्णस्पर्शं तनु श्वेतताम्रं दौग्धिकपुष्पवत् ।
प्रायेण चोर्ध्वकाये स्याद्
५०९– गण्डैः कण्डूयुतैश्चितम् ॥ २२ ॥
रक्तैरलसकम्
५१०– पाणिपाददार्यो विपादिकाः ।
तीव्रार्त्यो मन्दकण्ड्वश्च सरागपिटिकाचिताः ॥ २३
५११–दीर्घप्रतानदूर्वावदतसीकुसुमच्छविः ।
उत्सन्नमण्डला दद्रुः कण्डूमत्यनुषङ्गिणी ॥ २४ ॥
५१२–स्थूलमूलं सदाहार्ति रक्तश्यावं बहुव्रणम् ।
शतारुः क्लेदजन्त्वाढ्यं प्रायशः पर्वजन्म च ॥ २५
५१३–रक्तान्तमन्तरा पाण्डु कण्डूदाहरुजान्वितम् ।
सोत्सेधमाचितं रक्तैः पद्मपत्रमिवांशुभिः ॥ २६ ॥
घनभूरिलसीकासृक्प्रायमाशु विभेदि च ।
पुण्डरीकं
५१४– तनुत्वग्भिश्चितं स्फोटैः सितारुणैः ॥ २७ ॥
विस्फोटः
५१५– पिटिकाः पामा कण्डूक्लेदरुजाधिकाः ।
सूक्ष्माः श्यावारुणा बह्व्यः प्रायः स्फिक्पाणिकूर्परे
५१६–सस्फोटमस्पर्शसहं कण्डूषातोददाहवत् ।
रक्तं दलच्चर्मदलं
५१७– काकणं तीव्रदाहरुक् ॥ २९ ॥
पूर्वं रक्तं च कृष्णं च काकणन्तीफलोपमम् ।
कुष्ठलिङ्गैर्युतं सर्वैर्नैकवर्णं ततो भवेत् ॥ ३० ॥
५१८–दोषभेदीयविहितैरादिशेल्लिङ्गकर्मभिः ।
कुष्ठेषु दोषोल्बणतां
५१९– सर्वदोषोल्बणं त्यजेत् ॥ ३१ ॥
रिष्टोक्तं यच्च यच्चास्थि मज्जशुक्रसमाश्रयम् ।

५२०–याप्यं मेदोगतं
५२१– कृच्छ्रं पित्तद्वन्द्वास्रमांसगम् ॥ ३२ ॥
५२२–अकृच्छ्रं कफवाताढ्यं त्वक्स्थमेकमलं च यत् ।
५२३–तत्र त्वचि स्थिते कुष्ठे तोदवैवर्ण्यरूक्षताः ॥ ३३
५२४–स्वेदस्वापश्वयथवः शोणिते
५२५– पिशिते पुनः ।
पाणिपादाश्रिताः स्फोटाः क्लेदः संधिषु चाधिकम्
५२६–कौण्यं गतिक्षयोऽङ्गानां दलनं स्याच्च मेदसि ।
५२७–नासाभङ्गोऽस्थिमज्जस्थे नेत्ररागः स्वरक्षयः ॥ ३५
क्षते च कृमयः
५२८–शुक्रे स्वदारापत्यबाधनम् ।
५२९–यथापूर्वं च सर्वाणि स्युर्लिङ्गान्यसृगादिषु ॥ ३६ ॥

–०–

५३०–कुष्ठैकसम्भवं श्वित्रं किलासं दारुणं च तत् ।
निर्दिष्टमपरिस्रावि त्रिधातूद्भवसंश्रयम् ॥ ३७ ॥
५३१–वाताद्रूक्षारुणं पित्तात्ताम्रं कमलपत्रवत् ।
सदाहं रोमविध्वंसि कफाच्छ्वेतं घनं गुरु ॥ ३८
सकण्डु च क्रमाद्रक्तमांसमेदःसु चादिशेत् ।
५३२–वर्णेनैवेदृगुभयं कृच्छ्रं तच्चोत्तरोत्तरम् ॥ ३९ ॥
५३३–अशुक्लरोमाबहलमसंसृष्टं मिथो नवम् ।
५३४–अनग्निदग्धजं साध्यं श्वित्रं
वर्ज्यमतोऽन्यथा ॥ ४० ॥
गुह्यपाणितलौष्ठेषु जातमप्यचिरंतनम् ।
५३५–स्पर्शैकाहारशय्यादिसेवनात्प्रायशो गदाः ॥ ४१
सर्वे संचारिणो नेत्रत्वग्विकारा विशेषतः ।

— ० —

५३६–कृमयस्तु द्विधा प्रोक्ता बाह्याभ्यन्तरभेदतः ॥ ४२
५३७–बहिर्मलकफासृग्विड्जन्मभेदाच्चतुर्विधाः ।
५३८–नामतो विंशतिविधा
५३९– बाह्यास्तत्रासृजोद्भवाः ॥ ४३
तिलप्रमाणसंस्थानवर्णाः केशाम्बराश्रयाः ।
बहुपादाश्च सूक्ष्माश्च यूका लिक्षाश्च नामतः ॥ ४४
५४०–द्विधा ते कोठपिटिकाकण्डूगण्डान् प्रकुर्वते ।
कुष्ठैकहेतवोऽन्तर्जाः
५४१– श्लेष्मजास्तेषु चाधिकम् ॥ ४५ ॥
मधुरान्नगुडक्षीरदधिसक्तुनवौदनैः ।
५४२–शकृज्जा बहुविड्धान्यपर्णशाकोलकादिभिः ॥ ४६
५४३–कफादामाशये जाता वृद्धाः सर्पन्ति सर्वतः ।
५४४–पृथुब्रध्नाभाः केचित् केचिद्गण्डूपदोपमाः ४७
रूढधान्याङ्कुराकारास्तनुदीर्घास्तथाऽणवः ।

---

(५०२) ५३४ (५०३) ५३५ (५०४) ५३६ (५०५) ५३७ (५०६) ५३८ (५०७) ५३९ (५०८) ५४० (५०९) ५४१ (५१०) ५४२ (५११) ५४३ (५१२) ५४४ (५१३) ५४५ (५१४) ५४६ (५१५) ५४७ (५१६) ५४८ (५१७) ५४९ (५१८) ५५० (५१९) ५५१ (५२०) ५५२ (५२१) ५५३ (५२२) ५५४ (५२३) ५५५ (५२४) ५५६ (५२५) ५५७ (५२६) ५५८ (५२७) ५५९ (५२८) ५६० (५२९) ५६१ (५३०) ५६२ (५३१) ५६३ (५३२) ५६४ (५३३) ५६५ (५३४) ५६६ (५३५) ५६७ (५३६) ५६८ (५३७) ५६९ (५३८) ५७० (५३९) ५७१ (५४०) ५७२ (५४१) ५७३ (५४२) ५७४ (५४३) ५७५ (५४४) ५७६

५४५-श्वेतास्ताम्रावभासाश्च
५४६- नामतः सप्तधा तु ते ॥ ४८ ॥
अन्त्रादा उदरावेष्टा हृदयादा महारुहाः ।
चुरवो दर्भकुसुमाः सुगन्धा-
५४७- स्ते च कुर्वते ॥ ४९ ॥
हृल्लासमास्यस्रवणमविपाकमरोचकम् ।
मूर्छाच्छर्दिज्वरानाहकार्श्यक्षवथुपीनसान् ॥ ५०
५४८-रक्तवाहिशिरोत्थाना रक्तजा जन्तवोऽणवः ।
अपादा वृत्तताम्राश्च सौक्ष्म्यात्केचिददर्शनाः ॥५१
५४९-केशादा लोमविध्वंसा लोमद्वीपा उदुम्बराः ।
षट् ते कुष्ठैककर्माणः सहसौरसमातरः ॥ ५२ ।
५५०-पक्वाशये पुरीषोत्था जायन्तेऽधोविसर्पिणः ।
५५१-वृद्धास्ते स्युर्भवेयुश्च ते यदाऽऽमाशयोन्मुखाः ॥
तदास्योद्गारनिःश्वासा विड्गन्धानुविधायिनः ।
५५२-पृथुवृत्ततनुस्थूलाः श्यावपीतसितासिताः ॥५४॥
५५३-ते पञ्च नाम्ना क्रिमयः ककेरुकमकेरुकाः ।
सौसुरादाः सलूनाख्या लेलिहा
५५४- जनयन्ति च ॥ ५५ ॥
विड्भेदशूलविष्टम्भकार्श्यपारुष्यपाण्डुताः ।
रोमहर्षाग्निसदनगुदकण्डूर्विनिर्गमात् ॥ ५६ ॥

वातव्याधिनिदानं पञ्चदशोऽध्यायः

५५५-अथाऽतो वातव्याधिनिदानं व्याख्यास्यामः ।
इति ह स्माहुरात्रेयादयो महर्षयः ॥ १
५५६-सर्वार्थानर्थकरणे विश्वस्यास्यैककारणम् ।
अदुष्टदुष्टः पवनः शरीरस्य विशेषतः ॥ १ ॥
५५७-स विश्वकर्मा विश्वात्मा विश्वरूपः प्रजापतिः ।
स्रष्टा धाता विभुर्विष्णुः संहर्ता मृत्युरन्तकः ॥
तददुष्टौ प्रयत्नेन यतितव्यमतः सदा ।
५५८-तस्योक्तं दोषविज्ञाने कर्म प्राकृतवैकृतम् ॥ ३ ॥
समासाद्व्यासतो दोषभेदीये नाम धाम च ।
प्रत्येकं पञ्चधा चारो व्यापारश्चे-
५५९- ह वैकृतम् ॥ ४ ॥
तस्योच्यते विभागेन सनिदानं सलक्षणम् ।
५६०-धातुक्षयकरैर्वायुः कुप्यत्यातिनिषेवितैः ॥ ५ ॥
चरन् स्रोतःसु रिक्तेषु भृशं तान्येव पूरयन् ।
तेभ्योऽन्यदोषपूर्णेभ्यः प्राप्य वाऽऽवरणं बली ॥
५६१-तत्र पक्वाशये क्रुद्धः शूलानाहान्त्रकूजनम् ।
मलरोधाश्मवर्ध्मार्शस्त्रिकपृष्ठकटीग्रहम् ॥ ७ ॥
करोत्यधरकायेषु तांस्तान्कृच्छ्रानुपद्रवान् ।
५६२-आमाशये तृड्वमथुश्वासकासविषूचिकाः ॥ ८ ॥
कण्ठोपरोधमुद्गारान् व्याधीनूर्ध्वं च नाभितः ।
५६३-श्रोत्रादिष्विन्द्रियवधं
५६४- त्वचि स्फुटनरूक्षते ॥ ९ ॥
५६५-रक्ते तीव्रा रुजः स्वापं तापं रागं विवर्णताम् ।
अरुच्यङ्गस्य विष्टम्भमरुचिं कृशतां भ्रमम् ॥ १०
५६६-मांसमेदोगतो ग्रन्थींस्तोदाढ्यान् कर्कशान् श्रमम्
गुर्वङ्गं चातिरुक्स्तब्धमुष्टिदण्डहतोपमम् ॥ ११ ॥
५६७-अस्थिस्थः सक्थिसन्ध्यस्थिशूलं तीव्रं बलक्षयम् ।
५६८-मज्जस्थोऽस्थिषु सौषिर्यमस्वप्नं संततां रुजम्
५६९-शुक्रस्य शीघ्रमुत्सर्गं सङ्गं विकृतिमेव वा ।
तद्वद्गर्भस्य शुक्रस्थः
५७०- सिरास्वाध्मानरिक्तते ॥ १३ ॥
तत्स्थः
५७१- स्नावास्थितः कुर्याद्गृध्रस्यायामकुब्जताः ।
५७२-वातपूर्णदृतिस्पर्शं शोफं सन्धिगतोऽनिलः ॥ १४
प्रसारणाकुञ्चनयोः प्रवृत्तिं च सवेदनाम् ।
५७३-सर्वाङ्गसंश्रयस्तोदभेदस्फुरणभञ्जनम् ॥ १५ ॥
स्तम्भनाक्षेपणं स्वापसन्ध्याकुञ्चनकम्पनम् ।
५७४-यदा तु धमनीः सर्वाः क्रुद्धोऽभ्येति मुहुर्मुहुः ॥
तदाङ्गमाक्षिपत्येष व्याधिराक्षेपकः स्मृतः ।
५७७-अधः प्रतिहतो वायुर्व्रजन्नूर्ध्वं हृदाश्रिताः ॥ १७
नाडीः प्रविश्य हृदयं शिरः शङ्खौ च पीडयन् ।
आक्षिपेत्परितो गात्रं धनुर्वच्चास्य नामयेत् ॥ १८
कृच्छ्रादुच्छ्वसिति स्तब्धस्रस्तमीलितदृक्ततः ।
कपोत इव कूजेच्च निःसंज्ञः सोऽपतन्त्रकः ॥ १९
५७६-स एव चापतानाख्यो
मुक्ते तु मरुता हृदि ।
अश्नुवीत मुहुः स्वास्थ्यं मुहुरस्वास्थ्यमावृते ॥ २०
५७८-गर्भपातसमुत्पन्नः शोणितातिस्रवोत्थितः ।
अभिघातसमुत्थश्च दुश्चिकित्स्यतमो हि सः ॥
५७९-मन्ये संस्तभ्य वातोऽन्तरायच्छन् धमनीर्यदा ।
व्याप्नोति सकलं देहं जत्रुरायम्यते तदा ॥ २२ ॥
अन्तर्धनुरिवाङ्गं च वेगैः स्तम्भं च नेत्रयोः ।
करोति जृम्भां दशनं दशनानां कफोद्गमम् ॥ २३
पार्श्वयोर्वेदनां वाक्यहनुपृष्ठशिरोग्रहम् ।
अन्तरायाम इत्येष

---

(५४५) ५७७ (५४६) ५७८ (५४७) ५७९ (५४८) ५८० (५४९) ५८१ (५५०) ५८२ (५५१) ५८३ (५५२) ५८४ (५५३) ५८५ (५५४) ५८६ (५५५) ५८७ (५५६) ५८८ (५५७) ५८९ (५५८) ५९० (५५९) ५९१ (५६०) ५९२ (५६१) ५९३ (५६२) ५९४ (५६३) ५९५ (५६४) ५९६ (५६५) ५९७ (५६६) ५९८ (५६७) ५९९ (५६८) ६०० (५६९) ६०१ (५७०) ६०२ (५७१) ६०३ (५७२) ६०४ (५७३) ६०५ (५७४) ६०६ (५७५) ६०७ (५७६) ६०८ (५७७) ६०९ (५७८) ६१० (५७९) ६११

५८०- बाह्यायामश्च तद्विधः ॥ २४ ॥
देहस्य बहिरायामात्पृष्ठतो ह्रियते शिरः ।
उरश्चोत्क्षिप्यते तत्र कन्धरा चावमृद्यते ॥ २५ ॥
दन्तेष्वास्ये च वैवर्ण्यं प्रस्वेदः स्रस्तगात्रता ।
बाह्यायामं धनुष्कम्पं ब्रुवते वेगिनं च तम् ॥ २६
५८१-व्रणं मर्माश्रितं प्राप्य समीरणसमीरणात् ।
व्यायच्छन्ति तनुं दोषाः सर्वामापादमस्तकम् ॥
तृष्यतः पाण्डुगात्रस्य व्रणायामः स वर्जितः ।
५८२-गते वेगे भवेत्स्वास्थ्यं सर्वेष्वाक्षेपकेषु च ॥ २८॥
५८३-जिह्वातिलेखनाच्छुष्कभक्षणादभिघाततः ।
कुपितो हनुमूलस्थः स्रंसयित्वाऽनिलो हनू ॥२९
करोति विवृतास्यत्वमथवा संवृतास्यताम् ।
हनुस्रंसः स तेन स्यात्कृच्छ्राच्चर्वणभाषणम् ॥ ३०
५८४-वाग्वाहिनीशिरासंस्थो जिह्वां स्तम्भयतेऽनिलः ।
जिह्वास्तंभः स तेनान्नपानवाक्येष्वनीशता ॥ ३१
५८५-शिरसा भारहरणादतिहास्यप्रभाषणात् ।
उत्त्रासवक्त्रक्षवथुखरकार्मुककर्षणात् ॥ ३२ ॥
विषमादुपधानाच्च कठिनानां च चर्वणात् ।
वायुर्विवृद्धस्तैस्तैश्च वातलैरूर्ध्वमास्थितः ॥ ३३ ॥
वक्रीकरोति वक्त्रार्धमुक्तं हसितमीक्षितम् ।
ततोऽस्य कम्पते मूर्धा वाक्सङ्गः स्तब्धनेत्रता ॥
दन्तचालः स्वरभ्रंशः श्रुतिहानिः क्षवग्रहः ।
गंधाज्ञानं स्मृतेर्मोहस्त्रासः सुप्तस्य जायते ॥ ३५ ॥
निष्ठीवः पार्श्वतो यायादेकस्याक्ष्णो निमीलनम् ।
जत्रोरूर्ध्वं रुजा तीव्रा शरीरार्धेऽधरेऽपि वा ॥ ३६
तमाहुरर्दितं केचिदेकायाममथापरे ।
५८६-रक्तमाश्रित्य पवनः कुर्यान्मूर्धधराः सिराः ॥ ३७
रूक्षाः सवेदनाः कृष्णाः सोऽसाध्यः स्यात्सिराग्रहः
५८७-गृहीत्वाऽर्धं तनोर्वायुः सिराः स्नायुर्विशोष्य च
पक्षमन्यतरं हन्ति सन्धिबन्धान् विमोक्षयन् ।
कृत्स्नोऽर्धकायस्तस्य स्यादकर्मण्यो विचेतनः ३९
एकाङ्गरोगं तं केचिदन्ये पक्षवधं विदुः ।
५८८-सर्वाङ्गरोगं तद्वच्च सर्वकायाश्रितेऽनिले ॥ ४० ।
५८९-शुद्धवातहतः पक्षः कृच्छ्रसाध्यतमो मतः ।
कृच्छ्रस्त्वन्येन संसृष्टो विवर्ज्यः क्षयहेतुकः ॥ ४१
५९०-आमबद्धायनः कुर्यात्संस्तभ्याङ्गं कफान्वितः ।
असाध्यं हतसर्वेहं दण्डवद्दण्डकं मरुत् ॥ ४२ ॥
५९१-अंसमूलस्थितो वायुः सिराः संकोच्य तत्रगाः ।
बाहुप्रस्पन्दितहरं जनयत्यपबाहुकम् ॥ ४३ ॥
५९२-तलं प्रत्यङ्गुलीनां या कण्डरा बाहुपृष्ठतः ।
बाहुचेष्टापहरणी विश्वाची नाम सा स्मृता ॥ ४४
५९३-वायुःकट्यां स्थितः सक्थ्नः कण्डरामाक्षिपेद्यदा
तदा खञ्जो भवेज्जन्तुः पङ्गुः सक्थ्नोर्द्वयोरपि ॥
५९४-कम्पते गमनारम्भे खञ्जन्निव च याति यः ।
कलायखञ्जं तं विद्यान्मुक्तसन्धिप्रबन्धनम् ॥ ४६
५९५-शीतोष्णद्रवसंशुष्कगुरुस्निग्धैर्निषेवितैः ।
जीर्णाजीर्णे तथाऽऽयाससंक्षोभस्वप्नजागरैः ॥ ४७
सश्लेष्ममेदःपवनमाममत्यर्थसंचितम् ।
अभिभूयेतरं दोषमूरू चेत्प्रतिपद्यते ॥ ४८ ॥
सक्थ्यस्थीनि प्रपूर्यान्तः श्लेष्मणा स्तिमितेन तत्
तदा स्तभ्नाति तेनोरू स्तब्धौ शीतावचेतनौ ॥
परकीयाविव गुरू स्यातामतिभृशव्यथौ ।
ध्यानाङ्गमर्दस्तैमित्यतन्द्राच्छर्द्यरुचिज्वरैः ॥ ५० ॥
संयुतौ पादसदनकृच्छ्रोद्धरणसुप्तिभिः ।
तमूरुस्तम्भमित्याहुराढ्यवातमथापरे ॥ ५१ ॥
५९६-वातशोणितजः शोफो जानुमध्ये महारुजः ।
ज्ञेयः क्रोष्टुकशीर्षश्च स्थूलः क्रोष्टुकशीर्षवत् ॥ ५२
५९७-रुक् पादे विषमन्यस्ते श्रमाद्वा जायते यदा ।
वातेन गुल्फमाश्रित्य तमाहुर्वातकण्टकम् ॥ ५३
५९८-पार्ष्णिं प्रत्यङ्गुलीनां या कण्डरा मारुतार्दिता ।
सक्थ्युत्क्षेपं निगृह्णाति गृध्रसीं तां प्रचक्षते ॥५४
५९९-विश्वाची गृध्रसी चोक्ता खल्ली तीव्ररुजान्विता ।
६००-हृष्येते चरणौ यस्य भवेतां च प्रसुप्तवत् ॥ ५५ ॥
पादहर्षः स विज्ञेयः कफमारुतकोपजः ।
६०१-पादयोः कुरुते दाहं पित्तासृक्सहितोऽनिलः ५६
विशेषतश्चंक्रमिते पाददाहं तमादिशेत् ॥

---

(५८०) ६१२ (५८१) ६१३ (५८२) ६१४ (५८३) ६१५ (५८४) ६१६ (५८५) ६१७ (५८६) ६१८ (५८७) ६१९ (५८८) ६२० (५८९) ६२१ (५९०) ६२२ (५९१) ६२३ (५९२) ६२४ (५९३) ६२५ (५९४) ६२६ (५९५) ६२७ (५९६) ६२८ (५९७) ६२९ (५९८) ६३० (५९९) ६३१ (६००) ६३२ (६०१) ६३३.

वातशोणितनिदानं षोडशोऽध्यायः।

६०२–अथाऽतो वातशोणितनिदानं व्याख्यास्यामः।
इति हस्माहुरात्रेयादयो महर्षयः
६०३–विदाह्यन्नं विरुद्धं च तत्तच्चासृक्प्रदूषणम्।
भजतां विधिहीनं च स्वप्नजागरमैथुनम्॥ १॥
प्रायेण सुकुमाराणामचंक्रमणशीलिनाम्।
अभिघातादशुद्धेश्च नृणामसृजि दूषिते॥ २॥
वातलैः शीतलैर्वायुर्वृद्धः क्रुद्धो विमार्गगः।
तादृशेनासृजा रुद्धः प्राक्तदेव प्रदूषयेत्॥ ३॥
आढ्यरोगं खुडं वातबलासं वातशोणितम्।
तदाहुर्नामभि-
६०४– स्तच्च पूर्वं पादौ प्रधावति॥ ४॥
विशेषाद्यानयानाद्यैः प्रलम्बौ
६०५– तस्य लक्षणम्।
भविष्यतः कुष्ठसमं तथा सादः श्लथाङ्गता॥ ५॥
जानुजङ्घोरुकट्यंसहस्तपादाङ्गसन्धिषु।
कण्डूस्फुरणनिस्तोदभेदगौरवसुप्तताः॥ ६॥
भूत्वा भूत्वा प्रणश्यन्ति मुहुराविर्भवन्ति च।
६०६–पादयोर्मूलमास्थाय कदाचिद्धस्तयोरपि॥ ७॥
आखोरिव विषं क्रुद्धं कृत्स्नं देहं प्रधावति।
६०७–त्वङ्मांसाश्रयमुत्तानं तत्पूर्वं जायते ततः॥ ८॥
कालान्तरेण गम्भीरं सर्वान् धातूनभिद्रवत्।
६०८–कण्ड्वादिसंयुतोत्ताने त्वक्ताम्रा श्यावलोहिता ९
सायामा भृशदाहोषा
६०९– गम्भीरेऽधिकपूर्वरुक्।
श्वयथुर्ग्रथितः पाकी वायुः सन्ध्यस्थिमज्जसु॥१०॥
छिन्दन्निव चरत्यन्तर्वक्रीकुर्वंश्च वेगवान्।
करोति खञ्जं पङ्गुं वा शरीरे सर्वतश्चरन्॥ ११
६१०–वातेऽधिकेऽधिकं तत्र शूलस्फुरणतोदनम्।
शोफस्य रौक्ष्यकृष्णत्वश्यावतावृद्धिहानयः॥ १२
धमन्यङ्गुलिसन्धीनां सङ्कोचोऽङ्गग्रहोऽतिरुक्।
शीतद्वेषानुपशयौ स्तम्भवेपथुसुप्तयः॥ १३॥
६११–रक्ते शोफोऽतिरुक् तोदस्ताम्रश्चिमिचिमायते।
स्निग्धरूक्षैः शमं नैति कण्डुक्लेदसमन्वितः १४
६१२–पित्ते विदाहः संमोहः स्वेदो मूर्च्छा मदः सतृट्।
स्पर्शाक्षमत्वं रुग्रागः शोफः पाको भृशोष्मता॥
६१३–कफे स्तैमित्यगुरुतासुप्तिस्निग्धत्वशीतताः।
कण्डूर्मन्दा च रुग्
६१४ द्वन्द्वसर्वलिङ्गं च संकरे॥ १६॥
६१५–एकदोषानुगं साध्यं नवं
६१६– याप्यं द्विदोषजम्।
६१७–त्रिदोषजं त्यजेत्स्रावि स्तब्धमर्बुदकारि च॥ १७॥
६१८–रक्तमार्गं निहत्याशु शाखासन्धिषु मारुतः।
निविश्यान्योन्यमावार्य वेदनाभिर्हरत्यसून् १८
६१९–वायौ पञ्चात्मके प्राणो रौक्ष्यव्यायामलङ्घनैः।
अत्याहाराभिघाताध्ववेगोदीरणधारणैः॥ १९॥
कुपितश्चक्षुरादीनामुपघातं प्रवर्तयेत्।
पीनसार्दिततृट्कासश्वासादींश्चामयान्बहून्॥ २०
६२०–उदानः क्षवथूद्गारच्छर्दिनिद्राविधारणैः।
गुरुभारातिरुदितहास्याद्यैर्विकृतो गदान्॥ २१॥
कण्ठरोधमनोभ्रंशच्छर्द्यरोचकपीनसान्।
कुर्याच्च गलगण्डादींस्तांस्तान् जत्रूर्ध्वसंश्रयान्॥
६२१–व्यानोऽतिगमनध्यानक्रीडाविषमचेष्टितैः।
विरोधिरूक्षभीहर्षविषादाद्यैश्च दूषितः॥ २३॥
पुंस्त्वोत्साहबलभ्रंशशोफचित्तोत्प्लवज्वरान्।
सर्वाङ्गरोगनिस्तोदरोमहर्षाङ्गसुप्तताः॥ २४॥
कुष्ठं विसर्पमन्यांश्च कुर्यात्सर्वाङ्गगान् गदान्।
६२२–समानो विषमाजीर्णशीतसंकीर्णभोजनैः॥ २५॥
करोत्यकालशयनजागराद्यैश्च दूषितः।
शूलगुल्मग्रहण्यादीन् पक्वामाशयजान् गदान्॥
६२३–अपानो रूक्षगुर्वन्नवेगाघातातिवाहनैः।
यानयानासनस्थानचंक्रमैश्चातिसेवितैः॥ २७॥
कुपितः कुरुते रोगान् कृच्छ्रान् पक्वाशयाश्रयान्।
मूत्रशुक्रप्रदोषार्शोगुदभ्रंशादिकान्बहून्॥ २८॥
६२४–सर्वं च मारुतं सामं तन्द्रास्तैमित्यगौरवैः।
स्निग्धत्वारोचकालस्यशैत्यशोफाग्निहानिभिः॥
कटुरूक्षाभिलाषेण तद्विधोपशयेन च।
युक्तं विद्या-
६२५– न्निरामं तु तन्द्रादीनां विपर्ययात्॥ ३०॥
६२६–वायोरावरणं चातो बहुभेदं प्रवक्ष्यते।

— ० —

६२७–लिङ्गं पित्तावृते दाहस्तृष्णा शूलं भ्रमस्तमः॥ ३१
कट्वोष्णाम्ललवणैर्विदाहः शीतकामता।
६२८–शैत्यगौरवशूलानि कट्वाद्युपशयोऽधिकम्॥ ३२
लङ्घनायासरूक्षोष्णकामता च कफावृते।
६२९–रक्तावृते सदाहार्तिस्त्वङ्मांसान्तरजा भृशम् ३३
भवेच्च रागी श्वयथुर्जायन्ते मण्डलानि च।
६३०–मांसेन कठिनः शोफो विवर्णः पिटिकास्तथा॥ ३४
हर्षः पिपीलिकानां च संचार इव जायते।

---

(६०२) ६३४ (६०३) ६३५ (६०४) ६३६ (६०५) ६३७ (६०६) ६३८ (६०७) ६३९ (६०८)
६४० (६०९) ६४१ (६१०) ६४२ (६११) ६४३ (६१२) ६४४ (६१३) ६४५ (६१४) ६४६ (६१५)
६४७ (६१६) ६४८ (६१७) ६४९ (६१८) ६५० (६१९) ६५१ (६२०) ६५२ (६२१) ६५३ (६२२)
६५४ (६२३) ६५५ (६२४) ६५६ (६२५) ६५७ (६२६) ६५८ (६२७) ६५९ (६२८) ६६० (६२९)
६६१ (६३०) ६६२

६३१-चलः स्निग्धो मृदुः शीतः शोफो गात्रेष्वरोचकः
आढ्यवात इति ज्ञेयः स कृच्छ्रो मेदसाऽऽवृते ।
६३२-स्पर्शमस्थ्यावृतेऽत्युष्णं पीडनं चाभिनन्दति ३६
सूच्येव तुद्यतेऽत्यर्थमङ्गं सीदति शूल्यते ।
६३३-मज्जावृते विनमनं जृम्भणं परिवेष्टनम् ॥ ३७ ॥
शूलं च पीड्यमानेन पाणिभ्यां लभते सुखम् ।
६३४-शुक्रावृतेऽतिवेगो वा न वा निष्फलताऽपि वा ॥
६३५-भुक्ते कुक्षौ रुजा जीर्णे शाम्यत्यन्नावृतेऽनिले ।
६३६-मूत्राप्रवृत्तिराध्मानं बस्तौ मूत्रावृते भवेत् ॥ ३९
६३७-विडावृते विबन्धोऽधः स्वस्थाने परिकृन्तति ।
व्रजत्याशु जरां स्नेहो भुक्ते चानह्यते नरः ॥ ४०
शकृत्पीडितमन्नेन दुःखं शुष्कं चिरात्सृजेत् ।
६३८-सर्वधात्वावृते वायौ श्रोणिवंक्षणपृष्ठरुक् ॥ ४१
विलोमो मारुतोऽस्वस्थं हृदयं पीड्यतेऽपि च ।
६३९-भ्रमो मूर्च्छा रुजा दाहः पित्तेन प्राण आवृते ४२
विदग्धेऽन्ने च वमन-
६४०- मुदाने विभ्रमादयः ।
दाहोऽन्तरूर्जाभ्रंशश्च
६४१- दाहो व्याने च सर्वगः ॥ ४३ ॥
क्लमोऽङ्गचेष्टासङ्गश्च ससन्तापः सवेदनः ।
६४२-समान ऊष्मोपहतिरतिस्वेदोऽरतिः सतृट् ॥ ४४
दाहश्च स्याद-
६४३- पाने तु मले हारिद्रवर्णता ।
रुजोऽतिवृद्धिस्तापश्च योनिमेहनपायुषु ॥ ४५ ॥
६४४-श्लेष्मणा त्वावृते प्राणे सादस्तन्द्रारुचिर्वमिः ।
ष्ठीवनक्षवथूद्गारनिःश्वासोच्छ्वाससंग्रहः ॥ ४६ ॥
६४५-उदाने गुरुगात्रत्वमरुचिर्वाक्स्वरग्रहः ।
बलवर्णप्रणाशश्च
६४६- व्याने पर्वास्थिवाग्ग्रहः ॥ ४७ ॥
गुरुताऽङ्गेषु सर्वेषु स्खलितं च गतौ भृशम् ।
६४७-समानेऽतिहिमाङ्गत्वमस्वेदो मन्दवह्निता ॥ ४८
६४८-अपाने सकफं मूत्रशकृतः स्यात्प्रवर्तनम् ।
६४९-इति द्वाविंशतिविधं वायोरावरणं विदुः ॥ ४९
६५०-प्राणादयस्तथाऽन्योन्यमावृण्वन्ति यथाक्रमम् ।
सर्वेऽपि विंशतिविधं विद्यादावरणं च तत् ॥ ५०
६५१-निःश्वासोच्छ्वाससंरोधः प्रतिश्यायः शिरोग्रहः ।
हृद्रोगो मुखशोषश्च प्राणेनोदान आवृते ॥ ५१ ॥
६५२-उदानेनाऽऽवृते प्राणे वर्णौजोबलसंक्षयः ।
६५३-दिशाऽनया च विभजेत्सर्वमावरणं भिषक् ॥ ५२
स्थानान्यवेक्ष्य वातानां वृद्धिं हानिं च कर्मणाम्
६५४-प्राणादीनां च पञ्चानां मिश्रमावरणं मिथः ॥ ५३
पित्तादिभिर्द्वादशभिर्मिश्राणां मिश्रितैश्च तैः ॥
मिश्रैः पित्तादिभिस्तद्वन्मिश्रणाभिरनेकधा ॥
तारतम्यविकल्पाच्च यात्यावृतिरसंख्यताम् ।
६५५-तां लक्षयेदवहितो यथास्वं लक्षणोदयात् ॥ ५५
शनैः शनैश्चोपशयाद्गूढामपि मुहुर्मुहुः ।
६५६-विशेषाज्जीवितं प्राण उदानो बलमुच्यते ॥ ५६ ॥
स्यात्तयोः पीडनाद्धानिरायुषश्च बलस्य च ।
६५७-आवृता वायवोऽज्ञाता ज्ञाता वा वत्सरं स्थिताः
प्रयत्नेनापि दुःसाधा भवेयुर्वानुपक्रमाः ।
६५८-विद्रधिप्लीहहृद्रोगगुल्माग्निसदनादयः ।
भवन्त्युपद्रवास्तेषामावृतानामुपेक्षणात् ॥ ५८ ॥

अष्टाङ्गहृदयसंहितायां निदानस्थानं समाप्तम्

(आदितो ग्रन्थसंख्या ७८४)

(६३१) ६६३ (६३२) ६६४ (६३३) ६६५ (६३४) ६६६ (६३५) ६६७ (६३६) ६६८ (६३७) ६६९ (६३८) ६७० (६३९) ६७१ (६४०) ६७२ (६४१) ६७३ (६४२) ६७४ (६४३) ६७५ (६४४) ६७६ (६४५) ६७७ (६४६) ६७८ (६४७) ६७९ (६४८) ६८० (६४९) ६८१ (६५०) ६८२ (६५१) ६८३ (६५२) ६८४ (६५३) ६८५ (६५४) ६८६ ६८७ (६५५) ६८८ (६५६) ६८९ (६५७) ६९० (६५८) ६९१.

॥ अष्टाङ्गहृदयसंहितायां निदानस्थानं समाप्तम् ॥

पुण्यपत्तनस्थायुर्वेदविद्यालयप्रधानाध्यापक-पण्डितरामचन्द्रशास्त्रिकिञ्जवडेकरेण प्रतिसंस्कृतः

टुप्टिप्पण्या च परिष्कृतः

अष्टाङ्गसङ्ग्रहः।

निदानपरिशिष्टप्रकरणम्।

रोगपरीक्षाप्रकरणम् १

१ रोगपरीक्षाविधिः

१-दर्शनस्पर्शनप्रश्नैः परीक्षेताथ रोगिणम्।
रोगं निदानप्राग्रूपलक्षणोपशयाप्तिभिः॥

— अष्टाङ्गसंग्रहे सू. ३१-३२

२-दर्शन-प्रश्न-संस्पर्शै परीक्षा त्रिविधा स्मृता।
वयोवर्णशरीराणामिन्द्रियाणां च दर्शनात्।
हेत्वर्तिसात्म्याग्निबलं परीक्ष्यं वचनाद्बुधैः।
स्पर्शान्मार्दवशैत्ये च परीक्ष्ये सविपर्यये।

—चरकचिकित्सास्थाने २५.२२-२३

३-त्रिविधं खलु रोगविशेषविज्ञानं भवति। तद्यथा। उपदेशः। प्रत्यक्षम्। अनुमानं चेति॥

४-तत्रोपदेशो नामाप्तवचनम्॥ आप्ता ह्यवितर्कस्मृतिविभागविदो निष्प्रीत्युपतापदर्शिनश्च॥ तेषामेवंगुणयोगाद्यद्वचनं तत्प्रमाणम्। अप्रमाणं पुनर्मत्तोन्मत्तमूर्खरक्तदुष्टादुष्टवचनमिति॥

५-प्रत्यक्षं नाम तद्यत्-स्वयमिन्द्रियैरात्मना चोपलभ्यते॥

६-अनुमानं खलु तर्को युक्त्यपेक्षः॥

७-त्रिविधेन खल्वनेन ज्ञानसमुदायेन पूर्वं परीक्ष्य रोगं सर्वथा सर्वमेवोत्तरकालमध्यवसानमदोषं भवति। न हि ज्ञानावयवेन कृत्स्ने ज्ञेये ज्ञानमुत्पद्यते॥

८-त्रिविधे त्वस्मिन्ज्ञानसमुदाये पूर्वमाप्तोपदेशाद्धिज्ञानं। ततः प्रत्यक्षानुमानाभ्यां परीक्षोपपद्यते। किं ह्यनुपदिष्टं पूर्वं यत्तत् प्रत्यक्षानुमानाभ्यां परीक्षमाणो विद्यात्। तस्माद्द्विविधा परीक्षा ज्ञानवतां प्रत्यक्षमनुमानं च। त्रिविधा वा सहोपदेशेन॥

९-तत्रेदमुपदिशन्ति बुद्धिमन्तः। रोगमेकैकमेवंप्रकोपणमेवंयोनिमेवमुत्थानमेवमात्मानमेवमधिष्ठानमेवंवेदनमेवंसंस्थानमेवंशब्दस्पर्शरूपरसगन्धमेवमुपद्रवमेवंवृद्धिस्थानक्षयसमन्वितमेवमुदर्कमेवंनामानं विद्यात्। तस्मिन्नियं प्रतीकारार्था प्रवृत्तिः। अथवा निवृत्तिरित्युपदेशाज्ज्ञायते॥

१०-प्रत्यक्षतस्तु खलु रोगतत्त्वं बुभुत्सुः सर्वैरिन्द्रियैः सर्वानिन्द्रियार्थानातुरशरीरगतान् परीक्षेत। अन्यत्र रसज्ञानात्॥

११-तद्यथा। अन्त्रकूजनं। संधिस्फुटनमङ्गुलीपर्वणां च स्वरविशेषांश्च। ये चान्येऽपि केचिच्छरीरगताः शब्दाः स्युस्ताञ्छ्रोत्रेण परीक्षेत॥

१२-वर्णसंस्थानप्रमाणच्छायाः शरीरप्रकृतिविकारौ चक्षुर्वैषयिकाणि यानि चान्यान्यनुक्तानि तानि चक्षुषा परीक्षेत॥

१३-रसं तु खल्वातुरशरीरगतमिन्द्रियवैषयिकमप्यनुमानादेवावगच्छेत्। न ह्यस्य प्रत्यक्षेण ग्रहणमुपपद्यते। तस्मादातुरपरिप्रश्नेनैवातुरमुखरसं विद्यात्। यूकापसर्पणेन त्वस्य शरीरवैरस्यं मक्षिकोपसर्पणेन शरीरमाधुर्यं। लोहितपित्तसंदेहे तु किं धारि लोहितं लोहितपित्तं वेति। श्वकाकभक्षणाद्धारि लोहितम्। अभक्षणाल्लोहितपित्तमित्यनुमातव्यम्। एवमन्यानप्यातुरशरीरगतान् रसाननुमिमीत॥

१४-गन्धांस्तु खलु सर्वशरीरगतानातुरस्य प्रकृतिवैकारिकान् घ्राणेन परीक्षेत॥

१५-स्पर्शं च पाणिना प्रकृतिविकृतियुक्तम्। इति प्रत्यक्षतश्चानुमानैकदेशतश्च परीक्षणमुक्तम्।

१६-इमे तु खल्वन्यतमा ये भूयश्चानुमानज्ञेया भवन्ति भावाः। तद्यथा - अग्निं जरणशक्त्या परीक्षेत। बलं व्यायामशक्त्या। श्रोत्रादीनि च शब्दाद्यर्थग्रहणेन। मनोऽर्थाव्यभिचारेण। विज्ञानं व्यवसायेन। रजः सङ्गेन। मोहमविज्ञानेन। क्रोधमभिद्रोहेण। शोकं दैन्येन। हर्षमामोदेन। प्रीतिं तोषेण। भयं विषादेन। धैर्यमविषादेन। वीर्यमुत्साहेन। अवस्थानमविभ्रमेण। श्रद्धामभिप्रायेण। मेधां ग्रहणेन। संज्ञां नामग्रहणेन। स्मृतिं स्मरणेन। ह्रियमपत्रपणेन। शीलमनुशीलनेन। द्वेषं प्रतिषेधेन। उपाधिमनुबन्धेन। धृतिमलौल्येन। वश्यतां विधेयतया। वयोभक्तिसात्म्यव्याधिसमुत्थानानि कालदेशोपशयवेदनाविशेषेण। गूढलिङ्गं व्याधिमुपशयानुपशयाभ्यां। दोषप्रमाणविशेषमपचारविशेषेण। आयुषः क्षयमरिष्टैः। उपस्थितश्रेयस्त्वं कल्याणाभिनिवेशेन। अमलं सत्त्वमविकारेण। ग्रहण्यास्तु मृदुदारुणत्वं स्वप्नदर्शनमभिप्रायं द्विष्टेष्टेषु सुखासुखानि चातुरपरिप्रश्नेनैव विद्यादिति॥

भवन्ति चात्र-

१७-आप्ततश्चोपदेशेन प्रत्यक्षकरणेन च।
अनुमानेन च व्याधीन् सम्यग्विद्याद्विचक्षणः॥
सर्वथा सर्वमालोच्य यथासंभवमर्थवित्।
अथाध्यवस्येत्तत्त्वे च कार्ये च तदनन्तरम्॥
कार्यतत्त्वविशेषज्ञः प्रतिपत्तौ न मुह्यति।
अमूढः फलमाप्नोति यदमोहनिमित्तजम्॥

ज्ञानबुद्धिप्रदीपेन यो नाऽऽविशति योगवित् ।
आतुरस्यान्तरात्मानं न स रोगांश्चिकित्सति ॥

१८–सर्वरोगविशेषाणां त्रिविधज्ञानसङ्ग्रहम् ।
यथा चोपदिशन्त्याप्ताः प्रत्यक्षं गृह्यते यथा ॥
—च. वि. ४

१९–अधिगततन्त्रेणोपासिततन्त्रार्थेन दृष्टकर्मणा कृतयोग्येन शास्त्रं निगदता राजानुज्ञातेन नीचनखरोम्णा शुचिना शुक्लवस्त्रपरिहितेन छत्रवता दण्डहस्तेन सोपानत्केनानुद्धतवेशेन सुमनसा कल्याणाभिव्याहारेणाकुहकेन बन्धुभूतेन भूतानां सुसहायवता वैद्येन विशिखाऽनुप्रवेष्टव्या ॥

२०–ततो दूतनिमित्तशकुनमङ्गलानुलोम्येनातुरगृहमभिगम्य, उपविश्य, आतुरमभिपश्येत् स्पृशेत् पृच्छेच्च; त्रिभिरेतैर्विज्ञानोपायै रोगाः प्रायशो वेदितव्या इत्येके; तत्तु न सम्यक्, षड्विधो हि रोगाणां विज्ञानोपायः, तद्यथा—पञ्चभिः श्रोत्रादिभिः प्रश्नेन चेति ॥

२१–तत्र श्रोत्रेन्द्रियविज्ञेया विशेषा रोगेषु व्रणास्रावविज्ञानीयादिषु वक्ष्यन्ते—'तत्र सफेनं रक्तमीरयन्ननिलः सशब्दो निर्गच्छति ' इत्येवमादयः, स्पर्शनेन्द्रियविज्ञेयाः शीतोष्णश्लक्ष्णकर्कशमृदुकठिनत्वादयः स्पर्शविशेषा ज्वरशोफादिषु, चक्षुरिन्द्रियविज्ञेयाः शरीरोपचयापचयायुर्लक्षणबलवर्णविकारादयः, रसनेन्द्रियविज्ञेयाः प्रमेहादिषु रसविशेषाः, घ्राणेन्द्रियविज्ञेया अरिष्टलिङ्गादिषु व्रणानामव्रणानां च गन्धविशेषाः, प्रश्नेन च विजानीयाद्देशं कालं जातिं सात्म्यमातङ्कसमुत्पत्तिं वेदनासमुच्छ्रायं बलमन्तरग्निं वातमूत्रपुरीषाणां प्रवृत्त्यप्रवृत्ती कालप्रकर्षादींश्च विशेषान् । आत्मसदृशेषु विज्ञानाभ्युपायेषु तत्स्थानीयैर्जानीयात् ॥

२२–मिथ्यादृष्टा विकारा हि दुराख्यातास्तथैव च ।
तथा दुष्परिमृष्टाश्च मोहयेयुश्चिकित्सकम् ॥

२३–एवमभिसमीक्ष्य साध्यान् साधयेत्, याप्यान् यापयेत्, असाध्यान्नोपक्रमेत्, परिसंवत्सरोत्थितांश्च विकारान् प्रायशो वर्जयेत् ॥

२४–तत्र साध्या अपि व्याधयः प्रायेणैषां दुश्चिकित्स्यतमा भवन्ति । तद्यथा—श्रोत्रियनृपतिस्त्रीबालवृद्धभीरुराजसेवककितवदुर्बल-वैद्यविदग्ध-व्याधिगोपक-दरिद्रकृपणक्रोधनानामनात्मवतामनाथानां च; एवं निरूप्य चिकित्सां कुर्वन् धर्मार्थकामयशांसि प्राप्नोति ॥

२५–स्त्रीभिः सहास्यां संवासं परिहासं च वर्जयेत् ।
दत्तं च ताभ्यो नादेयमन्नादन्यद्भिषग्वरैः ॥
—सु. सू. १०

२ नाडीपरीक्षा ।

२६–कल्याणमपि वाऽरिष्टं स्फुटं नाडी प्रकाशयत् ।
रुजां कालिकवैशिष्ट्याद्भवेत्सापि विलक्षणा ॥
यल्लक्षणा तु नैरुज्ये नोदितायां तथा रुजि ।
वयःकालरुजां भेदैर्भिन्नभावं बिभर्ति सा ॥
तदवस्थामतः प्राज्ञः सर्वथा सार्वकालिकीम् ।
ज्ञातुं यतेत मतिमाँल्लक्षणैः सुसमाहितः ॥

२७–परिव्याप्याखिलं कायं धमन्यो हृदयाश्रयाः ।
वहन्तः शोणितस्रोतः शरीरं पोषयन्ति ताः ॥
हृदयाकुञ्चनाद्रक्तं कियदुत्प्लुत्य धामनीम् ।
तत्सञ्चितं तदूर्ध्वां च प्रविश्य चापरास्वपि ॥
प्रजित्वा निखिलं देहं ततो विशति फुप्फुसम् ।
फुप्फुसाद्धृदयं याति क्रियैवं स्यात्पुनः पुनः ॥
शोणितोत्प्लववेगेन धमनी स्पन्दते मुहुः ।
उत्प्लवप्रकृतेर्भेदाद्भेदः स्यात्स्पन्दनस्य च ॥
स्थौल्यादिकं धमन्याश्च तत्प्रकृत्यैव जायते ।
तत्प्रकारान्समासेन ब्रुवे वत्स निशामय ॥

२८–स्नायुर्नाडी रसा हिंस्रा धमनी धामनी धरा ।
तन्तुकी जीवितज्ञा च शिरापर्य्यायवाचकाः ॥

२९–षष्ट्या स्पन्दास्तु मात्राभिः षट्पञ्चाशद्भवन्ति हि ।
शिशोःसद्यःप्रसूतस्य पञ्चाशत्तदनन्तरम् ॥
चत्वारिंशत्ततः स्पन्दाः षट्त्रिंशद्यौवने ततः ।
प्रौढस्यैकोनत्रिंशत्स्युर्वार्धकेऽष्टौ च विंशतिः ॥
पुंसोऽतिस्थविरस्य स्युरेकत्रिंशदतःपरम् ।
योषितां पुरुषाणां च स्पन्दास्तुल्याः प्रकीर्तिताः॥
प्रौढानां रमणीनां तु ह्यधिकाः सम्मता बुधैः ।

३०–दशगुर्वक्षरोच्चारकालः प्राणः षडात्मकैः ॥
तैः पलं स्यात्तु तत्षष्ट्या दण्ड इत्यभिधीयते ।

३१–जलस्थलनभश्चारिजीवानां गतिभिः सह ।
गतयो ह्युपमीयन्ते नाडीनां भिन्नलक्षणाः ।
कस्य कीदृग्गतिस्तत्र विज्ञातव्या विचक्षणैः ।
अध्येतव्यं च तच्छास्त्रं सद्गुरोर्ज्ञानशालिनः ।
परीक्षणीयाः सततं नाडीनां गतयः पृथक् ।
न चाध्ययनमात्रेण नाडीज्ञानं भवेदिह ।

३२–सव्येन सा विधृतकूर्परभागभाजा ।
पीड्याऽथ दक्षिणकराङ्गुलिकात्रयेण
अङ्गुष्ठमूलमधि पश्चिमवामभागे
नाडीप्रभञ्जनगतिः सततं परीक्ष्या ॥

३३–अङ्गुष्ठस्य तु मूले या धमनी जीवसाक्षिणी ।
तस्या गतिवशाद्विद्यात्सुखं दुःखं च देहिनाम् ।

३४–प्रातःकृत्यसमाचारः कृताचारपरिग्रहम् ।
सुखासीनः सुखासीनं परीक्षार्थमुपाचरेत् ।

३५–सद्यः स्नातस्य सुप्तस्य क्षुत्तृष्णातपशालिनः ।
व्यायामश्रान्तदेहस्य सम्यङ्नाडी न बुध्यते ।
तैलाभ्यङ्गे रतेरन्ते भोजनान्ते [illegible] च
उद्वेगादिषु नाडी च न [illegible]बुध्यते ।

३६–भूलताभुजगप्राया स्वस्था स्वास्थ्यमयी शिरा ।
प्रातः स्निग्धमयी नाडी मध्याह्नेऽप्युष्णतान्विता ।
सायाह्ने धावमाना च रात्रौ वेगविवर्जिता ।

३७–वाताद्वक्रगता नाडी, चपला पित्तवाहिनी ।
स्थिरा श्लेष्मवती ज्ञेया, मिश्रिते मिश्रिता भवेत् ।

३८–सर्पजलौकादिगतिं वदन्ति विबुधाः प्रभञ्जने नाडीम् ।
३९–पित्ते च काकलावकभेकादिगतिं विदुः सुधियः ।
४०–राजहंसमयूराणां पारावतकपोतयोः ।
कुक्कुटादेर्गतिं धत्ते धमनी कफसंवृता ।
४१–मुहुः सर्पगतिं नाडीं मुहुर्भेकगतिं तथा ।
वातपित्तद्वयोद्भूतां भाषन्ते तद्विदो जनाः ।
४२–भुजगादिगतिस्थानां राजहंसगतिं तथा ।
वातश्लेष्मसमुद्भूतां प्रवदन्ति महाधियः ।
४३–मण्डूकादिगतिं नाडीं मयूरादिगतिं धराम् ।
पित्तश्लेष्मसमुद्भूतां प्रवदन्ति मनीषिणः ।
४४–कदाचिन्मन्दगा नाडी कदाचिच्छीघ्रगा भवेत् ।
त्रिदोषप्रभवे रोगे विज्ञेया च भिषग्वरैः ।
४५–यदा यं धातुमाप्नोति तदा नाडी तथा गतिः ।
तदा हि सुखसाध्यत्वं नाडीज्ञानेन बुध्यते ।
४६–भुक्तस्य वान्तस्य च मेदुरस्य
निद्रारतस्याति तथा रिरंसोः ।
कफाकुलस्याति सुखे रतस्य
स्थौल्यं दधाना शिथिलं प्रयाति ॥
४७–मन्दं मन्दं शिथिलशिथिलं व्याकुलं व्याकुलं वा
स्थित्वा स्थित्वा वहति धमनी याति नाशं च सूक्ष्मा
नित्यस्थानात्स्खलति पुनरप्यङ्गुलिं संस्पृशेद्या
भावैरेवंविधबहुविधैः सन्निपातादसाध्या ।
४८–महादाहेऽपि शीतत्वं शीतत्वे तापिता शिरा ।
नानाविधगतिर्यस्य तस्य मृत्युर्न संशयः ।
४९–भारप्रवाहमूर्च्छाभयशोकप्रमुखकारणान्नाडी
संमूर्च्छितापि गाढं पुनरपि सा जीवितं धत्ते ।
५०–पतितः संधितो भेदी नष्टशुक्रश्च यः पुमान् ।
शाम्यति विस्मयस्तस्य न किञ्चिन्मृत्युकारणम् ।
५१–स्वस्थानहीने शोके च हिमाक्रान्ते च निर्गदाः ।
भवन्ति निश्चला नाड्यो न किञ्चित्तत्र दूषणम् ।
५२–भूलता–भुजगाकारा नाडी देहस्य संक्रमात् ।
विशीर्णे क्षीणतां याति मासान्ते मरणं ध्रुवम् ।
५३–क्षणाद्गच्छति वेगेन शान्ततां लभते क्षणात्
सप्ताहान्मरणं तस्य यद्यङ्गे शोथवर्जितः ।
५४–हिमवद्विशदा नाडी ज्वरदाहेऽपि तापिनाम् ।
त्रिदोषस्पर्शं भजतां तदा मृत्युर्दिनत्रयात् ।
५५–निरीक्ष्य दक्षिणे पादे नाडीमेकां विशेषतः ।
मुखे नाडी वहेन्नित्यं ततो दिनचतुष्टयम् ।
अङ्गुलि यस्य स्वस्थानं यवार्द्धमपि नाडिका ।
न स जीवितमाप्नोति त्रिदिनाभ्यन्तरे मृतिम् ।
५६–गतिः भ्रमरकस्येव वहेत्कादिनेन तु ।
स्कन्धे न स्पन्दते नित्यं पुनर्गलति नाङ्गुलौ ।
मध्ये द्वादशयामानां मृत्युर्भवति निश्चितम् ।
५७–स्थित्वा नाडी मुखे यस्य विद्युज्ज्योतिरिवेक्ष्यते ।
दिनैकं जीवितं तस्य द्वितीये मरणं भवेत् ।
५८–स्वस्थानविच्युता नाडी यदा वहति वा न वा ।
ज्वाला च हृदये तीव्रा तदा ज्वालावधिस्थितिः ।
५९–अङ्गुष्ठमूलतो बाह्ये द्व्यङ्गुले यदि नाडिका ।
प्रहराधाद्बहिर्मृत्युं जानीयाच्च विचक्षणः ।
६०–सार्धं द्व्याङ्गुलाद्बाह्ये यदि तिष्ठति नाडिका ।
प्रहरैकाद्बहिर्मृत्युं जानीयाच्च विचक्षणः ।
६१–पादाङ्गुलगता नाडी चञ्चला यदि गच्छति ।
त्रिभिस्तु दिवसैस्तस्य मृत्युरेव न संशयः ।
६२–पादाङ्गुलगता नाडी कोष्णा वेगवती भवेत् ।
चतुर्भिर्दिवसैस्तस्य मृत्युरेव न संशयः ।
६३–पादाङ्गुलगता नाडी मन्दमन्दा यदा भवेत् ।
पञ्चभिर्दिवसैस्तस्य मृत्युर्भवति नान्यथा ।
६४–स्वस्थानच्यवनं यावद्धमन्या नोपजायते ।
तत्स्थचिन्हस्य सत्त्वेऽपि नासाध्यत्वमिति स्थितिः ।
६५–पुष्टिस्तैलगुडाहारे मांसे च लगुडाकृतिः ।
क्षीरे च स्तिमिता वेगा मधुरे भेकवद्गतिः ।
रम्भागुडवटाहारे रूक्षशुष्कादिभोजने ।
वातपित्तार्तिरूपेण नाडी वहति निष्क्रमम् ।
मधुरे बहिर्गमना तिक्ते स्यात्स्थूलता गतेः ।
अम्ले कोष्णा प्लवगतिः कटुकैर्भृङ्गसन्निभा ।
कषाये कठिना म्लाना लवणे सरला द्रुता ।
एवं द्वित्रिचतुर्योगे नानाधर्मवती धरा ।
अम्लैश्च मधुराम्लैश्च नाडी शीता विशेषतः ।
चिपिटैर्भृष्टद्रव्यैश्च स्थिरा मन्दतरा भवेत् ।
कूष्माण्डमूलकैश्चैव मन्दमन्दा च नाडिका ।
शाकैश्च कदलैश्चैव रक्तपूर्णेव नाडिका ।
मांसात्स्थिरवहा नाडी दुग्धे शीता बलीयसी ।
गुडैः क्षीरैश्च पिष्टैश्च स्थिरा मन्दवहा भवेत् ।
६६–रमणान्ते निशि प्रातस्तप्ता दीपशिखोपमा ।
६७–कामात्क्रोधाद्वेगवती क्षीणा चिन्ताभरप्लुता ।
६८–मध्ये करे वहेन्नाडी यदि सन्तापिता ध्रुवम् ।
तदा नूनं मनुष्याणां रुधिरापूरिता मलाः ।
६९–व्यायामे भ्रमणे चैव चिन्तायां धनशोकतः ।
नानाप्रभावगमना नाडी भवति निश्चितम् ।
७०–असृक्पूर्णा भवेत्कोष्णा गुर्वी सामा गरीयसी ।
सुखितस्य स्थिता ज्ञेया चपला क्षुधितस्य सा ॥

———o———

७१–अङ्गग्रहेण नाडीनां जायन्ते मन्थराः प्लवाः
प्लवप्लवलतां याति ज्वरदाहाभिभूतये ।
७२–सान्निपातिकरूपेण भवन्ति सर्ववेदनाः ।
७३–ज्वरप्रकोपे धमनी सोष्मा वेगवती भवेत् ।
७४–सौम्या सूक्ष्मा स्थिरा मन्दा नाडी सहजवातला ।
७५–स्थूला च कठिना शीघ्रा स्पन्दते तीव्रमारुते ।
७६–द्रुता च सरला दीर्घा शीघ्रा पित्तज्वरे भवेत् ।
७७–शीघ्रमाहननं नाभ्याः काठिन्याच्चलते तथा ।
नाडी तन्तुसमा मन्दा शीतला श्लेष्मकोपतः ।
७८–चञ्चला तरला स्थूला कठिना वातपित्तजा

७९-ईषच्च दृश्यते तूर्णा मन्दा स्याच्छ्लेष्मवातजा ।
८०-निरन्तरं खरं रूक्षं मन्दश्लेष्मातिवातला ।
८१-रूक्षवातभवे तस्य नाडी स्यात्पिण्डसन्निभा ।
८२-सूक्ष्मा शीता स्थिरा नाडी पित्तश्लेष्मसमुद्भवा ।
८३-ऐकाहिकेन क्वचन प्रदूरे
क्षणान्तगामी विषमज्वरेण ।
द्वितीयके वाऽथ तृतीयतुर्ये
गच्छन्ति तप्ता भ्रमिवत्क्रमेण ।
८४-ज्वरे च रमणे नाडी क्षीणाङ्गा मन्दगामिनी ।
ज्वरे कामार्तिरूपेण भवन्ति विकलाः शिराः
८५-व्यायामे भ्रमणे चैव चिन्तायां धनशोकतः।
नानाप्रभावगमना शिरा गच्छति विज्वरे ।
८६-अजीर्णे तु भवेन्नाडी कठिना परितो जडा ।
८७-प्रसन्ना तु द्रुता शुद्धा त्वरिता च प्रवर्तते ।
८८-पक्वाजीर्णे पुष्टिहीना मन्दंमन्दं वहेत्तु या ।
८९-लध्वी भवति दीप्ताग्नेस्तथा वेगवती मता ।
९०-मन्दाग्नेः क्षीणधातोश्च नाडी मन्दतरा भवेत् ।
मन्देऽग्नौ क्षीणतां याति नाडी हंसाकृतिस्तथा ।
९१-पादे च हंसगमना करे मण्डूकसंप्लवा ।
तस्याग्नेर्मन्दता देहे त्वथवा ग्रहणीगदः ॥
९२-भेदेन शान्ता ग्रहणीगदेन ।
निर्वीर्यरूपा त्वतिसारभेदे ॥
विलम्बिकायां प्लवगा कदाचि-
दामातिसारे पृथुला जडा च ॥
९३-निरोधे मूत्रशकृतोर्विड्ग्रहे त्वितराश्रिते ।
विषूचिकाभिभूते च भवन्ति भेकवत्क्रमाः ।
९४-आनाहे मूत्रकृच्छ्रे च भवेन्नाडी गरिष्ठता ।
९५-वातेन शूलेन मरुत्प्लवेन
सदातिवक्रा हि शिरा वहन्ति ।
ज्वालामयी पित्तविचेष्टितेन
सामेन शूलेन च पुष्टिरूपा ।
९६-प्रमेहे ग्रन्थिरूपा च सुतप्ता चामदूषिता ।
९७-उत्पित्सुरूपा विषारिष्टकाले
विष्टम्भगुल्मेन च वक्ररूपा ।
अत्यर्थवातेन अधः स्फुरन्ती
उत्तानभेदिन्यसमासिकाले ।
९८-गुल्मेन कम्पोऽथ पराक्रमेण
पारावतस्येव गतिं करोति ।
९९-व्रणेऽतिकठिने देहे प्रयाति पैत्तिकं क्रमम् ।
भगन्दरानुरूपेण नाडी व्रणनिवेदने ।
१००-प्रयाति वातिकं रूपं नाडी पावकरूपिणी ।
१०१-वान्तस्य शल्याभिहतस्य जन्तो-
र्वेगावरोधाकुलितस्य भूयः ।
गतीर्विधत्ते धमनीगजेन्द्र-
मरालमालेव कफोल्बणा च ॥
१०२-दोषसाम्याच्च सादृश्यादनुक्तासु रुजास्वपि
ज्ञातव्या धमनीधर्मा युक्तिभिश्चानुमानतः ॥
—आयुर्वेदविज्ञाने स्. ४५

३ मूत्रपरीक्षा ।

१०३-निशान्त्ययामे घटिकाचतुष्टये
उत्थाप्य वैद्यः किल रोगिणं च ।
मूत्रं धृतं काचमये च पात्रे
सूर्योदये तत्सततं परीक्षेत् ॥
तस्याद्यधारां परिहृत्य मध्य-
धारोद्भवं तत्परिधारयित्वा ।
सम्यक्परिज्ञाय गदस्य हेतुं
कुर्याच्चिकित्सां सततं हिताय ॥
१०४-वाते त्वापाण्डुरं मूत्रं सफेनं कफरोगिणाम् ।
रक्तवर्णं भवेत्पित्ते द्वन्द्वजे मिश्रितं भवेत् ॥
सन्निपाते च कृष्णं स्यादेतन्मूत्रस्य लक्षणम् ॥
१०५-परीक्षा विधिवत्कार्या रोगिमूत्रस्य तत्त्वतः ।
तृणेन दापयेत्तैलबिन्दुं तत्रातिलाघवात् ॥
१०६-विकासि चेत्तैलमथाशु मूत्रे
साध्यः स रोगी न विकासितं चेत् ।
स्यात्कष्टसाध्यस्तलगे त्वसाध्यो
नागार्जुनेनैव कृता परीक्षा ॥
१०७-नीलं च रूक्षं कुपिते च वायौ
पीतारुणं तैलसमं च पित्ते ।
स्निग्धं कफे पल्वलवारितुल्यं
स्निग्धोष्णरक्तं रुधिरप्रकोपे ॥
१०८-मातुलुङ्गरसाभासं सौवीराभं जलोपमम् ।
प्रपाकरहितानां च मूत्रं चन्दनसन्निभम् ॥
अजीर्णप्रभवे रोगे मूत्रं तण्डुलतोयवत् ।
नवज्वरे धूम्रवर्णं बहुमूत्रं च जायते ॥
१०९-पित्तानिले धूम्रजलाभमुष्णं
श्वेतं मरुच्छ्लेष्मणि बुद्बुदाभम् ।
सश्लेष्मपित्ते कलुषं सरक्तं
जीर्णज्वरेऽसृक्सदृशं च पीतम् ॥
स्यात्सन्निपातादथ मिश्रवर्णं
तूर्णं विधिज्ञेन विचारणीयम् ॥
११०-पूर्वस्यां वर्धते बिन्दुर्यदा शीघ्रं सुखी भवेत् ।
१११-दक्षिणस्यां ज्वरो ज्ञेयस्तथाऽऽरोग्यं क्रमाद्भवेत् ॥
११२-उत्तरस्यां यदा बिन्दोः प्रसरः संप्रजायते ।
अरोगिता तदा नूनं पुरुषस्य न संशयः ॥
११३-वारुण्यां प्रसरेद्बिन्दुः सुखारोग्यं तदादिशेत् ।
११४-ईशान्यां वर्धते बिन्दुर्ध्रुवं मासेन नश्यति ॥
११५-आग्नेय्यां तु तथा ज्ञेयं नैर्ऋत्यां प्रसरेद्यदि ।
छिद्रितं चेद्भवेत्पश्चाद्ध्रुवं मरणमादिशेत् ॥
११६-वायव्यां प्रसरेद्बिन्दुः सुधयापि न जीवति ॥
११७-विकाशितं हलं कूर्मं सैरिभाकारसंयुतम् ।
करण्डमण्डलं वापि नरं मूर्धविवर्जितम् ॥
गात्रखण्डं च शस्त्रं च खड्गं मुसलपट्टिशम् ।
शरं च लगुडं चैव तथैव त्रिचतुष्पथम् ॥
बिन्दुरूपं नरो दृष्ट्वा न कुर्वीत क्रियां क्वचित्

११८-हंसकारण्डताडागं कमलं गजचामरम् ।
छत्रं वा तोरणं हर्म्यं सुपूर्णं दृश्यते यदि ॥
अरोगिता ध्रुवं ज्ञेया तदा कुर्यात्प्रतिक्रियाम् ॥
११९-तैलबिन्दुर्यदा मूत्रे चालनीसदृशो भवेत् ।
कुलदोषो ध्रुवं ज्ञेयः प्रेतदोषसमुद्भवः ॥
१२०-नराकारं प्रजायेत यद्वा स्यान्मस्तकद्वयम् ।
भूतदोषं विजानीयाद्भूतविद्यां तदाचरेत् ॥
१२१-मञ्जिष्ठाभं धूम्रवर्णं च नीलं
स्निग्धं मूत्रं वारितुल्यं च शीतम् ।
ज्ञात्वा चित्ते बुद्धिमान्मानुषाणां
कुर्यात्त्वन्तर्भेषजं रोगिणां च ॥
१२२-सर्पाकारं भवेद्वाताच्छत्राकारं तु पित्ततः ।
मुक्ताकारं श्लेष्मणा स्यादित्येतन्मूत्रलक्षणम् ॥
--नि. र. अ. प.

वातेन पाण्डुरं मूत्रं रक्तं नीलञ्च पित्ततः ।
रक्तमेव भवेद्रक्ताद्धवलं फेनिलं कफात् ।
अहोरात्रेण विसृजेत्स्वस्थो मूत्रमनाविलम् ।
आपाण्डुरं च तरलं पलानामष्टसंमितम् ।
बाहुल्येन जलं तत्र कठिनं स्वल्पमेव हि ।
दृश्यते पलमूत्रे तु चतुर्गुञ्जाऽद्रवस्थितिः ।
बस्तिदेशे समुद्विग्ने मलेष्वन्त्रे चितेषु च ।
तस्मिन्कृमिगणाकीर्णे दाहैर्वापि सुदारुणैः ।
नार्याश्चापन्नसत्त्वाया अश्मर्या वापि निःस्रवेत् ।
सुकृच्छ्रं बिन्दुशस्तद्वा न स्रवेद्वापि किंचन ।
बस्तौ विस्तीर्णतां याते तदग्रविाकुञ्चनात्तथा ।
मस्तुलुङ्गरुजा मूत्रं संचितं चापि न स्रवेत् ।
विद्रधिर्मूत्रपिण्डे चोद्विषूची वापि दारुणा ।
नोत्पद्यते ततो मूत्रं तद्ग्रन्थावपि किञ्चन ।
बस्तेः प्रदाहतो मूत्रं बिन्दुशस्तु स्रवेत् सदा ।
द्रवातियोगाच्छैत्येन संयोगाच्चाति वर्धते ।
व्याधिक्षीणशरीरस्य नष्टसंज्ञस्य देहिनः ।
तस्य स्वेदस्य वाऽत्यर्थं वृद्धिः स्यान्मृत्यवे मता ।
विरत्या द्रवपानाच्च स्वेदाधिक्यात्त्वतेऽसृजि ।
जलोदरेऽतिसारे च मत्रं स्तोकं स्रवेन्नृणाम् ।
--आ. वि. सू. ४७

४ मलपरीक्षा ।

१२३-वातान्मले तु दृढता शुष्कता चापि जायते ।
पतिता द्रवता पित्ताच्छुक्लता श्लेष्मतो भवेत् ॥
सन्निपाते च सर्वाणि लक्षणानि भवन्ति हि ॥
१२४-त्रुटितं फेनिलं रूक्षं धूमलं वातकोपतः ।
वातश्लेष्मविकारे च जायते कपिशं मलम् ॥
बद्धं सुत्रुटितं पीतश्यामं पित्तानिलाद्भवेत् ।
श्वेतश्यामं श्लेष्मापित्तादीषदार्द्रं च पिच्छिलम्
श्यामं त्रुटितपीताभं बद्धं श्वेतं त्रिदोषतः ॥
१२५-दुर्गन्धः शीतजलश्चैव विष्ठोत्सर्गो यदा भवेत् ।
तदा जीर्णमलं वैद्यैर्दोषज्ञैः परिभाष्यते ॥
१२६-कापिलं ग्रन्थियुक्तं च यदि वर्चोऽवलोक्यते ।
प्रक्षणिमलदोषेण दूषितः परिकथ्यते ॥

१२७-सितं महत्पूतिगन्धि मलं ज्ञेयं जलोदरे ।
१२८-श्यामं क्षये त्वामवाते पीतं सकार्टवेदनम् ॥
१२९-अतिकृष्णं चातिशुभ्रमातिपीतं तथारुणम् ।
मरणाय मलं किन्तु भृशोष्णं मृत्यवे ध्रुवम् ॥
१३०-वातस्य च मलं कृष्णं तथा पित्तस्य पीतविट् ।
रक्तवर्णमयं किञ्चिन्मलं श्वेतं कफोद्भवम् ॥
आमं वा श्लेष्मजं प्राहुर्मिश्रितं द्वन्द्वजं वदेत् ।
अपक्वं स्यादजीर्णे तु पक्वं स्वस्थमलं भवेत् ॥
१३१-अत्यग्नौ पीडितं शुष्कं मन्दाग्नौ तु द्रवात्मकम्
१३२-दुर्गन्धि चन्द्रकैर्युक्तमसाध्यमललक्षणम् ॥
१३३-बद्धं श्यामं मरुति कुपिते
पित्तकोपे तु पीतम्
पानीयाभं सफेनं कफरुजि च मले
सान्द्रपाण्डूरवर्णम् ।
१३४-रक्ते क्रुद्धे सरक्तं जलनिभमथ तत्
द्वन्द्वकोपे द्विलिङ्गं
सर्वैर्दोषैः सरोषैर्भवति किल मलं
रोगिणः सर्वलिङ्गम् ॥
१३५-दुर्गन्धि श्यामवर्णं मलमरुणनिभं
पाण्डुराभं विचित्रं
मांसाभं मेचकं तत्प्रभवति मरणा-
यैव रोगान्वितस्य ।
विस्रं शैथिल्ययुक्तं मुहुरतिनिपत-
त्स्यादजीर्णाच्च वर्चो
दिङ्मात्रं चैतदेवं निगदितमगदै-
र्लक्षणं वर्चसोऽपि ॥

५ शब्दपरीक्षा ।

१३६-गुरुस्वरो भवेत् श्लेष्मी स्फुटवक्ता च पित्तलः ।
उभाभ्यां राहितो वातात्स्वरतश्चैव लक्षयेत् ॥

६ स्पर्शपरीक्षा ।

१३७-पित्तरोगी भवेदुष्णो वातरोगी च शीतलः ।
पिच्छिलः श्लेष्मरोगी स्यात् त्रिलिङ्गात्सन्निपातवान्

७ मुखपरीक्षा ।

१३८-वाते कषायमुखता पित्ते च कटुकास्यता ।
मधुराम्लं कफे चैव सर्वलिङ्गं त्रिदोषजे ॥
१३९-अजीर्णे घृतपूर्णं स्यात्कषायं चाग्निमान्द्यतः ॥
--नि. र. अ. प.

८ नेत्रपरीक्षा ।

१४०-नेत्रं स्यात्पवनाद्रुक्षं धूम्रवर्णं तथारुणम् ।
कोणगतं प्रविष्टे च तथा स्तब्धविलोकनम् ।
१४१-हरिद्राखण्डवर्णं वा रक्तं वा हरितं तथा ।
दीपद्वेषि सदाहं च नेत्रं स्यात्पित्तकोपतः ।
१४२-चक्षुर्बलासबाहुल्यात्स्निग्धं स्यात्सलिलं प्लुतम्
तथा धवलवर्णं च ज्योतिर्हीनं बलान्वितम् ।
१४३-नेत्रं द्विदोषबाहुल्यात्स्याद्दोषद्वयलक्षणम् ।

१४४-त्रिदोषलिङ्गसङ्गेन तन्मारयाति रोगिणम् ।
त्रिदोषदूषितं नेत्रमन्तर्मग्नं भृशं भवेत् ।
त्रिलिङ्गं सलिलस्त्रावि प्रान्तेनोन्मीलयत्यपि ।

१४५-हृन्मौत्रपिण्डयोर्बाधाद्विषमे ह्युदरे गदे ।
उत्पस्यमाने नेत्रस्य जायते शूनवर्त्मता ।

१४६-न वर्त्मोन्मीलने शक्तिं भ्रमरोगे लभेत ना ।
वेपते च स्मृतौ वर्त्म मुहुर्मुहुरपूर्ववत् ।

१४७-फुप्फुसे मस्तुलुङ्गे च हृदि रुद्धे च शोणिते ।
तदुष्मवेगान्नयनं संपद्येत सुविस्तृतम् ।

१४८-अतिशोणितसंस्त्रावात्तथा चातिविरेचनात् ।
क्षयादनशनान्नेत्रमन्तर्मग्नं भृशं भवेत् ।

१४९-यद्येकं कोटरं गच्छेदन्यत्प्रकृतिमावहेत् ।
दृक्स्नायोः पक्षाघातं वा जानीयाद्वा शिरोरुजम् ।

१५०-संरुद्धासृजि मस्तिष्के नयनं लोहितं भवेत् ।

१५१-पाण्डौ पीतं प्रतिश्यायाद्दृश्यते शुक्लमण्डलम् ।

१५२-मस्तुलुङ्गे समुद्विग्ने तत्र रुद्धे च शोणिते ।
अपस्मारे च संन्यासे तथाहिफेनसेवनात् ।
संकोचं तारका याति विवृता सा स्रुतेऽसृजि ।

१५३-मस्तिष्के त्वथ संन्यासमूर्च्छाद्ये दृष्टरिष्टके ।
धुस्तरभक्षणात्तेन समन्ताच्च प्रलेपनात् ।
वैपुल्यं त्वरया याति नयनस्य कनीनिका ।

१५४-ज्योतिष्मन्नयनं नृणामुन्मादाद्वलिनो भवेत् ।
स्नायूनामवसादेन हीयते नयनप्रभा ।

९ जिह्वापरीक्षा ।

१५५-शाकपत्रप्रभा रूक्षा स्फुटना रसनाऽनिलात् ।
रक्ता श्यावा भवेत्पित्ताल्लिप्तार्द्रा धवला कफात् ।

१५६-परिदग्धा खरस्पर्शा कृष्णा दोषत्रयेऽधिके ।
सैव दोषद्वयाधिक्ये दोषद्वितयलक्षणम् ।

१५७-आधिक्यादसृजां दाहाज्जिह्वोष्णा लोहिता भवेत् ।

१५८-विषूचिकायां मूर्च्छायां रुद्धे श्वासे च शीतला ।

१५९-खर्वाकृतिस्तु दौर्बल्ये याति वृद्धिं प्रदाहतः ।

१६०-विरूक्षणात्समुद्विग्ना तीक्ष्णाग्रा च कनीयसी ।

१६१-अवसादात्प्रशस्ता सा तथा मृदुतरा मता ।

१६२-मलिना शोणितस्त्रावाद्विकृत्या शोणितस्य च ।

१६३-आमाशयान्त्रयोर्दाहात् पार्श्वयोरथवाग्रतः ।
सर्वतो वापि लौहित्यं विपुलं भजते च सा ।

१६४-कण्ठाभ्यन्तरदाहेन कृष्णतां यात्यसंशयम् ।

१६५-सुस्था सार्द्रा सदा ज्ञेया, नीरसा ज्वरदाहयोः ।
शुष्का चेदार्द्रतां याति कुर्यादुपशमं रुजाम् ।

१६६-ज्वरिणामवसादेन स्नायूनां वा शिरोरुजा ।
न बहिर्निःसरेज्जिह्वा निःसरेच्चेत् सवेपना ।

१६७-अन्तर्यन्त्ररुजा राजरोगान्ते व्रणपीडिता ।

१६८-यकृद्दोषात् पित्तरोधात् तथा मलनिरोधतः ।
युज्यते पाण्डुभिर्लेपैर्विदीर्णा मद्यपायिनाम् ।

१६९-आमवाते नवे सामे ज्वरे दाहे च दारुणे ।
आमाजीर्णे च धवलैर्लेपैर्युज्येत सा भृशम् ।

१७०-पृथुभिर्मेचकैः शुष्कैर्ज्वरे दोषत्रयोद्भवे ।
लेपैर्लिप्ता खरस्पर्शा निर्वाणालातवद्भवेत् ।
—आ. वि. ४८

१० हृदयपरीक्षा ।

१७१-हृदयपरीक्षाशब्देनात्र फुप्फुसो हृदयं चेत्युभयोरेव शोणितयन्त्रयोरुरःस्थितयोः परीक्षणमवगन्तव्यम् । पवनः प्रतिनियतं प्रविश्य फुप्फुसं तत्रस्थं शोणितं विशोधयति । अयमेव वायुः प्राण नाम्ना व्याख्यातः, ततस्माद्विषांशमाकृष्य बहिःनिसरत्युदानः । असौ श्वासक्रिया । एकस्मिन् श्वासक्रिया काले नाडीनां चत्वारि स्पन्दनानि भवन्ति। जाग्रतः स्वपतस्तिष्ठतश्चासीनस्यासीनाच्छयानस्योपलभ्यते संख्याह्रासः श्वासस्य ।

१७२-अतःपरमभिघातपरीक्षाविधिः कथ्यते-फुप्फुसमभितो वक्षसि वामहस्तस्य प्रदेशिनीं मध्यमां वा स्थापयित्वेतरकराङ्गुल्यग्रैरेकत्रयोजितैरभिहत्याभिघातशब्देन जानीयादुरोऽभ्यन्तरावस्थां विशेषेणावधानपरः।न च सकृदेव परीक्षया मीमांस्यं किञ्चित् पुनः पुनरेव तु परीक्षा कर्तव्या । असंन्यस्ताङ्गुलिकं केवलमेवोरोऽप्याभिहत्य परीक्ष्यते । आमयपरिराहितात्फुप्फुसादुद्भवति शब्दोऽतिपरिस्फुटोऽभिताच्छून्यगर्भपात्रादिवोति वेद्यम्।दृढीभूते वायुपरिशून्ये वा फुप्फुसस्य क्वचिदंशे तत्राभिघाताज्जडो मन्दोऽतीक्ष्णश्चोद्भवति शब्दो विवृद्धहृदयेऽभिघाताच्च। क्षयकासादिर्विकृतिमापन्ने सम्यङ्मन्दीभवति सः ।

१७३-अभिघातेनेव वक्षसि केवलकर्णसंयोगेनापि निरन्तरं प्रकृत्यैवोत्पद्यमानशोणितयन्त्राभ्यन्तरीणविविधशब्दोपलब्ध्या तद्यन्त्रयोरवस्थाविशेषः प्रतीयते । स्वस्थानां पञ्जरे प्राहिते कर्णे फुप्फुसे वायोः प्रवेशात्ततो बहिर्निःसरणाच्च निरन्तरं श्रूयते शब्दविशेषः स एवोपलभ्यते गम्भीरतरश्चोग्रतरश्च कण्ठे । विक्रियां याते फुप्फुसे सर्पश्वासवद्वंशीध्वनिवच्च शब्दः प्रादुर्भवेत । श्लेष्माणि शोणिते पूये वा तत्र सञ्चिते पङ्कमयक्लिन्नोद्भिज्जनिकरपल्वलसंघट्टनादुद्बुदोत्पाद शब्द इवोत्पद्यते शब्दः ।

१७४-हृदयाकुञ्चनप्रसराभ्यां द्विविधौ प्रादुर्भवतशब्दौ । वामस्तनवृन्तान्निम्ने वक्षसि कुञ्चनशब्दव्यक्ततरः श्रूयते। प्रसारजस्तु तत ऊर्ध्वं पार्श्वसन्निहिते । अयमद्यात्तीक्ष्णतरोऽगम्भीरः स्वल्पकालावस्थायी च। आद्यस्तु दीर्घोऽतीक्ष्णश्च । हृदये विवृद्धिं गते स एव मन्दतरो भवति।नियतस्पन्दनस्थानान्निम्नतरप्रदेशे स्पन्दनं लक्ष्यते च। उरःक्षताद्यैः क्षयरोगैर्हृदयपरिपचनात्ततो बुद्बुदस्येव जायते शब्दः ॥

११ औदरयन्त्राणां परीक्षा।

१७५-यकृदामाशयः प्लीहाग्रहण्यन्त्राणि वृक्कौ ।
मलमूत्राशयौ यन्त्राण्यौदराण्यपराणि च ।
तेषां विकृतितो यानि लक्षणानि भवन्ति हि ।
आत्रेयो वक्तुमारेभे तत्सर्वं शिष्यवत्सलः ॥

१७६-उदरे सर्वहस्तस्य स्थापयेन्मध्यमाङ्गुलीम् ।
तामन्यस्य करस्याग्रैरङ्गुलीनां विधानतः ।

अभिहत्याभिघातोत्थैर्ध्वनिभिर्विविधैर्भिषक् ।
क्रियाविशेषानूयन्त्राणां विद्यादुदरवर्तिनाम् ।
१७७-यकृद्देशान्मन्दतरः शब्दः प्रकृतितो भवेत् ।
१७८-शून्यामाशयतः शब्दो जायते शौन्यगर्भिकः ।
१७९-वातैर्वा यदि वा बाष्पैः पूर्णश्चामाशयो भवेत् ।
ततः प्रादुर्भवेच्छब्दो वाताध्माताद्यतिर्यथा ।
१८०-वायुना स्फीतिमापन्ने प्रहते च मलाशये ।
प्रतिध्वनिर्भवेच्छब्दो मन्दस्यान्मलपूरिते ।
१८१-उदकोदरिणं कृत्वा सर्वथा पार्श्वशायिनम् ।
तस्योर्ध्वपार्श्वे विधिना परीक्षेताभिघाततः ।
१८२-स्वभावात्सञ्चितं तोयमधो व्रजति निश्चितम् ।
तदूर्ध्वमुपतिष्ठन्ते क्षिप्रमन्त्राणि वत्सकः ।
ऊर्ध्वे गतेभ्यश्चाम्भोभ्यः शब्दश्चाध्मानिको भवेत्
अभिघातात्परीक्षेयं मया प्रोक्ता समासतः ।

१८३-भोजनादुदरस्योर्ध्वे गौरवं जायते महत् ।
शिरोरुग्वक्त्रवैरस्यं हृद्दाहो वमथुस्तथा ।
रसना मलसंपूर्णा क्लान्तिर्हृदयवेपनम् ।
निद्रानाशोऽग्निमान्द्ये स्याज्जाड्यं दुःस्वप्नदर्शनम् ।
१८४-आमाशयव्रणे नृणां जायते परिकर्तिका ।
वान्त्या तदाशये शून्ये वेदना सा प्रशाम्यति ।
१८५-भोजनाद्वान्तिरेवस्याच्छ्लेष्मशोणितसंयुता ।
रुधिरस्यापि वमनं रक्तपिण्डस्य वा भवेत् ।
पुरीषैर्मलिनं रक्तं निर्यायाद्गुदतोऽपि च ।
प्रायशो योषितामेव व्याधिः स्याद्दतुरोधतः ।

१८६-पर्शुकाधो यकृत्प्लीहा नाविकृतोऽनुभूयते ।
दक्षिणाच्चूचुकान्निम्ने द्व्यङ्गुलाद्यकृतः स्थितिः ।
अतीत्यैकाङ्गुलिस्थानं पर्शुकाभ्यश्च निश्चितम् ।
उरः प्राचीरसंकोचाद्विवृद्ध्या हृदयस्य च ।
वायुना फुप्फुसस्फीत्या क्षोभणैरपरैरपि ।
यकृत्स्थानात्प्रच्यवेत न तद्वृद्धं विधारयेत् ।
१८७-दक्षिणे शकले प्रायो विद्रधिर्यकृतो भवेत् ।
हिक्का श्वासो वमिः कासो जायते तीव्रवेदना ।
न शक्तिः शयने तस्य सव्ये पार्श्वे भवेच्च नु ।
इति प्रोक्तं समासेन यकृद्विद्रधिलक्षणम् ।
१८८-अनुभूयेत हस्तेन प्लीहा च यदि कस्यचित् ।
तदा तं व्याधितं विद्यात्तेन रक्तक्षयो भवेत् ।
१८९-पश्चान्मलाशयाद्वृक्कौ वर्तेते चोदरान्तरे ।
तत्र रक्तावरोधेन मूत्रं स्तोकं त्यजेन्नरः ।
मूत्रं सशोणितं वापि वेदना तत्र दारुणा ।
तथा स्पर्शासहत्वं च वृक्कविकृतिलक्षणम् ।
१९०-विकृते तिलके नृणां मलं मेदोयुतं भवेत् ।
वन्हिमान्द्यं भवेच्चापि दौर्बल्यं चाप्यजर्णिता ।
१९१-अन्त्रावरोधाद्वान्तिः स्यादवसादश्च चेतसः ।
विट्सङ्गो वेदनाऽत्युग्रा पुरीषवमनं तथा ।
रोगस्थानादधश्चान्त्रे शून्यतोपरि पूर्णता
रोगेणानेन चाक्रान्तो नरः प्रायस्त्यजत्यसून् ।

१९२-मलमूत्राशयौ दुष्टौ मेहानाहादिकान् बहून् ।
व्याधीञ्जनयतो दुष्टा ग्रहणी वह्निमन्दताम् ।
१९३-इत्यौदराणां यन्त्राणां विक्रियायां समासतः ।
यान्युद्भवन्ति चिह्नानि मया प्रोक्तानि वत्सकाः !

१२ बाह्याकृतिपरीक्षा ।

१९४-अथावधीयतां वत्सा बहिराकृतिवेदने ।
तद्विज्ञानाद्भिषङ्नूनं भवेद्रोगविशेषवित् ।
१९५-शयानो भजते दुःखमासीनः सुखमश्नुते ।
श्वासाद्यैरुपसृष्टस्तु हृत्कोष्ठार्तियुतो नरः ।
१९६-आमयं सुचिरं भुक्त्वा क्षीणेन्द्रियबलो नरः ।
उत्तानः सततं शेते सार्द्रं परममृच्छति ।
१९७-औदरं शिथिलीकृत्य चर्म संकोच्य सक्थिनी ।
उत्तानशायी भवति विकृतोदरकोष्ठकः ।
१९८-क्षणमुत्तानशयनं भजते क्षणमन्यथा ।
न शर्म कथमप्येष लभते शूलपीडितः ।
१९९-संज्ञा सम्यक् शयानस्य बलं धैर्यं रतिः स्मृतिः ।
प्रवर्तनं च दोषाणां गद्यते शुभलक्षणम् ।
२००-आमाशये फुप्फुसे च विकृते हृदये तथा ।
सहसा वर्धते कार्श्यं नातिकल्याणदं हि तत् ।
२०१-शोणितादिस्रुतेः स्तन्यदायिनीनां च योषिताम्
कृशः कायो भवेत्तत्र प्रतिकुर्याद्यथाविधि ।
२०२-सहसा चेदतिस्थूलः कश्चित्तद्घातिकारणम् ।
उत्पत्स्यमाने संन्यासे प्रायेणैवं प्रदृश्यते ।
२०३-विक्रियां फुप्फुसे याते हृदये वृक्कके तथा ।
प्रायो नृणां मुखे शोफो बाह्योश्चापि प्रजायते ।
२०४-व्याधिते यकृति प्लीह्नि हृदि वृक्के च पादयोः ।
प्रायः शोथो भवेन्नृणामादितोऽपि दकोदरे ।
२०५-शीतदेहस्य चेत्स्वेदः शैत्यं याति च देहिनः ।
संज्ञानाशो भवेत्तर्हि स शीघ्रं विजहात्यसून् ।
२०६-अवसादो हिमः स्वेदो जाड्यं वेपथुरेव च ।
तूर्णं कायो न चेदुष्णो भवेत्तन्न शुभावहम् ।
२०७-प्रायः शुभावहः स्वेदो यद्यनौषधजो भवेत् ।
परं स्वास्थ्यं भवेत्तस्मिञ्जाते रुक्षु ज्वरादिषु ।
२०८-वह्निमान्द्यं निशास्वेदो व्याधेश्च पुनरागमः ।
क्लिश्नाति रोगिणं भूयस्तत्र पथ्याशनं हितम् ।
२०९-धमनीस्पन्दनं तापो दैहिको रसना तथा ।
दोषप्रवृत्तिः प्रकृतिं भवेत्कल्याणहेतवे ।
२१०-इति संक्षेपतो यानि लक्षणानि रुजां मया ।
कीर्तितान्यवधानेन तानि धार्याणि चेतसा ।
२११-नाडीमेकां भिषग्भिः सुविदितनिगमैर्नैत्रमेकं
च मूत्रम् ।
जिह्वां वैकां परीक्ष्य प्रचुरमतिधरैर्वर्णनीया
न रोगाः ।
कोष्ठाद्यं चापि सर्वं हृदुदरपिहितं देहसंस्थानमन्य-
न्निर्णेया वीक्ष्य कृत्स्नं निगदितविधिभिः
सर्वथा सर्वभावैः
—आ. वि. सू. ४९

पञ्चनिदानपरिष्कारः २

(च. नि. १)

१ निदानपर्यायाः ।

इह खलु हेतुर्निमित्तमायतनं कर्ता कारणं प्रत्ययः समुत्थानं निदानमित्यनर्थान्तरम् ॥ २ ॥

गङ्गाधरः—ननु को ज्वरः किमस्य निदानम्? इत्याकाङ्क्षां प्रतिलोमतन्त्रयुक्त्या प्राग् ज्वरोपदेशान्निदानमुच्यते। अत्र निदानशब्देन निदान-पूर्वरूप-लिङ्गोपशय-सम्प्राप्तयो विवक्षिताः। समास-व्यासाभ्यां तज्ज्ञापयितुं समासेन निदानादीनि पञ्च क्रमेणोपदिशति। रोगाणां ह्युत्पत्तावादौ निदानं, ततः पूर्वरूपं, ततः सम्प्राप्तिः, ततो रूपं, तत उपशयः, इत्यत आदौ समासेन निदानमाह—इहेत्यादि। खलुशब्दो वाक्यालङ्कारे। इह संसारे हेतुरित्यादिकम्। अनर्थान्तरमर्थान्तररहितमेकार्थकम्। भावानामुत्पत्तिसम्पादक इत्येष एक एवार्थो ह्येषां हेत्वादीनां पदानाम्। उत्पत्तिस्तु सत्ता, तत्समानाधिकरणं तदनुकूलव्यापारश्च इत्युभयात्मिका। तदुभयार्थस्यैकानिष्ठत्वादकर्मकत्वमुत्पत्त्यर्थधातूनाम्। सदिति यतः सा सत्ता द्रव्यगुणकर्मसु। सा तु गुणकर्मसु सद्भावान्न गुणो न कर्म। द्रव्याणि नान्तरेण गुणकर्मभ्यां सन्तीति द्रव्याणां गुणतः कर्मतो वा सद्भावप्रतीत्या द्रव्याणां सत्ता गुणो वा कर्म वेति चेन्न गुणकर्मसु सद्भावात्। गुणाः सन्ति कर्माणि सन्तीति गुणेषु कर्मसु च सत्तायाः सद्भावात्। तर्हि चानेकद्रव्यारब्धेषु द्रव्येषु द्रव्यं कारणभूतं यत् सा किं सत्ता? नैवं, सामान्यविशेषाभावेन च। सत्तायां हि नास्ति सामान्यं नास्ति विशेषः, कारणभूतद्रव्येषु पुनरस्ति सामान्यं विशेषश्च। अनेकद्रव्यसत्त्वात् तु तेषां द्रव्यत्वमुक्तं, तथा कार्यगुणानामप्यनेकगुणारब्धत्वेनानेकगुणसद्भावाद् गुणत्वमुक्तं, तथा कार्यकर्मणामनेककर्मभिः सजातीयविजातीयैरारब्धत्वेनानेककर्मसत्त्वात् कर्मत्वमुक्तं, न तु तेषां कार्याणां द्रव्यगुणकर्मणामारम्भकाणि द्रव्यगुणकर्माणि सत्ताः सामान्यविशेषवत्त्वात्, सत्तायास्तु सामान्यविशेषाभावात्। तर्हि पुनः सत्ता कः पदार्थः? पारिशेष्यात् समवायः। स हि भावोऽनुवृत्तेरेव हेतुत्वात् वस्तूनां यावत्कालं स्वारम्भकाणां मेलकरूपः समवायो वर्तते तावत्कालमनुवृत्तिर्भवतीति कार्येषु कारणसमवायः सत्ता, सा च तत्समानाधिकरणस्तदनुकूलव्यापारश्च इत्युभयात्मिकैवोत्पत्तिः। सामान्यविशेषयोरेतद् द्रव्यगुणकर्मसमवायानतिरिक्तत्वात् सत्तायाः सत्त्वाभावात् द्रव्यगुणकर्मणामुत्पत्तिसम्पादको हेतुर्निमित्तमित्यादिशब्दैरभिधेयः। तत्त्वन्तु कार्याणां नियतपूर्ववर्त्तिष्वेव भावेषु सम्भवति नान्येषु। तत्र प्रयोजकस्य हेतुसंज्ञत्वेन प्रयोजककर्तरि चार्थे हेतुशब्दः, शकुनादौ च निमित्तशब्दः, आयतनशब्दः स्थाने, क्रियानिमित्तेषु स्वतन्त्रे कर्तृशब्दः, क्रियाहेतुव्यापारे कारणशब्दः, सुप्तिङादिषु प्रत्ययशब्दः, उद्गमादिषु उत्थानशब्दः। पूर्वरूपादिषु चतुर्षु तदधिकरणग्रन्थेषु च निदानशब्दो वर्तते, तेष्वर्थेषु ह्येकार्थत्वाभावादर्थान्तरत्वान्न हेतुर्भवतीति। हि वर्द्धन-गमनयोः, स्वादिः, कृद्योगे हेतुरिति रूपम्, निपूर्वमिदे रूपं निमित्तम्, आङ्पूर्वं यतते रूपमायतनम्, तृजन्तकृञः कर्त्ता, णिजन्तस्य कृञः कारणम्, प्रतिपूर्वस्येणः प्रत्ययः, समुपूर्वतिष्ठतेः समुत्थानम्, निपूर्वदाधातो रूपं निदानम्। भावानामुत्पत्तिसम्पादके हेत्वादयः सर्वे वर्तन्ते। तेन तन्निदानमिहोच्यते—निदीयते निष्पद्यते यस्मान्न तु येन तन्निदानम्। ध्वंसक्षयचयप्रकोपप्रसरस्थानसंश्रयादीनामप्युत्पत्तिरस्तीति तेषां हेतौ न निरुक्त्यन्तरं क्रियते। उपलब्धिकारणेऽर्थेऽपि न क्रियते निरुक्त्यन्तरम्, उपलब्धेरप्युत्पत्तेरस्ति न चास्त्युत्पत्तेरुत्पत्तिरिति। निदीयते निर्दिश्यते व्याधिरनेनेति निदानं, दिशेः पृषोदरादित्वेन रूपसिद्धिः, इत्येवं व्युत्पन्ननिदानशब्दो नेह हेतुसामान्यपर्यायत्वात्। अथ निश्चित्य दीयते प्रतिपद्यते व्याधिरनेनेति निदानमित्येवञ्च व्युत्पन्ननिदानशब्दो नेह प्रतिपत्तिहेतुमात्राभिधायित्वात्। एतदर्थकनिदानशब्दस्तु ज्वरनिदानं व्याख्यास्याम इत्यत्रोपादत्तम्। इति ॥ २ ॥

२ सर्वरोगाणां सामान्यं निदानम्।

तत् त्रिविधमसात्म्येन्द्रियार्थसंयोगः, प्रज्ञापराधः, परिणामश्चेति। अतस्त्रिधा व्याधयः प्रादुर्भवन्त्याग्नेयाः सौम्या वायव्याश्च, द्विविधाश्चापरे राजसास्तामसाश्च ॥ ३ ॥

गङ्गाधरः—निदानं समासत उक्त्वा सर्वेषां रोगाणां सामान्यतो निदानमाह—तत् त्रिविधमित्यादि। असात्म्येत्यादि। असात्म्येन्द्रियार्थसंयोगादिहेतुत्रयमुत्तरोत्तरप्राधान्येन दीर्घञ्जीवितीयेऽध्याये ꙮप्रागुक्तम्। कालबुद्धीन्द्रियार्थानां योगो मिथ्या न चाति च। द्वयाश्रयाणां व्याधीनां त्रिविधो हेतुसङ्ग्रहः। शरीरं सत्त्वसंज्ञञ्च व्याधीनामाश्रयो मतः *॥ इति। तत्र तेषां मिथ्यायोगायोगातियोगानां विशेषज्ञानार्थमनुवादः कतिधापुरुषीयेऽकृतः। तद् यथा—धीधृतिस्मृतिविभ्रंशः संप्राप्तिः कालकर्म्मणाम्। असात्म्यार्थागमश्चेति ज्ञातव्या दुःखहेतवः। ॥ इति। तत्र कालस्य मिथ्यायोगायोगातियोगाः परिणामसंज्ञा उक्ताः तिस्रैषणीयेऽध्याये +। शीतोष्णवर्षलक्षणाः पुनर्हेमन्तग्रीष्मवर्षाः संवत्सरः, स कालः। तत्रातिमात्रस्वलक्षणः कालः कालातियोगः, हीनस्वलक्षणः कालः कालायोगः, यथास्वलक्षणविपरीतलक्षणस्तु कालः कालमिथ्यायोगः। कालः पुनः परिणाम उच्यते इति। परिणाम इति। कालो हि सर्वं परिणमयतीत्यतः परिणामः, तस्मिन् काले च यत् परिणमति स च सर्वोऽपि परिणाम इत्युच्यते। यदिह शुभाशुभानि कर्माणि कुर्वन्ति तानि खल्विह लोके फलन्ति कानिचित्, कानिचित् परत्र फलन्ति। तच्छुभाशुभकर्मजौ धर्माधर्मौ कालान्तरफलौ न तु सद्यःफलौ गोदोहनवत्। ततः काले परिणामेन शुभाशुभफलहेतुत्वात् परिणामसंज्ञौ। भावानां स्वभावोऽपि परिणामसंज्ञः। कालस्य

ꙮ च. सू. १ * च. सू. १. ५४–५५ ऽ च. शा. १। च. शा. १. ९८ + च. सू. ११

परिणामेन जन्मजरामृत्युप्रभृतयोऽनिमित्तजाः स्वाभाविका व्याधयः स्वभावात् जायन्ते । पूर्वदेहकृतौ शुभाशुभकर्मजौ धर्मश्चाधर्मश्च कर्मसंज्ञः, कालेन परिणामेन शुभाशुभहेतुत्वात् परिणामः । अस्मिन् जन्मनि च यानि कर्माणि शुभाशुभानि तज्जौ च धर्माधर्मौ काले परिणामात् फलहेतुत्वात् परिणामसंज्ञौ भवतः। एतदुक्तं कतिधापुरुषीये—† 'कालस्य परिणामेन जरामृत्युनिमित्तजाः । रोगाः स्वाभाविका दृष्टाः स्वभावो निष्प्रतिक्रियः । निर्दिष्टं दैवशब्देन कर्म यत् पौर्वदैहिकम् । हेतुस्तदपि कालेन रोगाणामुपलभ्यते । न हि कर्म महत् किञ्चित् फलं यस्य न भुज्यते । क्रियाघ्नाः कर्मजा रोगाः प्रशमं यान्ति तत्क्षयात्'। इति । यस्त्वाह प्रज्ञापराधेनाशुभकर्माणि कुर्वन्ति प्रज्ञासमयोगेन शुभानि तज्जातावपि धर्माधर्मौ, तत्र प्रज्ञापराधे प्रज्ञासमयोगेऽन्तर्भूताविति तदसाधु, चरकस्यैतद्वचनविरोधात् । प्रज्ञा च यदपराध्यति तदपि कृतत्रेतादिकालवशेन । न ह्यादिकाले पूर्वकृतमासदिशुभकर्मजं फलं किमपि येन बुद्धिरपराध्येत । तदा कालविशेष एव प्रज्ञापराधे हेतुः, कालो हि स्वभावतः शुभाशुभहेतुः प्रसिद्धस्तिथ्यादियोगेनानुमेयः, तद्धेतुकञ्च प्राक् कर्म यदशुभं कृतम् । अशुभकाले समागते प्रज्ञातत्त्वविदामतत्त्वविदाञ्चापराध्यति, तत् कालजं प्रज्ञापराधजं तत्फलमधर्मः परिणाम एवोच्यते । आदिकारणतो हि संज्ञा भवति, फलजननञ्चेदानीं कालेन परिणामादेवेति, परिणामे धर्माधर्मान्तर्भावो न प्रज्ञापराधसमयोगयोरिति ।

ननु भवत्वेवं कालस्य त्रिविधा योगा व्याधिहेतवः, शीतोष्णवर्षलक्षणो यः संवत्सरः कालस्तस्य यथास्वलक्षणयोगेऽपि दोषाणां चयप्रकोपप्रशमाः प्रावृडादिषु जायन्ते, जीर्णभुक्तप्रजीर्णान्नकाले च प्रकोपो जायते, पूर्वाह्णादिषु च स च कालः को हेतुः किंचतुर्थः, तथात्वे त्रिविधत्वव्याघात इति; उक्तं * प्राक् 'शीतोष्णवर्षलक्षणः संवत्सरः स कालः' इति, तस्य स्वलक्षणस्य कालस्यातियोगायोगमिथ्यायोगव्यतिरिक्तसमयोगास्तत्कृताश्चयप्रकोपप्रशमा वातादीनां प्राकृती गतिः । अतिमात्रस्वलक्षणस्य कालस्यातियोगः कालातियोगः, हीनलक्षणकालस्य योगः कालायोगः, यथास्वलक्षणविपरीतलक्षणस्य कालस्य योगः कालमिथ्यायोगः, इति त्रिविधयोगो वैकृतः, तस्माद्वातादीनां चयप्रकोपप्रशमाः वातादीनां प्राकृती गतिः, इत्युक्तं कियन्तःशिरसीये$ । 'चयप्रकोपप्रशमाः पित्तादीनां यथाक्रमम् । भवन्त्येकैकशः, षट्सु कालेष्वभ्रागमादिषु । गतिः कालकृता चैषा चयाद्या: पुनरुच्यते । 'गतिश्च द्विविधा दृष्टा प्राकृती वैकृती तथा' इति । वातादीनामपरा च प्राकृती वैकृती गतिर्यथा—'पित्तादेवोष्मणः पक्तिर्नराणामुपजायते । पित्तञ्चैव प्रकुपितं विकारान् कुरुते बहून । प्राकृतस्तु बलं श्लेष्मा वैकृतो मल उच्यते । स चैवोजः स्मृतं काये स च पाप्मोपदिश्यते । सर्वा हि चेष्टा वातेन स प्राणः प्राणिनः स्मृतः । तेनैव रोगा जायन्ते तेन चैवोपरुध्यते'÷ । इति । इत्येवं प्राकृतवैकृतद्विविधकालयोगः कालसम्प्राप्तिस्तथा काले परिणतकर्मफलाधर्मश्च कालस्य मिथ्यायोगायोगातियोगा उच्यन्ते । तद् यथा कतिधापुरुषीये× 'धीधृतिस्मृतिविभ्रंशः सम्प्राप्तिः कालकर्मणाम् । असात्म्यार्थागमश्चेति ज्ञातव्या दुःखहेतवः'। इति । अत्र या कालसम्प्राप्तिरुक्ता तत्रैव चयादयोऽन्तर्भूताः । तथा चोक्तम्+ । 'निर्दिष्टा कालसम्प्राप्तिर्व्याधीनां हेतुसंग्रहे । चयप्रकोपप्रशमाः पित्तादीनां यथा पुरा । मिथ्यातिहीनलिङ्गाश्च वर्षान्ता रोगहेतवः । जीर्णभुक्तप्रजीर्णान्न-कालाः कालस्थितिश्च या । पूर्वमध्यापराह्णाश्च रात्र्या यामास्त्रयश्च ये । येषु कालेषु नियता ये रोगास्ते च कालजाः' । इति । इति काले परिणामेन फलोन्मुखीभूतेनाशुभकर्मजफलेनाधर्मेण यदा बुद्धिरधिष्ठीयते, तदा धीर्वा धृतिर्वा स्मृतिर्वा भ्रश्यति, धीधृतिस्मृतिभ्रंशो हि बुद्धेरतियोगायोगमिथ्यायोगाः, तैस्तु त्रिविधैर्योगैर्युक्ता प्रज्ञा वाङ्मनःशरीरारम्भेष्वपराध्यतीति प्रज्ञापराध उच्यते । प्रज्ञापराधे सति वागतिप्रवर्तते न वा प्रवर्तते मिथ्या वा प्रवर्तमाना सूचकानृतकालकलहाप्रियाबद्धानुपचारपरुषवचनादीनि भाषते । मनश्चाति प्रवर्तते न वा प्रवर्तते मिथ्या वा प्रवर्तमानं भयशोकक्रोधलोभमोहमानेर्ष्यामिथ्यादर्शनादिकमाचरति । शरीरञ्चातिप्रवर्तते न वा प्रवर्तते मिथ्या वा प्रवर्तमानं वेगधारणोदीरणविषमस्खलनगमनपतनाङ्गप्रणिधानाङ्गप्रदूषणप्रहारावमर्दनप्राणोपरोधसंक्लेशनादीनि करोति । एवमुक्तं कतिधापुरुषीये‡ । 'उदीरणं गतिमतामुदीर्णानाञ्च निग्रहः । सेवनं साहसादीनां नारीणाञ्चातिसेवनम् । कर्मकालातिपातश्च मिथ्यारम्भश्च कर्मणाम् । विनयाचारलोपश्च पूज्यानाञ्चाभिधर्षणम् । ज्ञातानां स्वयमर्थानामहितानां निषेवणम् । परमौन्मादिकानाञ्च प्रत्ययाना निषेवणम् । अकालादेशसञ्चारौ मैत्री संक्लिष्टकर्मभिः । इन्द्रियोपक्रमोक्तस्य= सद्वृत्तस्य च वर्जनम् । ईर्ष्यामानभयक्रोध-लोभमोहमदभ्रमाः । तज्जं वा कर्म यत् क्लिष्टं क्लिष्टं यद् देहकर्मजम् । यच्चान्यदीदृशं कर्म रजोमोहसमुत्थितम् । प्रज्ञापराधं तं शिष्टा ब्रुवते व्याधिकारणम् । बुद्ध्या विषमविज्ञानं विषमञ्च प्रवर्तनम् । प्रज्ञापराधं जानीयान्मनसो गोचरं हि तत्' । इति । इत्येवञ्च प्रज्ञापराधे नक्तकर्मफलेनाधर्मेण फलोन्मुखीभूतेन अधिष्ठितः पुरुषोऽतिमात्रस्तनितपटहोत्क्रुष्टादीनां शब्दानामतिमात्रं श्रवणं करोति । सर्वशो वा शब्दान् न शृणोत्यतिसूक्ष्मान् वा शृणोति । परुषेष्टविनाशोपघातप्रधर्षणभीषणादीन् वा शब्दान् शृणोतीत्येवं शब्दानामतियोगायोगहीनयोगामिथ्यायोगेभ्यः श्रवणेन्द्रियं व्यापद्यते । तदुक्तं कतिधापुरुषीये § 'अत्युग्रशब्दश्रवणात्

†च. शा. १.११५–११७ । *च. वि. ८.१२५ । $च. सू. १७.११४–११५ । ÷च सू. १७.११६–११८ । ×च. शा. १.९८ । +च. शा. १.११०–११२ । ‡च. शा. १.१०३–१०९ । =च. सू. ८. ८. । §च. शा. १.११८–११९ ।

श्रवणात् सर्वशो न च । शब्दानाञ्चातिहीनानां भवन्ति श्रवणाज्जडाः । परुषोद्भीषणाशस्ताऽप्रियव्यसनसूचकैः । शब्दैः श्रवणसंयोगो मिथ्यायोगः स उच्यते' (१)। तथातिशीतोष्णानि स्पृश्यानि स्पृशति स्नानाभ्यञ्जनोत्सादादीनि चातिशीतोष्णानि अत्युपसेवते । सर्वशो वा स्पृश्यानि न स्पृशति सूक्ष्माणि वा स्पृशति । विषमस्थानासनाभिघाताशुचिभूतादीनि वा स्पृश्यानि स्पृशतीत्येवं स्पर्शनेन्द्रियस्पृश्यातियोगायोगहीनयोगमिथ्यायोगेभ्यः स्पर्शनेन्द्रियबाधा भवति । तदुक्तं कतिधापुरुषीये¶ 'असंस्पर्शोऽतिसंस्पर्शो हीनसंस्पर्श एव च । स्पृश्यानां संग्रहेणोक्तः स्पर्शनेन्द्रियबाधकः । यो भूतविषवातानामकाले नागतश्च यः। स्नेहशीतोष्णसंस्पर्शो मिथ्यायोगः स उच्यते'। (२)। तथातिप्रभावतां दृश्यानामतिमात्रं दर्शनमाचरति सर्वशो वा न पश्यति। अतिसूक्ष्माणि वा पश्यति। अतिविप्रकृष्टरौद्रभैरवाद्भुतद्विष्टबीभत्सविकृतादिरूपाणि वा पश्यतीत्येवं चक्षुरर्थातियोगायोगहीनयोगमिथ्यायोगेभ्यो नयनं व्यापद्यते। तदुक्तं कतिधापुरुषीये* 'रूपाणां भास्वतां दृष्टिविनश्यत्य हि दर्शनात् । दर्शनाच्चातिसूक्ष्माणां सर्वशश्चाप्यदर्शनात् द्विष्टभैरवबीभत्स-दूरातिश्लिष्टदर्शनम्। तामसानाञ्च रूपाणां मिथ्यासंयोग उच्यते' ऽ (३)। तथासौ पुरुषोऽतितीक्ष्णोग्राभिष्यन्दिनो गन्धानातिमात्रं जिघ्रति सर्वशो वा न जिघ्रति जिघ्रति वातिसूक्ष्मान्। पूतिद्विष्टामेध्यक्लिन्नविषपवनकुणपगन्धादीन् वा जिघ्रतीत्येवं घ्राणार्थगन्धातियोगायोगहीनयोगमिथ्यायोगेभ्यो व्यापद्यते घ्राणेन्द्रियम् । तदुक्तं कतिधापुरुषीये– 'अतिमृद्वतितीक्ष्णानां गन्धानामुपसेवनम्। असेवनं सर्व्वशश्च घ्राणेन्द्रियविनाशनम्। पूतिभूतविषद्विष्टा गन्धा ये चाप्यनार्तवाः । तैर्गन्धैर्घ्राणसंयोगो मिथ्यायोगः स उच्यते' (४)। तथैवासौ पुरुषः षड्रसानेकैकशो द्विशस्त्रिशो वा चतुरः पञ्च वातिमात्रमादत्तेऽथवा सर्वशो नादत्तेऽत्यल्पं वा मिथ्या वादत्ते, यान्याहारविधिविशेषायतनान्यष्टौ राशिवर्जं तद्विपर्ययेणादत्त, इत्येवं रसनार्थातियोगायोगहीनयोगमिथ्यायोगेभ्यो ज्वरादयो व्याधयो जायन्ते। तदुक्तं कतिधापुरुषीये–×'अत्यादानमनादानमोकसात्म्यादिभिश्च यत् । रसानां विषमादानमल्पादानञ्च दूषणम्'। इति (५)। इत्येवं परिणाम–प्रज्ञापराधासात्म्येन्द्रियार्थसंयोगास्त्रिविधा हेतवः प्रागभिहिताः ।

नन्वेवंविधेषु त्रिविधेषु हेतुषु कानिचिद्द्रव्यभूतानि कानिचित् गुणभूतानि कानिचित् कर्मभूतानि । तानि किं व्याधिं प्रति समवायिकारणानि यानि विक्रियमाणानि कार्य्यत्वमापद्यन्ते, यथा घटं प्रति मृद्वाल्कादीनि । अथवा निमित्तकारणानि यानि कार्येऽसम्बध्यमानानि कार्यं जनयन्ति, यथा घटं प्रति कुलालादीनि इति । तत्रोच्यते–सर्व्वत्र हि किञ्चित् कारणं निमित्तं किञ्चित् समवायि चेति तत्र मधुरादिकं द्रव्यं द्रव्यगुणकर्मारब्धं समयोगेन मात्रयाऽभ्यवहृतजाठराग्निना विपक्वं रसाख्यं सामान्यविशेषाभ्यां समान् धातून् समवेत्य रक्षति अयोगेन विशेषेण ह्रासयति मिथ्यातियोगाभ्यां वर्धयति सामान्येन। क्षीणान् सामान्येन वर्द्धयति वृद्धान् विशेषेण ह्रासयतीति समवायिकारणम्। एवं शब्दादिकम्। प्रज्ञा चायोगमिथ्यायोगातियोगयुक्ता वाङ्मनःशरीरातियोगमिथ्यायोगायोगेभ्यः कल्पते। तथा बुद्ध्या च प्रवृत्ताऽतिप्रवृत्ता मिथ्याप्रवृत्ता वा वाङ्मनःशरीरप्रवृत्तिः समवेत्य शरीरमनोधातून् क्षीणान् सामान्येन वर्द्धयति वृद्धान् विशेषेण ह्रासयति समान् सामान्येन वर्द्धयति विशेषेण ह्रासयति। समयोगयुक्ता तु प्रज्ञा वाङ्मनःशरीरप्रवृत्तिसमयोगाय कल्पते। तया बुद्ध्या समप्रवृत्ता वाङ्मनःशरीरप्रवृत्तिः सामान्यविशेषाभ्यां क्रियासाम्येन समान् धातून् समवेत्य रक्षति विशेषेण ह्रासयति सामान्येन वर्धयतीति समवायिकारणम्। प्रज्ञाया एव समयोगातियोगादिभिः कृताद् वाङ्मनःशरीरारम्भाज्जातं कर्मफलं धर्म्माधर्म्मं संस्कारविशेषरूपं शरीरेण समवेत्य वर्तमानं तत्र कालेन परिणतं धर्म्माख्यं सामान्यविशेषाभ्यां समान् धातून् रक्षति, अधर्माख्यन्तु ह्रासयति विशेषेण, वर्द्धयति सामान्येनेति। अयोगादियुक्तप्रज्ञाजातस्त्वधर्म्मः। इति धर्म्माधर्म्ममपि समवायिकारणम्। कालोऽपि समलक्षणशरीरं समवेत्य समान् धातून् रक्षति सामान्यविशेषाभ्यां हीनातिमिथ्यायोगलक्षणस्तु शरीरं समवेत्य समान् धातून् सामान्येन वर्धयति विशेषण ह्रासयतीति समवायिकारणम्। इत्येवं रोगारोग्ययोः समयोगायोगादियोगरूपं कारणत्रयम् असात्म्येन्द्रियार्थसंयोगप्रज्ञापराधपरिणामाख्यं समवायिकारणम्। निमित्तं कारणन्तु जनकं मातापित्रादिकं घटादिषु कुलालादिकमिव भूताभिषङ्गादिकं रोगारोग्ययोर्भिषगादिपादत्रयञ्च द्रव्यवर्जं सन्निकृष्टम्। विप्रकृष्टन्तु सर्वरोगाणां मृत्युनाम्नी कन्या, तस्या रोदनजाश्रुबिन्दवो हि रोगाः । दक्षयज्ञे कुपितरुद्रश्च ज्वरस्येति । देशस्तु खल्वसात्म्येन्द्रियार्थसंयोगेऽन्तर्भवति तत्तद्देशगुणानामिन्द्रियैर्योगात्। एषान्तु त्रयाणां स्वस्वकार्यजनने सामान्यविशेषयोर्भूयस्त्वाल्पीयस्त्वाभ्यां जयाजये सति व्यभिचाराव्यभिचारौ भवतः। वक्ष्यतेऽत्रैव स्थाने प्रमेहनिदाने= 'इह खलु निदानदोषदूष्यविशेषेभ्यो विकाराणां विघातभावाभावप्रतिविशेषा भवन्ति । यदा ह्येते त्रयो निदानादिविशेषाः परस्परं नानुबध्नन्ति न तदा विकाराभिनिर्वृत्तिर्भवति अथाप्रकर्षादबलीयांसो वानुबध्नन्ति, न तदावश्यं विकाराभिनिर्वृत्तिर्भवति । चिराद्वाप्यभिनिर्वर्तन्ते विकारास्तनवो वा भवन्त्यथवाप्ययथोक्तसर्वलिङ्गाः, विपर्यये वि-

¶ च. शा. १. १२०–१२१ । * च. शा. १. १२२–१२३ । ऽ च. शा. १. १२५–१२६ × च. शा. १. १२४ ।
= च. नि. ४-४ ।

रीताः' इति सर्वविकारविघातभावाभावभावप्रतिविशेषाभिनिर्वृत्तिहेतुर्भवत्युक्तः। इति। यथा दुग्धं मधुरं मधुरपाकं शीतवीर्यं स्निग्धं गुरु पिच्छिलं द्रवं सरञ्च। कफस्य च तादृशगुणस्य स्थिरस्य स्थैर्यगुणवर्जं सर्वगुणसामान्यभूयस्त्वात् स्थिरगुणह्रासकारिणं सरगुणमवजित्य सर्वगुणतः कफं वर्धयति। न तु सरत्वेन दुग्धं माधुर्य्यादिकमवजित्य कफं स्थिरगुणतो ह्रासयत्यल्पीयस्त्वात्। काञ्जिकन्त्वम्लम् उष्णं तीक्ष्णं विशदं लघु चेषत्स्निग्धं द्रवञ्च। द्रवत्वसामान्येऽपि कफमम्लादिविशेषैर्भूयस्त्वात् द्रवत्वमवजित्य ह्रासयति न तु द्रवत्वेन कफं वर्धयति। तथा हिमे सञ्चितस्य कफस्य वसन्ते वमनलङ्घनकटुकादिसेवनं सान्निकृष्टं जीवनीयघृतादिकं बाधित्वा च विषं सद्यो जीवनं हन्ति। इत्येवं प्राधान्याप्राधान्यं बोध्यम्। अभिव्यक्तिरप्युत्पत्तिविशेषः। तद्धेतुत्वात् अभिव्यञ्जकञ्च हेतुभेदमाह कश्चित्। हेतुत्रयमिदं किञ्चिद्धातुप्रदूषणवचनेन = दोषहेतु-व्याधिहेतु-दोषव्याध्युभयहेतुत्वेन बोध्यम्। दोषहेतवो यथर्तूत्पन्ना मधुरादयः। व्याधिहेतवो मृद्भक्षणादयः पाण्डुरोगादेः। यथा※ 'कषाया मारुतं पित्तमूषरा मधुरा कफम्। कोपयेन्मृद्रसादींश्च रौक्ष्याद् भुक्तञ्च रूक्षयेत्'। इति कषायादिमृद्भक्षणतः कुपितवातादीनां पाण्डुशोफरोगेतररोगानारम्भकत्वेन पाण्डुरोगशोफरोगमात्रारम्भकत्वात् तु व्याधिहेतुत्वात्। उभयहेतवो वातरक्तादौ D हस्त्यश्वादियानादयः। ते हि दोषं कोपयित्वा वातरक्तादिप्रतिनियतमेव व्याधिं जनयन्ति नान्यविकारमिति कश्चित्; तन्न, मृद्भक्षणस्येव हस्त्यश्वादियानादेर्व्याधिहेतुत्वात्। हस्त्याश्वादियानादेरिव च मृद्भक्षणस्योभयहेतुत्वापत्तेः। तेन व्याधिहेतवोऽभिघातादयः, उभयहेतवो मृद्भक्षणहस्त्यश्वयानादय इति।

यस्तु बाह्याभ्यन्तरभेदेन द्विविधं हेतुं ब्रुवाणोऽसात्म्येन्द्रियार्थसंयोगादित्रयं बाह्यं कारणं दोषा दूष्याश्चाभ्यन्तरम्। तत्र दोषा वातादयः शारीराः; रजस्तमसी मानसौ दोषौ दूष्याश्च रसादयो धातवः। पुरीषादयश्च शारीराः सत्त्वगुणस्तु मानसो दूष्य इति व्याचष्टे तदनेन प्रत्याख्यातं भवति, यतोऽस्मिन्नुक्तं'विकारो धातुवैषम्यं साम्यं प्रकृतिरुच्यते'+। इति। वातादिधातुवैषम्यं व्याधिं प्रति हि न दोषादिको हेतुः। तद्धातुवैषम्यहेतुकास्तु ज्वरादयो व्याधयस्तेषूपादानं दोषा वातादयो रसादयश्च दूष्याः। मानसदोषरजस्तमोवैषम्यनिमित्ताः कामक्रोधादयश्च ये तेषूपादानं विषमरजस्तम इति वातादिभ्यः पृथङ् न ज्वरादयः कामादयश्च न पृथग्रजस्तमोभ्यामिति; तच्चोक्तं‡ 'स्वधातुवैषम्यनिमित्तजा ये विकारसङ्घा बहवः शरीरे। न ते' पृथक् पित्तकफानिलेभ्य आगन्तवस्ते तु ततो विशिष्टाः'। इति। ये चागन्तवः शरीरेऽभिघातादिभ्यो जायन्ते क्षतादयस्तेऽपि त्वग्रसमांसादिवैषम्यजा एव, किञ्चित्कालं प्रथमं यद्वातादिदोषसम्बन्धरहितास्तावत्कालं पित्तकफानिलेभ्यो विशिष्टा न पित्तादिदोषात्मकाः। तस्मादाभ्यन्तरहेतवो न सन्ति ज्वरादयो हि धातुवैषम्यरूपव्याधिजन्यत्वाद् व्याधय उच्यन्ते। यथा पञ्चभूतारब्धं वस्तु द्रव्यारब्धत्वात् द्रव्यं तदुक्तम्* 'सेन्द्रियं चेतनं द्रव्यं निरिन्द्रियमचेतनम्' इति। एवं वक्ष्यते चात्र§। 'कश्चिद्धि रोगो रोगस्य हेतुर्भूत्वा प्रशाम्यति' इति। स च रोगजत्वाद् रोगः इत्यतो रोगाख्यहेतुर्नाधिक इति। यथा पञ्चभूतजमन्नमन्नजञ्च शुक्रमित्यन्नं न पृथग् द्रव्यं भूतेभ्य इति।

एवं त्रिविधे हेतौ सिद्धान्ते तत्कार्यमाह—अत इत्यादि। अतस्त्रिविधात् असात्म्येन्द्रियार्थसंयोगादितः। यथा धातुवैषम्यं स्यात् तद्‌द्विधं शस्त्रादिजसद्योव्रणाद्यागन्तुकं वातादिवैषम्यञ्च। तद्वातादिवैषम्यनिमित्ता ज्वरादयश्चेति। त्रिविधा आधिभौतिका आध्यात्मिका आधिदैविकाश्चेति त्रिविधाः आग्नेयादिनिर्देशेनैव त्रिविधत्वे सिद्धे त्रिविधवचनात् ख्यापिताः। आग्नेया इत्यादि पृथक्पदनिर्देशेन त्रिविधाद्धेतोर्यथार्हं न तु यथाक्रमम्। त्रिधा व्याधीनाह—आग्नेया इत्यादि। शारीरास्त्रिधाग्नेयादिभेदात्। तत्र मातृजधातुवैषम्यरूपा आग्नेयास्तथा पैत्तिकाश्च। पितृजधातुवैषम्यरूपाः सौम्याः श्लैष्मिकाश्च। वातवैषम्यं तन्निमित्ताश्च वायव्या इति। अत्रागन्तवोऽन्तर्भवन्ति। द्विविधाश्चापरे मानसा राजसास्तामसाश्च। आग्नेयस्य राजसत्वं वायव्यस्य च तथा सौम्य[illegible] तामसत्वम् यद्यपि तथापि साक्षात् कारणभूतेन निर्देशो न त्वतिपरम्पराकारणेन गुणेन। इति॥ ३॥

३ रोगपर्यायाः।

२१४–तत्र व्याधिरामयो गद आतङ्को यक्ष्मा ज्वरो विकार इत्यनर्थान्तरम्॥ ४॥

गङ्गाधरः—अथ वातादिरसादिस्वेदादीनां शारीराणां धातूनां रजस्तमसोर्मानसयोश्च धात्वोः सत्त्वस्य च वैषम्येभ्यो विकारेभ्यो जातानां ज्वरादीनां कामक्रोधादीनाञ्च विकारत्वं किमस्ति नास्ति वा इति? अत उच्यते—तत्रेत्यादि। तत्राग्नेयादिषु त्रिविधेषु राजसतामसेषु च धातुवैषम्यनिमित्तेषु रोगेषु व्याधिः इत्यादि विकार इत्यन्तं सर्वं प्रातिपदिकमनर्थान्तरमेकार्थकम्। परस्परमेकार्थकं सद् यमर्थमभिदधाति सोऽर्थो रोगो रोगत्वात्। यथा गोजातो गौरश्वजातश्चाश्व इति। तत्र व्यध ताडने इत्यस्य रूपं व्याधिः। अम रोगे चौरादिकस्तस्य रूपमामय इति। गद व्यक्तायां वाचीत्यस्य रूपं गद इति संज्ञायाम्। तकि दौःस्थ्ये इत्यस्याङ्पूर्वस्य रूपमातङ्कः। यक्ष पूजने इति चौरादिकस्य संज्ञायां यक्ष्मा। ज्वर रोग इत्यस्य रूपं ज्वर-

= च. सू. १. ६७। ※ च. चि. १६. २७–२८। D च. चि. २९। + च. सू. ९. ४। ‡ च. सू. १९. ६
* च. सू. १. १. ४८। § च. नि. ८. २१।

इति । विपूर्वककृञो रूपं विकार इति । एषां यथा धातुवैषम्यमुपादानं तथा चासात्म्येन्द्रियार्थसंयोगादित्रयञ्च कारणमिति । कुष्ठाख्यौषधिविशेषस्य व्याधिपर्यायवाच्यत्वेऽर्थान्तराभावाद् व्याधित्वं न प्रसज्यते, तत्रेतिपदेनाभेयादीनामनुकर्षणात् । यक्ष्मा ज्वरश्चेति रोगसामान्ये यथा वर्तते तथा रोगविशेषे च वर्तते । यथा शालशब्दो वृक्षसामान्ये वृक्षविशेषे च वर्तते । विस्तरेण रोगस्वरूपं 'विकारो धातुवैषम्यमिति श्लोके÷ व्याख्यातम् इति ॥ ४ ॥

४ पञ्चरोगविज्ञानानि ।

२१५ तस्योपलब्धिर्निदानपूर्वरूपलिङ्गोपेशयसम्प्राप्तितश्च ॥ ५ ॥

गङ्गाधरः—अथास्य व्याधेः कुत उपलब्धिर्भवतीति अत उच्यते—**तस्येत्यादि** । तस्य धातुवैषम्यनिमित्तस्य तदनिमित्तस्य चासात्म्येन्द्रियार्थसंयोगादिजस्य व्याधेः स्वरूपतः प्रभेदतः साध्यत्वासाध्यत्वादितो बलाबलतोऽनुबन्ध्यानुबन्धादितश्च× सर्वतोभावेनोपलब्धिर्यथासम्भवं प्रत्यक्षमनुमानञ्च निदानादिभ्यः पूर्वमाप्तोपदेशेन ज्ञातस्य । यथा हिक्कादौ शब्दः श्रोत्रेण प्रत्यक्षमुपलभ्यते । शैत्यौष्ण्यादिकमातुरगतं स्पर्शनेन । कृष्णारुणश्वेतपीतादिकं चक्षुषा कृशत्वाकृशत्वञ्च । रसश्चातुरगतो रसनेनानौचित्याद्ग्रहणानुक्तेः परन्त्वनुमानेनोपलभ्यते । गन्धस्तु घ्राणेनेति । प्रत्यक्षमन्यत् सर्वमनुमानेनेति ।

अथैवमस्तु—निदानेन रोगस्य भविष्यतो वर्तमानस्यानुपशयेन निदानेनानुमानादुपलब्धौ सत्यां पुनः कथं पूर्वरूपादिभिर्ज्ञानमिष्यते; ज्ञातस्य पुनर्ज्ञाने प्रयोजनाभावादिति चेत् ? न, निदानेन हि व्याधिरयं भविष्यतीति विज्ञायते, स च कीदृशो व्याधिरिति न विज्ञायते, न वा निदानादिपञ्चकान्यतममेकमप्यन्तरेण व्याधेः सर्वथा ज्ञानं भवति, तस्मादपरे ज्ञानहेतवो वक्तव्यः । एकनिदानकानाम् अनेकव्याधीनाञ्च समानानेकनिदानकानां वा न निश्चयेन व्याधीनां ज्ञानं भवति को व्याधिर्भविष्यतीति संशयात् । निदानस्य सन्निकर्ष-विप्रकर्षादिना जयपराजयविघातादितो व्याध्युत्पत्तिव्यभिचाराच्च । तस्मात् पूर्वरूपादीनां वक्तव्यत्वे सामान्यपूर्वरूपात् केवलात् व्याधेर्वातजत्वादिविशेषावधारणं न स्यात्, न वा विशेषेण पूर्वरूपात् केवलात् व्याधीनां निश्चयज्ञानं स्यात् । रक्तपित्तपित्तप्रमेहसन्देहे हि वक्ष्यते "हारिद्रवर्णं रुधिरञ्च मूत्रं विना प्रमेहस्य हि पूर्वरूपैः । यो मूत्रयेत् तं न वदेत् प्रमेहं रक्तस्य पित्तस्य हि स प्रकोपः ॥" +इति । हारिद्रवर्णरुधिरवर्णमूत्रदर्शने पूर्वमस्मात् प्रमेहपूर्वरूपमभूत् किं नाभूत् तं विज्ञाय निःसंशयो भवति न केवलहारिद्रवर्णरुधिरवर्णमूत्रस्य रूपस्य दर्शनमात्रेण निःसंशयः स्यात्, तस्माद्–रूपज्ञानमात्रतो न व्याधिज्ञानं भवति । नाप्युपशयात् केवलाद् व्याधेर्निश्चयः स्यात् । एकद्रव्योपशयानां वातिकानां पैत्तिकानाञ्च व्याधीनां मधुरस्निग्धादिभिरुपशये वातिकत्वपैत्तिकत्वान्यतरसंशयात् । व्याधिप्रभावेण चावम्यतिमिरादीनां कफजत्वनिश्चयो न वमनेन स्यात् इति । न वा केवल्या सम्प्राप्त्या व्याधिनिश्चयः स्यात् । वातादिः प्रत्येकमेव प्रतिरोगं सर्वरोगस्य नियमतः स्थानसंश्रयादिमत्तया व्याधिजनकत्वात् । स्वस्वलिङ्गं विना वाताद्यवगमाभावात् । तस्मान्निदानादिपञ्चकात् समस्तादेव व्याधेरुपलब्धिर्भवति सर्वथैव । एकैकस्मात् तु कस्याचित् कदाचित् कथञ्चित् काचिदुपलब्धिर्भवति ।

अथ भविष्यति व्याधिनिश्चयश्चतुर्भिरिति निदानं नोक्त्वा शेषाणि चत्वार्युच्यन्तामिति चेत् ? न । भूताद्यभिषङ्गादिजानां व्याधीनां निदानं भूतादिकमन्तरेण भूतलक्षणसमानलक्षणवातादिलिङ्गैः वातादिजत्वेन ज्ञानाभावात् । एवमग्निदग्धादिषु बोध्यम् । भूतादिनिदानेन हि तज्ज्ञानात् । तस्मान्निदानं वक्तव्यम् । निदानेनैव चानुपशयात्मकेन गूढलिङ्गानां व्याधीनां ज्ञानाच्च । यत् तु 'संक्षेपतः क्रियायोगो निदानपरिवर्जनम् ' ‡इति सुश्रुतवचनदर्शनेन निदानज्ञानमन्तरेण निदानपरिवर्जनं न स्यात् अतो निदानमवश्यं वाच्यमिति व्याचष्टे, तन्न, व्याधेरुपलब्ध्यर्थं हि न निदानं ज्ञातव्यं भवति, क्रियार्थन्तु भवतीति क्रियोपदेशे वक्तव्यं स्यादिति ।

अथ तर्हि पूर्वरूपं नोच्यतां निदानरूपोपशयसम्प्राप्तयस्तूच्यन्तामिति चेत् ? न । विना हि पूर्वरूपं निदानादिभिश्चतुर्भिर्न व्याधेर्निश्चयः स्यात् । यथा—"हारिद्रवर्णं रुधिरञ्च मूत्रं विना प्रमेहस्य हि पूर्वरूपैः । यो मूत्रयेत् तं न वदेत् प्रमेहं रक्तस्य पित्तस्य हि स प्रकोपः"+इति । यत् तु व्याधिज्ञानहेतुषु निदानादिषु पूर्वरूपस्यानुपादाने पूर्वरूपावस्थायां विहितक्रियाविशेषो न कर्तुं शक्यते भिषग्भिः, पूर्वरूपज्ञानाभावात् । उक्तञ्च सुश्रुते—वातिकज्वरपूर्वरूपे घृतपानमिति= । वक्ष्यते चात्र ज्वरस्य पूर्वरूपे लघ्वशनमपतर्पणं वेति§ । तदपि व्याध्युपलब्धिषूपादाने साधकं न भवति । चिकित्सार्थं पूर्वरूपस्य ज्ञानस्यावश्यकत्वात् तत्रैवोपादिश्यतां पूर्वरूपमिति । ज्ञानहेतुषु उपादाने ज्ञानार्थं यत् तत् साधकं भवतीति ।

अथ लिङ्गं नोच्यतां निदानपूर्वरूपोपशयसम्प्राप्तयस्तूच्यन्तामिति चेत् ? न । लिङ्गं हि विना व्याधेः स्वरूपज्ञानं न स्याद् वातादिजत्वविशेषज्ञानञ्च । यत् तु रूपावस्थायां विहिता सर्वा चिकित्सा विना लिङ्गज्ञानं न सम्भवति, तस्माल्लिङ्गं वक्तव्यमिति व्याचष्टे, तन्न । व्याध्युपलब्धिहेतुषु लिङ्गोपादाने साधकं भवति । चिकित्सार्थं लिङ्गज्ञानावश्यकत्वे तत्रैव वक्तव्यं भवतीति । इत्थञ्च व्याधेः साध्यत्वासाध्यत्वादिज्ञानार्थञ्च निदानपूर्वरूपलिङ्गान्यवश्यं वक्त-

÷ च. सू. ९. ४ । × प्राधान्याप्राधान्यतश्चेत्यर्थः । + च. चि. ६. ५४ । ‡ सु. उ. १. २५ ।
= सु. उ. ३९.९७–९८ । § च. नि. १. ३६ ।

ध्यानि भवन्ति। उक्तं हि सुखसाध्यलक्षणप्रकरणे—'हेतवः पूर्वरूपाणि रूपाण्यल्पानि यस्य वा' इत्यादि‡। कृच्छ्रसाध्यलक्षणे च—'निमित्तपूर्वरूपाणां रूपाणां मध्यमे बले' इति*। तथा ज्वरस्यासाध्यलक्षणे—'हेतुभिर्बहुभिर्जातो बलिभिर्बहुलक्षणः। ज्वरः प्राणान्तकृत्'§ एवं, 'पूर्वरूपाणि सर्वाणि ज्वरोक्तान्यतिमात्रया। यं विशन्ति विशत्येनं मृत्युर्ज्वरपुरःसरः। अन्यस्यापि च रोगस्य पूर्वरूपाणि यं नरम्। विशन्त्यनेन कल्पेन तस्यापि मरणं ध्रुवम्'÷ इति। सुखसाध्यत्वादिज्ञानार्थञ्चावश्यं वक्तव्यानि निदानपूर्वरूपालिङ्गानीति।

अथोपशयोऽप्यवश्यं वक्तव्यः। न हि गूढलिङ्गव्याधीनामनभिव्यक्तत्वेन सङ्कीर्णलक्षणानाञ्चोपशयानुपशयाभ्यामन्तरेण विशेषज्ञानं भवति। वक्ष्यते× 'गूढलिङ्गं व्याधिमुपशयानुपशयाभ्यां परीक्षेत' इति ॥५॥

६ निदानलक्षणम्।

२१६— तत्र निदानं कारणमित्युक्तमग्रे ॥ ६ ॥

गङ्गाधरः—अथ सम्प्राप्तिरिह व्याधिविज्ञानहेतुषु नोच्यतामिति चेन्न। यतो निदानेन जातस्यापि व्याधेः आरम्भकदोषाणामंशांशविकल्पानुबन्ध्यानुबन्धरूपप्राधान्याप्राधान्यबलकालादिज्ञानं सम्प्राप्तिमन्तरेण न स्यात् ततो व्याधेरशेषविशेषेण स्यात् न चाविशेषविशेषेण व्याधेर्ज्ञानमन्तरेण विशेषेण चिकित्सा भवति§। वक्ष्यते च 'रोगमादौ परीक्षेत ततोऽनन्तरमौषधम्। ततः कर्मभिषक् पश्चाज्ज्ञानपूर्वं समाचरेत्'॥ इति। इत्थञ्च व्याधिज्ञानार्थमिहोपदिष्टेषु पञ्चसु निदानादिषु चिकित्सार्थं पुनस्तत्र नैतानि वाच्यानि भवन्ति।

पञ्चानामेषां निर्देशान्निदानस्थानग्रन्थोऽपि निदानशब्देनोच्यते। तत्रार्थे निरुक्तिरियं—निदीयते निबध्यते हेत्वादिसम्बन्धो व्याधिरनेनास्मिन् वेति निदानं निदानस्थानम्। या गौः कामदुघा न तां निददीतीति निबन्धनार्थे निपूर्वदाञो व्यासेन प्रयुक्तत्वात्। हेतुलक्षणनिर्देशान्निदानानीति षोडशेति सुश्रुतवचनाच्च। नैषा निरुक्तिः सुश्रुतवचनेन संगच्छते हेतुलक्षणनिर्देशादित्युक्तेः, निबन्धनोक्त्यभावात्। करणाधिकरणयोश्च ल्युट् ग्रन्थार्थे पुंलिङ्गत्वप्रसङ्गाच्चाध्यायार्थे च। स्थानार्थे चेन्निदानानीति षोडशेति अध्यायार्थे निदानानीति नपुंसकत्वानुपपत्तिश्च। हेतुलक्षणनिर्देशादिति निर्देशोक्त्या निदीयन्ते निर्दिश्यन्ते निदानादीनि यस्मिन् तन्निदानं निदानस्थानं पृषोदरादित्वाद् रूपसिद्धिः। इयमपि निरुक्तिर्न साधुः। निदानानीति षोडशेति षोडशाध्यायपरत्वान्नपुंसकत्वानुपपत्तेः। हेतुलक्षणनिर्देशादित्युक्त्या निदानशब्दे निपूर्वदिशेः प्रयोगाभावात्। एवञ्च निदानशब्दस्य हेतुलक्षणवचनस्य तत्तदध्याये उपचारस्तत्तद्व्याधेर्हेतुलक्षणनिर्देशादिति, अन्यथा नपुंसकलिङ्गानुपपत्तिर्निदानानीति, अध्यायविशेषणत्वेन पुंलिङ्गप्रसङ्गश्चेति।

तत्र निदानादीनि क्रमेण लक्षयति—तत्र निदानमित्यादि। कारणमित्युक्तमग्रे इति। यदिहैवाग्रे उक्तं हेतुर्निमित्तमित्यादिपर्यायेण उत्पत्तिकारणं तदिह व्याधेर्निदानमिति। यदा तु व्याधिरपरं व्याधिं जनयति;+यथा—'ज्वरसन्तापाद् रक्तपित्तं जायते' इत्येवमादि, तदा तद्रक्तपित्तकरो ज्वरो निदानार्थकरो रोग एव न तु निदानम्। यथा घटादि द्रव्यं द्रव्यारब्धद्रव्यं तदारम्भकमृदादि द्रव्यं द्रव्यार्थकरं द्रव्यं न तु नवद्रव्यान्तर्गतं द्रव्यम्। तस्मात् असात्म्येन्द्रियार्थसंयोगादित्रिविधनिदानातिरिक्तं निदानं नास्तीति। यच्च सेतिकर्तव्यताको व्याध्युत्पत्तिहेतुर्निदानमित्युक्त्वा त्रिविधेष्वसात्म्येन्द्रियार्थसंयोगादिषु द्रव्यभूतेषु यथा समन्वेति, तथा वातादिषु च विषमेषु समन्वेति। हेतुश्च बाह्य आभ्यन्तरश्चेति द्विविधः। बाह्यस्त्रिविधः, आभ्यन्तरास्तु दोषदूष्या इति व्याख्याय दोषाणामितिकर्तव्यतायाश्च इतिकर्तव्यतान्तरभावान्न निदानत्वं किन्तु सम्प्राप्तित्वमिति सुश्रुतेन वातादीनां निदानत्वमुक्तम्। ¶तद्यथा—'सर्वेषाञ्च व्याधीनां वातपित्तश्लेष्माण एव मूलं तल्लिङ्गत्वाद् दृष्टफलत्वादागमाच्च' इति व्याचष्टे, तन्न सङ्गतम्; अद्रव्यभूतेष्वसात्म्येन्द्रियार्थादिष्वत्युग्रशब्दादिषु परुषवागादिषु लक्षणस्याप्रसङ्गात् सेतिकर्तव्यताकत्वाभावात् द्रव्यभूतानामितिकर्तव्यतास्वप्रसङ्गाच्च। निदानार्थकरेषु विषमवातादिषु ज्वरादिषु चातिप्रसङ्गात्। ऽसुश्रुते तु 'सर्वेषाञ्च व्याधीनां वातपित्तश्लेष्माण एव मूलं तल्लिङ्गत्वात्' इत्युक्तं न निदानमुक्तम् तल्लिङ्गत्वादित्यनेन वातादिप्रकृतिकत्वमुक्तं तेन सर्वेषां व्याधीनामिति वातादिप्रकृतिकानां व्याधीनां ज्वरादीनां मूलमित्युक्तं न त्वागन्तुव्याधीनां न वा कामादीनां मानसव्याधीनां मूलमुक्तं तस्माद् विषमवातपित्तश्लेष्माणो न निदानं किन्तु विकारा एव।=यत उक्तं 'विकारो धातुवैषम्यम्' इति तच्च धातुवैषम्यं निदानार्थकरं निदानार्थकरज्वरादिव्याधिवद्व्याधिरेव। तत्र †सुश्रुते च पुनरुक्तं तद् यथा—"भूयोऽत्र जिज्ञास्यं—किं वातादीनां ज्वरादीनाञ्च नित्यः संश्लेषः परिच्छेदो वेति? यदि नित्यः संश्लेषः स्यात् तर्हि नित्यातुराः सर्व एव प्राणिनः स्युः। अथाप्यन्यथा वातादीनां ज्वरादीनाञ्चान्यत्र वर्तमानानामन्यत्र लिङ्गं न भवतीति कृत्वा यदुच्यते वातादयो ज्वरादीनां मूलानीति।" तस्मात् सर्वेषां व्याधीनामिति ज्वरादीनां न तु धात्वैषम्यागन्तुव्याधीनाम्; किं हि वातवैषम्यस्य वातवैषम्यं मूलम्? तत्रोत्तरञ्चोक्तं—"दोषान् प्रत्याख्याय ज्वरादयो न भवन्ति, अथ च न नित्यः सम्बन्धो यथा हि विद्युद्वाताशनिवर्षाणि आकाशं प्रत्याख्याय न भवन्ति, सत्यप्याकाशे कदाचिन्न भवन्ति अथ च निमित्ततस्तत एवोत्पद्यन्ते। तरङ्गबुद्बुदादयश्च उदकविशेषा एव। एवं वातादीनां ज्वरादीनाञ्च नाप्येवं संश्लेषो न

‡ च. सू. १०. ११। *+ च. सू. १०. १४। § च. चि. ३. ५०-५१। ÷ च. इ. ५. ४-५। × च. वि. ४. ८। § च. सू. २०. २०। + च. नि. ८. १७। ¶ सु. सु. २४. ८। ऽ सु. सू. २४. ८। = च. सू. ९. ४। † सु. सू. २४. ११।

परिच्छदः शाश्वतिकः, अथ च निमित्तत एवोत्पत्तिः" इति। तस्मान्निदानशब्देन कुपितवातादयो नोच्यन्ते। शास्त्रेऽस्मिन् वाह्यहेतोः पर्यायेण निदानशब्द उक्तः। एवमेषामसात्म्येन्द्रियार्थसंयोगप्रज्ञापराधपरिणामानां निदानानां कानिचित् दोषान् वर्धयित्वा ज्वरादीन् जनयन्ति कानिचित् कारणान्तरतः सञ्चितान् दोषान् व्यञ्जयन्ति विकारान् जनयन्ति। दोषप्रकोपपूर्वकज्वरादिव्याधिहेतून् प्रातेरोगाध्याये वक्ष्यति। हेमन्ते सञ्चितं श्लेष्माणं घृतमिव सूर्यसन्तापो विलयन् कफरोगं जनयति। *तदुक्तं-'हेमन्ते निचितः श्लेष्मा वसन्ते कफरोगकृत्' इति। ‡सुश्रुते च वातादीनां चयप्रकोपादिहेतुरुक्तः एकविंशतितमेऽध्याये। $तद्यथा-प्राक्संचितहेतुरुक्त इति ऋतुभेदेन। §तत्र संचितदोषाणां स्तब्धपूर्णकोष्ठता पीतावभासता मन्दोष्मता चाङ्गानां गौरवमालस्यं चयकारणविशेषश्चेति लिङ्गानि भवन्ति। तत्र प्रथमः क्रियाकाल इति। एष प्राकृतचय ऋतुस्वभावादेव भवति। समयोगयुक्तानामपि। एवं संचिते दोषे पूर्वं प्रज्ञापराधकृतकर्मफलेनाधर्मविशेषेण काले परिणमता फलोन्मुखीभूतेनाधिष्ठितः; तत्प्रतिकारं न करोति, करोति पुनः प्रज्ञापराधादहितसेवनम्। रोगसामान्यकारणं विशेषरोगकारणं वा सेवते। तत्र वातसामान्यकारणमुक्तं ¶सुश्रुतेन। तद्यथा-अत ऊर्ध्वं प्रकोपणानि वक्ष्यामः। तत्र बलवद्विग्रहातिव्यायामव्यवायाध्ययनप्रपतनप्रधावनप्रपीडनाभिघातलङ्घनप्लवनतरण-रात्रिजागरण--भारहरण-गजतुरगरथपदातिचर्याकटुकषायतिक्तरुक्षलघुशीतवीर्य-शुष्कशाक-वल्लूरवरकोद्दालककोरदूषश्यामाकनीवारमुद्गमसूराढकीहरेणुकलाय-निष्पावानशनविषमाशनाध्यशन-वातमूत्रपुरीषशुक्रच्छर्दिक्षवथूद्गारवाष्पवेगविघातादिभिर्विशेषैर्वायुः प्रकोपमापद्यते। स शीताभ्रप्रवातेषु घर्मान्ते च विशेषतः। प्रत्यूषस्य पराह्णे च जीर्णेऽन्ने च प्रकुप्यतीति। एतान्यासेवमानस्यादौ वायुः संचीयते तत्र चोक्तानि लक्षणानि यश्च वा पूर्वकर्मकृताधर्मविशेषेणाधिष्ठितो वक्ष्यमाणानि वातज्वरादिकारणान्यासेवते तस्य चादौ वायुः संचीयते। तस्य चोक्तानि लक्षणानि भवन्ति न विशेषापरलक्षणानि, तस्मादनुमीयतेऽस्य वातजो व्याधिर्भविष्यति, वातलाहारादिजातस्तब्धपूर्णकोष्ठतादिमत्त्वात्। एवमेव पूर्वं प्रज्ञापराधकृतकर्मविशेषफलेनाधर्मविशेषेण काले परिणमता फलोन्मुखीभूतेनाधिष्ठितः प्राक्संचितपित्तसंचयप्रतिकारं न करोति, करोति पुनः प्रज्ञापराधादहितसेवनम्, रोगसामान्यकारणं रोगविशेषकारणं वा सेवते। तत्र पित्तसामान्यकारणमुक्तं सुश्रुतेन =। तद्यथा-क्रोधशोकभयायासोपवासविदग्ध-मैथुनोपगमनकट्वम्ल-लवण-तीक्ष्णोष्णलघुविदाहितिलतैलपिण्याककुलत्थ-सर्षपातसीहरितकशाक-गोधामत्स्याजाविकमांस-दधि-तक्र--कूर्चिकामस्तुसौवीरकसुराविकाराम्लफलकट्वरार्कप्रभृतिभिः पित्तं प्रकोपमापद्यते। तदुष्णैरुष्णकाले च मघान्ते च विशेषतः। मध्याह्ने चार्धरात्रे च जीर्यत्यन्ने च कुप्यति॥ एतान्यासेवमानस्यादौ पित्तं संचीयते, तत्र चोक्तानि स्तब्धपूर्णकोष्ठतादीनि लक्षणानि भवन्ति। यश्च वा पूर्वकर्मकृताधर्मविशेषेणाधिष्ठितो वक्ष्यमाणपित्तज्वरादीनां कारणमासेवते तस्य चादौ पित्तं संचीयते, तत्राप्युक्तानि लक्षणानि भवन्ति न विशेषापरलक्षणानि; तस्मादनुमीयतेऽस्य पित्तजो व्याधिर्भविष्यति, पित्तलाहारादिजातस्तब्धपूर्णकोष्ठतादिमत्त्वात्। एवमेव पूर्वं प्रज्ञापराधकृतकर्मविशेषफलेनाधर्मविशेषेण काले परिणमता फलोन्मुखीभूतेनाधिष्ठितः प्राक्सञ्चितं श्लेष्माणं न प्रतिकुरुते, कुरुते पुनः प्रज्ञापराधादहितसेवनम्, रोगसामान्यकारणं रोगविशेषकारणं वा सेवते। तत्र कफसामान्यकारणमुक्तं सुश्रुतेन-+दिवास्वप्नाव्यायामालस्यमधुराम्ललवणशीत-स्निग्धगुरु--पिच्छिलाभिष्यन्दि--हायनकयवकनैषधकेत्कटकमाष-महामाष-गोधूम-तिलपिष्टविकृति-दधिदुग्धकृशरापायसेक्षुविकारानूपौदक-मांसवसाविस--मृणाल-कशेरुक-शृङ्गाटक-मधुरवल्लीफल-समशनाध्यशनप्रभृतिभिः श्लेष्मा प्रकोपमापद्यते। स शीतैः शीतकाले च वसन्ते च विशेषतः। पूर्वाह्णे च प्रदोषे च भुक्तमात्रे प्रकुप्यति इति॥ एतान्यासेवमानस्यादौ श्लेष्मा सञ्चीयते तत्र चोक्तानि स्तब्धपूर्णकोष्ठतादीनि लक्षणानि भवन्ति। यश्च वा पूर्वकृताधर्मविशेषेण अधिष्ठितो वक्ष्यमाणकफज्वरादिकारणमासेवते तस्य चादौ श्लेष्मा सञ्चीयते। तत्राप्युक्तानि स्तब्धतादीनि लक्षणानि भवन्ति न विशेषापरलक्षणानि। तस्मादनुमीयतेऽस्य श्लेष्मजव्याधिर्भविष्यति, श्लेष्मलाहारादिजातस्तब्धकोष्ठतादिमत्त्वात्×। एवं सञ्चितवातादिदेहस्य पुनः प्रज्ञापराधात् पित्तप्रकोपणैः सेव्यमानैश्चाभीक्ष्णमेव द्रवद्रव्यस्निग्धगुरुभिश्चाहारैर्दिवास्वप्नक्रोधानलातपश्रमाभिघाताजीर्णविरुद्धाध्यशनादिभिरसृक् प्रकोपमापद्यते। यस्माद् रक्तं विना दोषैर्न कदाचित् प्रकुप्यति। तस्मात् तस्य यथादोषं कालं विद्यात् प्रकोपणे॥ इति। इत्येवमेकशो द्विशः समस्ता वा दोषाः शोणितसहिता वा सञ्चिता यदा प्रकुप्यन्ति तल्लक्षणमुक्तं सामान्येन सुश्रुते। ÷तद्यथा-तेषां प्रकोपात् कोष्ठ-तोदसञ्चरणाम्लिकापिपासा-परिदाहान्नद्वेषहृदयोत्क्लेदा जायन्ते। इति। तदानुमीयतेऽस्य देहे कोष्ठतोदादिभिर्वातादिप्रकोपोऽभूदित्यस्य वातादिजव्याधिर्भविष्यतीति न चानुमीयते को व्याधिः भविष्यतीति। एष द्वितीयः क्रियाकालः।

यद्यप्यत्र सामान्यतः प्रकोपलिङ्गान्युक्तानि, तथाप्येतानि दोषविशेषतो विभज्य प्रकोपलिङ्गानि विद्यात्। तत्र कोष्ठतोदसञ्चरणाभ्यां वातप्रकोपोऽनुमीयेत। अम्लिकापिपासा-

---

* च. सू. ६. २२। ‡ सु. सू. २१. १८-२३। $ सु. सू. ६.११। § सु. सू. २१. १८। ¶ सु. सू. २१. १९।
= सु. सू. २१. २१। + सु. सू. २१. २३। × सु. सू. २१. २५-२६। ÷ सु. सू. २१. २७।

ारिदाहैः पित्तस्य शोणितस्य च प्रकोपः। अन्नद्वेषहृदयो-
त्क्लेदाभ्यां श्लेष्मप्रकोप इति। एवं प्रकुपितवातादिदेहः
[मान् यदि तदा तत्प्रतिकारं प्रज्ञापराधान्न करोति तदा
व्याधिं जनयिष्यति दोषस्तं देशमभिप्रसरति। तद्यथा
ादुक्तं सुश्रुतेन। †अत ऊर्ध्वं प्रसरं वक्ष्यामः। तेषामेभिरात-
द्धेतुविशेषैः प्रकुपितानां पर्युषितकिण्वोदकपिष्टसमवाय
वोद्रिक्तानां प्रसरो भवति। तेषां वायुर्गतिमत्त्वात् प्रसर-
ाहेतुः। सत्यप्यचैतन्ये स हि रजोभूयिष्ठो रजश्च प्रवर्तकं
र्वभावानाम्। यथा महानुदकसञ्चयोऽतिवृद्धः सेतुमवदी-
ापरेणोदकेन व्यामिश्रः सर्वतः प्रधावति एवं दोषाः कदा-
चिदेकशो द्विशः समस्ता वा शोणितसहिता वाऽनेकधा
ासरन्ति। वातः पित्तं श्लेष्मा शोणितं वातपित्ते वातश्ले-
माणौ पित्तश्लेष्माणौ वातशोणिते पित्तशोणिते श्लेष्म-
ोणिते वातपित्तशोणितानि वातश्लेष्मशोणितानि पित्त-
लेष्मशोणितानि वातपित्तकफाः वातपित्तकफशोणितानी-
येवं पञ्चदशधा प्रसरः। तत्र वायोः पित्तस्थानगतस्य
पित्तवत् प्रतिकारः। पित्तस्य कफस्थानगतस्य कफवत्।
कफस्य च वातस्थानगतस्य वातवत्। एवं क्रियाविभागः।
एवं प्रकुपितानां प्रसरताञ्च वायोर्विमार्गगमनाटोपौ।
ओषाचोषपरिदाहधूमायनानि पित्तस्य। अरोचकाविपाका-
ङ्गसादाश्छर्दिश्च श्लेष्मणो लिङ्गानि भवन्तीति। तत्र तृतीयः
क्रियाकालः। इति।

एतस्मिन् काले विमार्गगमनाटोपाभ्यामनुमीयते प्रकु-
पितो वायुः प्रसरति वातजो रोगो भविष्यतीति,
न तु को रोगो भविष्यति सोऽनुमीयते। एवमो-
षाचोषादिभिरनुमीयते प्रकुपितपित्तमस्य प्रसरति
पित्तजो व्याधिः भविष्यतीति, न तु यो व्याधिर्भविष्यति
सोऽनुमीयते। एवमरोचकादिभिरनुमीयतेऽस्य प्रकुपितः
श्लेष्मा प्रसरति श्लेष्मजोऽस्य व्याधिर्भविष्यतीति, न तु
यो व्याधिर्भविष्यति सोऽनुमीयते तद्व्याधिविशेषलिङ्गाभा-
वात्। अस्मिन् क्रियाकाले प्रज्ञापराधात् प्रतिकारमकुर्वतो
यो व्याधिर्भविष्यति तद्व्याध्युत्पत्तिस्थानं दोषाः संश्रयन्ति।
तदुक्तं सुश्रुतेन—अत ऊर्ध्वं स्थानसंश्रयं वक्ष्यामः। एवंप्रकु-
पिताः प्रसृताश्च दोषास्तांस्तान् शरीरप्रदेशानागत्य
तांस्तान् व्याधीन् जनयन्ति। तत्र स्थानविशेषान् कियत
उक्त्वा चोवाच। तेषामेवमभिनिविष्टदोषात् प्रादुर्भविष्यतां
व्याधीनां पूर्वरूपप्रादुर्भावस्तत् प्रतिरोगं वक्ष्याम इति ‡
तत्र पूर्वरूपागते चतुर्थः क्रियाकालः। अत ऊर्ध्वं व्याधि-
दर्शनं, तत्र पञ्चमः क्रियाकाल इति। भवति ¶चात्र। सञ्च-
यञ्च प्रकोपञ्च प्रसरं स्थानसंश्रयम्। व्यक्तिं भेदञ्च यो
वेत्ति दोषाणां स भवेद्भिषगिति॥ ६॥

७ पूर्वरूपलक्षणम्।

२१७ —पूर्वरूपं प्रागुत्पत्तिलक्षणं व्याधेः।॥ ७॥

गङ्गाधरः—इत्थं निदानसेवनानन्तरं चयप्रकोपप्रसरान-
न्तरं स्थानसंश्रये पूर्वरूपाणि भवन्तीत्यभिप्रायेण निदानलक्ष-
णानन्तरं पूर्वरूपलक्षणमाह—पूर्वरूपं प्रागुत्पत्तिलक्षणं व्याधे-
रिति। व्याधेरुत्पत्तेः पूर्वं यल्लक्षणं तत् पूर्वरूपं व्याधेः। तच्च
प्रतिरोगं वक्ष्यते। सुश्रुते तेषामेवमभिनिविष्टदोषात् प्रादुर्भ-
विष्यतां व्याधीनां पूर्वरूपप्रादुर्भाव इत्युक्त्या तथाविधस्था-
नसंश्रितदोषादेव भवन्ति; §भविष्यतोज्वरस्य पूर्वरूपाणि मुख-
वैरस्यादीनि भवन्ति चरकेणोक्तानि। =सुश्रुते नोक्तानि 'श्रमो-
ऽरतिर्विवर्णत्वमित्यादीनि ×यक्ष्मिणाञ्च घुणतृणकेशपतनानि
तत्स्थानसंश्रितदोषादेव भवन्ति तज्जनकाधर्माधिष्ठितदोषा-
णामधिष्ठातुरधर्मप्रभावात्। यथा धर्माधर्माभ्यामधिष्ठितपुरुष-
स्यानन्विच्छतो लभ्यालभ्यादीनि गजतुरगपुत्रपौत्रमणि-
रत्नादीनि धर्माधर्मप्रभावात् स्वयमेवावगम्यन्ते दूरतोऽ-
दूरतश्च इति। एवंव्याख्यानमविद्वांसो दूषयन्ति; लक्षण-
मिदं—स्थानसंश्रयिणः क्रुद्धा भाविव्याधिप्रबोधकम्। दोषा
कुर्वन्ति यल्लिङ्गं पूर्वरूपं तदुच्यते॥ इति। यक्ष्मिणां घुणतृण-
केशपतनानामदृष्टजन्यत्वेन दोषजन्यत्वाभावान्न तत् पूर्व-
रूपस्य लक्षणमिति। केचित् प्रमादिनश्च—सुश्रुते; श्रमोऽ-
रतिर्विवर्णत्वं वैरस्यं नयनप्लवः। इच्छाद्वेषौ मुहुश्चापि
शीतवातातपादिषु। जृम्भाङ्गमर्दो गुरुता रोमहर्षोऽरुचिस्तमः।
अप्रहर्षश्च शीतञ्च भवत्युत्पतस्यति ज्वरे। सामान्यतो
विशेषात् तु जृम्भात्यर्थं समीरणात्। पित्तान्नयनयोर्दाहः
कफान्नान्नाभिनन्दनामिति सामान्यविशेषवचनमालोच्य
द्विविधं पूर्वरूपं व्याचक्षते; सामान्यपूर्वरूपं विशिष्टपूर्व-
रूपञ्च। तच्च पूर्वरूपमव्यक्तलक्षणं, व्यक्तलक्षणन्तु रूपमिति
कृत्वा विप्रतिपद्यन्ते। जृम्भात्यर्थं समीरणादित्यत्यर्थत्वं
व्यक्तत्वं ततो जृम्भाया रूपत्वप्रसङ्गः। तत्रान्ये समादधति;
प्रभूताव्यक्तपूर्वरूपसहचरितत्वेन व्यक्तस्याप्यव्यक्तत्वं छ-
त्रिणो गच्छन्ति माषराशिरित्यादिवत्। तदसाधु, श्रमादीनां
सर्वेषामेव व्यक्तत्वात्। अन्येषामपि अतिसारादीनां पूर्व-
रूपाणि किमव्यक्तानि? सर्वाणि हि व्यक्तानि दृश्यन्ते,
तस्मादव्यक्तलक्षणं पूर्वरूपमित्यसाधु। परे चात्र यदाहुः—
श्रमादीनामिवाव्यक्तव्याधिबोधकत्वाज्जृम्भाया अव्यक्तत्व-
मित्यप्यसाधु। न हि भविष्यद्व्याधिरव्यक्तः किं नास्तित्वम-
व्यक्तत्वं? नास्ति हि व्याधिः पूर्वरूपे। तच्चेदिष्टमतीतो
व्याधिरपि नास्ति, तस्य लक्षणमप्यव्यक्तव्याधिबोधकत्वाद-
व्यक्तं लक्षणं तच्च पूर्वरूपं भवतु; तस्मादव्यक्तलक्षणं न
पूर्वरूपम्। अथाव्यक्तत्वमीषद्व्यक्तत्वमिति चेन्न, ज्वराति-
सारादीनां यानि पूर्वरूपाणि तानि व्यक्तान्येव नेषद्व्यक्तानि
न च येन दोषविशेषेणानधिष्ठित उत्पित्सुर्व्याधिर्लक्ष्यते
तत् पूर्वरूपम्। एकशो द्विशो वा समस्ता वा दोषा हि
सञ्चिताः प्रकुपिताः प्रसृताः तत्तत् स्थानं संश्रिताः पूर्व-

† सु. सू. २१. २८। § सु. सू. २१. ३३। ‡ सु. सू. २१. ३४। ¶ सु. सू. २१. ३६। $ च. नि. १.३३। = सु. उ. ३९.२५-२६। × च. चि. ८.३५।

रूपाणि जनयन्ति, तैरुत्पित्सुर्व्याधिर्लक्ष्यते दोषविशेषेणानधिष्ठित इति विशेषणानर्थक्यम्। दोषविशेषेणानधिष्ठितो हि उत्पद्यमानो व्याधिरुत्पन्नश्च व्याधिर्न च स उत्पित्सुः। दोषविशेषेणानधिष्ठित आतङ्को येन लक्ष्यते तत् पूर्वरूपमिति वा भवतु व्यर्थमुत्पित्सुरिति विशेषणम्। तस्मात् असाधु चैतत्—तत्प्राग्रूपं येन लक्ष्यते। उत्पित्सुरामयो दोषविशेषेणानधिष्ठित इति। अत्र यदुच्यते दोषविशेषेण अनधिष्ठित इति दोष-विशेषवातादिजन्यासाधारणवेपथ्वादिना-लक्षणेनानधिष्ठित इति * तदप्यसाधु। दोषविशेषवातादिजन्यासाधारणवेपथ्वादिनाधिष्ठितो यो वातादिजातः स खलु नोत्पित्सुर्व्याधिरुत्पन्नो व्याधिर्हि नोत्पित्सुः भवतीति। एवं यदुच्यते विशिष्टपूर्वरूपम्—लिङ्गमव्यक्तमल्पत्वाद्व्याधीनां तद् यथायथमिति, तदप्यसाधु, अनार्षत्वादयौक्तिकत्वाच्च। अल्पत्वाद् हि अव्यक्तं लिङ्गमुत्पद्यमानस्यैव व्याधेर्भवति न भविष्यतो व्याधेः। पूर्वरूपं व्याधेः इति किं व्याध्युत्पत्तेः पूर्वं यद्रूपं तत् पूर्वरूपम्? अथ किमुत्पन्नाद्व्याधेः पूर्वं यद्रूपं तत् पूर्वरूपमिति? तत्रोत्पद्यमानस्य यद्रूपं तन्नोत्पत्तेः पूर्वं किन्तु उत्पत्तिसमानकालम्। अथोत्पन्नात् पूर्वमिति चेत्? तदा चरकादृषिवचनविरुद्धं, चरकेणोक्तं हि पूर्वरूपं प्रागुत्पत्तिलक्षणं व्याधेरिति न तु प्रागुत्पन्नलक्षणमित्युक्तम्। सुश्रुतेनाप्युक्तमातुरोपक्रमणीयेऽध्याये † ।यो भविष्यद्व्याधिख्यापकः स पूर्वरूपसंज्ञ, इति। उत्पद्यमानस्याल्पत्वादव्यक्तलक्षणस्य ख्यापकं लिङ्गं न भविष्यद्व्याधिख्यापकमिति। पराशरेणाप्युक्तं—पूर्वरूपं नाम तत् येन भावी व्याधिविशेषो लक्ष्यते, न तु दोषविशेष इति। अत्र कश्चिद्विप्रतिपद्यते। ननु दोषविशेष इति वचनानर्थक्यम्; सुश्रुते ह्युक्तं× —सामान्यतो विशेषात् तु जृम्भात्यर्थं समीरणात्। पित्तात् नयनयोर्दाहः कफान्नानभिनन्दनमिति, सत्यमेतत्। पराशरेण यदुक्तं येन भाविव्याधिविशेषो लक्ष्यत इत्येतन्मात्रेणैव वचनेन सिध्यति भाव्येव व्याधिविशेषो ज्वरादिर्लक्ष्यते इति भाविपदेन भविष्यद्वर्तमानोभयव्याधिबोधकानां निदानोपशयादीनां व्यावृत्तेः, व्याधिविशेष इतिपदेन चयप्रकोपप्रसरलक्षणानां व्यावृत्तेश्च। व्याधिपदेन भावी दोषाणां सामान्यभूतान्त्यभूतोभयविशेषो व्यावृत्तौ प्रसज्यते। अत्रान्त्यविशेषव्यावृत्त्यर्थमुक्तं न तु दोषविशेष इति। येन भावी दोषाणामन्त्यविशेषो न लक्ष्यते भावी व्याधिविशेषो लक्ष्यते तत् पूर्वरूपमित्यर्थः। सामान्यं द्विधा विशेषश्च द्विधा, सर्वसामान्यं यथा सत्ता, विशेषसामान्यं यथा द्रव्यत्वं गुणत्वं कर्मत्वञ्च। सत्तापेक्षविशेषश्च। तत्त्वमन्त्यविशेषः। तथैव वाताद्येकैकदोषोऽन्त्यविशेषः। यच्च सुश्रुतेनोक्तं+ —सामान्यतो विशेषात् त्विति, तत् सर्वसामान्यानि श्रमादीनि पूर्वरूपाणि ज्वरस्य ततो विशेषात् तु सामान्यभूतविशेषा श्रमादिषु या जृम्भा सा चेदत्यर्थं तदा समीरणादिति केवलवाताद्वाताधिकवातपित्ताद्वा अधिकवातकफाद्वाताधिकसन्निपाताच्च। एवम् इच्छा द्वेषो मुहुश्चापि शीतवातातपादिषु इत्यनेन यो दाह उक्तः स चेन्नयनयोरत्यर्थं स्यात् तदा स पित्तात्, केवलपित्तात् पित्ताधिकवातपित्तात् पित्ताधिककफपित्तात् पित्ताधिकसन्निपाताच्च भवति। तथा श्रमादिषु याऽरुचिरुक्ता सा चेदत्यर्थं भवति। तदा कफात् केवलकफात् कफाधिकवातकफात् कफाधिकपित्तकफात् कफाधिकसन्निपाताच्चेति सामान्यभूतविशेषादन्त्यभूतविशेषाच्च। ततोऽन्त्यभूतो भावी दोषविशेषो न लक्ष्यते इति। द्विविधं सामान्यं सर्वसामान्यं तदपेक्षविशेषसामान्यमिति। विशेष-सामान्यपूर्वरूपमत्यर्थजृम्भादिकं न त्वन्त्यविशेषपूर्वरूपमिति न पराशरवचनविरोधः। **सुश्रुतेनापि** ज्वरचिकित्सिते § ज्वरपूर्वरूपचिकित्सोक्ता। ज्वरस्य पूर्वरूपेषु वर्तमानेषु बुद्धिमान्। पाययेत् घृतं स्वच्छं ततः स लभते सुखम्। विधिर्मारुतजेष्वेष पैत्तिकेषु विरेचनम्। मृदु प्रच्छर्दनं तद्वत् कफजेषु विधीयते। सर्वं त्रिदोषजेषूक्तं यथादोषं विकल्पयेत्। अस्नेहनीयोऽशोधश्च संयोज्यो लङ्घनादिना। रूपप्राग्रूपयोर्विद्यान्नानात्वं वह्निधूमवत्। इति। अत्र मारुतजेषु पैत्तिकेषु कफजेष्विति बहुवचनाद् वातजवाताधिकवातपित्तजादिष्वित्युक्तम्। तत्र पूर्वरूपेषु वर्तमानेषु न त्वतीतेषु। स्वच्छघृतपानादिभिर्ज्वरकारिदोषनाशात् दोषजश्रमादिनाशः स्यात् तेन च दूष्यसंयोगोऽपि नै दोषेण भवतीत्यतो न ज्वरो भविष्यतीति। भविष्यज्ज्वरस्यापीयं पूर्वरूपाच्चिकित्सया चिकित्सा भवति, इत्यभिप्रायेण कतिधापुरुषीयेऽप्युक्तम् ÷। पूर्वरूपं विकाराणां दृष्ट्वा प्रादुर्भविष्यताम्। या क्रिया क्रियते सा च वेदनां हन्त्यनागताम्॥ इति द्विधैव सामान्यपूर्वरूपमिति।

अथ दूष्यसंयोगे दोषाणां यथा यथा व्याधिर्जायते तत सर्वं प्रतिरोगं सम्प्राप्तौ वक्ष्यते। तत्र दोषाणामल्पत्वात् तत्तद्व्याध्यारम्भसमाप्तिपर्यन्तं यद् यल्लक्षणं तत् सर्वमव्यक्तं स्वल्परूपत्वात्। यथा गर्भे बालकस्य लक्षणमिति। लिङ्गमव्यक्तमल्पत्वाद् व्याधीनां तद् यथायथमिति विशिष्टप्राग्रूपम्। तदेव व्यक्ततां यातं रूपमित्यभिधीयते। यत उक्तं चरकेण क्षतक्षीणे। अव्यक्तं लक्षणं तस्य पूर्वरूपमीति स्मृतमिति चेत्? नैवं, ज्वरादीनां सामान्यजानां व्याधीनां स्वस्वलक्षणातिरिक्तमस्ति पूर्वरूपं क्षतक्षीणस्य तु खल्वेकविधस्य प्रभेदहीनत्वात् नास्ति स्वलक्षणातिरिक्तं पूर्वरूपं, तेन लक्षणातिदेशेन संक्षेपोक्त्यर्थमुक्तम्। अव्यक्तं लक्षणं तस्य पूर्वरूपमिति स्मृतमिति, यदेव क्षतक्षीणस्योत्पन्नस्य लक्षणं तदेव दोषदूष्यसंयोगात् पूर्वमपि चाव्यक्तरूपेण भवति तदस्य पूर्वरूपं न तु दोषदूष्यसंमूर्च्छनावस्थायामव्यक्तं यत् तत् पूर्वरूपम् उत्पत्तेः समकालिकत्वेन पूर्वत्वाभावादिति, तस्मात् तत्प्रमाणतो दोषदूष्यसंमूर्च्छनावस्थातः पूर्वमन्येषां व्याधीनां ज्वरादीनां श्रमादिवदव्यक्त-

* अ. हृ. नि. १-३-४ † सु. सू. ३५-१८ × सु. उ. ३९-२७ § सु. उ. ३९-९७. १०० ÷ च. शा. १. ९१

वलक्षणातिरिक्तलक्षणं नास्ति च ज्वरादीनां क्षतक्षीणस्य तोऽस्य दूष्यसंमूर्च्छनावस्थातः पूर्वमव्यक्तलक्षणात् अव्यक्तस्वलक्षणं स्वस्वलक्षणातिरिक्तश्रमादिपूर्वरूपाणामुक्तत्वादिति। तस्मादनार्षमयौक्तिकञ्च तद् यदुक्तं लिङ्गमव्यक्तमल्पत्वाद्याधीनां तद् यथायथमिति प्राग्रूपम्। तत् तु सम्प्राप्त्यवस्थागतं लक्षणं गर्भस्थबालस्याकृतिवत् ७

८ रूपलक्षणम्।

२१८–प्रादुर्भूतलक्षणं पुनर्लिङ्गमाकृतिर्लक्षणं चिह्नं संस्थानं व्यञ्जनं रूपमित्यनर्थान्तरमित्यास्मिन्नर्थे ॥८॥

गङ्गाधरः—अथ तर्हि किं तद् व्यक्तं लिङ्गं व्याधे रूपं नेत्याह—प्रादुर्भूतेत्यादि। प्रादुर्भूतलक्षणं पुनर्लिङ्गमेति। प्रादुर्भूतस्योत्पन्नस्य व्याधेः यल्लक्षणं तद्व्याधेर्लिङ्गं न तु भविष्यतो भवतो वा व्याधेरिति। प्रादुर्भूतपदस्थभूतार्थनिष्ठाप्रत्ययेन भाविभवद्व्याधेर्लक्षणनिदानोपशयसम्प्राप्तीनां व्यावृत्तिः कृता। उत्पन्नस्य च व्याधेर्लिङ्गं न सर्वं व्यक्तं भवति केञ्चित् तु व्यक्तं किञ्चिच्चाव्यक्तम्। यथा जातस्य बालकस्य पाणिपादादिकं सर्वमङ्गं व्यक्तं श्मश्रुदन्तलोमविशेषशुक्रादिकमव्यक्तं बालायाः स्तनार्तवादिकामिति। उक्तञ्च धासाधिकारे*—स साध्य उक्तो बलिनः सर्वे चाव्यक्तलक्षणा इति। अत्राव्यक्तलक्षणा जायमाना एव जातानां व्यक्ताव्यक्तलक्षणत्वात्। तस्मात् तदेव व्यक्ततां यातं रूपमित्यभिधीयते इति यदुक्तं† तदसाधु। व्याधेः स्वरूपं यल्लक्षणं तदपि लिङ्गं, यथा षडङ्गः पुरुषस्तस्यैकैकमङ्गं लिङ्गं, तथा सन्तापलक्षणो ज्वरः, मांसाङ्कुरलक्षणमर्शः, ग्रन्थिविशेषरूपो गुल्मः, न चात्माश्रयदोषः। सूक्ष्मशरीरी हि पुरुषो यथा देवनरतिर्यग्योनिषु जायमानः षडङ्गलक्षणो जायते तत्षडङ्गेनानुमीयतेऽयं देवोऽयं मनुष्योऽयं पशुरिति; एवमेव मृत्युकन्यारोदनात् यावन्तोऽश्रुबिन्दवोऽपतन् प्राक्काले तावन्त एव रोगाख्या अभवन् तेषामेकैक एव बिन्दुरेकैकव्याधिरभूत्—कश्चित् ज्वरः कश्चिद्रक्तपित्ताख्यः कश्चित् यक्ष्मेत्येवमादिः, तेषां ज्वरो दक्षाध्वरध्वंसे जातस्य वीरभद्रस्यैकस्य शिवाज्ञया तिस्रो मूर्तयः स्वरूपरूपेण प्रथमगणपतिर्वीरभद्र एव द्वितीया मूर्तिः भूमिसम्भवा मङ्गलग्रहात्मिका तृतीया मूर्तिः लोके ज्वरः। स प्राणिनां जन्ममात्रे महामोहरूपः मरणकाले तमोरूपः मध्ये सन्तापलक्षणः। इति स्वरूपलक्षणमपि लिङ्गं न चात्माश्रयो दोषः। एवं प्राग्भूतरक्तपित्तादयोऽपि लोकेऽपचारादिना जायमाना यथा स्वलक्षणा जायन्ते। तेषाञ्चापरे व्याधयो ये लिङ्गानि ते तद्व्याधिबोधने तु न व्याधयः पृथग्भूता यदा तदा पृथगेव व्याधयः। वक्ष्यतेऽत्रैव‡। ज्ञानार्थं यानि चोक्तानि व्याधिलिङ्गानि संग्रहे। व्याधयस्ते तदात्वे हि लिङ्गानीष्टानि नामयाः। इति। प्रमादिनः केचिदाहुः। पूर्वरूपाणि सर्वाणि ज्वरोक्तान्यतिमात्रया। यं विशन्ति विशत्येनं मृत्युर्ज्वरपुरःसरः। अन्यस्यापि च रोगस्य पूर्वरूपाणि यं नरम्। विशन्त्यनेन कल्पेन कस्यापि मरणं ध्रुवम्, इत्यनेन चरकवचनेन§ पूर्वरूपानुवृत्तिरुत्पन्ने च व्याधौ भवतीति तदसाधु। तत्पूर्वरूपाणि हि सर्वाणि यस्य स्युस्तस्य मरणं स्यादुत्पन्ने व्याधौ यं विशन्तीत्येवमुक्तिर्न कृता, कथं तथा व्याचक्षते इति। उपद्रवास्तु नोत्पन्नव्याधिलक्षणानि। किन्तूत्पन्नव्याध्यारम्भकदोषप्रकोपाज्जातोऽन्यो व्याधिः। $सुश्रुतेनोक्तं—यः पूर्वोत्पन्नं व्याधिं जघन्यजातव्याधिरुपसृजति स तन्मूल उपद्रवसंज्ञ इति। अत्र स तन्मूल इति तन्मूलं मूलं यस्येति तन्मूलः। तद्व्याधेर्यन्मूलमारम्भको दोषः अपचारादिना भूयः प्रकुपितः स दोषस्तस्य मूलं तं व्याधिं जनयतीत्याहुरेके। तत्रापरे चाहुः। अत्र जिज्ञास्यं, यो दोषो दूष्यसंयोगेन विक्रियमाणो यद्व्याधिरूपेण जायते, स किं कार्त्स्न्येनैकदेशेन वा? यदि कार्त्स्न्येन मृदादिर्यथा घटादिरूपेण जायते तथा दोषो व्याधिरूपेण जायते, तदा तद्व्याध्यारम्भकदोषः पृथङ् न वर्तते, कः पुनरपचारादिना प्रकुपित उपद्रवं कुर्यात्? अथ चेदेकदेश उपद्रवं करोत्येकदेशो व्याधिरूपेण जायत इति तर्हि स एकदेशो न व्याधेर्मूलं, कथं तन्मूलं मूलं यस्येति सिध्यति? तस्मात् स पूर्वोत्पन्नो व्याधिर्मूलं यस्य स तन्मूल इति। यत्कारणेन कुपितो दोषो व्याधिरूपेण जायते तत्कारणेन सेव्यमानेन पुनः स व्याधिः लब्धबलो ह्युपद्रवं करोति। ततो वा तन्मूलं मूलं यस्येति स तन्मूल इति। यथातथा तन्मूलो भवतु व्याधिकृत एवोपद्रवो न व्याधिलक्षणम्। वह्निकार्यं धूमो वह्निलिङ्गं तद्वत् पूर्वोत्पन्नव्याधिकृतो व्याधिर्न कथं लिङ्गं भवति लक्षणत्वाभावान्न पूर्वोत्पन्नव्याधेर्लिङ्गं तद्व्याधिकृतो व्याधिः। लक्षणं तत् तस्य भवति, व्यक्ताव्यक्तयद्रूपापन्नः सन् य उत्पन्नो भवति तत्तद्व्यक्ताव्यक्तरूपं तस्य लक्षणं तत्तद्व्याधेर्लिङ्गमिति। न हि पितु पुत्रो न वा धूमो वह्नेरिति। किन्तु कार्यं कार्येण लिङ्गेनानुमीयते, यथा वह्निः तथोपद्रवेणानुमीयते व्याधिर्बलवान् कष्टसाध्योऽसाध्यो वा, न चानुमीयते वाताद्यात्मक इति। कष्टसाध्यत्वादौ व्याधेर्लिङ्गं न तु व्याधेर्लक्षणं लिङ्गमिति। व्याधिस्तु यथा स्वाधिकारे वक्ष्यमाणसन्तापादिलक्षणः स्वरूपतो ज्वरादिर्यथा गलकम्बलादिलक्षणः स्वरूपतो गवादिः स शुक्लोऽब्बहुलस्तेजोबहुलो लोहितः श्यावो वायुबहुल इति। एवमेव ससन्तापादिलक्षणो ज्वरादिर्वैपथ्वादिलक्षणो वातात्मकः तीक्ष्णवेगादिलक्षणः पित्तात्मकः स्तैमित्यादिलक्षणः कफात्मक इति। समुदायात्मको व्याधिः प्रत्येकं तस्य लक्षणम्। समुदायात् पृथक् समुदायी। यथा खदिरवणं देवदारुवणमित्येवमादयः। तत्रापि वनाधिष्ठाता कश्चिद् भावो वनं तस्य लक्षणं प्रत्येकं वृक्षः। यथा च कालः षड्तुकः षडङ्गस्तत्राधिष्ठाता कलनलक्षणः कश्चिद् भावस्तस्य लक्षणं शीतोष्णवर्षं तत्तल्लक्षणा ऋतवः षट् च लक्षणानि। यथा च पर्वतस्तत्राधिष्ठितः कश्चिद् भावस्तस्य लक्षणं प्रस्तरतरुलतादिकम्। एवं मांसाङ्कुरादिकमर्शोव्याधिः स्वरूपतो भवत्यस्य लक्षणं कृष्णत्वङ्नखादिकं तत्समुदायात्मकमर्श इति

* च. चि. १७. ६७। † अ. हृ. नि. १. ५। ‡ च. नि. ८. ४०। § च. इ. ५. ४–५। $ सु. सू. ३५. १८।

अथैतच्छास्त्रे व्यवहारार्थं लिङ्गस्य पर्यायानाह—आकृतिरित्यादि। अनर्थान्तरमिति। योऽर्थो लिङ्गशब्दस्य स एवार्थ आकृतिशब्दस्य स चार्थो लक्षणशब्दस्य स एवार्थश्चिह्नशब्दस्य संस्थानशब्दस्य स एवार्थः सोऽर्थश्च व्यञ्जनशब्दस्य रूपशब्दस्य च स एवार्थ इत्येकोऽर्थो लिङ्गादिशब्दानां न त्वर्थान्तरमिति। कथमिति चेत्? लिङ्ग्यते प्रादुर्भूतो भावः स्वरूपतो ज्ञायतेऽनेनेति लिङ्गं न त्वस्वरूपतो येन तदिह लिङ्गं, एवम् आक्रियते ज्ञायतेऽनेनेत्याकृतिः, लक्ष्यते ज्ञायतेऽनेनेति लक्षणं, चिह्नयते ज्ञायतेऽनेनेति चिह्नं, संस्थीयते ज्ञायतेऽनेनेति संस्थानं, व्यज्यते ज्ञायतेऽनेनेति व्यञ्जनं, रूप्यते ज्ञायतेऽनेनेति रूपम् इति। लक्ष्यतेऽनेनेति सामान्यतो ज्ञानकरणेऽपि लक्षणशब्दो वर्तते इति ज्ञापनार्थं लक्षणे लक्षणशब्दोपादानं कृतम्। यो यथारूपो ज्ञायते येन तस्य तल्लक्षणमिति तस्याप्येकार्थमाकृत्यादिकमिति ह्यर्थकत्वख्यापनार्थं लक्षणशब्दः पुनर्लिङ्गपर्याये गृहीतः। व्याधेर्ज्ञानं त्रिविधं कस्यचित् प्रश्नेन कस्यचित् प्रत्यक्षेण कस्यचिदनुमानेन। अरोचकादौ मुखरसो ज्ञायते पृष्टेनोक्तप्रतिवचनात्। तदुपदेशेऽन्तर्भूतम्। दाहादौ स्पर्शनेन्द्रियादिना प्रत्यक्षम्। ज्वरादिज्ञानं सन्तापादिना लिङ्गेनानुमानामित्येवं त्रिविधज्ञानकरणं लिङ्गमिति। तत्रादौ स्वरूपलक्षणेन स्वरूपतो व्याधिं ज्ञात्वा वातादिलिङ्गेन वातजत्वादिकं जानाति ततः स्वरूपतो ज्ञातस्य वातादिलक्षणं न व्यभिचारी भवति। यस्य हि सन्तापलक्षणो ज्वरो जातो ज्ञातस्तस्य वेपथ्वादीनि लिङ्गानि तं ज्वरं वातजमेव ज्ञापयन्ति न त्वन्यं व्याधिं सन्तापलक्षणत्वाभावात्; एवं सर्व एव व्याधिः स्वरूपेण ज्ञातः प्रभेदलिङ्गेन च ज्ञायते नान्यो विज्ञायते स्वरूपलिङ्गाभावादिति। तस्मादिदं वक्ष्यमाणं न विरुद्धं भवति। लिङ्गमेकमनेकस्य तथैकस्यैकमुच्यते। बहून्येकस्य च व्याधेर्बहूनां स्युर्बहूनि च * ।

९ उपशयलक्षणम्।

२१९—उपशयः पुनर्हेतुव्याधिविपरीतानां विपरीतार्थकारिणाञ्च औषधाहारविहाराणामुपयोगः सुखानुबन्धः ॥९॥

गङ्गाधरः—अथोद्देशक्रमेणोपशयमाह—उपशयः पुनरित्यादि। हेतुव्याधिविपरीतानामिति। हेतुश्च व्याधिश्चेत्यन्वाचये द्वन्द्वः। हेतुस्त्रिविध उक्तः†—असात्म्येन्द्रियार्थसंयोग-प्रज्ञापराध-परिणामभेदात्। न तु ज्वरादीनां दोषा दूष्याश्च। ते तूपदेशे तेषामुपदेशाभावात्। व्याधिश्च प्रागिहैवोक्तः‡। अतस्त्रिविधा व्याधयः प्रादुर्भवन्ति। आग्नेयाः सौम्या वायव्याश्च; द्विविधाश्चापरे राजसास्तामसाश्चेति। तथा रोगस्य निदानार्थकरो रोगश्चेत्युक्तं, तत् कुतो हेतुराभ्यन्तरो दोषदूष्यात्मकोऽभिधीयते? तस्मादाग्नेयाः पित्तवैषम्यं तद्वैषम्यनिमित्तश्च ज्वरादयः। सौम्याः श्लेष्मवैषम्यं तद्वैषम्यनिमित्ताश्च ज्वरादयः। वायव्या वायुवैषम्यं तद्वैषम्याश्च ज्वरादयः। एषु द्वन्द्वसान्निपातजा अन्तर्भवन्ति; राजसा रजोगुणवैषम्यं तद्वैषम्यनिमित्ताः कामादयश्च। तामसास्तमोगुणवैषम्यं तद्वैषम्यनिमित्ता मोहादयश्च। एषु प्रज्ञापराधजा आगन्तवो ज्वरादयश्चान्तर्भवन्ति। विपरीतानामिति। यद्गुणक्रियो हेतुस्तद्गुणक्रियाविपरीतगुणक्रियावताम् औषधान्नविहाराणाम्। यद्गुणक्रियो-व्याधिस्तद्गुणक्रियाविपरीतगुणक्रियावताञ्चौषधान्नविहाराणाम्। यद्गुणक्रियौ हेतुव्याधी चोभौ तदुभयस्य च तद्गुणक्रियाविपरीतगुणक्रियावतामौषधान्नविहाराणाम्। विपरीतार्थकारिणामिति औषधान्नविहाराणामित्यस्य विशेषणम्। तेनान्वाचये द्वन्द्वात्। यदौषधं यच्चान्नं वा यो विहारो वा यदौषधान्नं ये चौषधान्नविहारा वा हेतुविपरीता न भवन्ति व्याधिविपरीता वा न भवन्ति हेतुव्याध्योरुभयोर्वा विपरीता न भवन्ति भवति च हेतुविपरीतमौषधं वान्नं वा विहारो वा यमर्थं तद्व्याधिप्रशमनं करोति तदर्थकारिणः स्वप्रभावेण तेषाञ्चौषधान्नविहाराणाम् औषधस्य वान्नस्य वा विहारस्य वा द्वन्द्वस्य समुदायस्य वा सुखानुबन्धः उपयोग उत्तरकालं सुखं बध्नाति य उपयोगः स उपशयः। अनुशब्देन आपाततः सुखकरं यन्नोत्तरकालं सुखं बध्नाति तदुपयोगो नोपशयः। यथा सदाहपिपासस्य नवज्वरिणः तत्कालसुखकरं सुशीतलजलपानं नोत्तरकालं सुखकरं तन्नोपशयः। सुखमत्र सुखसंज्ञकमात्मगुणविशेषः दुःखनिवृत्तिः। यदा यथा दुःखं भवति तदा तद्दुःखनिवृत्तिः। निःशेषा दुःखनिवृत्तिस्तु मुक्तिः। औषधमुक्तं चतुष्पादं षोडशकलं युक्तियुक्तं भेषजमिति। तेषु चतुर्षु पादेषु द्रव्यपाद इहौषधं तत्र देशकालयोरप्यन्तर्भावः। तत्र देशा जाङ्गलानूपसाधारणभेदाः। तत्र शीतदेशे जातस्य व्याधेरुष्णदेशेऽवस्थानम् उष्णदेशे जातस्य शीतलदेशेऽवस्थानमित्येवमुपयोगः। एवं कालस्यापि, यत्काले जातो यो व्याधिस्तत्कालविपरीतगुणकालोपयोगः। वक्ष्यते च § शीतेनोष्णकृतान् रोगान् शमयन्ति भिषग्विदः। ये च शीतकृता रोगास्तेषामुष्णं भिषग्जितम्॥ श्रमजे श्रमहरं द्राक्षादिदशकम्। श्रमजायामनिलवृद्धौ श्रमजे ज्वरे वा रसौदनः। इत्यन्नम्। स्निग्धदिवानिद्राजायां कफवृद्धौ तज्जे च ज्वरे रात्रिजागरणं रुक्षं दिवानिद्राविपरीतम्। इति विहारः। इत्युक्ता हेतुविपरीता औषधान्नविहाराः। व्याधिविपरीतमौषधं यथा—रौक्ष्यगुणतो वातवृद्धौ स्निग्धं भद्रदार्वादिकम्। अतीसारे स्तम्भनं पाठादि। विषे शिरीषः। कुष्ठे खदिरः। प्रमेहे हरिद्रा। तृष्णाघ्नादिकं दशकं दशकम्। व्याधिविपरीतमन्नं यथा। रौक्ष्यगुणतो वायुवृद्धौ स्निग्धं घृतादिकम्। अतीसारे स्तम्भनं मसूरयूषादि। व्याधिविपरीतविहारस्तु रौक्ष्यगुणतो वातवृद्धौ दिवानिद्रा।

* च. नि. ८. २७। † च. सू. ११. ४३। ‡ च. नि. १. ४। § च. वि. ३. ४६।

उदावर्ते प्रवाहणम्। उभयविपरीतमौषधं यथा—शीतगुणतो वृद्धवातशोथं दशमूलमुष्णं शीतहेतुविपरीतं वातशोथविपरीतञ्च। उभयविपरीतमन्नं यथा—शीतनिमित्तवृद्धवातजे ज्वरे यवागूरुष्णा ज्वरघ्नी च। ज्वरघ्नी ज्वरसात्म्यत्वादित्युक्तम्। उभयविपरीतो विहारो यथा—स्निग्धदिवास्वप्नजायां कफवृद्धौ तज्जायां तन्द्रायाञ्च तदुभयविपरीतं रात्रिजागरणम्। अथ हेतुविपरीतार्थकारि औषधं यथा—कटुरसातियोगजनिते शुक्रक्षये वृष्यं पिप्पलीशुण्ठ्यादिकं, पित्तप्रधाने पच्यमानव्रणशोथे पित्तकर उष्ण उपलेपश्च। हेतुविपरीतार्थकार्यन्नं यथा—रूक्षाहारातियोगजे शुक्रक्षये रूक्षः पुराणगोधूमो वृष्यः, पित्तप्रधाने पच्यमानव्रणशोथे चान्नं विदाहि द्रव्यम्। उभयविपरीतार्थकारी विहारो यथा—भयजायां वातवृद्धौ भयजे च ज्वरे कामः। कामजे वा ज्वरे शोकः क्रोधश्च। भयजे वातोन्मादे त्रासनम्। अथ व्याधिविपरीतार्थकारि चौषधं यथा—वातजे वृद्धिसंज्ञरोगे शुण्ठ्यादिकं यावच्चौषधं तन्त्रेषु प्रोक्तं, छर्द्यां वमनकरं मदनफलादिकम्। व्याधिविपरीतार्थकारि चान्नं यथा—कफवृद्धिजे प्रमेहे पुराणामधुयवगोधूमाः, वातातीसारे रेचनार्थं क्षीरम्। व्याधिविपरीतार्थकारी विहारस्तु—सस्नेहपित्तवृद्धिजाते स्निग्धे दिवास्वप्नः, छर्द्यां वमनार्थं प्रवाहणञ्च। अथोभयविपरीतार्थकारि चौषधं यथा। कटूम्लोष्णाहारात् पित्तवृद्धौ अम्लमामलकं पित्तहरम्। जाङ्गमविषे मौलाविषं मौले जाङ्गमम्। अग्निप्लुष्टे चोष्णोऽगुर्वादिलेपः। उभयविपरीतार्थकारि चान्नं यथा—तीक्ष्णरूक्षाहारजाते पित्तरोगे मन्दं स्निग्धं घृतम्। मद्यपानोत्थे मदात्यये मदकारणं मद्यञ्च। उभयविपरीतार्थकारी विहारस्तु—व्यायामातियोगजे वृद्धे वाते सम्यग्व्यायामः। तथातिव्यायामज चोरुस्तम्भे जलप्रतरणं स्थलाक्रमणञ्च इति। वक्ष्यते †च रसविमाने। तत्र खल्वनेकरसेषु द्रव्येष्वनेकदोषात्मकेषु विकारेषु रसदोषप्रभावमेकैकश्येनाभिसमीक्ष्य ततो द्रव्यविकारप्रभावतत्त्वं व्यवस्येत्। न त्वेवं खलु सर्वत्र। न हि विकृतिविषमसमवेतानां नानात्मकानां परस्परेण चोपहतप्रकृतिकानामन्यैश्च विकल्पनैर्विकल्पितानामवयवप्रभावानुमानेन समुदायप्रभावतत्त्वमध्यवसातुं शक्यम्। तथायुक्ते हि समुदाये समुदायप्रभावतत्त्वमेवोपलभ्य ततो द्रव्यविकारप्रभावतत्त्वं व्यवसेत्। ततो द्रव्यं प्रयुञ्जीतेति। अत्र जिज्ञास्यं, हेतुर्यदि असात्म्येन्द्रियार्थसंयोगप्रज्ञापराधपरिणामा एवेति त्रिविधो भवति तत उत्पन्ने व्याधौ चिकित्सार्थं हेतुविपरीतविपरीतार्थकारिणामौषधादीनामुपयोगवचनं व्यर्थं भवति, रोगे हुत्पन्ने निदानानामसद्भावात्। नैवं प्राणिनामभ्यवहृतमाहारजातं जाठरेण अग्निना पक्वं श्लेष्मादिभिः सहैकीभूतं श्लेष्मादिधातुरूपेणाभिनिष्पद्यते, ततः श्लेष्मादयो धातवस्तद्धेतुस्वभावा भवन्ति समाः सम्यग्योगेन विषमा—विषमयोगेन तत्स्वभावप्रशमार्थं तद्धेतुविपरीतार्थकारिणामौषधादीनाम् उपयोग इति न तद्वचनानर्थक्यम्। ये च व्याचक्षते—दोषा दूष्याश्च व्याधीनां हेतव इति दोषविपरीतार्थकारिणामौषधान्नविहाराणां सुखानुबन्ध उपयोगोऽप्युपशयः। व्याधयो ज्वरादयस्तेषां विपरीतविपरीतार्थकारिणामौषधान्नविहाराणां सुखानुबन्ध उपयोगश्चोपशयः। दोषव्याध्युभयविपरीतविपरीतार्थकारिणामौषधान्नविहाराणां सुखानुबन्ध उपयोगश्च उपशय इति। तत्र यत् तु ज्वरादिव्याधिहरं तदवश्यं दोषहरमन्यथा स रोगो जित एव न स्यात् कारणतादवस्थ्यात्। दोषविपरीतादस्यायं भेदः। यद् द्रव्यं दोषविपरीतं तन्नावश्यं व्याधिं हरति। यथा वमनलङ्घने कफहरे कफगुल्मं न हरतः। उक्तं हि—कफे लङ्घनसाध्ये तु कर्तरि ज्वरगुल्मयोः। तुल्येऽपि देशकालादौ लङ्घनं न च सम्मतम्॥ तथा। न वामयेत् तैमिरिकं न गुल्मिनमिति। तन्नातिसङ्गतमित्यन्ये। दोषो हि तत्र समवायी न च समवायिकारणाभावान्नियमेन कार्याभाव इति। यदि दोषो निमित्तकारणमुच्यते किमर्थं तर्हि वमनादिना दोषहरणं विधीयते न हि घटादेर्निमित्तानां दण्डसूत्रकुलालादीनां विनाशो घटादिविनाशार्थं विधीयते। तत्राह। दोषो निमित्तकारणं यत् तु निमित्तकारणस्थायि कार्यं तन्निमित्तकारणाभावादपि कार्यनाशो भवति, यथा वर्तितैलविनाशात् दीपनाशः पङ्कजलनाशात् पङ्कजनाश इति। तस्मादनियमात् समवायिनिमित्ताभावे कार्यनाश इति। असमवायिकारणाभावात् तु नियमेन कार्याभावः। यथा घटस्य कपालमालासंयोगस्यासमवायिकारणस्य नाशाद् घटनाशः। एवं रोगस्यापि सम्प्राप्तिलक्षणस्य संयोगस्यासमवायिकारणस्य व्याधिविपरीतार्थौषधादिना नाशाद् विनाशः। दोषस्तत्र स्वयं निवर्तते क्रियान्तरेण वा। यदि व्याधिहरं यत् तदवश्यं दोषहरं स्यात् तदा पुनरुभयविपरीताद् व्याधिविपरीतस्य भेदो दुरुपादः स्यादिति। इत्येवमुक्तमुभयमेवासाधु। तथा हि दर्श्यते। पाठादिकं यदतीसारादिहरं न तद् दोषहरणपूर्वकमिति यदुक्तं तत् कथमुपपन्नं स्यात्? दोषदूष्या हि संयुक्ता विक्रियमाणा ज्वरादिरूपेण जायन्ते। ततो ज्वरादयो न दोषदूष्यातिरिक्ता व्याधिहरणभेषजादिना तस्य नाशः स्यात् सुतरां विकृतदोषदूष्यनाशः स्यात् यतो दोषदूष्यास्तत्र प्रकृतिभूतहेतवः समवायिन एव। यथा मृद्वालुकादिव्यतिरिक्तो न घटः। इति वाप्यचन्द्रवचनं साधु। दोषस्य हेतुशब्देनानुक्तत्वाद् व्याधित्वेन ग्रहणात्। तत्र यदुक्तमन्यैः तन्नातियुक्तं यतस्तत्र दोषः समवायी निमित्तं वा। न च समवायिकारणाभावान्नियमेन कार्याभावः, किन्त्वसमवायिकारणाभावप्रयुक्तोऽपि। सम्प्राप्तिलक्षणस्य संयोगस्यासमवायिकारणस्य व्याधिहरौषधादिना नाशाद्व्याधिनाशः स्याद्, दोषस्तु स्वयं क्रियान्तरेण वा

* च. वि. १. ९। †सु. चि. ३३. १४।

निवर्तते इति। तदिदं दूषणमयुक्तं विक्रियमाणा दोषदूष्या हि ज्वरादिरूपेण जायन्ते नातो व्याधेः पृथग्दोषदूष्या न वा दोषदूष्येभ्यः पृथग् ज्वरादय इति। दोषदूष्यसंयोगनाशो यदि व्याधिहरौषधादिना भवति ततः किं स्वरूपो व्याधिर्नश्यति, किं विकृतदोषदूष्यव्यतिरिक्तोऽपरो व्याधिरस्ति; यस्य नाशो व्याधिहरौषधादिना संयोगनाशे भवति? सन्तापलक्षणो हि ज्वरो दोषदूष्यव्यतिरिक्तः किं भवति? दूष्येण सह दोषसंयोगस्य हेतुस्तु दोषप्रकोपविशेषस्तत्सत्त्वे तत्संयोगनाशस्यासम्भवस्तस्माद् व्याधिहरौषधादिना दोषसञ्चयप्रकोपनाशो वक्तव्यस्तत एव दोषहरत्वमुपपद्यते व्याधिहराणामौषधादीनामिति। यथा यथा हि दोषसञ्चयप्रकोपनाशः स्यात् तथा तथैव दूष्यसंयोगः शिथिलीभवति दोषबलहानेः। निःशेषेण दोषबलहानौ दूष्यबलहानौ च तयोः संयोगो विनश्यति शिथिलीभावेऽपि हि वर्तते। तस्मात् समवायिकारणाभावान्नियमेन कार्याभावः स्यात्। न चासमवायिकारणं तयोः संयोगः। सोऽपि समवायिकारणं गुणत्वात्। अन्यथा संयोगस्य गुणत्वं व्याहन्यते। उक्तं हि पूर्वाध्याये*—समवायी तु निश्चेष्टः कारणं गुण इति। कणादेन अप्युक्तम्—द्रव्याश्रय्यगुणवान् संयोगविभागेष्वकारणमन्यापेक्षो गुण इति समवायिकारणमित्यनुवर्त्योक्तम्। तथा। द्रव्यगुणयोः सजातीयारम्भकत्वं साधर्म्यम्। द्रव्याणि द्रव्यान्तरमारभन्ते गुणाश्च गुणान्तरमित्युक्तम्। तत्र गुणस्य सजातीयगुणारम्भे यदि समवायिकारणत्वं नोच्यते, तर्हि यो गुणो यमपरं गुणमारभते तमपरं गुणं किंप्रकृतिकमारभते? नान्तरेण विक्रियमाणं स्वं कोऽपि गुणः सजातीयमपरं गुणं शक्नोत्यारब्धुमिति। विक्रियमाणो हि गुणः सजातीयमपरं गुणमारभते। यथा लोहितशुक्लकृष्णा गुणाः स्वाश्रयद्रव्याश्रितकर्मणा तत्तद्द्रव्यसंयोगविभागाभ्यां विक्रियमाणाः परस्परं समवायेन एकीभूय पीतरूपेण निष्पद्यन्त इति पीतगुणमारभन्त इत्युच्यते। तत्र समवायिकारणानि लोहितादयः पीतगुणस्य। इत्येवं निश्चेष्टसमवायिकारणं गुण इति गुणत्वे संयोगस्यापि संयोगान्तरारम्भे समवायिकारणत्वं द्रव्यस्य सजातीयद्रव्यान्तरारम्भे समवायिकारणवत्। कार्यद्रव्यं हि द्रव्यगुणकर्मविकारसमुदायात्मकं तत्रारम्भकाणि द्रव्यगुणकर्माणि विक्रियमाणानि स्वस्वविकारसमुदायात्मके कार्ये समवयन्त्येव वर्तन्ते नासमवायीनि। एवं सति संयोगो यद्यसमवायी स्याद् द्रव्यमप्यसमवायि भवतु; तस्मात् संयोगेऽपि गुणः समवयन् कार्यद्रव्ये वर्तते। इति कथमसमवायिकारणमुपपद्यते। तस्मादसमवायिकारणमेव नास्ति गुणकर्मणामसमवायिकारणत्ववचनं भ्रान्तानां ततस्तदसाधु। कर्माण्यपि स्वस्वाश्रयद्रव्याणि परस्परं संयोज्य विभज्य यथा तत्सजातीयद्रव्यान्तरमारम्भयन्ति तदा गुणांश्च सजातीयगुणान्तरमारम्भयन्ति तथा तदा निजान्यपि परस्परं समवायेन मिलित्वा सजातीयविजातीयानि कर्मान्तराण्यारभमाणानि विकारसमुदायात्मके कार्ये समवयन्ति वर्तन्ते इति समवायिकारणान्येव कर्माणि न त्वसमवायीनि कारणानि। द्रव्यगुणकर्मविकारसमुदायात्मकं हि कार्यद्रव्यम् उक्तमिति। यदि निमित्तकारणं दोष इति कृत्वा दोषस्थायी च ज्वरादिः व्याधिर्वर्तितैलनाशे दीप इव नश्यति तर्हि कोऽन्यो दोषादिव्यतिरिक्तो ज्वरादिः किं प्रकृतिको वा? तदभावात् तद्वचनमसाधु। यदि विक्रियमाणदोषदूष्यविकारात्मको व्याधिर्नोच्यते दोषतः पृथक् चोच्यते कथं तर्हि व्याधिनामानभिज्ञस्य तद्व्याधिचिकित्सायां सामर्थ्यं दोषज्ञानेनोपपद्यते। यत उक्तं स्वयमेव† । व्याधयोऽपरिसंख्येया भिद्यमाना भवन्ति हि। रुजावर्णसमुत्थान-स्थानसंस्थाननामभिः॥ व्यवस्थाकरणं तेषां यथा स्थूलेन संग्रहः। तथा प्रकृतिसामान्यं विकारेषूपदिश्यते॥ विकारनामाकुशलो न जिह्रीयात् कदाचन। न हि सर्वविकाराणां नामतोऽस्ति ध्रुवा स्थितिः॥ स एव कुपितो दोषः समुत्थानविशेषतः। स्थानान्तरगतश्चापि विकारान् कुरुते बहून्॥ तस्माद्विकारप्रकृतीरधिष्ठानान्तराणि च। समुत्थानविशेषांश्च बुद्ध्वा कर्म समाचरेत्॥ यो ह्येतत्त्रितयं ज्ञात्वा कर्माण्यारभते भिषक्। ज्ञानपूर्वं यथान्यायं स कर्मसु न मुह्यति॥ नित्याः प्राणभृतां देहे वातपित्तकफास्त्रयः। विकृताः प्रकृतिस्था वा तान् बुभुत्सेत पण्डितः॥ इति। एतेन विकृता दोषा एव विकारास्तत्प्रकृतिका ज्वरादयस्तेषां प्रकृतिसमुत्थानविशेषाधिष्ठानविशेषज्ञानेनानामकव्याधीनामपि प्रकृतिविघातेन एवोपघातो भवतीति कथं निमित्तकारणं दोषः स्यात्? एवं पूर्वरूपावस्थायां प्रयुक्तभेषजादीनां सुखकरानुबन्धः कथमसमवायिकारणदोषदूष्यसंयोगलक्षणसम्प्राप्तिनाशाद्भवति? नास्ति हि पूर्वरूपे सम्प्राप्तिः। उक्तं हि स्वयमेव। ‡ भविष्यन्त्या असम्प्राप्तेरतीताया अनागमः। साम्प्रतिक्या अपि स्थानं नास्त्यर्तेः संशयो ह्यतः। इति। विषमा धातवो दोषा दूष्याश्च व्याधय एव न तु हेतव उक्ताः। हेतवस्तु त्रयोऽसात्म्येन्द्रियार्थसंयोगप्रज्ञापराधपरिणामा उक्ताः। ततो व्याधिविपरीतार्थौषधाहारविहाराणामुभयविपरीतादिभ्यो भेदः सुव्यक्त एव, न दुरुपपादः। यथा कामजे ज्वरे कामहरः क्रोधः कामज्वरहरश्चेति। अतीसारे पाठादिस्तदारम्भकदोषवैषम्यात्मकव्याधितन्निमित्तातिसारहर एव न तु गुर्वतिस्निग्धाहारादिहेतुहर इति। विपरीतार्थकारिणामिति निदानसमानधर्मिणामपि प्रभावाद् रोगोपशमकारिणामिति नार्थः। निदानसमानधर्मिणो न व्याधिविपरीतार्थकारिणः किन्तु निदानविपरीतार्थकारिण इति। तस्माद् हेतुव्याध्युभयसमानधर्माणोऽपि प्रभावाद् हेतुव्याध्युभयविपरीतानाम् औषधादीनामर्थकारिण इत्यर्थः।

* च. सू. १. ५१। † च. सू. १८. ४२–४८। ‡ च. शा. १. १२।

१० संप्राप्तिलक्षणम् ।

२२०—सम्प्राप्तिरागतिर्जातिरित्यनर्थान्तरं व्याधेः । सा सङ्ख्याप्राधान्यविधिविकल्पबलकालविशेषै भिंद्यते ॥ १० ॥

एष उपशयः पूर्वरूपे प्रयुक्तो भविष्यद्व्याधिं बोधयति । उत्पन्ने व्याधौ प्रयुक्तो वर्तमानं व्याधिं बोधयति । जायमानन्तु व्याधिं किं बोधयति न वाऽथ चेद्बोधयति कदा प्रयुक्तो बोधयतीत्यतः सम्प्राप्तिमाह—सम्प्राप्तिरित्यादि । सम्प्राप्तिरागतिर्जातिरित्यनर्थान्तरं व्याधेः इति । सम्प्राप्तिरिति भावे क्तिच । जातिरित्यपि जनेर्भावे क्तिच् । आगतिरित्यपि आगमेर्भावे क्तिन् । य एवार्थो जनेः स एवार्थः सम्प्राभ्यामापेः स एव आङ्पूर्वगमेरित्यनर्थान्तरमित्युक्तम् । जनी प्रादुर्भावे इति सत्तानुकूलव्यापारो जनिधात्वर्थः । जन्यर्थस्वरूपो वाद्यभावः क्तिचप्रत्ययार्थः । स च सत्तानुकूलव्यापारस्वरूपः । सदिति । यतः स सत्ता सद्भावः प्रकृतिभूतकारणानां रूपान्तरेण अभिनिष्पन्नानामनुवृत्तिहेतुः । उत्पन्नो येनोत्तरकालं वर्तते स स्वकारणसमवाय एव सत्ता । सा द्विधा सामान्यं विशेषश्च । आरम्भकद्रव्याणां स्वस्वक्रियाजन्यपुनःपुनःसंयोगविभागाभ्यां विक्रियमाणानां रूपान्तरेण समानप्रसवात्मिका सत्ता सामान्यं जातिरित्युच्यते । यथा ब्राह्मणानां निखिलानां समान एव प्रसवः । असमानप्रसवात्मिका सत्ता प्रत्येकशो जातिः । जन्मविशेष उच्यते । यथा ब्राह्मणानामेकैकस्य प्रसवोऽसमानः, उक्तञ्च जातिः सामान्यजन्मनोरिति । तत्रेदं सामान्यजातिलक्षणम्, विशेषजातिस्तु प्रतिरोगं वक्ष्यते । उत्पन्नानां भावानां समवायिकारणसमवायो यावन्तं कालं वर्तते तावन्तं कालं तेषामुत्पत्तेरनु पश्चाद्वर्तिरित्यनुवृत्तेर्हेतुः समवायः सत्तोच्यते । तस्याश्च सत्ताया अनुकूलव्यापारः प्रकृतिभूतद्रव्याणां स्वस्वक्रियाभिः परस्परं पुनःपुनःसंयोगविभागौ जनयित्वा निष्पाद्यते तत्तत्कार्याणां स्वरूपनिष्पत्तौ सर्वावयवसमवाय इति । शारीरव्याध्युत्पत्तौ तु स्वकारणैः दुष्टानां दोषाणां दुष्टिर्बहुधा, संग्रहेण द्विधा प्राकृती वैकृती च । प्राकृती यथा स्वलक्षणर्तुकसंवत्सराहोरात्रभुक्तांशकालकृतचयप्रकोपौ । वैकृती दुष्टिः पुनः ऋतूनां यथास्वलक्षणहीनातिविपर्ययेण या दुष्टिर्निदानसेवाभिश्च । सा च द्विधा दुष्टिरेकशो द्विशः सर्वश्च । वृद्धौ क्षये च । रजस्तमसोश्चैवं दुष्टिरेकशो द्विशश्च । तत्र शारीरदोषाणां सांसर्गिकी दुष्टिर्द्विधा प्रकृतिसमविषमसमवायाभ्यां भवति* । तत्र समसमवायात् षटपञ्चाशत्, एकशः षडिति, वृद्धिक्षययोर्द्वोषष्टिधा । विषमसमवायात् तु नियमो नास्ति । एवं दुष्टौ स्वाभावाद् यस्मिन् व्याधौ यावती दुष्टिस्तावती संख्या तस्य व्याधेः सर्वश इति सत्तानुकूला सङ्ख्या व्यापारविशेषः। आगन्तुजेष्वपि सङ्ख्या सत्तानुकूला व्यापारभेद एव । दोषाणां तथैव दुष्टानां द्विशो बहूनाञ्च प्राधान्यमप्राधान्यञ्च व्यापारविशेषः । प्रकारश्च व्यापारभेदः । निदानस्वभावेन यादृशस्वभावो दोषो भवति स तस्य प्रकारः । यावतांशेन यस्य दोषस्य चयप्रकोपौ तत्कल्पना च व्यापारभेदः । बलकालश्च दोषाणां व्यापारभेदः ।

इत्येते दोषाणां दूष्यसंयोगे स्वस्वक्रियैव व्यापारास्तानाह—सा सङ्ख्या प्राधान्यविधिविकल्पबलकालविशेषैभिंद्यते । इति । सा सत्तानुकूला क्रिया सम्प्राप्तिः सङ्ख्यादिभिः पञ्चभिर्भेदैर्भिद्यते ॥ ५ ॥

११ संख्यालक्षणम्

२२१-सङ्ख्या तावदष्टौ ज्वराः पञ्च गुल्माः सप्त कुष्ठानीत्येवमादि ॥ ११ ॥

गङ्गाधरः—सङ्ख्या तावदित्यादि । सङ्ख्या तावत् द्वौ ज्वरौ पुनरष्टौ ज्वराः पञ्च गुल्मा इत्येवमादयः । यद्यपि यो भावो जायते स एक एव जायते नानेकतया जायत इति, तथापि स भावः सर्व एव कतिधा जायत इति । तत् सामान्यस्य सङ्ख्याज्ञानार्थं सङ्ख्योपदेशः ।

१२ प्राधान्यलक्षणम्

२२२-प्राधान्यं पुनर्दोषाणां तरतमाभ्यामुपलभ्यते तत्र द्वयोस्तरस्त्रिषु तमः ॥ १२ ॥

गङ्गाधरः-प्राधान्यमित्यादि । व्याध्यारम्भे खल्वेकैको दोषश्चेद्व्याधिमारभते तत्र प्राधान्यं न सम्भवति । प्राधान्यं हि सापेक्षम् । यच्च व्याधिं द्वौ वा त्रयो वा दोषा आरभन्ते तत्र प्राधान्यमेकमपेक्ष्यापरस्य भवति । तत्र द्वयोस्तरः । द्वयोर्मध्ये यस्तर उत्कृष्टः अधिकलिङ्गस्तस्य प्राधान्यम् । त्रिषु तम इति त्रिषु दोषेषु मध्ये यस्तम उत्कृष्टोऽधिकलिङ्गस्तस्य प्राधान्यम् । लिङ्गतारतम्याभ्यां प्राधान्यं दोषयोर्दोषाणां विज्ञायते ।

१३ विधिलक्षणम्

२२३-विधिर्नाम द्विविधा व्याधयो निजागन्तुभेदेन त्रिविधास्त्रिदोषभेदेन चतुर्विधाः साध्यासाध्यमृदुदारुणभेदेन पृथक् ॥ १३ ॥

गङ्गाधरः-विधिस्तु प्रकारः सङ्ख्याभेदमात्रम् । सजातीय विजातीयेषु पञ्च ब्राह्मणाः पञ्च ब्राह्मणक्षत्रियाः । प्रकारस्तु सजातीयेषु भिन्नेषु धर्मान्तरेण उपपत्तिः । निजः शारीरदोषजत्वेन धर्मेणैकप्रकारः । आगन्तुकरणजत्वेन धर्मेण अपरप्रकारः । इति तत्तद्धर्मं ज्ञापयति विधिः । तस्य प्रयोजनं यथोर्द्ध्वगत्वधर्मकं रक्तपित्तं नोर्द्ध्वहरणसाध्यं किन्त्वधोहरणसाध्यमधोगत्वधर्मकमूर्द्ध्वहरणसाध्यं नाधोहरणसाध्यामीति । एष विधिर्येन नोक्तस्तस्य भ्रमः ।

---

*च. वि. १. १० ।

१४ विकल्पलक्षणम्

२२४-समवेतानां पुनर्दोषाणामंशांशबलविकल्पो विकल्पोऽस्मिन्नर्थे ॥ १४ ॥

गङ्गाधरः-अथ विकल्पः। समवेतानामिति। रौक्ष्यादि-गुणानां यावता गुणेन कुपितो यो यो दोषः कार्यमारभमाणः परस्परं समवैति, तस्य तस्य दोषस्य तावान् गुणोंऽशस्त-स्तत् प्रत्येकमंशांशस्ततो दोषाणां तेषां समवेतानां बलस्य विकल्पः विशेषेण कल्पना, कस्य दोषस्य किम्मितं बलं तस्यावधारणं कल्पनेत्यस्मिन्नर्थे विकल्प इति। एष विकल्प-श्चिकित्साविशेषार्थं भवति। एवं विकल्पेन दोषबलं विज्ञायते तथा कालविशेषेणापि।

१५ बलकालविशेषलक्षणम्

२२५-बलकालविशेषः पुनर्व्याधीनामृत्वहोरात्रा-हारकालविधिविनियतो भवति ॥ ६ ॥

गङ्गाधरः--ततो बलकालविशेषमाह--बलकालविशेषः पुनरिति। ऋतवो वसन्तादयः अहोरात्रः आहारश्च तेषां कालविधिना विनियतोऽवधारितो भवति। यस्य दोषस्य यो बलकालविशेषः स ऋत्वादिभिरवधार्यते तद्दोषजव्याधेरपि तैः ऋत्वादिभिर्बलकालविशेषोऽवधार्यते। वसन्ते बलवांश्चे-द्व्याधिर्भवति, तद्व्याध्यारम्भकं कफं ज्ञापयति वसन्तः, कफजश्चेद् व्याधिर्वसन्ते स बलवान् भवति। यस्य ग्रीष्मे बलं तस्यारम्भकं पित्तमिति ग्रीष्मो ज्ञापयति। यस्य प्रावृषि बलं तस्यारम्भको वायुरिति प्रावृट् ज्ञापयति। वर्षासु यस्य बलं तस्यारम्भकः कफ इति वर्षा ज्ञापयन्ति। यस्य शरदि बलं तस्यारम्भकं पित्तमिति शरज्ज्ञापयति। यस्य हेमन्ते बलं तस्यारम्भको वायुरिति ज्ञापयति हेमन्तः। एवं पूर्वाह्णे यस्य बलं तस्यारम्भकः कफ इति ज्ञापयति पूर्वाह्णः। यस्य मध्याह्ने बलं तस्यारम्भकं पित्तमिति मध्याह्नो ज्ञापयति। यस्यापराह्णे बलं तस्यारम्भको वायु-रित्यपराह्णो ज्ञापयति। एवं प्रदोषे यस्य बलं तस्यारम्भकः कफ इति प्रदोषो ज्ञापयति। यस्य मध्यरात्रे बलं तस्यार-म्भकः पित्तमिति ज्ञापयति मध्यरात्रः। यस्य रात्रिशेषे बलं तस्यारम्भको वायुरिति ज्ञापयति रात्रिशेषः। आहा-रकालस्तु भुक्तमात्रं पच्यमानकालः जीर्णकालश्च। यस्य भुक्तमात्रकाले बलं तस्यारम्भकः कफ इति ज्ञापयति भुक्तमात्रकालः। यस्य पच्यमानकाले बलं तस्यारम्भकं पित्तमिति ज्ञापयति पच्यमानकालः। यस्यान्ने जीर्णे बलं तस्यारम्भको वायुरिति ज्ञापयति जीर्णकालः। इत्येवं सत्तानुकूलव्यापारः सम्प्राप्तिः। प्रतिरोगं वक्ष्यते हि सम्प्राप्तिः सर्वत्रैव। तत्तत्स्थानसंश्रयिणो दोषाः पूर्वरूपाणि कुर्वन्तः प्रज्ञापराधान्न प्रतिक्रियन्तेऽथ ते दूष्यानादाय स्वस्वक्रियाभिः परस्परं संयुज्य विभज्य समवेत्य सर्वत्रैवे-कीभूय तत्तद्व्याधिरूपेण जायन्त इति स स व्याधिर्भवती-त्युच्यते। तदा स्वरूपतो जातः सर्वव्याधिगर्भान्निष्क्रान्तो बाल इव क्रमेण वर्धमानो यथावातादिप्रकृत्यकृत्स्नलक्षणोऽ-भिव्यज्यते व्यज्यते चास्योत्तरकालं यथाबलं प्रकृतिसम-विषमसमवायतो लक्षणं किञ्चिदन्यद् बालस्य रेतःश्मश्रु-दन्तादिवदिति। एवमेषा सम्प्राप्तिर्व्याधीनां प्रत्यक्षादि-भिरुपलब्धौ कारणम्। यदि ह्येवं नाभविष्यन्न तदा तादृ-प्येण प्रत्यक्षादिभिर्व्यज्ञास्यत। सम्प्राप्तिश्चैषा व्याधीनां समानप्रसवात्मिका सामान्यभूता जातिराकृतिग्रहणा। स्वस्वा तु विशेषभूता जातिर्जन्मोच्यते। प्रतिक्षणं हि भावानां नित्यगतस्वभावादुपादानसातत्याच्चारम्भकहेतवः प्रागयथाभूतत्वं प्रकृतिस्थं विकृतिस्थं वा तथाभूतत्वेनोत्तरा-वस्थां यथोपादानमारभमाणाः प्रागवस्थाभङ्गं कुर्वन्तीति प्रतिक्षणमवस्थान्तरगमनमपि जन्मोच्यते, तच्च स्वा स्वा जातिः सम्प्राप्तिरागतिरित्यनर्थान्तरत्वात्। ततः पुरुषस्य बाल्ययौवनमध्यमस्थाविर्यवद्व्याधीनामुत्तरकालं वृद्धिह्रासा-दिकं यथोपादानं भवति। तत्रापि प्रागवस्थायां भविष्यदु-त्पत्तिरुत्तरावस्थारम्भपूर्वकप्रागवस्थाभङ्गो वर्तमानोत्पत्तिस्त-त्समाप्तौ त्वतीतोत्पत्तिरित्येवमुत्पत्तिर्जातिः स्वा स्वा सम्प्रा-प्तिस्त्रिकाला।

आगन्तुव्याधीनामपि प्रागेव कारणतो जायमानानाम-न्तरेणादोषसम्बन्धं धातुवैषम्ये जाते तद्विषमधातुव्यापारेण तथैव सत्ता निष्पद्यते। इति सम्प्राप्तिर्जातिरित्यस्य नाप्रसङ्गः। यस्तु यथा दुष्टेन दोषेण यथा चानुविसर्पता। निर्वृत्तिराम-यस्यासौ सम्प्राप्तिर्जातिरागतिरिति व्याचष्टे* तदसाधु, दोषसम्बन्धाभावादागन्तुषु। तस्माज्जन्मापि ज्ञानकारणं भविष्यदुत्पत्तिमान् भावः पूर्वरूपेण ज्ञायते। वर्तमानोत्पत्ति-मांस्तु सम्प्राप्तिकालिकतत्तल्लक्षणेन। अतीतोत्पत्तिमांस्तु वर्तमानो भावो व्यक्तलक्षणेन। यस्यैवं त्रैकालिकोत्पत्ति-र्नास्ति तन्नास्ति न च ज्ञायते। सर्गावस्थायां परं ब्रह्म चावस्थान्तरमासाद्य गायत्री बभूवेति तत् सर्वं यजुः-पुरुषीये दर्शितमिति। तस्माज्जन्मापि भावानां प्रत्यक्षादि-ज्ञानहेतुर्निदानादिवद्बोधकमेव न तु रूपादिवद्विषयत्वेन, विषयो हि घटादिवदाकृतिसमुदायो वातादिज्वरादिस्तेन च कपालादीनामिव वेपथ्वादीनामाकृतीनां स्वज्ञाने विषयत्वे सिद्धे समुदायस्य ज्ञाने लिङ्गत्वेनानुमित्यादिषु हेतुत्वात् यावत्समवायिसमवायस्तु सत्ताजातिः सामान्यविशेषरूपा-सामान्यविशेषाकृतिभ्यामनुमीयते इति।

यत् तु फलविशिष्टव्यापारात्मकं व्याधेर्जन्म सम्प्राप्ति-रित्यभिप्रायेणोक्तं—

यथा दुष्टेन दोषेण यथा चानुविसर्पता। निर्वृत्तिराम-यस्यासौ सम्प्राप्तिर्जातिरागतिः इति†। अत्रामयस्येति ज्वर-त्वादिरूपेण, दोषस्य दोषात्मकत्वाच्छारीरव्याधीनामिदन्तु लक्षणं निजमानसव्याध्यभिप्रायेण बोध्यम्, अन्यथागन्तु-व्याधिसम्प्राप्तौ तस्याव्याप्तिः दोषदुष्ट्यभावात्। चरका-चार्यस्तु सर्वसम्प्राप्तिव्यापकत्वाभिप्रायेण सम्प्राप्तिः आग-

* अ. हृ. नि. १. ८। † अ. हृ. नि. १. ८।

तिर्जातिरित्यनर्थान्तरं व्याधेरिति लक्षणमुक्तवान् ;× इत्थञ्च ज्वरादिषु रससंयोगामाशयगमनजाठराग्निबहिष्करणादिज्ञाने पाचनलङ्घनस्वेदनादिक्रियाविशेषोऽपि लभ्यते इति यदन्यैः फलात्मकजन्मनश्चिकित्सायामुपयोगित्वमुक्तं तन्न युक्तम्, आमाशयगमनरसदूषणवह्निवहिष्करणादिकौ हि प्रकारो विधिर्व्यापार एव ज्वरत्वादिरूपेणाभिव्यक्तौ दोषाणामिति तत्समवायिकारण-समवायात्मकफलं विना किं व्यापारः सम्भवति ? निष्फला हि क्रिया नास्ति। तस्मात् फलरूपं जन्म सत्ता व्याधीनामसत्तायां कस्य चिकित्सा स्यात् ? तस्माद् व्याधिजन्मनः सत्तारूपस्य सर्वथैव चिकित्सायामुपयोगित्वमिति निष्कर्षः ॥ ६ ॥

१६ निदानपंचकोपसंहारः ।

२२६-तस्माद्व्याधीन् भिषगनुपहतसत्त्वबुद्धिर्हेत्वादिभिर्भावैर्यथावदनुबुध्येत । इत्यर्थसंग्रहो निदानस्थानस्योद्दिष्टो भवति ॥ १६ ॥

गङ्गाधरः—नन्वेभिर्निदानादिभिः किं कः कुर्यादिति ? अत आह—तस्मादित्यादि । यस्मात् तत्र निदानं कारणमित्यादिग्रन्थेन विवरीतनिदानपूर्वरूपलिङ्गोपशयसम्प्राप्तितस्तस्योपलब्धिस्तस्मात् व्याधीननुपहतसत्त्वबुद्धिर्भिषक् हेत्वादिभिर्निदानादिभिरुक्तलक्षणलक्षितैर्भावैः स्वस्वाधिकारोक्तर्यथावद् यथाविधि अनुमानाद्युक्तविधानेनानुबुध्येत उपदेशेन ज्ञातान् पश्चात् बुध्येत । उपसंहरति-इत्यर्थेत्यादि। इति निदानादिपञ्चकरूपस्यार्थस्य संग्रहो निदानस्थानस्य उद्दिष्टः संक्षेपेणोपदिष्टो भवति । अत्र निदानशब्देन हेत्वादीनि पञ्च गृह्यन्ते; निदीयते प्रतिपद्यते व्याधिरनेनेति व्युत्पत्तेः ॥ १६ ॥

आतुरपरीक्षाप्रकरणम् ३

(च. वि. ८)

१ आतुरपरीक्षाप्रयोजनम् ।

२२७-आतुरस्तु खलु कार्यदेशः,तस्य परीक्षा आयुषः प्रमाणज्ञानहेतोर्वा भवति बलदोषप्रमाणज्ञानहेतोर्वा। तत्र तावदियं बलदोषप्रमाणज्ञानहेतोः, दोषप्रमाणानुरूपो हि भैषज्यप्रमाणविशेषो बलप्रमाणविशेषापेक्षो भवति। सहसा ह्यतिबलमौषधमपरीक्षकप्रयुक्तमल्पबलमातुरमतिपातयेत् । न हि अतिबलान्याग्नेयसौम्यवायवीयान्यौषधान्यग्निक्षारशस्त्रकर्माणि वा शक्यन्तेऽल्पबलैः सोढुम्, असह्यातितीक्ष्णवेगित्वाद्धि सद्यःप्राणहराणि स्युः । एतच्चैव कारणमवेक्षमाणा हीनबलमातुरमविषादकरैः मृदुसुकुमारप्रायैरुत्तरोत्तरगुरुभिरविभ्रमैरनात्ययिकैश्चोपचरन्ति औषधैः, विशेषतश्च नारीः; ता ह्यनवस्थितमृदुविवृतविक्लवहृदयाः प्रायः सुकुमारा अबलाः परमसंस्तभ्याश्च । तथा बलवति बलवद्व्याधिपरिगते स्वल्पबलमौषधमपरीक्षकप्रयुक्तमसाधकमेव भवति । तस्मादातुरं परीक्षेत प्रकृतितश्च विकृतितश्च सारतश्च संहननतश्च प्रमाणतश्च सात्म्यतश्च सत्त्वतश्चाहारशक्तितश्च व्यायामशक्तितश्च वयस्तश्चेति बलप्रमाणविशेषग्रहणहेतोः ॥ १ ॥

२ प्रकृतिपरीक्षा ।

२२८-तत्रेमान् प्रकृत्यादीन् भावाननुव्याख्यास्यामः। तद् यथा — शुक्रशोणितप्रकृतिं कालगर्भाशयप्रकृतिं मातुराहारविहारप्रकृतिं महाभूतविकारप्रकृतिञ्च गर्भशरीरमपेक्षते । एता हि येन येन दोषेण एकेन अधिकेन समेन वा अनुबध्यन्ते तेन तेन दोषेण गर्भोऽनुबध्यते । सा सा दोषप्रकृतिरुच्यते सर्वमनुष्याणां गर्भादिप्रवृत्ता। तस्मात् श्लेष्मलाः प्रकृत्या केचित् पित्तलाः केचिद्वातलाः केचित् समधातवः केचिद् भवन्ति। तेषां लक्षणानि व्याख्यास्यामः ॥२॥

३ श्लेष्मप्रकृतिलक्षणानि ।

२२९-श्लेष्मा हि स्निग्धश्लक्ष्णमृदुमधुरसारसान्द्रमन्दस्तिमितगुरुशीतविज्जलाच्छः । तस्य स्नेहात् श्लेष्मलाः स्निग्धाङ्गाः, श्लक्ष्णत्वात् श्लक्ष्णाङ्गाः, मृदुत्वाद् दृष्टिसुखसुकुमारावदाताङ्गाः, माधुर्यात् प्रभूतशुक्रव्यवायापत्याः, सारत्वात् सारसंहतस्थिरशरीराः, सान्द्रत्वादुपचितपरिपूर्णसर्वाङ्गाः, मन्दत्वान्मन्दचेष्टाहारव्याहाराः, स्तैमित्यादशीघ्रारम्भक्षोभविकाराः, गुरुत्वात् साराधिष्ठितगतयः, शैत्यादल्पक्षुत्तृष्णासन्तापस्वेददोषाः, विज्जलत्वात्* सुश्लिष्टसारसन्धिबन्धनाः, तथाच्छत्वात् प्रसन्नदर्शनाननाः प्रसन्नस्निग्धवर्णस्वराश्च भवन्ति । त एवंगुणयोगात् श्लेष्मला बलवन्तो वसुमन्तो विद्यावन्त ओजस्विनः शान्ता आयुष्मन्तश्च भवन्ति ॥ ३ ॥

४ पित्तप्रकृतिलक्षणम् ।

२३०-पित्तमुष्णं तीक्ष्णं द्रुतं विस्रमम्लं कटुकञ्च। तस्यौष्ण्यात् पित्तला भवन्त्युष्णासहाः,शुष्कसुकुमारावदातगात्राः, प्रभूतपिप्लुव्यङ्गतिलकपिडकाः, क्षुत्पिपासावन्तः, क्षिप्रवलिपलितखालित्यदोषाः, प्रायो मृदुकपिलाल्पश्मश्रुलोमकेशाः; तैक्ष्ण्यात् तीक्ष्णपराक्रमास्तीक्ष्णाग्नयः प्रभूताशनपानाः क्लेशासहिष्णवः दन्दशूकाः;† द्रवत्वाच्छिथिलमृदुसन्धिबन्धमांसाः

× च. नि. १. ११। * विज्जलत्वात्पैच्छिल्यात्। † दन्दशूकाः पुनः पुनर्भक्षणशीलाः ।

प्रभूतसृष्टस्वेदमूत्रपुरीषाः; विस्रत्वात् प्रभूतपूतिकक्षास्यशिरःशरीरगन्धाः; कट्वम्लत्वादल्पशुक्रव्यवायापत्याः । त एवंगुणयोगात् पित्तला मध्यबला मध्यायुषो मध्यज्ञानविज्ञानवित्तोपकरणवन्तश्च भवन्ति ॥ ४ ॥

५ वातप्रकृतिलक्षणानि ।

२३१-वातस्तु खलुरूक्षलघुचलबहुशीघ्रशीतपरुषाविशदः । तस्य रौक्ष्याद्वातला रुक्षापचिताल्पशशरीराः प्रततरुक्षक्षामभिन्नसक्तजर्जरस्वरा जागरूकाश्च भवन्ति। लघुत्वाल्लघुचपलगतिचेष्टाहारविहाराः,चलत्वादनवस्थितसन्ध्यक्षिभ्रूहन्वोष्ठजिह्वाशिरःस्कन्धपाणिपादाः, बहुत्वाद् बहुप्रलापकण्डराशिराप्रतानाः, शीघ्रत्वात् शीघ्रसमारम्भक्षोभविकाराः शीघ्रत्रासरागविरागाः श्रुतग्राहिणाः अल्पस्मृतयश्च, शीतत्वाच्छीतासहिष्णवः प्रततशीतकोद्वे*पकस्तम्भाः, पारुष्यात् परुषकेशश्मश्रुलोमनखदन्तवदनपाणिपादा, वैशद्यात् स्फुटताङ्गावयवाः सततसन्धिशब्दगामिनश्च भवन्ति । त एवंगुणयोगाद्वातलाः प्रायोऽल्पबलाश्चाल्पायुषश्चाल्पापत्याश्चाल्पसाधनाश्चाल्पधनाश्च भवन्ति ॥ ५ ॥

६ संसर्गसर्वगुणसमुदितप्रकृतिलक्षणानि ।

२३२-संसर्गात् संसृष्टलक्षणाः, सर्वगुणसमुदितास्तु समधातवः । इत्येवं प्रकृतितः परीक्षेत ॥ ६ ॥

७ विकृतिपरीक्षा ।

२३३-विकृतितश्चेति । विकृतिरुच्यते विकारः । तत्र विकारं हेतुदोषदूष्यप्रकृतिदेशकालबलविशेषैर्लिङ्गतश्च परीक्षेत । न ह्यन्तरेण हेत्वादीनां बलविशेषं व्याधिबलविशेषोपलब्धिः । यस्य हि व्याधेर्दोषदूष्यप्रकृतिदेशकालसाम्यं भवति महच्च हेतुलिङ्गबलम्, स व्याधिर्बलवान् । तद्विपर्ययश्चाल्पबलः, मध्यबलस्तु दोषदूष्यादीनामन्यतमसामान्याद्धेतुलिङ्गमध्यबलत्वाच्चोपलभ्यते ॥ ७ ॥

८ सारपरीक्षा ।

२३४-सारतश्चेति । साराण्यष्टौ पुरुषाणां बलमानविशेषज्ञानार्थमुपदिश्यन्ते त्वग्रक्तमांसमेदोऽस्थिमज्जशुक्रसत्त्वानीति ॥८॥

९ त्वक्सारलक्षणानि ।

२३५-तत्र स्निग्धश्लक्ष्णमृदुप्रसन्नसूक्ष्माल्पगम्भीरसुकुमारलोमा सप्रभेव च त्वक् त्वक्साराणाम् । सासारता सुखसौभाग्यैश्वर्योपभोगबुद्धिविद्यारोग्यप्रहर्षणान्यायुश्चानित्वर†माचष्टे ॥ ९ ॥

१० रक्तसारलक्षणानि ।

२३६-कर्णाक्षिमुख-जिह्वानासौष्ठपाणिपादतल-नखललाट-मेहनं स्निग्धरक्तवर्णं श्रीमद् भ्राजिष्णु रक्तसाराणाम् । सा सारता सुखमुद्धतां मेधां मनस्वित्वं सौकुमार्यमनतिबलमुष्णासहिष्णुतां चाचष्टे ॥ १० ॥

११ मांससारलक्षणानि ।

२३७शङ्खललाटकृकाटिकाक्षिगण्डहनुग्रीवास्कन्धोदरकक्ष वक्षः-पाणिपादसन्धयस्तु स्थिरगुरुशुभमांसोपचित मांससाराणाम् । सा सारता क्षमां धृतिमलौल्यं वित्तं विद्यां सुखमार्जवं बलमारोग्यमायुश्च दीर्घमाचष्टे ११

१२ मेदःसारलक्षणानि ।

२३८ — वर्णस्वरनेत्रकेशलोमनखदन्तौष्ठमूत्रपुरीषेषु विशेषेण स्नेहः मेदःसाराणाम् । सा सारता वित्तैश्वर्यसुखोपभोगदैन्याजवं सुकुमारोपचारताञ्चाचष्टे ॥१२॥

१३ अस्थिसारलक्षणानि ।

२३९ – पार्ष्णिगुल्फजान्वरत्निजत्रुचिबुकशिरःपर्वस्थूला स्थूलास्थिनखदन्ताश्चास्थिसाराः । ते महोत्साहाः क्रियावन्तः क्लेशसहाः सारस्थिरशरीरा भवन्त्यायुष्मन्तश्च ॥ १३ ॥

१४ मज्जसारलक्षणानि

२४०-मृद्वङ्गा बलवन्तश्च स्निग्धवर्णस्वराः स्थूलदीर्घवृत्तसन्धयश्च मज्जसाराः । ते दीर्घायुषो बलवन्तः श्रुतविज्ञानवित्तापत्यसम्मानभाजश्च भवन्ति ॥ १४ ॥

१५ शुक्रसारलक्षणानि ।

२४१-सौम्याः सौम्यप्रोक्षिणः क्षीरपूर्णलोचना इव प्रहर्षबहुलाः स्निग्धवृत्तसारसमसंहतशिखरदशनाः§ प्रसन्नस्निग्धवर्णस्वराः भ्राजिष्णवो महास्फिचश्च शुक्रसाराः । ते स्त्रीप्रियाः प्रियोपभोगाः बलवन्तः सुखारोग्यवित्तैश्वर्यसम्मानापत्यभाजश्च भवन्ति ॥ १५ ॥

१६ सत्त्वसारलक्षणानि ।

२४२-स्मृतिमन्तो भक्तिमन्तः कृतज्ञाः प्राज्ञाः शुचयोमहोत्साहा दक्षा धीराः समरविक्रान्तयोधिनस्त्यक्तविषादाः सुव्यवस्थितगतिगम्भीरबुद्धिचेष्टाः कल्पनाभिनिवेशिनश्च सत्त्वसाराः, तेषां स्वलक्षणैर्गुणा व्याख्याताः ॥ १६ ॥

१७ सकलसारसंपदुपेतलक्षणानि ।

२४३-तत्र सर्वैः सारैरुपेताः पुरुषा भवन्त्यतिबलाः परमसुखयुक्ताः क्लेशसहाः सर्वारम्भेष्वात्मनि जातः प्रत्ययाः कल्याणाभिनिवेशिनः स्थिरसमाहितशरीराः सुसमाहितगतयः सानुनादस्निग्धगम्भीरमहानिस्वनाः सुखैश्वर्यवित्तोपभोगसम्मानभाजो मन्दजरसो मन्दविकाराः प्रायस्तुल्यगुणविस्तीर्णापत्याश्चिरजीविनश्च१७

१८ असारलक्षणानि ।

२४४-अतो विपरीतास्त्वसाराः । मध्यानां मध्यैः सारविशेषैर्गुणविशेषा व्याख्याताः । इति साराण्यष्टौ पुरुषाणां बलप्रमाणविशेषज्ञानार्थमुपादिष्टानि भवन्ति ॥

१९ सारपरीक्षोपपत्तिः ।

२४५-कथं नु शरीरमात्रदर्शनादेव भिषगत्र मुह्ये दयमुपचितत्वाद् बलवानयमल्पबलः कृशत्वादयं महाबलवान् महाशरीरत्वादयमल्पशरीरत्वाद् दुर्बल इति ।

* उद्वेपकः-उत्कम्पता । † अनित्वरम्-अगत्वरम् । § शिखरदशनाः-शोभनदशनाः ।

दृश्यन्ते ह्यल्पशरीराः कृशाश्चैके बलवन्तः, तत्र पिपीलिकाभारवहनवत् सिद्धिः । अतश्च सारतः परीक्षेत्युक्तम् ॥ १९ ॥

२० संहननपरीक्षा ।

२४६–संहननतश्चेति । संहननं संहतिः संयोजनमित्येकोऽर्थः । तत्र समसुविभक्तास्थिसुबद्धसन्धिसुनिविष्टमांसशोणितं सुसंहतं शरीरमित्युच्यते । तत्र सुसंहतशरीराः पुरुषा बलवन्तो विपर्ययेणाल्पबलाः प्रवरावरमध्यत्वात् संहननस्य मध्यबला भवन्ति ॥२०॥

२१ प्रमाणतःपरीक्षा ।

२४७–प्रमाणतश्चेति । शरीरप्रमाणं पुनर्यथास्वेनाङ्गुलिप्रमाणेन उपदिश्यते, उत्सेधविस्तारायामैर्यथाक्रमम् । तत्र पादौ चतुर्दशाङ्गुलौ, जङ्घे त्वष्टादशाङ्गुले षोडशाङ्गुलिपरिक्षिपे च, जानुनी चतुरङ्गुले षोडशाङ्गुलिपरिक्षिपे च, त्रिंशदङ्गुलिपरिक्षिपावष्टादशाङ्गुलावूरू, षडङ्गुलिदीर्घौ वृषणावष्टाङ्गुलिपरिणाहौ, शेफः षडङ्गुलिदीर्घं पञ्चाङ्गुलिपरिणाहम्, द्वादशाङ्गुलिपरिणाहो भगः, षोडशाङ्गुलिविस्तारा कटी, दशाङ्गुलं बस्तिशिरः, द्वादशाङ्गुलमुदरं दशाङ्गुलिविस्तीर्णञ्च, दशाङ्गुलिविस्तीर्णे द्वादशाङ्गुलायामे पार्श्वे, द्वादशाङ्गुलं स्तनान्तरम्, द्व्यङ्गुलं स्तनपर्यन्तम्, चतुर्विंशत्यङ्गुलविशालं द्वादशाङ्गुलोत्सेधमुरः, द्व्यङ्गुलं हृदयम्, अष्टाङ्गुलौ स्कन्धौ, षडङ्गुलावंसौ, षोडशाङ्गुलौ बाहू, पञ्चदशाङ्गुलौ पाणी, हस्तौ द्वादशाङ्गुलौ, कक्षावष्टाङ्गुलौ, त्रिकं द्वादशाङ्गुलोत्सेधम्, अष्टादशाङ्गुलोत्सेधं पृष्ठम्, चतुरङ्गुलोत्सेधा द्वाविंशत्यङ्गुलिपरिणाहा शिरोधरा, द्वादशाङ्गुलोत्सेधं चतुर्विंशत्यङ्गुलिपरिणाहमाननम्, पञ्चाङ्गुलमास्यम्, चिबुकौष्ठकर्णाक्षिमध्यनासिकाललाटं चतुरङ्गुलम्, षडङ्गुलोत्सेधं द्वात्रिंशदङ्गुलपरिणाहं शिर इति पृथक्त्वेनाङ्गावयवनां मानमुक्तम् २१

२२ सम–हीन–समधिकशरीरगुणाः ।

२४८–केवलं पुनः शरीरमङ्गुलिपर्वाणि चतुरशीतिस्तदायामविस्तारसमं§सममुच्यते। तत्रायुर्बलमोजःसुखमैश्वर्यं वित्तानीष्टाश्चापरे भावा भवन्त्यायत्ताः प्रमाणवति शरीरे, विपर्ययस्त्वतो हीनेऽधिके वा ॥२२॥

२३ सात्म्यतःपरीक्षा ।

२४९–सात्म्यतश्चेति । सात्म्यं नाम तद् यत् सातत्येनोपयुज्यमानमुपशेते । तत्र ये घृतक्षीरतैलमांसरससात्म्याः सर्वरससात्म्याश्च, ते बलवन्तः क्लेशसहाश्चिरजीविनश्च भवन्ति । रूक्षसात्म्याः पुनरेकरससात्म्याश्च ते प्रायेणाल्पबलाश्चाक्लेशसहाश्चाल्पायुषोऽल्पसाधनाश्च भवन्ति । व्यामिश्रसात्म्याश्च ये ते मध्यबलाः सात्म्यनिमित्ततो भवन्ति ॥ २३ ॥

२४ सत्त्वतः परीक्षा ।

२५०–सत्त्वतश्चेति । सत्त्वमुच्यते मनः । तच्छरीरस्य तन्त्रकमात्मसंयोगात् † । तत् त्रिविधं बलभेदेन–प्रवरं मध्यममवरमिति । अतश्च प्रवरमध्यावरसत्त्वाश्च पुरुषा भवन्ति । तत्र प्रवरसत्त्वाः सत्त्वसाराः सारेषूपदिष्टाः, स्वल्पशरीरा ह्यपि ते निजागन्तुनिमित्तासु महतीष्वपि पीडास्वव्यथा दृश्यन्ते सत्त्वगुणवैशेष्यात् । मध्यसत्त्वास्तु अपरानात्मन्युपनिधाय उपष्टम्भयन्त्यात्मनात्मानं ✻ परैर्वापि संस्तभ्यन्ते । हीनसत्त्वास्तु नात्मना न च परैः सत्त्वबलं प्रतिगृह्यन्ते उपष्टम्भयितुम् । महाशरीरा ह्यपि ते स्वल्पानामपि वेदनानामसहा दृश्यन्ते, सन्निहितभयशोकलोभमोहमाना रौद्रभैरवद्विष्टबीभत्सविकृतसंकथास्वपि च पशुमानुषमांसशोणितानि चावेक्ष्य विषादवैवर्ण्यमूर्च्छोन्मादभ्रमप्रपतनानामन्यतममवाप्नुवन्त्यथवा मरणमिति ॥ २४ ॥

२५ आहारशक्तितः परीक्षा ।

२५१–आहारशक्तितश्चेति । आहारशक्तिरभ्यवहरणशक्त्या जरणशक्त्या च परीक्ष्या, बलायुषी ह्याहारायत्ते ॥ २५ ॥

२६ व्यायामशक्तितः परीक्षा ।

२५२–व्यायामशक्तितश्चेति । व्यायामशक्तिरपि कर्मशक्त्या परीक्ष्या, कर्मशक्त्या ह्यनुमीयते बलं त्रिविधम् ॥ २६ ॥

२७ वयस्तः परीक्षा ।

२५३–वयस्तश्चेति । कालप्रमाणापेक्षिणी हि शरीरावस्था वयोऽभिधीयते। तद्वयो यथावस्थानभेदेन त्रिविधम्––बालं मध्यं जीर्णमिति ॥ २७ ॥

२८ बालवयोलक्षणम् ।

२५४–तत्र बालमपरिपक्वधातुमजातव्यञ्जनं सुकुमारमक्लेशसहमसम्पूर्णबलं श्लेष्मधातुप्रायमाषोडशवर्षं विवर्धमानधातुगुणं पुनः प्रायेणानवस्थितसत्त्वमात्रिंशद्वर्षमुपदिष्टम् ॥२८॥

२९ मध्यवयोलक्षणम् ।

२५५–मध्यं पुनः समत्वागतबलवीर्यपौरुषपराक्रमग्रहणधारणस्मरणवचनविज्ञानसर्वधातुगुणं बलस्थितमवस्थितसत्त्वमविशीर्यमाणधातुगुणं पित्तधातुप्रायमाषष्टिवर्षमुपदिष्टम् ॥ २९ ॥

३० जीर्णवयोलक्षणम् ।

२५६–अतः परं हीयमानधात्विन्द्रियबलवीर्यपौरुषपराक्रमग्रहणधारणस्मरणवचनाविज्ञानं भ्रश्य-

§ तदायामेति—तत् शरीरमायामे दैर्ध्ये विस्तारे च यथोक्ते समं दैर्ध्ये विस्तारे च यदङ्गं यत्प्रमाणमुक्तं तत्सर्वं चेत्तथाप्रमाणं स्यादेवंविधं शरीरं समं समप्रमाणमुच्यते। † तन्त्रकं प्रेरकमिन्द्रियाणाम् । ✻ अपरानात्मनि निधाय–परं वेदनासहं दृष्ट्वा 'चेदयं वेदनासहस्तदहमापि वेदनासहो भवामि' इति कृत्वा वेदनां सहते।

मानधातुगुणं वातधातुप्रायं क्रमेण जीर्णमुच्यते आवर्षशतम् ॥ ३० ॥

३१ पूर्णायुस्तदपवादश्च ।

२५७-वर्षशतं खल्वायुषः प्रमाणमेतस्मिन् काले। सन्ति चाधिकोनवर्षशतजीविनो मनुष्याः। तेषां विकृतिवर्जैः प्रकृत्यादिबलविशेषैरायुषो लक्षणतश्च प्रमाणमुपलभ्य वयसस्त्रित्वं विभजेत् ॥ ३१ ॥

३२ बलस्य त्रैविध्यं तत्र चिकित्सा च ।

२५८-एवं प्रकृत्यादीनां विकृतिवर्जानां भावानां प्रवरावरमध्यविभागेन बलविशेषं विभजेत्। विकृतिबलत्रैविध्येन दोषबलं त्रिविधमनुमीयते । ततो भैषज्यस्य तीक्ष्णमृदुमध्यविभागेन त्रैविध्यमव विभज्य यथादोषं भैषज्यमवचारयेत् । आयुषः प्रमाणज्ञानहेतोः पुनरिन्द्रिय स्थाने ‡ जातिसूत्रीये = च लक्षणान्युपदेक्ष्यन्ते ॥ ३२ ॥

३३ कालतः परीक्षा ।

२५९-कालः पुनः संवत्सरश्चातुरावस्था च द्विधा ३३

३४ संवत्सरलक्षणः कालः ।

२६०-तत्र संवत्सरो द्विधा, त्रिधा, षोढा, द्वादशधा। भूयश्चातः प्रविभज्यते तत्तत्कार्य्यमभिसमीक्ष्य । तत्र खलु तावत् षोढा प्रविभज्य कार्यमुपदेक्ष्यते-हेमन्तो ग्रीष्मो वर्षाश्चेति शीतोष्णवर्षलक्षणास्त्रय ऋतवो भवन्ति तेषामन्तरेष्वितरे साधारणलक्षणास्त्रय ऋतवः प्रावृट्शरद्वसन्ता इति। प्रावृडितिप्रथमः प्रवृष्टः कालस्तस्यानुबन्धो हि वर्षाः। एवमेते संशोधनमाधिकृत्य षड् विभज्यन्ते ऋतवः। तत्र साधारणलक्षणेष्वृतुषु वमनादीनां प्रवृत्तिर्विधीयते निवृत्तिरितरेषु च। साधारणलक्षणा हि मन्दशीतोष्णवर्षत्वात् सुखतमाश्च भवन्ति अविकल्पकाश्च शरीरौषधानाम् । इतरे पुनरत्यर्थशीतोष्णवर्षत्वाद् दुःखतमाश्च भवन्ति विकल्पकाश्च शरीरौषधानाम् ॥

तत्र हेमन्ते ह्यतिमात्रशीतोपहतत्वाच्छरीरमसुखोपपन्नं भवत्यतिशीतवाताध्मातमतिदारुणीभूतमवरुद्धदोषं च। भेषजं पुनः संशोधनार्थमुष्णस्वभावमतिशीतोपहतत्वान्मन्दवीर्यत्वमापद्यते । तस्मात् तयोर्योगे संशोधनमयोगायोपपद्यते शरीरमपि च वातोपद्रवाय ॥

ग्रीष्मे पुनर्भृशोष्णोपहतत्वाच्छरीरमसुखोपपन्नं भवत्युष्णवातातपाध्मातमतिशिथिलमत्यर्थप्रविलीनदोषम्। भेषजं पुनः संशोधनार्थमुष्णस्वभावमेवात्युष्णानुगमनात् तीक्ष्णतरत्वमापद्यते । तस्मात् तयोः संयोगे संशोधनमतियोगायोपपद्यते शरीरमपि पिपासोपद्रवाय ॥

वर्षासु तु मेघजालावतते गूढार्कचन्द्रतारे धाराकुले वियति भूमौ पङ्कजलपटलसंवृतायामत्यर्थोपक्लिन्नशरीरेषु भूतेषु विहतस्वभावेषु च केवलेष्वौषधग्रामेषु तोयतोयदानुगतमारुतसंसर्गोपहतेषु संसर्गाद् गुरुप्रवृत्तानि वमनादीनि भवन्ति, गुरुसमुत्थानतमानि च शरीराणि । तस्माद्वमनादीनां निवृत्तिर्विधीयते वर्षान्तेष्वृतुषु न चेदात्ययिकं कर्म ॥

आत्ययिके पुनः कर्मणि काममृतुं विकल्प्य कृत्रिमगुणोपधानेन यथर्तुगुणविपरीतेन भेषजं संयोगसंस्कारप्रमाणविकल्पेनोपपाद्य प्रमाणवीर्यसमं कृत्वा ततःप्रयोजयेदुत्तमेन यत्नेनावहितः ॥ ३४ ॥

३५ आतुरावस्थालक्षणः कालः ।

२६१-आतुरावस्थास्वपि च कार्याकार्यं प्रति कालाकालसंज्ञा, तद् यथा—अस्यामवस्थायामस्य भेषजस्याकालः। अकालः पुनरस्य इति। एतदपि हि भवत्यवस्थाविशेषेण, तस्मादातुरावस्थास्वपि कालाकालसंज्ञा। तस्य परीक्षा मुहुर्मुहुरातुरस्य सर्वावस्थाविशेषावेक्षणं यथावद्भेषजप्रयोगार्थम् । न ह्यतिपतितकालमप्राप्तकालं वौषधमुपयुज्यमानं यौगिकं भवति। कालो हि भैषज्यप्रयोगपर्याप्तिमभिनिर्वर्तयत्येव ॥३५॥

३६ प्रवृत्तिपरीक्षा ।

२६२-प्रवृत्तिस्तु प्रतिकर्मसमारम्भः । तस्य लक्षणं भिषगौषधातुरपरिचारकाणां क्रियासमायोगः॥ ३६॥

३७ उपायपरीक्षा ।

२६३-उपायस्तु भिषगादीनां सौष्ठवमभिसन्धानं च सम्यक्। तस्य लक्षणं भिषगादीनां यथोक्तगुणसम्पद्देशकालप्रमाणसात्म्याक्रियादिभिश्च सिद्धिकारणैः सम्यगुपपादितस्यौषधस्यावचारणमिति ॥ ३७ ॥

३८ आतुरपरीक्षोपसंहारः ।

२६४-एवमेते दश परीक्ष्यविशेषाः पृथक् पृथक् परीक्षितव्या भवन्ति। परीक्षायास्तु खलु प्रयोजनं प्रतिपत्तिज्ञानम्। प्रतिपत्तिर्नाम यस्तु विकारो यथा प्रतिपत्तव्यस्तस्य तथानुष्ठानज्ञानम् ॥ ३८॥

——o——

‡ चरके इन्द्रियस्थानाध्यायेषु इत्यर्थः। तत्र वर्णादिविकृत्यारिष्टरूपया ह्रसितमायुर्ज्ञातव्यम्। = जातिसूत्रीये शारीरेऽष्टमेऽध्याये (८. ५१.) जन्मप्रतिबद्धैर्लक्षणैर्दीर्घायुष्ट्वमल्पायुष्ट्वं च ज्ञातव्यामीति भावः।

अञ्जननिदानम् ४

(श्रीअग्निवेशप्रणीतम्)

उपोद्घातः ।

अबोधतिमिरच्छन्नचक्षुषां भिषजां कृते ।
सूक्ष्मं करोत्यग्निवेशो ग्रन्थमञ्जनमाख्यया १

सर्वरोगनिदानम् ।

दोषरोषो रुजां हेतुस्तत्प्रकोपे तु कारणम्
प्रत्येकं हीनमिथ्यातियोगः कालार्थकर्मणाम्

कटुतिक्तकषायपयोदहति-
श्रमरूक्षहिमान्नभयानशनैः ।
स्मरजागरशुक्करणास्रगमै-
रपिकुप्याति वेगवधैरनिलः ॥३॥

शिरःशङ्खभ्रूहृत्त्रिकत्रिटपसंध्यस्थिकटिरुग्वि-
बन्धः पारुष्यं शयनहतिराध्मानचलने ।
कडारा शोणा वा छविरपि कषायोस्य च रसः
श्रमो रुग्वैषम्यं कुपितमरुतो लक्षणमिदम्

तिलशुक्तसुरादधिमीनशरत्-
कटुतीक्ष्णपटूष्णरुडम्लतपैः ।
रतिघस्रनिशार्धविदाहकरै-
रपि कुप्यति पित्तमुपोषणतः ॥५॥

भ्रमो दाहो मूर्च्छा मलशिथिलता स्वेददरणं
प्रलापः पीतत्वं मुखनयनविण्मूत्रनखरे ।
मदस्तृट् तिक्तोष्णः पटुकटुरसः पाण्डुरहिता
द्युतिः पाकश्चेत्याकृतिररुषि ।पित्तस्य सरुषः ६

दधिदुग्धनवीनजलान्नहिमा-
ध्यशनाम्लपटूपशमाज्यतिलैः ।
गुरुमत्स्यवसन्तदिवाशयनै-
र्मधुरैरपि रोषमुपैति कफः

गुरुत्वं स्तैमित्यं श्वयथुचिरकर्तृत्वशयने
मलाधिक्यं कण्डूररुचिरुपलेपः शिशिरता।
अपाक्तिस्तृप्तिश्वासस्मृतिरिति बलासस्यं सरुषः
स्फुटं लिङ्गं स्वादुः पटुरपि रसो भा च धवला

पञ्चनिदानम् ।

हेतुप्राग्रूपरूपोपशयाप्तिभिरिहामयः ।
ज्ञेयो रूपेण चैकेन मुख्यमेतेषु तद्यतः ॥९॥

ज्वरनिदानम् १

दोषोऽजीर्णाज्ज्वरं कुर्यात्
क्षिप्त्वाग्निं कोष्ठतस्त्वचि ।
सोऽष्टधा तैः पृथग्द्वन्द्व-
सर्वैरागन्तुजोऽपि च ॥ १० ॥

जृम्भाङ्गमर्दावरतिदृग्दाहौ गौरवारुची ।
पृथग्ज्वराणां प्राग्रूपं द्वित्रिजे द्वित्रिलक्षणम्

कम्पः कण्ठोष्ठविट्शोषोऽ-
क्षवो मूर्धोदराङ्गरुक् ।
वैषम्याऽस्वप्नवैरस्यं
जृम्भा वातज्वराकृतिः ॥ १२ ॥

पीतताद‍ाहतृट्स्वेदो मूर्च्छाल्पस्वप्नतिक्तता
वमिभ्रमप्रलापाश्चरेकः पित्तज्वराकृतिः १३

स्तैमित्योत्क्लेदमाधुर्यं प्रतिश्यारुचिगौरवम्
कासालस्ये तृप्तिशौक्ल्यं शैत्यं श्लेष्मज्वराकृतिः

कंठास्यशोषस्तृण्मूर्च्छादाहोऽस्वप्नोवमिर्भ्रमः
तमः पर्वशिरोरुक् च वातपित्तज्वराकृतिः १६

स्तैमित्यं काससन्तापौ गौरवं पर्वमूर्धरुक्
स्वापोऽस्वेदः प्रतिश्यायो वातश्लेष्मज्वराकृतिः

शीतंदाहोमुहुस्तन्द्रामोहःकासोरुचिश्च तृट्
लिप्ततिक्तास्यता पित्तबलासज्वरलक्षणम् १७

खरा जिह्वाक्षिणीभुग्नेस्नाविरक्तेतृडस्थिरुक्
विकृतेहास्वेदनिद्रा शीतदाहाव्यवस्थितिः १८

तन्द्रा प्रलापो मोहाङ्गस्त्रस्तता कण्ठशूकता
रक्तष्ठीवनमित्यादिः सान्निपातज्वराकृतिः १९

अभिन्यासःसमस्तैस्तैर्ध्वस्तसर्वेन्द्रियाक्रियः
सान्निपातज्वरोऽसाध्यो दोषवृद्ध्याग्निहानितः

सप्तदशद्वादशाहाद्धानिर्वा वृद्धिरस्य तैः
तत्तद्विगुणघस्रैस्तु तन्मर्यादा स्मृता क्रमात्

सान्निपातज्वरस्यादिमध्यान्ते कर्णमूलयोः
शोथोऽसाध्यःकष्टसाध्यःसुखसाध्यःक्रमेण च

सन्ततः सततोऽन्येद्युस्तृतीयकचतुर्थकौ ।
सन्दुष्यास्नरसावस्रं क्रव्यं मेदोऽस्थि मज्ज च

तद्भेदाविषमाःस्युस्तेशीतदाहादयो ज्वराः
सन्तत्या सन्ततस्तिष्ठेत्ते सप्तदशरव्यहान् २४

द्वौ कालौ सततोऽन्येद्युरेकं कुर्यादहर्निशम्
मुक्त्वैकाहं तृतीयोऽथ द्व्यहं त्यक्त्वा चतुर्थकः

घटीःपञ्चाशदन्येद्युःस्वेह्व्यंहस्तु तृतीयकः
द्व्यहं चतुर्थो व्याप्नोति त्रय एते विपर्ययाः

हृद्गुरुस्त्रवमिर्दाहो वैगन्ध्यं चास्थिरुक्क्लमः
शुक्रोत्सर्गश्चेति लिङ्गं क्रमाद्धातुगते ज्वरे ॥

साध्यावाद्यौ कष्टसाध्यास्तत्परोऽन्यो न
सिद्ध्यति ।
मन्दोतिगौरवं स्वेदो ज्वरो नित्यं प्रलेपकः २८

चतुर्थागन्तुजः शापाभिचारावेशघातजः
पूर्वयोर्भूरिविस्फोटमोहावावेशजे तु रुट् २९

तत्तद्भूतस्य कामोत्थे ह्रीधीस्वप्नहतिर्ज्वरे ।
दाहातिसारौ क्ष्वेडोत्थे यथास्वं धातजं वदेत्

बहुहेतूपद्रवोऽतिक्षीणधात्विन्द्रियो ज्वरः
असाध्यः शीतलःस्वेदी गात्रान्तर्दाहकृच्च यः

लघुर्गुरुर्निरामश्च सामः प्राकृतवैकृतौ ।
बहिरन्तर्वेगिनौ च साध्यासाध्यौ क्रमाज्ज्वरौ

लघुरल्पोपद्रवः स्यादनेकोपद्रवो गुरुः ।
वर्षाशरद्वसन्तेषु तै प्राकृतोऽन्यस्तु वैकृतः

हृल्लासापाकलालाक्षुत्तन्द्रारुच्यङ्गगौरवैः ।
वैरस्यालस्यातिमूत्रैः सामोऽन्यस्मान्निरामकः

अन्तर्दाहः प्रलापस्तृट्सन्धिरुक् विड्ग्रहोभ्रमः
श्वासास्वेदौ चिन्हमन्तर्वेगिनोऽन्यस्य चान्यथा

विरेको विड्ग्रहो वा तृट्
कासःश्वासोऽगरुग्वमिः
हिक्कामूर्च्छारुचिश्चापि
ज्वरस्योपद्रवा दश ३६

अस्वप्नाऽरुच्यरतितृट्स्तम्भावीर्यांगगौरवं
यंत्रणान्नाभिहृन्मध्ये रुक्चाङ्को धातुपाकिनः ३७

भ्रमातिज्वरतृट्श्वासः पच्यमानज्वराकृतिः
दोषज्वराङ्गलघुता दोषपाकस्य लक्षणम् ३८

दाहस्वेदौ भ्रमस्तृष्णाकम्पोविड्भिदसंज्ञता
कूजनं चातिवैगन्ध्यमाकृतिर्ज्वरमोक्षणे ३९

देहो लघुर्मुखे पाकः स्वेदः करणसौष्ठवम्
कण्डूः क्षवो बुभुक्षा चं विगतज्वरलक्षणम् ४०

अतीसारनिदानम् २

वृद्धःसविड्रसःक्षिप्तवन्हिर्वातातिसारितः
अतिसारः स षोढा तैःपृथक् सर्वैः शुचाऽऽमतः

फेनरूक्षारुणं वातात्पित्तात्पीतारुणासितम्
कफात्सान्द्रं श्वेतहिमं वर्चः, सर्वैस्तु सर्वरुक्

शोचतो विट् सविड्वास्रं बाष्पक्षुद्रोष्मणेरितं
सृजत्यजीर्णात्ताच्चित्रं मुहुर्मुहुः सशब्दरुक् ४२

अतीसारी सृजत्यस्रं पित्तलाहारसेवनात् ।
अजस्रं विड्वातकफात्प्रवहेच्चेत्प्रवाहिका ४४
वमिःकृच्छ्रंज्वरःकासः श्वासस्तृण्मोहशोथरुक्
हिक्काऽरुचिश्चेति लिङ्गं मरणायातिसारिणः ४५

ग्रहणीरोगनिदानम् ३

गतेतिसारेप्यामेन दुष्टा चेद्ग्रहणी मुहुः
वर्चो मुञ्चत्याममेवोच्यतेऽसौ ग्रहणीगदः ४६
कुप्यति ग्रहणी नित्यं दिवा भूयो रुजामरुक्
साऽन्या संग्रहणी नाम्ना यामं संगृह्य मुञ्चति
शोथाग्निमान्द्यवैवर्ण्यज्वरापाकारुचिक्षयाः
तृड्वीर्यरुगाध्मानोद्गाराः स्युर्ग्रहणीगदे ४८
पृथक् सर्वैश्चतुर्धाऽसौ तल्लिङ्गमतिसारवत् ।
विडामं पूत्यप्सु मज्जेत्सद्रवास्निग्धशब्दरुक् ४९

अर्शोनिदानम् ४

त्वङ्मांसमेदःसंदूष्यगुदेऽर्शांस्यङ्कुरान्मलाः
कुर्युः षोढा पृथक् दोषाः सर्वैर्द्वे सहजास्त्रजे
शोथाग्निमान्द्यविष्टम्भसक्थिपीडाल्पविट्कता
पाण्डुतास्रक्षयाबल्याध्मानोद्गारा रुजोऽर्शसाम्
प्रागुक्तदोषचिह्नैस्तु दोषानर्शस्सु लक्षयेत्
त्रिदोषचिह्नं सहजमस्रस्रावि तदस्रजम् ५२
बाह्यमध्यान्त्यवालिजान्येकाद्वित्रिमलानि च
तानिसाध्यानिकष्टानि न साध्यानिवदेत्क्रमात्

अजीर्णनिदानम् ५

अजीर्णं भुक्तिवैषम्याद्रेको वान्तोस्य विड्ग्रहः
स्युर्विष्टब्धविदग्धामाख्यान्यजीर्णानि वैक्रमात्
रसशेषश्चतुर्थं तत्
विष्टब्धे शूलविड्ग्रहौ ।
विदग्धेऽम्लः सधूमश्चोद्गारो ह्यामे समुक्तवान्
रसशेषेऽन्नविद्वेषः पूर्वात्रिभ्यो विषूचिका ।
वम्यतीसारतृट्शूलभ्रमोद्वेष्टनतोदनी ५६
मूत्राघातास्वप्नकम्पारतिमोहैर्न सिध्यति
वृद्धातिवृद्धक्षीणैस्तैर्भस्मकोऽत्यशनो गदः ५७

कृमिनिदानम् ६

ज्वरो विवर्णता शूलो हृद्रोगःश्वसनंभ्रमः
अन्नद्वेषोऽतिसारश्च संजातकृमिलक्षणम् ५८

पाण्डुरोगनिदानम् ७

अतिव्यवायमद्याम्लदिवास्वप्नमृदादिभिः
पाण्डवः पञ्च तैर्भिन्नैरभिन्नैः पञ्चमो मृदः ५९
पाण्डुत्वङ्नेत्रविण्मूत्रनखैः शोथमिज्ज्वरैः
कासश्वासाग्निमान्द्यैश्चयुक्तः स्यात्पाण्डुरोगवान्
अन्तःशोथी मध्यकृशो मध्यशोथ्यन्तदुर्बलः
किंवा ज्वरातिसारी च पाण्डुरोगी न सिध्यति
पीतत्वङ्मूत्रविण्नेत्रबहुपित्तात्तु कामला ।
सैव वृद्धा कृष्णपीता त्वगादिः कुम्भकामला

रक्तपित्तनिदानम् ८

दुष्टं पित्तं विदूष्यास्रं सह तेन बहिर्बिलैः ।
ऊर्ध्वं चाधो द्विधा वैति रक्तपित्तं तदुच्यते ६३
सश्लेष्मोर्ध्वमधः स्वैरंद्विमार्गंसकफानिलं
साध्यं याप्यमसाध्यं च रक्तपित्तं क्रमाद्वदेत्
ज्वरापाकवमिश्वासतृट्कासाबल्यपांडुताः
भुक्ते दाहः शिरस्तापो रेकोक्षुच्चास्रपित्ततः

क्षयरोगनिदानम् ९

अतिव्यवायव्यायामव्रणशोकज्वराध्वभिः ।
शोषान्कुर्वन्ति ते क्रुद्धा यक्ष्माणं तु कफोल्बणाः
कराङ्घ्रिदाहः पार्श्वासरुक्कफास्रवमिर्ज्वरः
वैस्वर्यक्षुद्रकश्वासकासमस्तकगौरवम् ६७
शुक्लेक्षणत्वं मांसेच्छा रिरंसा च क्षयाकृतिः ।

उरःक्षतौ स्याद्रुक्पूतिकफपूयास्रवान्तियुक्
कासातिसारपार्श्वार्तिस्वरभेदारुचिज्वरैः ।
षड्भिरेभिः क्षयोऽसाध्यः किंवासृक्कसनज्वरैः

कासनिदानम् १०

प्राणःसघोषःसोदानो वक्त्रात्प्रैति यदासतृट्
स कासः पञ्चधा भिन्नैस्तैः क्षतेन क्षयेण च७०
कासते शुष्कमनिलात्पित्तात्पीतं वमेत्कटु
कफात्स्वादु कफं चान्त्यावसाध्यावुक्तलक्षणौ

हिक्कानिदानम् ११

पूर्ववत्कुरुते प्राणो हिक्काः पञ्च गतिक्रमात्
अन्नजाहारबाहुल्याद्यामिका द्वित्रिवेगिनी ७२
हिक्का क्षुद्रा जत्रुमन्दा गम्भीरा नाभिकम्पकृत्
कम्पयत्यङ्गमखिलं महत्यन्ते न सिध्यतः ॥

श्वासनिदानम् १२

अधश्चोर्ध्वकफोवातो यात्यायाति मुहुर्यदा
कफरुद्धगतिर्विष्वक् तदा श्वासान्करोत्यसौ ॥
महोर्ध्वच्छिन्नतमकक्षुद्राख्यान्स्वगतिक्रमात् ।
महता निःश्वसित्युच्चैरुर्ध्वेनोर्ध्वमधो न तु
विच्छिन्नवेगं छिन्नेन तमकेनातिमूर्धरुक् ।
क्षुद्रेण श्वसनेनाल्पं पूर्वे साध्या न ते त्रयः

स्वरभेदनिदानम् १३

अत्युच्चभाषाघाताद्यैः क्रुद्धैर्दोषैः स्वरामयः ।
षोढा पृथक् समस्तैः स्यान्मेदसा च क्षयेण च
स्वनिदानस्वरूपास्ते न तु साध्यास्त्रयोन्तिमाः

अरोचकनिदानम् १४

स्वादप्यन्नं मुखे चेन्न स्वदतेऽसावरोचकः
स पञ्चधा पृथक्सर्वैस्तैः परो रुग्भयादिभिः
अरोचके मुखं तत्तद्वशं प्राकृतमन्तिमे ॥

छर्दिनिदानम् १५

अत्यजीर्णपटुस्निग्धाहृद्यगर्भक्रमिद्रुतैः ।
दोषैः पृथक्समस्तैश्चाहृद्यैः पञ्चविधा वमिः
श्यामं वातेन पित्तेन पीतं श्वेतं कफेन च
सर्वैश्चित्रं वमेद्गर्भाद्बीभत्सादीक्षणादपि ॥
कासःश्वासोज्वरोहिक्कातृष्णावैचित्यमेवच
हृद्रोगस्तमकश्चैवं ज्ञेयाच्छर्देरुपद्रवाः ॥

तृष्णानिदानम् १६

सततं यः पिबेद्वारि न तृप्तिमुपगच्छाति
पुनःकाङ्क्षाति तोयं यस्तं तृष्णार्दितमादिशेत्
पित्तं तालुगतं क्रुद्धं सवातं कुरुते तृषाम्
सा सप्तधा पृथक् तैश्च क्षतामक्षयभोजनैः ॥
शीताद्विवर्धते वातान्न पित्ताज्जाड्यकृत्कफात्
तृट त्रिलिङ्गामजाघातास्रक्षयाभ्यां क्षतोद्भवा
रसक्षयात्सहृत्पीडा पट्वाद्याधिक्यतोऽन्नजा ।
मोहज्वरश्वासकासकर्त्री तृष्णा न सिध्यति॥

मूर्च्छानिदानम् १७

संज्ञास्रोतांसि ते रुध्वा विशंत करणानि चेत्
क्रुद्धपित्तास्तदा मर्त्या मूर्च्छन्ति गतचेतनाः
सप्त मूर्च्छाः पृथक्सर्वैस्तैश्च मद्यविषास्रतः
दोषवर्णं वियत्पश्यन् दोषैर्मूर्च्छति चासवात्
असौम्यः सप्रलापोऽथ दाहहृत्कम्पवान्विषात्
पित्तवद्रक्तगन्धेन संन्यासोऽस्तेन्द्रियाक्रियः ॥

मदात्ययनिदानम् १८

मद्यं पीतमयुक्त्या तैः कुर्यात्पानात्ययांश्चतुः
वमिर्मूर्च्छा ज्वरो दाहः प्रलापश्च भ्रमोरुचिः
रेकास्वप्नारतिकफाः पानाजीर्णस्य लक्षणम् ।

दाहरोगनिदानम् १९

पानोष्मा त्वग्गतो दाहं सपितास्रः करोत्यति

उन्मादनिदानम् २०

भीशोककामदुष्टान्नैः पूज्यादेश्चावघर्षणैः ।
मादयन्ति मनोदोषाः स्यादुन्मादस्ततोद्धताः
अस्थाने हास्यगीताद्यैर्ह्रीधीस्वप्नविपर्ययैः।
रहस्यकथनोद्वेगभ्रमैरुन्मादमादिशेत्॥ ९३ ॥
दोषैर्व्यस्तैः समस्तैश्चविषशुग्भ्यां स षड्विधः
दोषाङ्काः पूर्ववच्छोकभीकामाद्यैस्तु तत्कथाः९४
देवदैत्यपिशाचाहिरक्षोगन्धर्वयक्षतः ।
पितृतश्च ग्रहेभ्यः स्युरुन्मादाः प्रोक्तलक्षणाः
पावित्र्यं देवविद्वेषो नग्नत्वं सर्पवद्गतिः ।
बहुभुक्त्वं गानदाने श्राद्धं चेति तदाकृतिः९६
कम्पनिद्राफेनवमिद्रुमादिपतनादिभिः ।
त्रयोदशेऽब्देऽतीते तु नोन्मादी जातु जीवति

अपस्मारनिदानम् २१

दोषोद्रेकात्प्रजातायांस्मृतौसत्यामपस्मृतिः
तदाकृतिस्तमःफेनकम्पनेत्रादिवैकृतम् ॥९८॥
चतुर्धाऽसौ पृथक्सर्वैस्तैस्तत्कोपःक्रमादिह
रविपक्षदशात्रिंशद्दिनेषु सकलेष्वपि ॥ ९९ ॥

धातव्याधिनिदानम् २२

अशीतिर्वातजा रोगा भवन्त्याक्षेपकादयः।
अतिप्रसिद्धान्कियतस्तेष्वहं तानिह ब्रुवे १००
आक्षेपको गतिक्षेपात्
खल्ली जङ्घोरुपादरुक् ॥
सुरुङ्नाभेरधो ग्रन्थिरष्ठीला रुद्धमूत्रविट्
प्रत्यष्ठीलोदरे चेत्सा सपीडा तिर्यगुत्थिता ।
आध्मानं स्याद्यदाध्मानं साटोपमुदरं सरुक्
कफव्याकुलिते वाते प्रत्याध्मानं प्रजायते ।
विण्मूत्राशयजा पीडाऽधोगता तूणिकोच्यते
गुदोपस्थोत्थिता रुक् चेद्यात्यूर्ध्वं प्रतितूणिका
वक्रीकरोति वक्त्रार्धं वातश्चेत्सरुगर्दितम् ॥
गृध्रसीस्फिक्पायुकटिजानुजङ्घापदव्यथा ।
क्रोष्टुशीर्षं जानुशोथो
विश्वाची भुजयोर्व्यथा ॥
खाञ्जः स्यान्निग्रहात्स्रुक्थ्नः पङ्गुत्वमुभयोस्तयोः
अत्युद्गारस्तूर्ध्ववातो नष्टवाक्त्वं तु मूकता
कलायखञ्जः स भवेत्प्रक्रामं वेपते तु यः ।
आमूलमेकबाहोश्चेद्व्यथा स्यादपबाहुकः ॥
विवृतं संवृतं वाऽऽस्यं यः कुर्यात्स हनुग्रहः ।
सर्वाङ्गैकाङ्गरोगौस्तः सर्वाङ्गैकाङ्गनिग्रहात्
मुहुर्धनुर्वन्नमयेन्मोहयेच्चापतन्त्रकः ।
जिह्वास्तम्भः स येनान्नपानवाक्येष्वनीशता
बाह्यायामान्तरायामौ बहिरन्तश्च कर्षणात् ।
स्नायूनामथ विज्ञेयो व्रणायामोऽरुषा तथा ॥
स्थानानामनुरूपांश्च लिङ्गैः शेषान्विनिर्दिशेत्
घ्नन्ति वातामया वृद्धाः क्षीणमांसबलानलम्

वातरक्तनिदानम् । २३

अत्यध्ववाहनविदाह्यन्नादेः सरुषाऽसृजा
युज्यते चेन्मरुद्दुष्टस्तदा स्याद्वातशोणितम्११२
दाहगौरवरुक्तोदकण्डूवैवर्ण्यमण्डलम् ।
त्वच्युदर्दाङ्गसङ्कोचशोथं वातास्रलक्षणम् ११३
वाताधिकेतिरुक्पित्ते दाहो रक्तेऽतिशोणता
कफेऽतिगौरवं चिह्नं द्वित्रिजे द्वित्रिलक्षणम् ॥
मोहदाहज्वरास्वप्नपाङ्गुल्याङ्गुलिवैकृतम्
मर्मग्रहभ्रमास्फोटा वातास्रोपद्रवा नव ॥११५

आमवातनिदानम् २४

युगपत्कुपितावामवातौ स्वीयप्रकोपनैः ।
आमवातं जनयतः सशोथं सन्धिरुग्ग्रहम् ॥

सर्वाङ्गैकाङ्गसन्धिस्थशोथार्तिग्रहगौरवम् ।
ज्वरापाकाग्निमांद्ये च तृष्णा चामानिलाकृतिः
आमवाताधिके वातेऽतिरुग्दाहस्तु पित्ततः ।
कफात्स्तैमित्यगुरुते सर्वलक्ष्म त्रिदोषतः ११८
जाड्यान्त्रकूजनानाहतृट्च्छर्दिबहुमूत्रताः ।
शूलं शयननाशोऽष्टोपद्रवा आमवातजाः ११९

शूलनिदानम् २५

एकदेशेतिरुक् शूलं शिम्बीधान्यादिसेवनात्
क्रुद्धैः पृथग्द्वन्द्वसर्वैर्दोषैश्चामात्तदष्टधा ॥१२०
पित्तान्नाभ्यां चलाद्वस्तौ पार्श्वहृत्कुक्षिजं कफात्
द्वित्रिस्थानं द्वित्रिदोषे शूलं चामाशये रसात् ॥
वेदनानाहमूर्च्छाख्यास्तृट्कृच्छ्रगौरवारुची
कासः श्वासश्च हिक्का च शूलस्योपद्रवा दश ॥
बलासः प्रच्युतः स्थानात्पित्तेन सह मूर्च्छितः
वायुमादाय कुरुते शूलं जीर्यति भोजने १२३

उदावर्तनिदानम् २६

वातविण्मूत्रजृम्भाश्रुक्षवोद्गारवमीन्द्रियैः ।
क्षुत्तृष्णाश्वासनिद्राणां धृत्योदावर्तसम्भवः ॥
वातस्य रोधाद्गुल्माध्मानमूर्ध्वविट्कं विशोऽथरुक्
बस्तौ मूत्रस्य जृम्भायाः शिरोरुग् दृग्रुजोऽश्रुणः
क्षवथोरिन्द्रियग्लानिरुद्गारस्यानिलार्तयः ।
छर्देः कुष्ठानीन्द्रियस्याश्मरी दृग्मन्दता क्षुधः ॥
तृषोऽतितृष्णा श्वासस्य हृद्रुक् स्वापस्य जृम्भणम्
विड्वान्तिशूलतृड्ग्लानिक्षैण्ययुक्तं त्यजेदमुं

गुल्मनिदानम् २७

हृन्नाभ्योरन्तरे ग्रन्थिः संचारी यदि वाचलः
वृत्तश्चयोपचयवान्स गुल्मः पञ्चधा मतः ॥
तस्य पञ्चविधं स्थानं पार्श्वहृन्नाभिबस्तयः
दोषैर्व्यस्तैः समस्तैश्च स्त्रीणां रक्तेन पञ्चमः
जीर्णेऽन्ने वातजः कुप्येत्तस्मिञ्जीर्यति पित्तजः
भुक्ते तु कफजो गुल्मः सर्वदा सर्वदोषजः ॥
प्रसवार्तवपातानां काले यासात्म्यभोजना
वायुस्तद्रक्तमादाय गुल्मं निर्माति पैत्तवत् ॥
स्पन्दते पीडितोनाङ्गैः सशूलो गर्भचिह्नयुक्
गुल्मोऽसृग्जश्चिकित्स्योऽसौ मासे तु दशमे गते
श्वासशूलपिपासान्नविद्वेषो ग्रन्थिगूढता ।
जायते दुर्बलत्वं च गुल्मिनो मरणाय वै ॥

हृद्रोगनिदानम् २८

दूषयित्वा रसं दोषा विगुणा हृदयं गताः
हृदि पीडां प्रकुर्वन्ति हृद्रोगं तं प्रचक्षते १३४
स पञ्चधा पृथग्दोषैः समस्तैश्च क्रमेरपि ।
क्लमः सादो भ्रमः शोषो ज्ञेयास्तेषामुपद्रवाः

मूत्रकृच्छ्रनिदानम् २९

नालस्य मूले मध्ये या रुद्ध्वाऽग्रे सदाहरुक्
कणशश्चेत्स्रवेन्मूत्रं मूत्रकृच्छ्रं तदुच्यते १३६
मूत्रकृच्छ्राण्यष्ट दोषाश्मरीविट्शल्यशुक्रतः
दोषैर्लिंगं पृथक्सर्वैः
कृच्छ्रे रुग्दाहगौरवम् ॥
द्विधारं मूत्रमश्मर्या विट्क्षोभाद्विड्विगन्धि तत्
क्षते हते वा शल्येन कृच्छ्रं स्यान्मूत्रवर्त्मनि
तत्र रुद्धे मले शुक्रात्पाताक्तृच्छ्रं परं सरुक् ।
बस्तिमेहनरुग्दाहाटोपैः कृच्छ्रं न सिध्यति ॥

मूत्राघातनिदानम् ३०

मूत्रादि धृत्वा दुष्टेन रुध्वा रुध्वा शनैः शनैः
मरुतोत्सृज्यते मूत्रं मूत्राघातस्तदा भवेत् ॥

अश्मरीनिदानम् ३१

वातो मूत्रगतं शुक्रं कफं वा शोषयेद्यदा ।
तदाऽश्मरी स्यात्क्रमशो गोपित्तेष्विव रोचना

रुङ्नाभिसीवनीबस्तिमूर्धगोमेदकोपमम्
मूत्रकृच्छ्रं शीर्णधारं ज्वरश्चाश्मरिलक्षणम् ॥
बालानां सा पृथग्दोषैर्यूनां शुक्रभवाश्मरी
नाभ्यण्डशोथरुग्बद्धमूत्रणात्त्वनया मृतिः ॥

प्रमेहनिदानम् ३२

आस्यासुखं स्वप्नसुखं दधीनि
ग्राम्यौदकानूपरसाः पयांसि ।
नवान्नपानं गुडवैकृतं च
प्रमेहहेतुः कफकृच्च सर्वम् १४४
मूत्रमिश्रं केवलं वा शुक्रं मेहति चेन्मुहुः
स प्रमेहोऽत्र भेदस्तु मूत्रवर्णविभेदतः १४५
जलेक्षुसान्द्रासवशुक्रपिष्ट-
लालाशनैः सैकतशीततस्ते ।
माञ्जिष्ठहारिद्रकनीलकाल-
क्षारास्रतो मज्जवसेभपौष्पात् १४६
साध्याः कफोत्था दश पित्तजाः षट्
याप्या न साध्याः पवनाच्चतुष्काः
समक्रियत्वाद्विषमक्रियत्वा-
न्महात्ययत्वाच्च यथाक्रमं ते १४७
दोषप्रकोपचिह्नानि प्रमेहाणामुपद्रवाः ।
शरावी कच्छपी पुत्रिण्यलजी च विदारिका।
मसूरी विनता जालिन्यपि विद्रधिसार्षपी ।
नामानुरूपाः पिडिका दशेमास्तदुपेक्षणात् ॥

मेदोरोगनिदानम् ३३

मेदस्तु वर्धते श्लेष्महेतुभिस्तेन ना भवेत्
सर्वकर्मासमर्थोऽतिस्थूलस्फिगुदरस्तनः १५०

कार्श्यनिदानम् ३४

स्वभावादुर्बलो ह्येकः परो रोगादिदुर्बलः
स्वभवदुर्बले नास्ति चिकित्साऽस्त्यपरत्र सा

उदरनिदानम् ३५

मन्दाग्नेरहितैरन्नैरुदराण्यष्ट तानि तु ।
पृथग्दोषैः समस्तैश्च प्लीहबद्धक्षतोदकैः १५२
वातविट्सङ्गदौर्बल्योदरवृद्ध्यग्निमन्दता
पच्छोथबस्तिरुग्दाहाध्मानं सर्वोदराकृतिः ॥
कृष्णपीतार्जुना दोषैः शिराःस्युरुदरे क्रमात्
दुष्टाम्बुनखविड्लोमार्तवदूषीविषादिभिः १५४
दूष्योदरं त्रिलिङ्गं स्यान्नाभेरूर्ध्वं चितं सरुक्
वामे जीर्णज्वरात्प्लीहा यकृद्दाल्यस्ततोऽन्यतः
हृन्नाभिमध्ये निचितं दुष्टं वर्चोऽत्र लेपकृत्
वातेन न बहिर्याति तद्बद्धगुदमार्तिकृत् १५६
अन्नाद्यागतशल्येन भिन्नमन्त्रे जलं गुदात्
स्रवेन्नाभेरधोवृद्धं परिस्राव्युदरं हि तत् १५७
स्नेहपानाद्वमे रेकादत्यम्बु पिबतो हिमम् ।
अम्बुपूर्णोद दृतिप्रख्यमधो नाभेर्दकोदरम्
पक्षाद्बद्धगुदं तूर्ध्वं सर्वं जातोदकं तथा ।
प्रायो भवत्यभावाय छिद्रान्त्रं चोदरं नृणाम्

शोथनिदानम् ३६

अतिक्षाराम्लदुष्टाम्बुविरुद्धदाधिमृद्गरैः
पञ्चकर्मापचाराद्यैर्जायते श्वयथुर्नृणाम् १६०
शिरातनुत्वं वैवर्ण्यं रोमाञ्चोत्सेधगौरवम्
ऊष्मानवस्थितत्वं च सर्वं श्वयथुलक्षणम् ।
नवधा तैः पृथग्द्वंद्वैः सर्वैर्घाताद्विषाच्च सः
प्रागुक्तलिङ्गैस्ते ज्ञेया यथाहेतुः स घातजः ॥
विषजः सविषप्राणिदंशमूत्रमलादिभिः ।
ऊर्ध्वगामीनरंपद्भ्यामधोगामी मुखात्स्त्रियम्
उभयं बस्तिसंपातः शोथो हन्ति न संशयः
छर्दिःश्वासोरुचिस्तृष्णा ज्वरोतीसार एव च
सप्तकोऽयं सदौर्बल्यः शोथोपद्रवसंग्रहः १६४

कुरंटकनिदानम् ३७

वायुर्वंक्षणतःप्राप्य मुष्कौ मुष्कधराःशिराः
प्रपीड्य वृद्धिं कुरुते मुष्कयोः स कुरण्टकः ॥
दोषास्रमेदोमूत्रान्त्रैः स गदः सप्तधा स्मृतः
रुग्दाहकण्डूदोषेभ्योऽस्रात्कृष्णस्फोटभागशः
मेदोजः कफवन्मौत्रो धृतं तद्यन्त्रणात्स्रजेत् ।

१ अं. नि. श्लो. ३–८.

आघातादेर्मरुन्नीत्वा क्षुद्रान्त्रं वङ्क्षणादधः ॥
अन्त्रवृद्धिं करोत्यत्र यन्त्रणात्स्यात्सरुग्ध्वनिः।

वर्ध्मनिदानम् ३८

बङ्क्षणग्रन्थिमनिलः कुरुते वर्ध्मनामकम् ॥

श्लीपदनिदानम् ३९

पादशोफः श्लीपदं तैः पृथक्सर्वैःकफोल्बणैः
तत्कर्णकरनेत्रौष्ठशिश्ननासास्वपि क्वचित् १६९

व्रणशोथनिदानम् ४०

प्राग्रूपमरुषः शोथः क्वाप्यङ्गे स्फुटितस्तु सः
रूपं षोढा पृथक्सर्वं दोषास्रागन्तुकं च तत् ॥
विषमं पच्यते वातात्पित्ततस्त्वाचिरं, चिरम्
कफजः, पित्तवच्छोथौ रक्तागन्तुसमुद्भवौ १७१
मन्दोष्णताल्पशाफत्व काठिन्यं त्वक्सवर्णता
मन्दवेदनता चैतदामशोथस्य लक्षणम् ॥१७२
अतिदाहरुजातोदशोषभेदविवर्णताः ।
तृष्णा ज्वरश्च शोथस्य पच्यमानस्य लक्षणम् ॥
कण्डूर्बल्युद्भवस्तोदो रुक्शान्त्यारुण्यनम्रता
यन्त्रणात्पूयचलनं पक्वशोथस्य लक्षणम् ॥१७४
सावर्ण्यं रुक्त्वगाढत्वमस्रपाकाकृतिः पुनः
रुक्पाकपूयास्तैस्तेनारुःपाके तु त्रिदोषरुट् ॥
शारीरागन्तुभेदेनारुर्द्विधाद्यं तु दोषजम् ।
परं शस्त्रादिकं त्वत्र दोषै रुग्दाहगौरवम् ॥
रक्तस्रावो रक्तजेऽथा--

गन्तुजं तच्च षड्विधम् ।
छिन्नं भिन्नं क्षतं विद्धं पिच्चितं घृष्टमित्यपि
पातान्त्रभेदस्वल्पारुर्वेधचूर्णेन घर्षणात् ।
सशल्यं यन्त्रणात्सास्रं बुद्बुदं चट्चटध्वनि
तृड्ज्वरोन्मादरुङ्मोहरेकहिक्कापतानिकाः।
कम्पच्छर्दिश्वासकासपक्षाघातहनुग्रहाः १७९
शिरास्तम्भो विसर्पश्चोपद्रवाः षोडशारुषः ।
सर्वैरेतैर्व्रणोऽसाध्यो याप्योऽर्धैश्च सुखस्तथा

भग्ननिदानम् ४१

भग्नं द्विधा सन्धिकाण्डभेदात्षोढात्र सन्धिजम्
विवर्तितं तथोत्क्षिप्तं तिर्यक् क्षिप्तमधोऽपि च॥
विश्लिष्टमुत्पिष्टमिति

काण्डे द्वादशधा तु तत्।
अस्थिझल्लीकर्कटाश्वकर्णचूर्णितपिच्चितम् ॥
काण्डभग्नं द्विधा छिन्नवक्रं चाप्यतिपातितम्
मज्जागतं च स्फुटितं यथास्वं लक्षयेदिदम् ॥

नाडीव्रणनिदानम् ४२

उपेक्षणाद्योऽतिदूरं गतो नाडीं च यो व्रणः
नाडीव्रणः स विज्ञेयः सपूयक्लेददाहरुक् ॥

भगंदरनिदानम् ४३

गुदस्य द्व्यङ्गुले क्षेत्रे पार्श्वतः पिडिकार्तिकृत्
भिन्नो भगन्दरो ज्ञेयः स च पञ्चविधो मतः॥
सरुक्क्लेदोऽनेकमुखो वातात्स्याच्छतपोनकः
उष्ट्रग्रीवस्तु पित्तेन परिस्रावी कफेन च १८६
शम्बूकावर्तकोन्मार्गगौ तु स्यातां त्रिदोषजौ
शुक्रमूत्रवहौ दुःखौ न साध्यौ दूरगौ भृशम्

गलगण्डनिदानम् ४४

गलैकदेशे श्वयथुरपाको गलगण्डकः ।
मेदोवातकफैस्त्रेधा कण्डूरुग्गौरवं क्रमात् १८८

ग्रन्थ्यर्बुदनिदानम् ४५

ग्रन्थिः क्वाप्यपाकोऽङ्गे दोषास्रागन्तुमेदसः
स एव पाक्यर्बुदः स्यात्तद्वत्षोढा मुहुः स्रवन्

गण्डमालानिदानम् ४६

गण्डमाला गलेऽनेकैर्गण्डैर्मेदःकफोत्थितैः ।
चिरपाकिभिरेषैव चिरस्थाऽपाचिका भवेत् ॥

विद्रधिनिदानम् ४७

श्वयथुर्मुष्टिवद्दाहरुगाढ्यो विद्रधिर्द्विधा ।
बहिरन्तश्च षोढा तैः पृथक्सर्वैरसृक्क्षतात् ॥
बाह्यः स पक्वोरुर्वत्स्या-

दान्तरस्तु करोत्यसौ ।

बस्तौ कृच्छ्रं क्लोम्न्युदन्यां; पार्श्वबन्धं तु वृक्कयोः
पायावपानविड्रोधं कुक्षावनिलजा रुजः ।
नाभ्यां हिक्का हृदि श्वासं प्लीन्हि श्वासाप्रवर्तनम्
यकृत्यजस्रं कसनं वङ्क्षणे तु कटिग्रहम् ।
स पक्वो वामयेदूर्ध्वं नाभेः सञ्चारयेदधः ।
नाद्यः साध्यश्च मर्मोत्थो विद्रधिर्भूर्युपद्रवः
विद्रधिः स्त्रीस्तने रक्तः शोथरुग्दाहपाककृत् ।

कुष्ठनिदानम् ४८

विरुद्धाहारदुष्कर्मपञ्चकर्मापचारतः ।
दुष्टस्त्रीमद्यमांसाम्बुसेवाद्यैः कुष्ठसम्भवः १९६
कपालाद्युद्भवो रक्तदुष्टिरिन्द्रियवैकृतम् ।
पाङ्गुल्याबल्यकौण्यं च महाकुष्ठाकृतिश्चिरात्
कपालं वातवद्रूक्षं पित्तादौदुम्बरं च तत् ।
कफात्सितं मण्डलं तैर्गुञ्जावरक्ताकर्णं सरुक् ॥
वातापित्ताद् दृष्यजिव्हं सकम्पमरुणासितम् ।
कफपित्तात्पुण्डरीकं पुण्डरीकदलोपमम् ॥१९९
दद्रुः कण्डूत्थपिडिकायुक् सरन् मण्डलात्ततः।
सप्तैतानि महाकुष्ठा–
नीभचर्मेभचर्मवत् ॥ २०० ॥
किणवत्किटिभं चर्मदलं तु दरणात्त्वचः ।
पामा पाण्योः कण्ड्वरुची विचर्चीः सर्वजस्तु तैः
तैर्मेढ्रपार्श्वजैः कच्छूः पाददारीर्विपादिका ।
सिध्मोर्ध्वदेहे कषणाद्दाल्यलाबूप्रसूनवत् ॥
शतारुरल्पारुर्भिः स्यादलसं शोणमण्डलम् ।
एककुष्ठं मत्स्यखण्डोपमं श्वित्रं ततः सितम् ॥

उपदंशनिदानम् ४९

हस्तदन्तनखाघातयोनिदोषादिभिर्मलाः ।
पृथक् सर्वैर्व्रणाः कुर्युर्लिंगे वर्तिं च पञ्चमीम्
अस्थिशोथरुजो दाहसन्धिग्रहमरूंषि च ।
केशलोमप्रपातश्च वैवर्ण्यं चोपदंशतः २०५

शीतपित्तनिदानम् ५०

वरटीदष्टवच्छोथाः कण्डूच्छर्दिज्वरभ्रदाः ।
शीतपित्तनिमित्ताः स्युरुदर्दा वपुषो बहिः

अम्लपित्तनिदानम् ५१

अविपाकक्लमोत्क्लेदतिक्ताम्लोद्गारगौरवैः
हृत्कण्ठदाहारुचीभिरम्लपित्तं वदेद्भिषक् २०७

विसर्पनिदानम् ५२

अतिदाहरुजारागस्रावारुच्यरतिप्रदाः ।
क्षुद्रव्रणविसर्पाः स्युः सर्वतः परिसर्पणात् ॥

मसूरिकानिदानम् ५३

ज्वरच्छर्दिभ्रमाद्याःस्युर्बालानां तु मसूरिकाः
पद्धस्ततलदृश्यास्ता न सिध्यन्त्यनलक्षयात्

विस्फोटकनिदानम् ५४

अग्निदाहादिव स्फोटा विस्फोटाःस्युर्महारुजः
पृथग्द्वन्द्वसमस्तैस्तैरस्राच्चैते विषोपमाः २१०

बालरोगनिदानम् ५५

ये गदा महतामुक्ताः स्युस्त एवार्भकेष्वपि
किंतु देहाग्निदोषादेर्लाघवाल्लघवः परम् ॥
क्षीरालसः पृथग्दोषैर्लालास्रावोऽतिरोदनम्
गुदपाकास्यपाकौ च दन्तोद्भेदादयः परे ॥
ऊर्ध्वं पश्येद्दतः खादेत्क्षिपेद्गात्रं वमेत्पयः
जागर्ति रोदिति श्यावो ग्रहग्रस्तोऽर्भकः कृशः

स्त्रीरोगानिदानम् ५६

स्रावो गर्भस्याचतुर्थान्मासात्पातस्ततःपरम्
स मूढगर्भो यःस्थानाच्च्युतो न बहिरापतेत्
गर्भास्पन्दो धीविनाशो मृतेगर्भेऽपचारतः
विरेकशैत्यतृट्कम्पज्वराद्यैःसा न सिद्ध्यति
अङ्गमर्दो ज्वरःकम्पः पिपासा गुरुगात्रता
दाहः शोथातिसारौ च सूतिकारोगलक्षणम्
असृक्स्रुतिःस्यात्प्रदरं योनिःस्त्रीणामनार्तवा
रुगङ्गमर्ददौर्बल्यक्षुत्तृट्पाण्डुत्वदाहकृत् २१७
तच्चतुर्धा पृथक्सर्वैर्दोषैः स्यादार्तवं पुनः
शशास्रतुल्यं यच्चोक्तं धौतं वासो न रञ्जयेत्

ध्वजभंगनिदानम् ५७

अतिव्यवायशीलो यो न च वाजीक्रियारतः
ध्वजभङ्गमवाप्नोति स शुक्रक्षयहेतुकम्
अल्पशीतोष्णतेजःक्षुत्पिपासाश्रमरुट्सहः
पिडिकासन्धिशिथिलो हीनबुद्धिबलेन्द्रियः ॥
पाण्डुरोऽल्परतिस्तोयतुल्यरेता श्लथध्वजः
मन्दवह्निश्च दीनश्च क्षीणशुक्रो नरो मतः ॥
असाध्यं सहजं क्लैब्यं मर्मच्छेदात्तु यद्भवेत्
साध्यानामितरेषां च कार्यो वाजीक्रियाक्रमः

नेत्ररोगनिदानम् ५८

धूलिधूमार्कशाकाम्लतीक्ष्णस्त्रीजागरादिभिः
गण्डूषाञ्जननस्यादिहीनानां स्युर्दृगामयाः २२३
तिमिरं पटलं काचमभिष्यन्दोऽधिमन्थकः
पक्ष्मकोपो व्रणकोपश्चेत्याद्या नयनामयाः २२४
नेत्रकोपः पृथक्सर्वैस्तैरस्राच्चान्यहेतुतः ।
रुगश्रुरागशोथाद्यैरामः पक्वस्ततोऽन्यथा २२५
अव्यक्तं तिमिरी चैकमनेकं पटलीक्षते ।
काची सूक्ष्माम्बरच्छन्नदृगिवोर्ध्वमधो न तु ॥

शिरोरोगनिदानम् ५९

अकालपलितं पीडा सूर्यावर्तार्धभेदकाः ।
इन्द्रलुप्तं केशपात इत्याद्याः स्युः शिरोगदाः ॥

कर्णरोगनिदानम् ६०

करोति विगुणो वायुर्मलं संगृह्य कर्णयोः
सकफः पाकबाधिर्यशूलस्रावादिकान्गदान्

नासारोगनिदानम् ६१

अर्शोऽस्रस्रावपिडिकापूयस्रावश्च पीनसः
प्रतिश्यायश्छिक्किकाचेत्याद्या नासामयाः स्मृताः

मुखरोगनिदानम् ६२

सरक्तःकुरुते श्लेष्मा दन्तार्शो दन्तचालनं
दौर्गन्ध्यपिडिकापाकमूकादींश्च गदान्मुखे ॥

विषनिदानम् ६३

जिह्वामौढ्यशिरोदाहभ्रमोन्मादारुचिज्वरैः
श्वासहिक्कादन्तहर्षैर्जानीयात्स्थावरं विषम् ॥
दंशवैवर्ण्यशोथाभ्यां सेकरेकतमोभ्रमैः ।
निद्राक्षिरागरसनामौढ्यैश्चाहिविषं वदेत्
विद्धं तु वृश्चिकेनांगं ज्वलदङ्गारभागिव
सदाहरुङ्मोहमन्यद्यथास्वं विषमुन्नयेत् ॥

उपसंहारः ।

अतिविस्तरपुस्तकपाठभया-
दतिह्रस्वतया धृतभूरिधियाम् ।
नयनानलदृङ्मितपद्यकृतं
भिषजामिदमञ्जनमस्तु मुदे ॥
चकार चतुरोऽञ्जनं तदिदमग्निवेशोऽञ्जनं
परोपकृतये कृतं परिमितं रुजां ज्ञापकम्
ततः समुदितैः सदा सुकृतराशिभिस्तुष्यतां
तुषारगिरिकन्यकापरिवृढः सयोषित्सुतः

इति श्रीअग्निवेशप्रणीतमञ्जननिदानं समाप्तम् ॥

वैद्यपण्डितरामचन्द्रशास्त्रिकिंजवडेकरभिषगाचार्यसंगृहीतं

वैद्यविनोदनिदानम् ।

उपोद्घातः ।

आदौ रोगं परीक्षेत भिषक्कुर्यात्ततः क्रियाम्
सर्वेषामेव रोगाणां दोषाः क्रुद्धा हि कारणम् १
दोषास्त्रयः पवनपित्तकफाः समासा-
द्दुष्टास्त एव विविधाऽऽमयदा भवन्ति ॥
तेषां प्रकोपकरणे किल रूक्षमुष्णं
स्निग्धं क्रमेण विविधाहितसेवनं च २

ज्वरनिदानम् १

– १ –

ज्वरो राजा हि रोगाणामतः प्रथममुच्यते ३
दक्षापमानपरिकोपितवामदेव-
श्वासोद्भवो ज्वर इति प्रथितं पुराणे ॥
आगंतुकः सकलयुग्मपृथग्विभेदै-
र्वातादिभिर्भवति सोऽष्टविधो नराणाम् ४
मिथ्याऽऽहारविहारतः
प्रकुपिता दोषा रसस्यानुगाः,
कोष्ठाग्निं ज्वरादा निरस्य
बहिरित्यामाशये संस्थिताः ॥
तापोऽगग्रहणं क्लमो हि
युगपत्संदृश्यते स ज्वरो
वैरस्यं नयनप्लवः श्रमरुजः
पूर्वं हि तस्योद्गमे ५
आसप्तरात्रं तरुणो ज्वरः स्यात्-
क्काथो न देयो न हि तत्र रेकः ॥
अत्याकुलत्वं प्रगताः कषायै-
र्दोषा विजेतुं सुतरामशक्याः ॥६॥
वातोद्भवः सप्तरात्राद्दशरात्राच्च पैत्तिकः ॥
श्लैष्मिको द्वादशाहेन ज्वरः पाकं प्रयाति हि ७

– २ –

विषातिकामक्षतशोकभूत-
भयाभिशापादिभिरौषधीनाम् ।
गन्धैर्ज्वरा ये प्रभवंति नृणा-
मागन्तुकास्ते मुनिभिः प्रदिष्टाः ॥८॥
श्यावास्यतावान्तिमदातिमोहा-
स्तृष्णाऽतिसारो विषजे ज्वरे स्युः॥
आलस्याचित्तभ्रममोहतन्द्राऽ-
रुचिक्लमाः कामभवे भवन्ति ॥९॥
उद्विग्नतारोदनकम्पनानि
भूतोद्भवे शोकभयाच्च वायुः ॥
क्रोधाच्च पित्तं हि मलास्त्रयोऽपि
यथास्वमेतान्परिभावयेन्ना ॥१०॥

– ३ –

जृंभांगमर्दो विरसास्यता रुक्-
हृन्मूर्द्धगात्रेषु शकृद्विबन्धः ॥
कण्ठौष्ठशोषो विषमो हि वेगो
रौक्ष्यं प्रकम्पोऽनिलजे ज्वरे स्यात्॥११॥
नेत्रे विदाहो मुखतिक्तता तृड्-
भ्रमः प्रलापो भृशमुष्णमङ्गम् ॥
वेगोऽतितीक्ष्णः सरणं वमिश्च
पीता च भा पित्तभवे ज्वरे स्यात् ॥१२॥
अन्नारुचिर्गौरवमंगसादो
रोमोद्गमो मूत्रनखादिशौक्ल्यम् ॥
निद्राऽतिशैत्यं मधुरत्वमास्ये-
श्लेष्मज्वरे स्यात्स्तिमितो हि वेगः ॥१३॥
तृष्णा भ्रमो दाहशिरोरुजश्च
कण्ठास्यशोषारुचिरोमहर्षाः ॥
मूर्च्छातमश्छर्दिविजृंभणानि

निद्रात्ययो मारुतपित्तजे स्यात् ॥१४॥
स्तैमित्यकासारुचिपर्वभेद-
शिरोरुजः पीनसमध्यवेगौ ॥
सन्तापकम्पौ गुरुता शरीरे
निद्रा व्यथा वातकफज्वरे स्यात् ॥१५॥
कासोऽरुचिर्मोहवमिप्रसेकाः
संलिप्ततिक्तं वदनं विगंधि ॥
मुहुर्मुहुर्हर्षणशीतदाहा
लिङ्गं ज्वरे तत्कफपित्तजे स्यात् ॥१६॥

-४-

क्षणे क्षणे शीतमथो विदाहः
श्वासश्च सन्ध्यस्थिशिरस्सु पीडा ॥
सास्रावयुक्ते कलुषे विभुग्ने
रक्ते च नेत्रे भ्रममोहकासाः ॥१७॥
तन्द्राप्रलापो वमथुर्विनिद्रा
कर्णौ सशब्दौ सरुजौ प्रकम्पः ॥
कण्ठस्तु शूकैरिव संवृतो हि
स्यात्सान्निपाते कठिना च जिह्वा ॥१८॥
सन्धिगश्चान्तकश्चैव रुग्दाहश्चित्तविभ्रमः ॥
शीताङ्गस्तन्द्रिकश्चैव कण्ठकुब्जश्च कर्णकः १९
विख्यातो भुग्ननेत्रश्च रक्तष्ठीवी प्रलापकः ॥
जिह्वकश्चेत्यभिन्यासः सन्निपातास्त्रयोदश २०
सन्धिके सप्तरात्राणि चान्तके दश वासराः॥
रुग्दाहे विंशतिर्ज्ञेया त्रयोऽष्टौ चित्तविभ्रमे२१
शीताङ्गे पक्षमेकं तु तन्द्रिके पञ्चविंशतिः ॥
विज्ञेया वासराश्चात्र कण्ठकुब्जे त्रयोदश २२
कर्णके च त्रयो मासा भुग्ननेत्रे दिनाष्टकम् ॥
रक्तष्ठीवे दशाहानि प्रलापे च चतुर्दश ॥२३
जिह्वके षोडशाहानि पक्षोऽभिन्यासके तथा॥
परमायुरिदं प्रोक्तं म्रियते तत्क्षणादपि॥२४
विज्ञेयः सन्धिगः सन्धिशिरःशूलात्सुदारुणात्
शूलं च शोफो जठरे गुरुत्वं
स्रस्ताङ्गता सन्धिषु वेदना च ॥
बलक्षयो वातकफप्रकोपो
निद्रात्ययः सन्धिगसन्निपाते ॥२५॥
दाहः प्रकम्पो भृशमुष्णमंगं
मूर्ध्नः प्रकम्पः कसनं च हिक्का ॥
श्वासप्रमोहौ सततं च यस्मि-
स्तमन्तकाख्यं विबुधैर्विवर्ज्यम् ॥ २६ ॥
प्रलपनपरितापभ्रान्तिमोहप्रकम्पा
भ्रमणदहनमान्द्यं कण्ठमन्याग्रहश्च ॥
श्वसनकसनशूलं व्याकुलत्वं तृडार्त्ति-
र्भवति मृतिरहोरुग्दाहके सन्निपाते॥२७॥
भ्रममदपरितापा मोहवैकल्यभावा
विकलनयनहास्यं गीतनृत्यप्रलापाः ॥
श्वसितमधिकमेतल्लक्षणं यत्र सर्वं
भवति च तमसाध्यं केपि चित्तभ्रमाख्यम्
तुषारशीतं सकलं शरीरं
प्रकंपहिक्के शिथिलाङ्गता च ॥
खिन्नः स्वरः कासवमिप्रसेकाः
स शीतगात्रः शरणार्थमुक्तः ॥२९॥
प्रभूततन्द्रा ज्वरवेगतृष्णाः
श्यामा खरस्पर्शवती च जिव्हा ॥
श्वासातिसारौ वमथुः प्रदाहः
कर्णे रुजस्तन्द्रिकसन्निपाते ॥३०॥
शिरोव्यथादाहहनुग्रहाश्च
सन्तापमूर्च्छा गलरोधपाकाः ॥
प्रवेदनावातभवाः प्रलापाः
स कष्टसाध्यः किल कण्ठकुब्जः ॥३१॥
कण्ठग्रहायासशरीरपीडा
संतापकासश्वसनप्रसेकाः
शोफश्च शूलं बहु कर्णमूले
स कष्टसाध्यः किल कर्णकाख्यः ॥३२॥
स्मृतिशून्यता ज्वरविद्राद्धिरति-

श्वसनं विभुग्नतरले नयने ॥
भ्रमकंपनप्रलपनानि मृतिः
कथितो विभुग्ननयनो मुनिभिः ॥३३॥
रक्तष्ठीवी भवति मनुजो यत्र तृष्णा प्रमोहः
श्वासःशूलं भ्रमवमिमदाऽऽध्मानसंज्ञाप्रणाशाः
श्यावा रक्ता तनुरतितरां दाहहिक्कातिसारा
रक्तष्ठीवी सु मुनिभिरुदितःप्राणहा सन्निपातः
कंपः प्रलापः परितप्तमंगं
दाहो ज्वरस्याभ्यधिको हि वेगः ।
संज्ञाविनाशो विकलांगता च
प्रलापकोऽसाध्यतमो मतश्च ॥ ३५ ॥
श्वासकासपरीतापविव्हलः
कण्टकैर्विवृतकंठाजिह्वकः ।
मूकताबाधिरताबलक्षयः
कष्ट एव किल जिव्हकः स्मृतः ॥३६॥
निद्रात्ययः श्वासचलप्रकोपा
निश्चेतनो नष्टवपुर्गतिश्च ।
ब्रूते हि कष्टं विकलत्वमंगेऽ–
भिन्यास उक्तः स तु मृत्युतुल्यः ॥३७॥

– ५ –

शीतोष्णाभ्यामनियतात्कालाद्यश्च प्रवर्तते।
विषमात्तीक्ष्णवेगात्तु स ज्वरो विषमः स्मृतः
संततः सततोऽन्येद्युस्तृतीयकचतुर्थकौ ।
विषमाः पञ्च विज्ञेया ज्वरोत्सृष्टस्य वा पुनः
दोषोऽल्पोहितसंभूतः करोति विषमज्वरान् ।
सप्तरात्रं दशदिनं द्वादशाहमथोत्तरम् ॥४०॥
संतत्या योऽविसर्गी स्यात्संततः स हि कथ्यते
कालद्वयं सततको दिवारात्रौ प्रवर्तते ॥४१॥
नक्तं दिनादेककालमन्येद्युष्कः प्रवर्तते ।
तृतीयकस्तृतीयेऽह्नि चतुर्थेऽह्नि चतुर्थकः ४२

– ६ –

सप्तत्रयदिनादूर्ध्वं तनुतां प्राप्य तिष्ठति ।
प्लीहाग्निमान्द्यं तनुते स जीर्णज्वर उच्यते ४३

– ७ –

गात्रे लघुत्वं शिरसश्च कण्डूः
पाको मुखे सौष्ठवमिन्द्रियाणाम् ।
स्वेदोऽन्नकांक्षा क्षवथोः प्रवृत्तिः
स्याच्चिह्नमेतद्विगतज्वरस्य ॥ ४४ ॥
यो हृष्टरोमा हृदि शूलताप-
युक्तः प्रताम्यन् श्वसतीह चोर्ध्वम् ।
स्वेदो ललाटे न तु याति वक्षः
स शातगात्रो मरणार्थमुक्तः ॥४५॥
तृष्णामूर्च्छारुचिश्वासच्छर्द्यतिसारविड्ग्रहाः ।
कासो हिक्कांगभेदश्च ज्वरस्योपद्रवा दश ४६
व्यायामं च व्यवायं च स्नानं चंक्रमणं तथा
ज्वरमुक्तो न सेवेत यावन्नो बलवान्भवेत् ४७

आतिसारानिदानम् २

स्निग्धोष्णशीतगुरुरूक्षविरुद्धमद्य–
पानातिशीलनविषाध्यशनाभिघातैः
स्नेहातिपानभयसात्म्यविपर्ययैश्च
नृणां भवेत्क्रामिगदात्प्रबलोऽतिसारः॥४८
संशम्य वृद्धो जलधातुरग्निं
वर्चोविमिश्रो मरुतात्त्वधस्तात् ॥
यः प्रेर्यमाणः सरति प्रकृष्टं
षोढाऽतिसारं मुनयो वदन्ति ॥४९॥
एकैकशः सर्वशश्च दोषैरामेन शोकतः ॥
दोषावस्था नैकरूपा भवन्त्यर्तिः प्रातिक्षणम्
हृत्कुक्षिनाभ्यपाने रुग्गात्रं सादोऽनिलग्रहः ॥
अविपाकः शकृत्संग आध्मानं पूर्वलक्षणम्५१
रूक्षं फेनिलमल्पमल्पमरुणं सामं सशब्दं सरुक्
विट् श्यावं कठिनं विबद्धमसकृद्वातातिसारे भवेत् ॥
पित्तात्पीतमथोष्णनीलमरुणं दुर्गन्धितीक्ष्णं शकृत् ॥
स्विन्नाङ्गे विसृजेत्सदाहमसकृत्तृड्दाह–
पाकान्वितः ॥५२॥

सान्द्रं सितं श्लेष्मविमिश्रितं स्यात्
श्लेष्मातिसारे भृशगंधि शीतम् ॥५३॥
वाराहमासांबुसमं त्रिदोषा—
द्विद्यादतीसारमनेकरूपम् ।
तंद्रातृषादाहमदास्यशोष-
भ्रमान्वितो मोहसमन्वितो वा ॥ ५४ ॥
शोचतो विविधैर्भावैः पित्तलैरतिसेवितैः ।
बाष्पोष्मा कोष्ठमाविश्य रुधिरं क्षोभयेत्तु तत्
गच्छेदधस्तात् गुंजाभं रक्तातीसार उच्यते५५
अजीर्णोपद्रुतादोषाः कोष्ठं धातून्मलान्सरुक्
क्षोभयन्तः सारयन्ति षष्ठमामं वदन्ति तम् ॥
बिल्वं छागीपयः सिद्धं रक्तातीसारनाशनम् ।
गुरुवृष्यान्नपानानि लवणं न प्रयोजयेत् ।
हिक्काग्निसादारुचिवांतिकासाः
सुशीतदेहोन्तरतीव दाहः ।
मूत्रग्रहो यस्य भवेद्विचिह्नं
नूनं यमस्यैति गृहं स मर्त्यः ॥५८॥
विनोत्सर्गं भवेन्मूत्रं तथा वायुः प्रवर्तते ।
कोष्ठे लघुत्वं दीप्तोग्निर्गतस्तस्योदरामयः ५९

ग्रहणीनिदानम् ३

गतेऽतिसारे गतपावकस्य
विरूद्धदुष्टाहितभोजनस्य ।
वह्निः प्रदुष्टो ग्रहणीं च भूयः
संदूषयेत्तां विधिवत् चिकित्सेत् ॥६०॥
षष्ठी कलां पित्तधरा मता या
पक्वाशयामाशयमध्यगा ताम् ।
वदन्ति वैद्या ग्रहणीं प्रदुष्टां
मुञ्चेदपक्वं बहुशो हि भुक्तम् ॥६१॥
वातादधस्ताद्विसृजेद्धि वर्च—
श्चिरेण दुःखं द्रवशुष्कमामम् ।
पीतं भृशोष्णं बहुगंधि पित्ता-
त्स्निग्धं सितं श्लेष्मयुतं कफाच्च ॥६२॥
वृद्धस्य शोफयुक्तस्य गतवन्हिबलस्य च
ग्रहण्यार्तस्य भिषजा क्रिया त्याज्या यशोर्थिना

अर्शोनिदानम् ४

त्वङ्मांसमेदांसि विदूष्य दोषा
मांसांकुरान् यांश्च गुदे प्रकुर्युः ।
तानाहुरर्शांसि पृथक् समस्तै—
र्दोषैस्तु रक्तात्सहजानि षोढा ॥६४॥
त्रिष्टब्धतान्नस्य शकृद्विबन्धो
मंदाग्नितोद्गारबहुत्वकार्श्यम् ।
कुक्षेस्तथाऽऽटोपनमंगसादो
दुर्नामवृद्धौ प्रथमं भवन्ति ॥ ६५ ॥
वाताद्रोधः श्लेष्मणः शोफकंडू—
पित्तोद्रेकात् शोणितस्य प्रसेकः ।
सर्वं चिह्नं सन्निपातोद्भवे स्या—
दर्शोरोगे जन्मतो वा प्रभूते ॥ ६६ ॥
शोफातिसारौ वमिरंगसाद—
स्तृष्णाज्वरारोचकवाह्निमान्द्यम् ।
गुदस्य पाको हृदयेऽपि शूल—
मर्शोविकारी विजहाति जीवम् ॥ ६७ ॥

अजीर्णनिदानम् ५

मन्दोऽथ तीक्ष्णो विषमः समश्च
चतुर्विधो जाठरवाह्निरुक्तः
स्यात् श्लेष्मपित्तानिलवृद्धिसात्म्यात्
स्वल्पापि मात्रा न पचेत् हि मन्दात्
पाकाविपाकौ विषमाद्भवेतां
मात्रातिमात्रा विपचेच्च तीक्ष्णात् ।
श्रेष्ठः समस्तेषु समाग्निरेको
मन्दादजीर्णादिगदा भवन्ति ॥ ६९ ॥
तस्मादजीर्णादलसः सुघोरो

विलंबिका कष्टतरा विषूची ॥
अत्यर्थविड्वातनिरोधको य-
स्तृष्णान्वितः सोऽलसकः प्रदिष्टः ॥७०॥
ऊर्ध्वं त्वधो याति न दुष्टमन्नं
विलंबिका सा भृशदुश्चिकित्स्या ।
सूचीभिरंगानि च विध्यतीव
वायुस्तु यस्यां हि विषूचिका सा ७१
ग्लानिर्बंधः प्रवृत्तिर्वा सामान्याजीर्णलक्षणम्
पिपासा क्षुच्च लघुता जीर्णाहारस्य लक्षणम् ॥
क्षणाद्भुक्तं भवेद्भस्म स रोगो भस्मकः स्मृतः

कृमिनिदानम् ६

बाह्याभ्यन्तरभेदेन कृमयो द्विविधा मताः ७३
बाह्या मलोद्भवा ज्ञेया यूका लिक्षाश्च नामतः।
अभ्यन्तराः स्मृताः श्लेष्मरक्तविड्जन्मभेदतः॥
अजीर्णान्मधुराम्लानां सेवनात्पिष्टभोजनात् ।
अव्यायामाद्दिवास्वापाद्विरुद्धाल्लभते कृमीन् ॥
ज्वरातिसारभ्रमशूलभक्त-
द्वेषाः प्रसेको हृदयामयश्च ॥
वैवर्ण्यमंगे वमिरग्निसादो
जातक्रिमीणामिदमेव चिन्हम् ॥ ७६ ॥

पाण्डुरोगनिदानम् ७

पृथक् सर्वैर्मृदा दोषैः पाण्डुरोगः स पंचधा७७
मृद्वम्लमद्यलवणादिवास्वापाद्यवायतः ।
संदूष्य रुधिरं दोषाः कुर्वते पाण्डुतां त्वचः ७८
त्वङ्नेत्रनयनादीनां पीतता प्रथमं भवेत् ।
वातात्कम्पभ्रमानाहाःपित्ताद्दाहभ्रमक्लमाः७९
कफात्प्रसेकः श्वयथुस्त्रिभिर्दोषैर्हतप्रभः ।
मृद्भक्षणादक्षिशोफो बलवर्णाग्निसादनम् ८०

कुम्भकामला ८

यः पाण्डुरोगी भृशपित्तलानि
संसेवते तस्य विदुष्य पित्तम् ॥
मांसासृजी संदहते नरस्य
स्यात्कामला तेन च कुम्भकाव्हा ॥८१॥
पाण्डुदंतनखनेत्रमलो यः
पाण्डुसंहतिमतीव तु पश्येत् ।
आशु तस्य मुनिभिर्मृतिरुक्ता
शूननाभिगुदशेफस एव ॥ ८२ ॥
शाल्यन्नयवगोधूमा रसा जाङ्गलाजा हिताः ।
मुद्गाढकीमसूरादिभोजने वा प्रशस्यते ॥८३॥

रक्तपित्तनिदानम् ९

व्यायामशोकातपमार्गमैथुनै-
स्तीक्ष्णोष्णकट्वम्लसुरातिसेवनैः ।
पित्तं विदग्धं स्वगुणैर्दहत्यसृक्
तद्दुष्टमूर्ध्वं व्रजति त्वधो भृशम् ॥ ८४ ॥
ऊर्ध्वं तु नासामुखनेत्रकर्णै-
रधोगतं स्याद्गुदयोनिमेढ्रैः ।
तथा समस्तैरपि रोमकूपै-
स्तद्रक्तपित्तं मुनिभिः प्रदिष्टम् ॥ ८५ ॥
शीताभिलाषः सदनं च कंठे
धूमायनं वान्तिरतीव तस्मिन् ॥
श्यावारुणं फेनिलरूक्षमस्रं
वातात्कफातिपिच्छिलपाण्डुसान्द्रम् ॥
पित्तेन पीतं तनुनीलमस्रं
सर्वात्मकं सर्वगुणोपपन्नम् ॥ ८६ ॥
दाडिमामलकनिम्बपटोल-
तन्दुलीयकललावशशैणाः ॥
शालिषष्टिकमकुष्ठमसूरा
मुद्गकोद्रवरसा इह शस्ताः ॥ ८७ ॥
यश्छर्दयेदस्रमजस्रवान्तिः
शोणेक्षणः शोणितसर्वदर्शी ॥

पश्येन्नभः शोणितमेव सर्वं
स रक्तपित्ती म्रियते ध्रुवं तु ॥ ८८ ॥

राजयक्ष्मनिदानम् १०

वेगावरोधाद्विषमाशनाच्च
क्षयात्तथा साहसकर्मणश्च ॥
यक्ष्मा गदो हेतुचतुष्टयात्स्या-
त्कफप्रधानैः सकलैस्तु दोषैः ॥ ८९ ॥
मार्गेषु रुद्धेषु रसस्य वीर्ये
क्षीणेऽग्निमान्द्यादतिमैथुनाच्च ।
यान्ति क्षयं धातव एव सर्वे
दिने दिने शुष्यति मानवोऽत्र ॥ ९० ॥
श्वासकासमदपीनसनिद्रा-
स्तालुशोषकफसंस्रवसादाः ।
संभवन्ति हि भविष्यति शोषे
मानवो रतरतिः सितनेत्रः ॥ ९१ ॥
पार्श्वांसतापः करपादयोश्च
तापो ज्वरः सर्वशरीरगः स्यात् ।
मन्दाग्निता छर्दनमत्रलिङ्गं
तद्रोगराजस्य भिषग्भिरुक्तम् ॥ ९२ ॥
स्वरभेदो ज्वरः श्वासः कासो रुधिरदर्शनम् ।
भुक्तिद्वेषश्च जायेत षड्रूपे राजयक्ष्मणि ९३
स्वरभेदोऽनिलाच्छूलं पित्ताद्रुधिरनिर्गमः ।
अतीसारो ज्वरो दाहःकफात्कासोऽतिगौरवम्
उरोव्यथाशोणितवान्तिपृष्ठ-
कटिग्रहाः कासगदाः क्षतक्षये ।
गोधूममुद्गयवशालिकषष्टिकाद्या
मद्यं रसा हरिणजाङ्गलपक्षिमांसम् ९५
शुण्ठीकुलत्थयवपिप्पलिदाडिमैश्च
धात्रीघृतैर्विहितमाजरसं पिबेत्तु
यः शूनमुष्कोदरपाणिपाद-
स्तं यक्ष्मिणं श्वासयुतं प्रजह्यात् ॥९६॥
क्रोधं स्त्रियं शोकमसत्प्रलापं
त्यजेदुदारान्विषयान् भजेच्च ।
तथा द्विजातीनतिथीन् गुरूंश्च
पुण्यां कथां वा शृणुयाद्द्विजेभ्यः॥९७॥

कासनिदानम् ११

धूमाभिघाताद्रजसो व्यायामाद्रूक्षभोजनात् ।
विमार्गगत्वादन्नस्य क्षवथोश्च विधारणात् ९८
उदानानुगतः प्राणो भग्नकांस्यसमस्वनः ।
निरेतिवक्त्रात् दुष्टः सन् स कासो मुनिभिर्मतः
कासाः पंचविधा वातपित्तश्लेष्मक्षतक्षयैः ॥
कण्ठे कण्डूर्भोज्यरोधः सुपूर्वं
वाताच्छुष्कं कासते भिन्नघोषः ।
पित्ताद्दाहो वक्त्रशोषो ज्वरः स्यात्
कासेत्पीतं नीलतिक्तं वमेद्वै ॥ १०१ ॥
कफेन वक्त्रं परिलिप्यमानं
कासेद्भृशं सान्द्रकफः शिरोर्तिः ।
क्षतोद्भवात्कासति शुष्कमादौ
ष्ठीवेत्ततोऽसृग्ज्वरशूलयुक्तः ॥ १०२ ॥
शूलदाहज्वरानाहमूर्च्छाः स्युः क्षयजात्ततः ।
शुष्कं ष्ठीवाति रक्तं वा दुश्चिकित्स्यो भृशं नरः
क्षीणानां क्षयजः कासः शीघ्रं देहविनाशनः
वृद्धानां क्षतजः कासः सर्वो याप्यः प्रकीर्तितः

हिक्कानिदानम् १२

रूक्षशीतगुरुभोजनपान-
स्नानभारगतिवेगविघातैः ।
जायते त्वहितचारिणि हिक्का
मानवे श्वसनकासगदाश्च ॥१०५॥

उदेति सस्वनो वायुः प्लीहांत्राणि क्षिपन्निव ।
मुखान्मुहुर्हिनस्त्याशु यत्र हिक्का मता तु सा

श्वासनिदानम् १३

महोर्ध्वच्छिन्नतमकक्षुद्रभेदैस्तु भिद्यते ॥ १०७
पंचधा श्वास एकस्तु महारोगोऽतिदारुणः ।
वैरस्यमास्ये हृदि शङ्खयोः स्या-
　त्पीडा तथाऽऽध्मानमिदं हि पूर्वम् ।
स्रोतांसि संरुध्य कफेन युक्तः
　श्वासान् प्रकुर्यादानिलोऽतिवृद्धः १०८
विभ्रान्तनेत्रो विकृताननः स्यात्
　श्वासान्महत्तो मरणं स याति ।
श्वासो यदोर्ध्वं कुपितस्तदाधः
　श्वासं निरुध्य प्रतिहन्ति जीवम् १०९
छिन्नश्वासेन शुष्कास्यो विच्छिन्नो विलपन्नरः
विचेता विप्लुताक्षो यः स शीघ्रं विजहात्यसून्
आसीन उष्णेन लभेत सौख्यं
　सुप्तस्य पार्श्वे परिगृह्य वायुः ।
आध्मापयेत्तं तमकं वदंति
　मेघांबुशीतैः स हि याति वृद्धिम् १११
रूक्षान्नपानैरायासैर्वायुः क्षुद्रमुदीरयेत् ।
क्षुद्रश्वासो मतस्तेन न च दुःखकरो हि सः ११२

स्वरभेदानिदानम् १४

अत्युच्चभाष्याध्ययनाभिघात-
　विषादिभिः कोपमुपेत्य दोषाः ।
स्वरावहे स्रोतासि संस्थितास्तु
　हन्युः स्वरं सोऽपि च षड्विधः स्यात् ॥
पृथग्वातादिभिः सर्वैर्मेदसा च क्षयेण च ।
कृष्णनेत्राननो वाताद्भिन्नशब्दः शनैर्वदेत् ॥
पीतनेत्राननाः पित्ताद् ब्रूयाद्गलविदाहवान् ।
कफेन रुद्धकण्ठस्तु वदेत्स्वल्पं शनैः शनैः ॥
सर्वात्मके सर्वलिङ्गः सोऽसाध्यः
　　स्यात्स्वरामयः ।
धूमायति क्षयाद्वाणी यस्य स क्षयमाप्नुयात् ॥
ब्रूयाद्दिग्धगलो व्यक्तं मेदसोंतर्गतं स्वरम् ।
मेदस्विनां च वृद्धानां स्वरभेदो न सिध्यति

अरोचकानिदानम् १५

दोषैः शोकक्रोधलोभातिमोह-
　त्रासैश्चित्तद्वेषिरूपान्नगन्धैः ।
ज्ञेयाः पंचारोचका मारुताद्यैः
　प्रत्येकं चागन्तुकाः सर्वशस्ते ॥ ११८ ॥
कषायवक्त्रः परिहृष्टदंतो
　वातात्तु पित्ताल्लवणं च वक्त्रम् ।
माधुर्यपैच्छिल्ययुतं मुखं स्या-
　त्कफादहृद्याशुचिगन्धजाद्यैः ॥ ११९ ॥
वैगुण्यमोहातिजडत्वयुक्तं
　त्रिदोषजेऽनेकरसं मुखं स्यात् ।

छर्दिनिदानम् १६

अतिद्रवैः स्निग्धतरैरहृद्यै-
　रसात्म्यजातैरपि भोजनैर्वा ।
कृमिश्रमोद्वेगभयादजीर्णा-
　दत्यामदोषाच्च वमेत्तृषार्तः ॥ १२० ॥
वातेन पित्तेन कफेन सर्वै-
　र्बीभत्सदौर्गन्ध्यविलोकनाद्यैः ।
ताश्छर्दयः पंचविधा हि पूर्वं
　हृल्लासरोधौ लवणप्रसेकः ॥ १२१ ॥
हृत्पार्श्वतोदस्वरभेदकासै-
　र्वातादद्रुतं छर्दयतीह दुःखम् ।
पित्तात्पिपासाभ्रममोहशोषाः
　पीतं वमेदुष्णतरं सदाहम् ॥ १२२ ॥
कफात्प्रसेकारुचिगौरवार्तः

स्निग्धं घनं चाल्पतरं वमेत्ना ॥
श्वासप्रमोहारुचिदाहतृष्णाः
सांद्रोष्णरक्तं वमनं त्रिदोषात् ॥१२३॥
बहलां शूलहृल्लासैः कृमिजां च विशेषतः ।
हृद्रोगकृमितुल्येन लक्षणेन च लक्षिताम् १२३
अतिक्षीणस्य संलग्नां पूयशोणितसंयुताम् ।
सोपद्रवां चन्द्रिकाक्तामसाध्यां तां
विनिर्दिशेत्
तृष्णा श्वासो ज्वरो हिक्का कासो वैस्वर्यमेव च
तमको हृद्रदस्त्वेते ज्ञेयाश्छर्देरुपद्रवाः ।

तृष्णानिदानम् १७

बलक्षयश्रमभयैरत्युष्णैरुपसेवितैः ।
कुपितं पित्तमूर्ध्वं तु सवातं जनयेत्तृषाम्१२६
असकृद्यः पिबेत्तोयं तृप्तिं नैवाधिगच्छति ।
पुनः पुनः कांक्षति तं तृष्णार्दितमथादिशेत् ॥
नरस्य वार्वाहिषु दूषितेषु
स्रोतःसु दोषैर्भवतीह तृष्णा ।
दोषैश्च तिस्रः क्षतजा चतुर्थी
क्षयामभक्तप्रभवास्तु सप्त ॥ १२८ ॥
क्षामं मुखं शंखशिरस्सु शूलं
वातोद्भवायां शिशिरेण वृद्धिः ।
प्रलापमूर्च्छाभ्रमशोषदाहाः
पित्तात्मिकायां मुखतिक्तता च ॥१२९॥
कफावृतेऽग्नौ किल बाष्परोधा-
त्तृष्णा बलासेन भवेद्गुरुत्वम् ।
आलस्यनिद्रे मधुरत्वमास्ये
तयार्दितः शुष्यति चातिमात्रम्॥१३०॥
शोणितस्रावशूलाभ्यां क्षतस्य क्षतजा मता ।
क्षयजायां पिबंस्तोयं न शान्तिमधिगच्छति ॥
आमोद्भवा सर्वलिङ्गा हृच्छूलाग्निवधप्रदा ।
स्निग्धाम्ललवणं भुक्तं सद्यस्तृष्णाकरं मतम् ॥
उपद्रवास्तु तृष्णायाः श्वासःकासःक्षयो ज्वरः
बहिर्निर्गतजिह्वत्वं मोहो बाधिर्यमेव च ।
सोपद्रवां परिहरेच्चिकित्सेन्निरुपद्रवाम् १३३

मूर्च्छानिदानम् १८

विरुद्धदुष्टाशुचिभोजनस्य
क्षीणस्य वेगाभिहतस्य पुंसः ।
बाह्यान्तरेष्विन्द्रियधामसु स्थिता
दोषा यदा मूर्च्छति मानवस्तदा १३४
संज्ञावहासु वाताद्यैर्नाडीषु पिहितास्वति ।
तमोऽभ्युपैति सहसा नरः पतति काष्ठवत् ।
मोहो मूर्च्छेति तां विद्याद्विज्ञेया षड्विधा च सा
दोषमद्यविषासृग्भिः पित्तं चासु प्रभु स्मृतम् ।
हृच्छूलं जृम्भणं संज्ञानाशः पूर्वं प्रजायते १३६
कम्पोऽङ्गमर्दः कार्श्यं च मूर्च्छाये वातसंभवे
तृष्णातापार्दितः पित्ताद्रक्तपीताकुलेक्षणः ॥
गुरुता हृदयोल्लासः प्रसेकः कफसंभवे ।
सर्वाकृतिः सन्निपातादपस्मार इवापरः ॥
शीघ्रं सा नाशयेत्प्राणांस्तस्माद्यत्नेन साधयेत्
रक्तात्स्तब्धाङ्गदृष्टिः स्यान्मूढोच्छ्वासश्च
मूर्च्छितः ॥
मद्याद्विलापसंयुक्तो नष्टविभ्रान्तमानसः १३९
विषात्कंपो भवेत् तृष्णा स्रावो निद्रा तमः क्रमः
वेदितव्यं तीव्रतरं यथास्वं विषलक्षणैः १४०
अत्यन्तं कुपिता दोषाश्चेष्टामाक्षिप्य देहजाम् ।
संन्यसान्ति नरं क्षीणं संन्यासः स हि कथ्यते
प्राणैर्वियुज्यते तेन काष्ठीभूतो मृतोपमः ॥
अतःकुर्याद्भिषक्सम्यक्शीघ्रं सद्यःफलां क्रियां

मदात्ययनिदानम् १९

मद्यं तु विषवज्ज्ञयं युक्तियुक्तं रसायनम् ।
उभयोर्मोहहेतुत्वादयुक्त्या रोगकारकम् १४३
स्निग्धैस्तदन्नैर्विविधैश्च भक्ष्यै-
र्मांसैः प्रहृष्टेन च सेव्यमानम् ॥
तेजो बलं विक्रमचित्ततुष्टि-

प्रकाम्यतायुर्बलमादधाति ॥ १४४
निरन्नं सेव्यमानं तद्विकारान् कुरुते बहून् ॥
पानाजीर्णं परमदमत्ययं पानविभ्रमम् ॥ १४५
पार्श्वशूलशिरःकंपहिक्काश्वासप्रजागरैः ।
विद्याद्बहुप्रलापेन वातप्रायं मदात्ययम्
दाहज्वरातिसारैश्च पित्तप्रायं मदात्ययम् ॥
तंद्रागौरवहृल्लासच्छर्दिभिः श्लैष्मिकं तथा ।
सर्वलिङ्गैस्त्रिदोषोत्थो विज्ञेयस्तु मदात्ययः ॥

पानाजीर्णनिदानम् २०

आध्मानं वमनं दाहः पानाजीर्णस्य लक्षणम् ।
कम्पोऽङ्गगुरुता तंद्रा तृष्णा परमदस्य च ।
पित्तप्रकोपजनितं लक्षणं तन्मदात्यये १४९
द्वेषोऽन्नमद्ययोर्दाहश्छर्दिः स्यात् पानविभ्रमे ।
मूर्च्छा कफस्य संस्रावो हृदि रुग्गात्रवेदना ॥
शोकोष्णतप्तेन बुभुक्षितेन
क्रुद्धेन भीतेन पिपासितेन ॥
व्यायामभाराध्वहतेन मद्यं
पीतं विकारान् जनयेद्धि घोरान् १५१

दाहनिदानम् २१

प्राप्य त्वचमपानोष्मा पित्तशोणितमूर्च्छितः ।
घोरं संजनयेद्दाहं भेषजं तत्र पित्तवत् १५२
सर्वदेहानुगं रक्तमुद्रिक्तं दहति ध्रुवम् ।

उन्मादनिदानम् २२

ताम्रनेत्रश्च ताम्राभो वह्निनैव च कीर्यते १५३
उन्मार्गसंस्थिता दोषाः कुपिता मदयन्ति यत्
ज्ञेयोऽयं मानसो व्याधिरुन्माद इति कीर्तितः
दोषैः पृथक् समस्तैश्च दोषेण मानसेन च ।
विषेण षड्विधो ज्ञेयो यथास्वं तत्र भेषजम् ॥
विरुद्धाशुचिदुष्टान्नभोजनाद्धर्षणाद्गुरोः ।
भयान्मनोभिघाताच्च विषमाचरणादपि ॥
दोषाः प्रदुष्टा हृदयं प्रदूष्य पुरुषस्य च ।
चेतः प्रदूषयंत्याशु स्रोतःसु समधिष्ठिताः ॥

शून्यं चेतो विभ्रमः स्याच्चं बुद्धे-
र्धैर्यत्यागो बद्धवाक्यं प्रलापः ॥
नेत्रेऽस्यर्थं व्याकुले संभवेता-
मेतच्चिह्नं पूर्वमुन्मादरोगे ॥ १५८
अस्थाने स्मृतिहास्यभाष्यगणना-
वागंगविक्षेपका
उन्मादे पवनात्मके बहुविधा
भावाः प्रनृत्यादयः ॥
दाहस्तर्जननग्नभावबहलालापाश्च कायोष्णता-
कांक्षाशीतजलाशनेऽप्यतितरांतृट्पीततापैत्तिके
नारीविविक्ता प्रियताग्निमांद्यं
निद्रा वमिः श्लेष्मभवे च लाला ॥
सर्वाणि रूपाणि भवन्ति यत्र
स सन्निपातप्रभवोऽतिघोरः ॥ १६०
चोरैर्नरेंद्रैररिभिस्तथान्यै-
र्वित्रासितस्य क्षयतो धनानाम् ।
गाढं क्षते चेतसि रंतुमिच्छो-
र्जायेत नूनं मनसो विकारः ॥ १६१
ब्रवीति चित्रं च मनोगतं य-
द्धसत्यतो रोदिति चातिमूढः ।
विषोद्भवे स्याद्धलवाग्विहीनः
श्यावाननो रक्ततरेक्षणश्च ॥ १६२

अपस्मारनिदानम् २३

हतस्मृतिर्यः कुपितैश्च दोषै-
र्ज्ञेयो ह्यपस्मारगदश्चतुर्धा ।
हृत्कंपशून्यत्वतमःप्रवेश-
प्रध्यानमूर्च्छाश्च भवन्ति पूर्वम् ॥ १६३
फेनोद्गामी कंपते वातिके च
पित्ते पीतं फेनवक्त्राक्षिरूपम् ।
शुक्लः फेनः श्लेष्मजे शीतमंगम्
सर्वं चिह्नं जायते सन्निपातात् ॥ १६४

स्फुरणं बहुशो यस्मिन्क्षीणतश्चलिते भ्रुवौ ।
नयने विकृते स्यातामसाध्यं तं विनिर्दिशेत् ॥

वातव्याधिनिदानम् २४

रूक्षशीतलघुभिश्च तिक्तकै-
लंघनं प्लवनमार्गचेष्टितैः ॥
क्रोधशोकभयवेगधारणै-
श्चिन्तया च कुपितोऽनिलो बली॥ १६६
स्रोतांसि रिक्तानि च पूरयित्वा
करोति देहे विविधान्विकारान् ॥
एकांगजान्सर्वशरीरजांश्च
तत्पूर्वरूपं कथितं तु तेषाम् ॥ १६७
व्यक्तं हि तद्रूपमपायखांज्य-
पांडुत्वकुब्जत्वशरीरशोषाः ॥
गात्रस्य संस्पन्दनसुप्तते च
ग्रीवाक्षिबंधः कुपितेऽनिले स्युः ॥ १६८
देहार्धभागः शिशिरप्रबाधः
पक्षाभिधातेन भवेत्प्रसुप्तः ॥
बक्रीभवत्यूर्ध्वमुखं च यस्मि-
स्तमर्दितं व्याधिमुदाहरन्ति ॥ १६९
कण्ठावरोधो धनुराकृतिः स्यात्
हृदि व्यथा दंतनिबंधनं च ॥
मुखस्य शोषः शिशिरस्य कांक्षा
यस्मिन्धनुर्वार्धुरुदाहृतः सः ॥ १७०
आक्षेपवत्याशु मुहुः शरीर-
मागत्य नाडीः पवनः प्रदुष्टः ।
ज्ञेयस्तदाक्षेपकसंज्ञकोऽस्य
वेगे गते स्वास्थ्यमुपैति मर्त्यः ॥ १७१

कोष्ठाश्रिते दुष्टचले च निग्रहो
विण्मूत्रयोर्वर्ध्म हृदि व्यथा स्यात् ॥
सर्वांगवाते स्फुरणं शरीरे
पीडा भवेत्स्फोटनमस्थिसन्धौ ॥ १७२

पित्तास्रयुक्तः पवनः प्रकुर्यात्
पादेषु दाहं प्रसभं नराणाम् ॥
वातास्रजो जानुगतस्तु शोफो
ज्ञेयो नरैः क्रोष्टुकशीर्षकस्तु ॥ १७३ ॥
पृष्ठोरुजानुजघनं च पदं क्रमेण
स्फिक्पूर्वकं कटितटं किल गृध्रसीयम् ॥
गृह्णाति वेपथुगुरुत्वरुजातितोदैः
प्रस्पंदते मुहुरिति द्विविधा मता सा ॥
वातोद्भवायां गुरुवक्त्रमंगं
जंघोरुजानुस्फुरणं च सन्धौ ॥
संस्तब्धतावातबलासजायां
तंद्रारुचिर्गौरववाह्निमान्द्यम् ॥ १७५ ॥

वातरक्तनिदानम् २५

क्षारोष्णकट्वम्लविदाहितक्ष्णै-
र्दध्यारनालामिषमत्स्यमद्यैः ॥
पिण्याकनिष्पावकुलित्थमाषै-
र्हस्त्यश्वयानैरतिसेवितैश्च ॥ १७६ ॥
दुष्टे वाते रक्तमाशु प्रदुष्येत्
तत्प्राबल्यादुच्यते वातरक्तम् ॥
मूलं धृत्वा पादयोर्हस्तयोर्वा
कृत्स्नं देहं सर्पति क्रुद्धमेतत् ॥ १७७ ॥
कण्डूः पीडा दर्शनं मंडलानां
स्याद्वैवर्ण्यं वातरक्तस्य पूर्वम् ॥
वाताधिक्ये शूलकम्पौ शरीरे
स्पर्शोद्विग्नौ स्वापयुक्तौ च पादौ ॥
पित्ताधिक्ये दाहमोहौ भृशौष्ण्यं
श्लेष्माधिक्ये कण्डुमंतौ सशोफौ ॥
सर्वैर्दोषैः शोणितं चातिदुष्टं
स्वं स्वं चिन्हं पादयोर्ज्ञेयमेतत् ॥ १७९ ॥

ऊरुस्तंभनिदानम् २६

शीतोष्णसंशुष्कगुरुद्रवान्नैः
स्निग्धैस्तथा स्वप्नसुजागरैश्च ॥
आयाससंक्षोभभयैरजीर्णैः
सश्लेष्ममेदः पवनः प्रदुष्टः ॥ १८० ॥
यदाभिभूयेतरदोषमाम-
मूरुद्वयं चेत्प्रतिपद्यते हि ॥
अस्थीनि मध्ये परिपूर्य सन्धीन्
कफेन तेनोरुयुगं सुशीतम् ॥ १८१ ॥
अचेतनं स्तब्धमतिव्यथं स्यात्
सपादकृच्छ्रोद्वहनं प्रसुप्तम् ॥
ध्यानांगमर्दज्वरवान्तितंद्रा
स्तैमित्यमांद्यारुचिगौरवाणि ॥ १८२ ॥
तमूरुस्तंभमित्याहुराढ्यं वातं तथापरे ।
संस्थाने पीडने गत्यां चलने वाप्यनीश्वरः ॥

आमवातनिदानम् २७

विरुद्धचेष्टस्य गतानलस्य
सास्निग्धमन्नं भजतो नरस्य ॥
आमः प्रदुष्टो धमनीः प्रपद्य
वातेरितः सांधिषु धावतीति ॥ १८४ ॥
मन्याकटीपृष्ठकरांसगुल्फ-
सन्धीन्विकुंच्याथ करोति शोफम् ॥
भृशं व्यथां वृश्चिकाविद्धतुल्यां
स आमवातः कथितो भिषग्भिः ॥१८५

शूलनिदानम् २८

शूलोऽष्टधा द्वंद्वपृथक्समस्तै-
रामेन दोषैरिह वायुरुग्रः ॥
व्यायामरूक्षाध्यशनाभिघातै-
र्वायुः प्रकुप्याशु करोति शूलम् ॥ १८६
हृत्पार्श्वपृष्ठोदरबस्तिकुक्षौ
मुहुर्मुहुः शान्तिमुपैति कोपम् ॥
कट्वम्लतीक्ष्णोष्णसुरादिभिश्च
पित्तं प्रदुष्टं जनयेद्धि शूलम् ॥ १८७ ॥
मध्यंदिने कुप्यति चार्द्धरात्रे
संस्वेदमूर्च्छावमिदाहयुक्तम् ॥
किलाटमांसेक्षुपयोविकारै-
र्माषैस्तिलैः शूलकरः कफः स्यात् ॥
हृल्लासकासारुचिसंप्रसेका
भुक्तेऽतिमात्रं हि रुजो भवन्ति ॥
सर्वदोषोत्थितः शूलः सर्वलक्षणसंयुतः
द्विदोषलक्षणोपेतो विज्ञेयस्तु द्विदोषजः ॥
स्तंभनाटोपहृल्लासस्तैमित्यच्छर्दिगौरवैः
कफस्य लिंगेन समं शूलमामोद्भवं स्मृतम् ॥
हृदिस्थः कुरुते शूलं मारुतो रसमूर्च्छितः ।
स हृच्छूल इति ख्यातः परमुच्छ्वासरोधकः ॥
बस्तिवंक्षणयोः शूलं संरोधात्कुपितोऽनिलः ।
बस्तिशूल इति ज्ञेयो वातविण्मूत्ररोधकः ॥
दक्षिणं कुक्षिमादाय वामं वा यत्प्रबाध्यते ।
सर्वत्र भ्रमति क्षिप्रं न शान्तिमधिगच्छति ॥
पिपासा वर्धते तीव्रा भ्रमो मूर्च्छा च वेदना ।
विट्शूलमेतद्विज्ञेयं भिषजा दारुणं परम् ॥

उदावर्तनिदानम् २९

रूक्षैः कषायैः कटुतिक्तशीतै-
र्विण्मूत्रवातादिकधारणैश्च ॥
कोष्ठानुगो वायुरतिप्रवृद्धो
मूत्रास्रमेदःकफविड्वहानि ॥ १९५ ॥
स्रोतांस्युदावर्तयति प्रसह्य
तस्मादुदावर्तमिदं वदन्ति ॥
हृद्बस्तिशूलैरतिपीडितस्तु
विड्वातमूत्राणि भवंति कृच्छ्रात् ॥१९६

आनाहनिदानम् ३०

आमं पुरीषं निचितं विबद्धं दुष्टवायुना ।
वर्द्धमानं यथास्वं च तमानाहमुदाहरेत् ॥

आमाशये शूलमथो हृदयस्तंभगौरवम् ।
भवेत्तु पक्वाशयजे श्वासो मूर्च्छा शकृद्वमिः ॥

गुल्मनिदानम् ३१

दुष्टैर्दोषैरेकशः सर्वशश्च
गुल्मः स्त्रीणां पंचमो रक्तजः स्यात् ॥
तस्य स्थानं पार्श्वहृन्नाभिबस्ति-
ग्रन्थिर्वृत्तो जायते गुल्मसंज्ञः ॥१९९॥
कृच्छ्रेण विण्मूत्रचलप्रवृत्ति-
राध्मानमन्नारुचिरूर्ध्ववातः ॥
अपक्ति तृष्णांत्रविकूजनानि
सर्वेषु गुल्मेषु च चिन्हमुक्तम् ॥ २०० ॥
जीर्णेऽन्ने जायते कोपो भुक्ते शांतिश्चलात्मके ।
पित्तगुल्मे ज्वरस्तृष्णा शूलं जीर्यति भोजने
कफगुल्मे गात्रसादहृल्लासच्छर्दिगौरवम् ॥
त्रिदोषजे महच्छूलं दाहस्तृष्णा बलक्षयः ॥
नवप्रसूता या नारी गर्भे वा विसृजेदृतौ ।
करोति गुल्मं सरुजं वायुः संगृह्य शोणितम् ॥
यः स्पंदते पिंडितश्च गर्भलक्षणसंयुतः ।
चिकित्स्यो दशमे मासि गुल्मो ज्ञेयः स रौधिरः

हृद्रोगनिदानम् ३२

दूषयित्वा रसं दोषा विगुणा हृदयं गताः ।
हृदि बाधां प्रकुर्वन्ति हृद्रोगं तं प्रचक्षते ॥
चिंतावेगविनिग्रहश्रमभयाघातप्रसंगादिभिः
हृद्रोगः कफवातपित्तकृमिभिःसर्वैःपृथक्पंचधा
संस्रावारुचिगौरवाग्निसदनं श्लेष्मोद्भवे हृद्गदं
वातोत्थे हृदयं प्रतुद्यतितरां निर्मथ्यते पीड्यते
तृष्णादाहमदभ्रमक्लमरुजः स्वेदश्च पित्तोद्भवे
पांडुत्वं गुरुगौरवं च हृदये दोषत्रयोत्थे भवेत्
उत्क्लेदःकृमिजेऽरुचिर्भ्रममदौ निष्ठीवनं मांद्यता
हृल्लासोवमनंज्वरःक्रमगदस्तीव्रार्तिशोषान्वितः

मूत्रकृच्छ्रनिदानम् ३३

व्यायाममत्स्याध्यशनादजीर्ण-
प्रसंगतीक्ष्णौषधमद्यपानात् ॥
स्युर्मूत्रकृच्छ्राणि नृणां तथाष्टौ
दोषैः पृथक्द्वंद्वसमस्तघातैः ॥ २१० ॥
दोषा यदा कोपमुपेत्य बस्तौ
मूत्रस्य मार्गं परिपीडयन्ति ॥
तदा नरो मूत्रयतीह कृच्छ्रा-
त्तन्मूत्रकृच्छ्रं प्रवदन्ति वैद्याः ॥
तीव्रा रुजो वंक्षणबस्तिमेढ्रे
कृच्छ्रेण मूत्रं भवतीह वातात् ॥
पित्तात्सरक्तं सरुजं सदाहं
कफात्सपिच्छं गुरुता च लिङ्गे ॥ २१२
सर्वाणि रूपाणि च सन्निपाता-
दाघाततो मूत्रनिरोधशूलम् ॥
तदश्मरीरोगसमानलिंगं
मूत्रं सृजेद्रक्तमथापि शुक्रम् ॥ २१३ ॥

मूत्राघातनिदानम् ३४

रौक्ष्याद्वेगविघाताद्वा प्रायो मूत्रस्य धारणात् ।
जायंते कुपितैर्दोषैर्मूत्राघाताः सुदारुणाः ॥

अश्मरीनिदानम् ३५

वायुर्बस्तिगतं शुक्रं कफं पित्तं च शोषयेत् ।
अश्मर्याः क्रमशो वृद्धिं गोपित्तेष्विव रोचना
पूर्वं नाभौ सेवनीबास्तिशीर्षे
पीडाधिक्यं मूत्रकृच्छ्रं ज्वरः स्यात् ॥
मार्गे रुद्धे तत्तया शीर्णधारं ।
मूत्रं गच्छेदल्पमल्पं मुहुश्च ॥ २१६ ॥

प्रमेहनिदानम् ३६

आस्यासुखं स्वप्नसुखं नवान्नं गुडवैकृतम् ।
दधि दुग्धं च कफकृत्सर्वं मेहस्य कारणम्

मेदोमांसं च क्लेदं च कफो बास्तिगतो यदा ।
प्रदूष्य कुरुते मेहानुष्णैः पित्तं तथैव च २१८
तथा धातून्संप्रदूष्य प्रमेहान्कुरुतेऽनिलः ।
देहे चिक्कणता पूर्वं दाहःस्यात्पाणिपादयोः ॥
कासाविपाकारुचिवान्तिनिद्राः
सपीनसाः स्युः कफजे प्रमेहे ॥
दाहव्यथामेहनबस्तिमध्ये
तृष्णाज्वरः पित्तभवे प्रमेहे ॥ २२०
हृद्रोधकंपारुचिकासमूर्च्छा
शूलानि वातप्रभवे प्रमेहे ॥
कालेन याता मधुमेहतां ते
भवन्त्यसाध्या हि तदा प्रमेहाः ॥ २२१
मधुमेहं च तं विद्यात्प्रायो मध्विव मेहति ।
आरोग्यं हि तदा ज्ञेयं यदा मूत्रमनाविलम्
सौवीरकं सुरा तक्रं दधि क्षीरं घृतं गुडम् ।
अम्लेक्षुरसपिष्टान्नातपमांसानि वर्जयेत् २२३

मेदोनिदानम् ३७

मधुरान्नदिवास्वप्नश्लेष्मलाहारसेविनः ।
अव्यायामदधिस्नेहैः प्रायो मेदोऽभिवर्धते ॥
मेदस्तु सर्वभुतानामुदरेष्वस्थिषु स्थितम् ।
अत एवोदरे वृद्धिः प्रायो मेदस्विनो भवेत्
मेदसावृतमार्गत्वात्पुष्यन्त्यन्ये न धातवः ।
मेदस्तु वर्धते तस्मादशक्तः सर्वकर्मसु ॥ २२६

उदरनिदानम् ३८

मंदेऽनलेऽजीर्णसमुद्भवः स्यात्
तस्मादजीर्णान्मलसंचयश्च ।
तेन प्रकोपं समुपेत्य दोषा
निहत्य वन्हिं जठराणि कुर्युः ॥ २२७
दोषैः पृथक् संमिलितैश्च बद्ध-
क्षतोदकप्लीहभिरष्ट तानि ॥
आध्मानमालस्यमशक्तिसादा
विड्रोधतड्दाहगदा हि पूर्वम् ॥ २२८

वातोदरादिनिदानम् ३९

वातोदरे पादकरेषु नाभ्यां
शोफोंगमर्दारुचिगौरवाणि ॥
पित्तोदरे दाहमदातिसार-
भ्रमज्वरास्तृट्कटुता मुखे स्युः ॥ २२९
श्लेष्मोदरे गौरवमंगसादः
श्वासोऽरुचिः पीनसकासशोफाः ॥
दुष्टांबुदूषीविषसेवनाद्वा
विण्मूत्ररोधादिगरप्रदानात् ॥ २३०
दोषाः प्रदुष्टा जठरं प्रकुर्युः ।
दूष्योदरं सर्वभवं वदन्ति ॥
निःसृति कृच्छ्रेण गुदाद्विडल्पं
हृन्नाभिमध्ये जठरस्य वृद्धिः ॥ २३१
बद्धोदरं बद्धगुदं तदेतत्
क्षतोदरं शल्यशराभिघातैः ॥
तस्मात्क्षतांत्रात्स्रवणं गुदे स्या-
न्नाभेरधस्तादुदरस्य वृद्धिः ॥ २३२
वान्तो विरिक्तोऽप्यनुवासितो वा
यः स्नेहपीतः सलिलं सुशीतम् ॥
पिबेत्ततस्तस्य जलावहेषु
स्रोतःसु दुष्टेषु दकोदरं स्यात् ॥ २३३
भृशोन्नतं स्निग्धविवृत्तनाभि
प्रपूर्णमंभोभिरिवायतं तत् ॥
यथा दृतिः क्षुभ्यति कंपते च
जलोदरं शब्दयुतं तथा स्यात् ॥ २३४
विदाह्यभिष्यंदिभिरन्नपानै-
र्नरस्य दुष्टं रुधिरं कफश्च ॥
प्लीहाभिवृद्धिं कुरुते यतस्तत्
प्लीहोदरं वृद्धिमुपैति वामे ॥ २३५
पक्षादूर्ध्वं बद्धगुदं सर्वं जातोदकं तथा ।
जन्मनैवोदरं सर्वं प्रायः कृच्छ्रतमं मतम् २३६

शोफनिदानम् ४०

क्षाराम्लतीक्ष्णोष्णविरुद्धदुष्ट-
गरोपसृष्टान्ननिषेवणेन ॥
वायुः प्रदुष्टः कफपित्तरक्तान्

यानीय दुष्टानि बहिःशिरासु ॥ २३७
ऊर्ध्वं व्रजस्त्वक् पिशिताश्रयं च
शोफं प्रकुर्याद्धनमुन्नतं हि ॥
दोषैः पृथक्द्वंद्वसमस्तघातै-
स्तथा विषैः शोफगदा भवन्ति ॥ २३८
पूर्वं भवेद्गौरवमंगसादः
सोत्सेधमूष्मा च शिरातनुत्वम् ॥
प्रसुप्तिहर्षार्तियुतो हि वातात्
पित्ताच्च शोफो भृशदाहपाकः ॥ २३९
कफात्स्थिरः पांडुररोचकान्वितो
द्वाभ्यां समस्तैश्च विमिश्रलिंगः ॥ २४०
शस्त्रादिछेद्‌भेदेन क्षतेनाघातजःस्मृतः
सविषप्राणिदंष्ट्रादि भल्लाताद्यैर्विषोद्भवः ॥

वृद्धिनिदानम् ४१

वायुश्चाधोगतः क्रुद्धः शोफशूलकरश्चरन् ।
प्राप्य वंक्षणतो मुष्कौ धमनीं फलकोशगाम्॥
प्रपीड्य कुरुते वृद्धिं महतीं फलकोशयोः ।
अंडवृद्धिस्तु सा ज्ञेया भाराध्वांगाविवर्तनैः ॥
वातलैरन्नपानाद्यैः क्षोभितः पवनो यदा ।
प्रपीडितोंतः स्वनवान्वायुर्याति पुनश्च सः
मुष्कौ प्रध्मापयन्नेति सांत्रवृद्धिरुदीरिता ॥

वर्ध्मनिदानम् ४२

गुर्वन्नसेवनात्क्रुद्धो दोषो वंक्षणसंधिगः ।
करोति ग्रंथिवच्छोफं तं वर्ध्मेति विनिर्दिशेत् ॥

गलगंडानिदानम् ४३

कफवातौ गले दुष्टौ मेदःशोणितमास्थितौ ।
कुर्वाते ग्रंथिवच्छोफं मुष्कवल्लंबते तु यः ॥
महान्वा यदि वा ह्रस्वो गलगंडं तमादिशेत् ।
चिरवृद्धिप्रपाकः स्यात्तथा पारुष्यसंयुतः ॥

गंडमालाअपचीनिदानम् ४४

कोलामलककर्कंधुमानैर्मन्यागले तथा ।
कक्षांसवंक्षणे मेदःकफाभ्यां मंदपाकतः ॥
स्याद्गंडमालाबहुभिर्गंडैस्ते ग्रंथयश्चिरात् ॥
अवाप्तपाकास्ते केचित्स्रवन्ति प्रभवन्ति च ।
सैवापचीति कथिता चिरकालानुबन्धतः ॥

ग्रंथ्यर्बुदनिदानम् ४५

मेदोस्रमांसानि शिराः प्रदूष्य
वातादयो विग्रथितं च शोफम् ॥
कुर्वन्ति वृत्तोन्नतमेनमाहु-
र्ग्रंथिर्बुधा मंदविपाकमेव ॥ २५०
गात्रदेशे क्वचिद्दोषा मूर्छिता मांसशोणितम् ।
संदूष्य कुर्वते वृत्तं मांसोच्छ्रायं तदर्बुदम् २५१
महामूलं मंदरुजं ग्रंथितुल्यं घनोन्नतम् ।
मुष्टिकाष्ठैः प्रहाराद्यैर्मांसं दुष्टमवेदनम् २५२
शोफं संजनयेच्छीघ्रं तदुक्तं मांसजार्बुदम् ।
कफमेदोबहुत्वाच्च प्रपाकं याति नार्बुदम् ॥

श्लीपदनिदानम् ४६

मेदोमांसाश्रयं शोफं पादयोः श्लीपदं वदेत्
पुराणोदकभूयिष्ठाः सर्वर्तुषु च शीतलाः ॥
ये देशास्तेषु जायंते श्लीपदानि विशेषतः ।
गुरुत्वं च महत्त्वं च श्लीपदेषु कफाद्भवेत् ॥

विद्रधिनिदानम् ४७

त्वग्रक्तमेदःपिशितानि दुष्ट्वा
दोषाः प्रदूष्यास्थिसमाश्रिता हि ॥
शोफं शनैः संजनयन्ति घोरं
वृत्तं रुजावन्तमथायतं वा ॥ २५६
स विद्रधिः षड्विध एव दोषैः
पृथक् समस्तैः क्षतशोणिताभ्याम् ॥
कृष्णारुणो वा भृशवेदनः स्या-
द्वातोद्भवो विद्रधिरुच्छ्रितश्च ॥ २५७
श्यावो दाहज्वरयुतो विद्रधिः पित्तसंभवः
शरावसदृशः स्निग्धो विद्रधिः कफसंभवः ॥
घाटालो विषमः पाको विद्रधिः सान्निपातिकः
ज्वरस्तृष्णा च दाहश्च क्षतोत्थे विद्रधौ भवेत् ॥
व्यथादाहज्वरकरो रक्तविद्रधिरुच्यते २५९

× × ×

पृथक्संभूय वा दोषा उच्छ्रिता गुल्मरूपिणम्
वल्मीकवत्समुन्नद्धमन्तः कुर्वन्ति विद्रधिम् ॥
गुदे बस्तिमुखे नाभ्यां कुक्षौ वंक्षणयोस्तथा ।
बुक्कयोः प्लीह्नि यकृति हृदये क्लोम्नि वा तथा

तेषामुक्तानि लिङ्गानि बाह्यविद्रधिलक्षणैः
नाभेरुपरिजाः पक्वा यान्त्यूर्ध्वमितरे त्वधः ॥
अधः स्रुतेषु जीवेत्तु स्रुतेषूर्ध्वं न जीवति ।
हृन्नाभिबस्तिवर्ज्या ये तेषु भिन्नेषु बाह्यतः ॥
जीवेत्कदाचित्पुरुषो नेतरेषु कथंचन ॥ २६३

व्रणनिदानम् ४८

शारीरागन्तुभेदेन विज्ञेयो द्विविधो व्रणः ।
दोषैराद्यस्तयोरन्यः शस्त्रादिक्षतसंभवः २६४
वातात्तोदः श्यावता स्फोटनं स्यात्
पित्तात्तृष्णामोहदाहज्वराः स्युः ॥
स्निग्धः पांडुः श्लेष्मणोऽथ व्रणः स्या-
द्रक्ताद्रक्तस्रावयुक्तोऽति दाहः ॥ २६५
दुष्टव्रणे शोणितपूतिपूय-
स्रावश्च कोथो भृशगन्धता स्यात् ।
शुद्धे व्रणे पूर्वविपर्ययः स्या —
द्दंतास्तथा क्लेदविवर्जिताः स्युः ॥ २६६

भग्ननिदानम् ४९

भग्नं समासाद् द्विविधं कांडे संधौ तथैव च ।
सर्वास्ववस्थास्वसुखं भग्नकांडेन जायते ॥
पीड्यमाने भवेच्छब्दः शूलं स्पर्शासहिष्णुता ।
संधिभग्ने भवेच्चिह्नं श्वयथुर्वेदना निशि ॥

नाडीव्रणनिदानम् ५०

पक्वं व्रणमुपेक्षेत बहुपूयसमन्वितम् ।
अभ्यंतरं प्रविशति स्थानं पूयो विदार्य तत्॥
गतिस्तस्यातिगमनान्नाडीवद्वहते सदा ।
तेन नाडी मता सा तु व्रणे नाडीव्रणः स्मृतः

भगंदरनिदानम् ५१

गुदस्य द्व्यंगुले क्षेत्रे पार्श्वतः पिटिकार्तिकृत् ।
भिन्ना भगंदरो ज्ञेयः स च पंचविधो मतः ॥
रूक्षैः कषायैरधिकोपितोनिलो
गुदप्रदेशे पिटिकां करोति याम्
उपेक्षणात्पाकमुपैति दारुणं
रुजा विभिन्नारुणफेनवाहिनी ॥ २७२
तत्रागमो मूत्रपुरीषरेतसां
व्रणैरनेकैः शतपोनकं वदेत् ॥
पित्तं प्रदुष्टं पिटिकां गुदस्थां
करोति रक्तां भृशकोपनैश्च ॥ २७३
सा शीघ्रपाका हिमपूतिवाहं
भगन्दरं चोष्ट्रशिरोधरं तम् ॥
श्वेतावभासः कठिनोऽति कण्डू-
भगन्दरः स्रावयुतः कफात्स्यात् ॥ २७४
पिटिका गोस्तनाकारा बहुस्रावा रुजान्विता
शम्बूकावर्तवन्नाडी शम्बूकावर्तको मतः ॥
क्षताद्गतिः पायुगता वर्धते ह्यनपेक्षणात् ।
कृमयस्तत्र जायन्ते तं विदार्य प्रकुर्वते ॥
व्रणैर्बहुमुखैर्मार्गं तमुन्मार्गं भगन्दरम् ॥
सर्वे भगन्दरा दुःखा घोराः साध्यतां मताः ॥

उपदंशनिदानम् ५२

हस्ताभिघातनखदन्तानिपातनाद्य-
योनिप्रदोषबहुमैथुनसेवनाभ्याम् ॥
शिस्ने भवान्ति हि गदा उपदंशसंज्ञा-
स्ते पंचधा बहुविधैरपचारकैः स्युः २७८
सतोदभेदस्फुरणैः कृष्णैः स्फोटैर्युतोऽनिलात्।
रक्तस्फोटैर्युतः पित्तात्कण्डुरैः शोफसंयुतैः ॥
घनस्रावयुतैः शुक्लैः स्फोटैर्युक्ता भवेत्कफात् ।
नानास्रावरुजायुक्तस्त्वसाध्यः स्यात्त्रिदोषजः
प्रशीर्णमांसं संजर्ग्यं कृमिभिस्तं विवर्जयेत् ॥
उपदंशे जातमात्रे क्रियां कुर्यान्न मूढधीः ॥
दाहपाककृमियुतो म्रियते शीर्णशिस्नकः २८१

लिङ्गार्शनिदानम् ५३

लिङ्गस्योपरि संघातैरंकुरैरिव संहतैः ।
क्रमेण जायते वर्त्तिस्ताम्रचूडशिखोपमा ॥
कोशस्याभ्यन्तरे संधौ पिच्छिला च सवेदना
लिङ्गवर्तिरिति ख्याता लिङ्गार्श इति केचन

शूकदोषनिदानम् ५४

मूढधीः शेफसो वृद्धिमक्रमाद्योभिवांच्छति ॥
पिटिकास्तस्य जायंते ताःसर्वाः शूकजाःस्मृता

कुष्ठनिदानम् ५५

विरुद्धदुष्टाशुचिभोजनानि
नवान्नपानं दधिमत्स्यमाषाः ॥

तिला गुडक्षीरदिवातिनिद्रा
व्यवायमम्लं गुरुधर्षणानि ॥ २८४
एतैश्च दुष्कर्मभिराशु दुष्टा
वातादयस्त्वग्रुधिरं च मांसम् ॥
संदूष्य कुर्वन्ति गदं नराणां
स कुष्ठरोगः कथितो भिषग्भिः २८५
उदुंबरमृक्षकजिह्वसंज्ञं
कपालकं सिध्मकपुण्डरीके ॥
वैपादिकं काकणमण्डले च
किलासदद्रू किटिभं च चर्म २८६
कण्डूस्तथा चर्मदलं च पामा
विचर्चिविस्फोटशतारुकाणि ॥
कुष्ठानि चाष्टादशसंमतानि
तेषां तु पूर्वं व्रणदाहपामाः ॥ २८७
उदुम्बरफलाभासं कुष्ठमौदुम्बरं स्मृतम् ।
कर्कशमृक्षजिह्वाभमृक्षजिव्हं तदुच्यते ॥ २८८
कृष्णारुणं च पुरुषं कपालाभं कपालकम् ।
प्रायश्चोरसि तत्सिध्ममलाबुकुसुमोपमम् ॥
सश्वेतरक्तपर्यन्तं पुण्डरिकं च तत्समम् ।
वैपादिकं पाणिपादस्फुटनं तीव्रवेदनम् ॥
काकणं नैव सिध्येच्च गुञ्जाभं तीव्रवेदनम् ।
श्वेतरक्तं स्थिरं स्निग्धमुत्सन्नं मण्डलं स्मृतम् ॥
कण्डूमाद्भिः सरागैश्च गण्डैरेतत्किलासनम् ।
सकण्डुरागपिटिका दद्रुमंडलमुद्गता ॥
श्यावं बहुखरस्पर्शं किटिभं नाम तत्स्मृतम् ।
श्यावं कुष्ठं च चर्माख्यं बहलं हस्तिचर्मवत् ॥
स्फोटैः पाण्योः स्फिजोर्युक्ता
कण्डूरुक्ता मनीषिभिः ।
रक्तं सशूलं सस्फोटं तच्चर्मदलसंज्ञितम् ।
सूक्ष्मा बव्ह्यः कण्डुमत्यः पामेति पिटिकाः स्मृताः
सकण्डूः पिटिका श्यावा बहुस्रावा विचर्चिका
स्फोटाः श्यावारुणाभासा विस्फोटास्तुतनुत्वचः
रक्तश्यावं सदाहार्तिं शतारुः स्याद्बहुव्रणम् ॥
श्यावारुणं रूक्षतरं सतोदं
तद्वातकुष्ठं प्रवदन्ति वैद्याः ॥
पित्ताच्च दाहस्रुतिरागयुक्तं
कफाद्घनं क्लेदि सकण्डुकुष्ठम् ॥ २९७
प्रसङ्गात् गात्रसंस्पर्शादेकत्रासनभोजनात् ।
नेत्रस्पन्दो ज्वरः कुष्ठं संक्रामन्ति नरान्नरम् ॥
नासिकाग्रिमविभागविभङ्गो
हस्तपाददवथुः श्वयथुश्च ॥
अङ्गुलीविगलनं स्वरहानि-
स्तद्गलान्निगादितं किल कुष्ठम् ॥ २९९

उदर्दकोठनिदानम् ५६

शीतानिलस्पर्शगुणेन दुष्टौ
कफानिलौ पित्तमवाप्य देहे ॥
विसर्पतोऽन्तर्बहिराशु पूर्वं
शोफं सकण्डूं कुरुतः सदाहम् ॥ ३००
वरटीदष्टसंस्थानः शोफः स्याज्ज्वरवांतिमान्
उदर्दः स तु विज्ञेयः शीतपित्तमथापरे ॥
असम्यग्वमनोदीर्णपित्तश्लेष्मान्ननिग्रहैः ।
मण्डलानि सकण्डूनि यत्र स्युः कोठसंज्ञितः ॥
वाताधिकं शीतपित्तमुदर्दश्च कफाधिकः ।
कण्डूमण्डलरागैश्च युक्तोऽसौ कोठसंज्ञितः ॥

अम्लपित्तनिदानम् ५७

विदाहिकट्वम्लविरुद्धपित्त-
प्रकोपिपानान्नरतस्य जंतोः ॥
पित्तं विदग्धं भृशसंचितं प्राक्
तदम्लपित्तं मुनिभिः प्रदिष्टम् ॥ ३०४
तिक्ताम्लोद्गारहृत्कंठदाहापक्त्यरुचिक्लमैः ।
उत्क्लेशगौरवैरेतैश्चाम्लपित्तं विदुर्बुधाः ॥
तृष्णामूर्च्छावह्निसादभ्रममोहकरं हि तत् ।
तिक्ताम्लं वमनं कुर्यादभुक्तो भुक्त एव वा ॥
हस्तपादे च दाहौष्ण्यं महतीमरुचिं ज्वरम् ।
मंडलं पिटिकाकंडूकोठान् संजनयेच्च तत् ॥
सानिलं सानिलकफं सकफं तच्च लक्षयेत् ।
वाते कंपो वमिः शूलं कफे ष्ठीवनगौरवम् ॥
उभयोर्जायते चिन्हं कफमारुतसंभवे ॥
रोगोयमम्लपित्ताख्यो
बलात्साध्यो नवोत्थितः ॥ ३०९

विसर्पनिदानम् ५८

कट्वम्लतीक्ष्णोष्णनिषेवणेन
दोषाः प्रदुष्टा रुधिरं च मांसम्।
त्वचो लसीकाः प्रविदूष्य धातून्
विसर्परोगं जनयन्ति घोरम् ॥ ३१०
विसर्पः स तु विज्ञेयः सर्वतः परिसर्पणात्।
पृथग्द्वंद्वसमस्तैश्च दोषैः सप्तविधो मतः ॥
वातज्वरसमो वातात् पित्तात् शोफस्तु शीघ्रगः
कफात्कंडूयुतः स्निग्धस्त्रिदोषात्सर्वरूपधृक् ॥
आग्नेयो वातपित्ताभ्यां
ग्रंथ्याख्यः कफवातजः।
यस्तु कर्दमको घोरः स पित्तकफसंभवः ॥
यं यं देशं विसर्पश्च विसर्पति भवेत्स सः।
अग्निदग्ध इव स्फोटैश्चीयते दाहरोगवान् ॥
अंगं चितमिवांगारैर्यत्र सोऽग्निविसर्पकः।
पंकवत् शीर्णमांसो यः कर्दमाख्यमुशंति तम्

विस्फोटनिदानम् ५९

कट्वम्लोष्णादिभिर्दोषाः
कुपिता मांसशोणितम् ॥
संदूष्य कुर्वते घोरान्
विस्फोटान्ज्वरसंयुतान् ॥ ३१६ ॥
अग्निदग्धनिभाः स्फोटा
गात्रे सर्वत्र वा क्वचित् ॥
जायन्ते विविधाकारा विस्फोटक इति स्मृतः ॥

स्नायुकनिदानम् ६०

दोषः प्रकोपमुपगम्य करोति शोफं
शाखासु तत्क्षतभवं पिशितं विशोष्य ॥
कुर्याच्च तंतुसदृशं प्रविभिद्य शोफं
स स्नायुको बहिरुपैति शनैः शनैर्यत् ॥
अपक्वाद्दुःखबाहुल्यं च्छेदात्पक्वं समाहरेत्।
तत्पाताच्छोफशान्तिः स्यात्
पुनः स्थानान्तरे भवेत् ॥ ३१९ ॥
वालः स एव विज्ञेयः क्रिया कार्या विसर्पवत्
स्नेहस्वेदप्रलेपादि कर्म कुर्याद्यथायथम् ॥

मसूरिकानिदानम् ६१

ओषश्चतुर्धा कथितो नराणां
व्याधिस्वभावोऽयमहेतुजश्च ॥
तक्रौरिकाकस्मिकशीतलानां
भेदादमीषां ज्वर एव पूर्वम् ॥ ३२१ ॥
कासः प्रलापोऽरुचिदाहतृष्णा
भ्रमांगसादारतयो भवन्ति ॥ ३२२ ॥
तक्रवर्णास्तु तक्राख्या रुजोत्पत्तिलयान्विताः।
प्रवालचूर्णवर्णाभास्तीव्रज्वरपुरस्सराः ॥
औरिका चेति विख्याता नवमेहानि शाम्यति।
स्फोटा वपुषि दृश्यन्ते दाहज्वररुजान्विताः ॥
आकस्मिकोत्पातिलयास्तेनैवाकस्मिका मताः
पक्वपीलुसदृशा ज्वरवंतः
स्फोटकाश्चिमचिमान्वितगात्राः।
यत्र कण्डुमयो बहुधा स्युः
शीतला च कथिता मुनिभिः सा ॥

क्षुद्ररोगानिदानम् ६२

ग्रन्थिता नीरुजा स्निग्धाः पिटिका मुद्गसंनिभाः
वातश्लेष्मोद्भवा ज्ञेया बालानामजगल्लिकाः ॥
बाहुपार्श्वांसकक्षासु कृष्णस्फोटा सवेदना।
पित्तप्रकोपसंभूता सा कक्षेत्यभिधीयते ॥
कर्णस्याभ्यन्तरे जातां पिटिकामुग्रवेदनाम्।
स्थिरां पनसिकां तां तु
विद्यादन्तः प्रपाकिनीम् ॥ ३२८ ॥
विदारीकन्दवद्वृत्ता कक्षावंक्षणसन्धिषु।
विदारिका भवेद्रक्ता सर्वजा सर्वलक्षणा ॥
अवेदनं स्थिरं चैव यस्मिन्गात्रे प्रदृश्यते।
माषवत्कृष्णमुत्सन्नं मालिनं माषमादिशेत् ॥
कृष्णानि तिलमात्राणि नीरुजानि समानि च
वातपित्तकफोद्रेकाद्विद्यात्तांस्तिलकालकान् ॥
शाल्मलीकंटकप्रख्याः कफमारुतरक्तजाः।
जायंते पिटिका यूनां ज्ञेयास्ता मुखदूषिकाः ॥
महद्वा यदि वा स्वल्पं
श्यावं वा यदि वा सितम् ॥
नीरुजं मंडलं गात्रेन्यच्छमित्यभिधीयते ॥

क्रोधायासप्रकुपितो वायुः पित्तेन संयुतः ।
मुखमागत्य सहसा मंडलं विसृजत्यतः ॥
नीरुजं तनुकं श्यावं मुखे व्यंगं तमादिशेत् ।
कृष्णमन्यत्र वा गात्रे मुखे वा नीलिकां विदुः
परिक्रमणशीलस्य वायुरत्यर्थरूक्षयोः ।
पादयोः कुरुते दारीं सरुजां तलसंस्थिताम्॥
नखमांसमधिष्ठाय वातपित्तं च देहिनाम् ।
कुरुते दाहपाकौ च तं व्याधिं चिप्यमादिशेत्
अरूंषि बहुवक्त्राणि बहुक्लेदीनि मूर्धनि ।
कफासृक्कृमिकोपेन नृणां विद्यादरूंषिकाम् ॥
दारुणा कण्डुरा रूक्षा केशभूमिः प्रपद्यते।
कफमारुतकोपेन विद्याद्दारुणकं ततः ॥
रोमकूपानुगं पित्तं वातेन सह मूर्च्छितम् ।
प्रच्यावयति रोमाणि ततः श्लेष्मा सशोणितः
रुणद्धि रोमकूपांश्च ततोऽन्येषामसंभवः ।
तदिन्द्रलुप्तं खालित्यं रुज्येति च विभाव्यते ॥
कक्षाभागेषु ये स्फोटा जायंते मांसदारुणाः।
अंतर्दाहज्वरकरा दीप्तपावकसन्निभाः ॥३४२
तामग्निरोहिणीं विद्यादसाध्यां सन्निपातजाम्।
सप्ताहाद्वा दशाहाद्वा पक्षाद्वा हन्ति मानवम् ॥
प्रवाहणातिसाराभ्यां निर्गच्छति गुदो बहिः
रूक्षदुर्बलदेहस्य गुदभ्रंशं तमादिशेत् ॥ ३४४
स्नानोत्सादनहीनस्य मलो वृषणसंश्रितः ॥
प्रक्लिद्यते यदा स्वेदात्सकंडूं जनयेत्तदा ।
कंडूयनात्ततः, क्षिप्रं स्फोटः स्रावश्च जायते ॥

मुखरोगाः ६३

प्राहुर्वृषणकच्छूं तां श्लेष्मरक्तप्रकोपजाम्
आनूपमांसक्षवमाषदुग्ध—
दध्यादिनां सेवनतः प्रकोपम् ॥
उपेत्य दोषा वदनेषु कुर्युः
कफोत्तरान् रोगचयाननेकान् ॥ ३४७
दाल्येते परिपाट्येते ओष्ठौ मारुतकोपतः॥
चीयेते सरुजौ पित्तात्पिटिकाभिः समंततः॥
कफादोष्ठौ च भवतः पिच्छिलौ शीतलौ गुरू
अनेकपिटिकाव्याप्तौ सन्निपाताद्रुजान्वितौ॥
रक्ताद्रक्तोपसृष्टौ च शोणितं स्रवता भृशम्
दंतमूलमुखकंठजा गदाः
प्रायशोऽस्रकफकोपजा मताः ॥
लेखनात्स्फुटिता जिव्हा प्रसुप्ता नीलवर्णका ॥
पित्तात्सदाहदीर्घैश्च सरक्तैः कंटकैर्वृता ॥
कफेन गुर्वी बहला मांसोच्छ्रायैः सकंटकैः ॥
दीर्घः शोफस्तालुमूले प्रवृद्धः
श्लेष्मासृग्भ्यां ध्मातबस्तिप्रकाशः ॥
तृष्णाकासश्वासकृत्तं वदंति
व्याधिं वैद्याः कंठशुंडीति नाम्ना ॥

कर्णरोगनिदानम् ६४

यदा श्रोत्रगतो वायुः समंतात्परिसंचरन् ।
कर्णयोः कुरुते शूलं कर्णशूलः स उच्यते ॥
कर्णस्रोतःस्थिते वाते श्रूयंते विविधाः स्वराः
भेरीमृदंगशंखानां कर्णनादः स उच्यते ॥
वायुः शब्दवहं श्रोत्रमावृत्य परितिष्ठति ॥
शुद्धः श्लेष्मान्वितो वापि बाधिर्यं तेन जायते
शिरोभिघातादुदके मज्जनाद्वा प्रपाकतः ।
कर्णोनिलात्स्रवेत् पूयं स कर्णस्राव उच्यते ॥
पतंगाः शतपद्यश्च कर्णमार्गे प्रविश्य हि
व्याकुलत्वमसंतोषं भृशं कुर्वन्ति वेदनाम् ॥
कर्णौ निस्तुद्यते तेन तथा फरफरायते ।
कीटे चरति रुक् तीव्रा निष्पंदे मंदवेदना ॥

नासारोगनिदानम् ६५

अरुचिः शिरसो जाड्यं नासास्रावस्तनुः स्वरः
क्षामः ष्ठीवेत्ततोऽभीक्ष्णमामपीनसलक्षणम् ॥
स्वरशुद्धिर्घनः श्लेष्मा परिपक्वस्य लक्षणम् ॥

प्रतिश्यायनिदानम् ६६

वेगसंधारणाजीर्णशोकमैथुनजागरैः ।
स्वयं मूर्ध्निगताः दोषाः प्रतिश्यायकराः स्मृताः
शिरसः परिपूर्णत्वमंगमर्दः क्षवस्तथा ॥
उपद्रवाश्चाप्यपरे प्रतिश्याये पुरःसराः ।
शंखयोरनिलात्तोदो गलताल्वोष्ठशुष्कता ।
पित्तात्कृशोति पांडुः स्यात्संतप्तो मानवो भृशम्
कफात्मके स्रवेद्घ्राणाच्छीतः पांडुः
कफो मुहुः ।
संपक्वोप्यावपक्वो वा भूत्वा नश्यति चासकृत्॥

गलताल्वोष्ठशिरसां कडुः सर्वोद्भवः स्मृतः ।
रक्तजे तु प्रतिश्याये रक्तस्रावः प्रवर्तते ॥
आनद्धा पिहिता क्लिन्ना
शुष्का नासा पुनः पुनः ।
पूतिगन्धश्च निःश्वासो
गंधान् जानाति नो नरः ॥ ३६५
इत्थं दुष्टप्रतिश्यायं कृच्छ्रसाध्यं बुधा विदुः ।
सर्व एव प्रतिश्यायाः कालेनाप्रतिकारिणः ॥

नेत्ररोगनिदानम् ६७

बाष्पावरोधबहुमैथुनशोकताप-
क्लेशप्रसक्तवमनप्रतिरोधनेन ॥
विण्मूत्रवातकृमिनिग्रहधूमयोगा-
दत्युष्णतो हि नयने प्रभवन्ति रोगाः ॥
शिरानुसारिभिर्दोषैर्विगुणैरूर्ध्वमागतैः ।
जायन्ते नेत्रभागेषु रोगाः परमदारुणाः३६८
वातात्पित्तात्कफाद्रक्तादभिष्यन्दश्चतुर्विधः ।
प्रायेण जायते घोरः सर्वनेत्रामयाकरः ॥
कष्टान्निमेष उन्मेषः सशल्यमिव लोचनम् ।
सरागशोफमनिलान्मन्याशाखादिषु व्यथा ॥
दुष्टवाताभिधानोऽयमभिष्यन्दो निगद्यते ।
वाताभिष्यन्दके स्तंभनिस्तोदौ शिशिराश्रुता
पित्ताभिष्यन्दके दाहप्रपाकौ पीतनेत्रता ।
कफाभिष्यन्दे गुरुता नेत्रे शोफश्च शैत्यता ॥
रक्ताभिष्यन्दे ताम्राश्रुव्यथा लोहितनेत्रता ।
वृद्धिंगतैरभिष्यन्दैर्नराणामक्रियावताम् ॥
अधिमंथास्तु तावन्तो नयने तीव्रवेदनाः ।
उत्पाट्यत इवात्यर्थं नेत्रं निर्मथ्यते तथा ॥
शिरसोऽर्द्धं च तं विद्यादधिमंथं स्वलक्षणैः ।
नेत्ररोगं व्यथाशोफयुक्तमामान्वितं विदुः ॥
मंदवेदनता कंडूः पक्वं दोषं तमादिशेत्॥३७६

शिरोरोगानिदानम् ६८

दोषैः पृथक्समस्तैश्च क्षयेण कृमिशोणितैः ।
सूर्यावर्तानंतवाताधार्वभेदकशंखकाः ॥
एकादश शिरोरोगा जायंते दुष्टभोजनात् ।
मन्याग्रहोंगगुरुता पूर्वमेषां प्रजायते ॥ ३७८
रुजोनिमित्तं शिरसश्च तोदा
भवंति रात्रावधिकास्तु वातात् ॥
भृशोष्णमंगारचितं शिरो हि
नासा तथा धूमवती च पित्तात् ॥ ३७९
शिरो गुरु स्तब्धहिमं कफात्स्यात्
सर्वाणि लिंगानि च सन्निपातात् ॥
रक्तात्मके पित्तसमानलिंगं
स्पर्शासहत्वं शिरसो भवेच्च ॥ ३८०
क्षयोत्थो हि शिरोरोगो भवेदुग्रप्रवेदनः ।
स्वेदच्छर्दनधूमास्रमोक्षनस्यैर्विवर्धते ॥ ३८१
भृशं व्यथा स्रवेद्घ्राणात्सलिलं कृमिजे गदे
सूर्योदये मंदमंदमाक्षिभ्रूषु व्यथा भवेत् ॥
सूर्यप्रवृत्तौ स्वल्पा स्यात्सूर्यावर्त इति स्मृतः ।
गृहीत्वार्धं च शिरसः सकफो वायुरुद्धतः ॥
मन्याभ्रुशंखकर्णाक्षिललाटार्धेषु वेदनाम् ।
शस्त्रारणिसमां तीव्रां कुर्यात्सोऽर्धावभेदकः ॥
तीव्ररुक्शंखकस्त्याज्यस्त्र्यहाद्भेषजमाचरेत्

स्त्रीरोगनिदानम्

प्रदरनिदानम् ६९

मद्यातिपानमतिमैथुनगर्भपाता-
ऽजीर्णाध्वशोकगरयोगदिवातिनिद्राः ॥
स्त्रीणामसृग्दरगदो भवतीति तस्य
प्रत्युद्गतौ भ्रमरुजौ दवथुप्रतापौ ॥३८६
दौर्बल्यमोहमदपांडुगदाश्च तंद्रा
तृष्णा तथानिलरुजो बहुधा भवंति ॥
तं वातपित्तकफजं त्रिविधं चतुर्थम् ·
दोषोद्भवं प्रदररोगमिदं वदन्ति ॥
वाताद्रूक्षं फेनिलं शोणमल्पं
पित्तात्पीतं नीलकृष्णारुणं स्यात् ॥
श्वेतं रक्तं पिच्छिलं श्लेष्मकोपात्
दुर्गन्ध्युष्णं क्षौद्रवर्णं त्रिदोषात् ॥ ३८८
शशास्रवर्णप्रतिभासमानं
लाक्षारसेनापि समं तथा स्यात् ॥

तदार्तवं शुद्धमतो वदन्ति
न रंजयेद्वस्त्रमिदं यदेतत् ॥ ३८९

योनिरोगनिदानम् ७०

मिथ्याचाराद्बीजदोषादतिमैथुनसेवनात् ।
स्त्रीणां तु योनिरोगाः स्युः प्रदुष्टेनार्तवेन च
परिप्लुता विप्लुता च वंध्योदावर्तका तथा
चतुर्द्धा तु भवेद्योनिस्तस्या लक्षणमुच्यते ॥
परिप्लुतायां जायन्ते ग्राम्यधर्मे रुजो भृशम् ।
पविप्लुतायां सदा पीडा वंध्या नष्टार्तवा मता
सफेनिलमुदावर्ता रजः कृच्छ्रेण मुंचति ।
सदाहं क्षीयते रक्तं यस्यां सा लोहितक्षया

गर्भिणीलक्षणम् ७१

छर्दिरुद्विग्नतागंधादशुभात्संप्रजायते ।
प्रसेको वपुषः सादो गार्भिण्या लक्षणं स्मृतम्

मक्कल्लनिदानम् ७२

वायुः प्रकुपितः कुर्यात्संरुध्य रुधिरं च्युतम्
सूताया हृच्छिरोबस्तौ शूलं मक्कल्लसंज्ञितम्

सूतिकारोगनिदानम् ७३

कं१ः प्रलापो गुरुता शरीरे
ज्वरातिसारौ सदनं पिपासा ।
एतानि चिह्नानि भवन्ति यस्मिन्
तं सूतिकारोगमुदाहरन्ति ३९६

बालरोगनिदानम् ७४

त्रिविधः कथितो बालः क्षीरान्नोभयवर्धनः ।
तदेव भेषजं कार्यं महतां यज्ज्वरादिषु ॥
वाताद्दुष्टं पिबंस्तन्यं बद्धविण्मूत्रमारुतः ।
पित्ताद्भिन्नमलो बालः कामलापित्तरोगवान्
कफदुष्टं पिबन् क्षीरं लालालुः श्लेष्मरोगवान्
शिशोस्तीव्रा रुजःसम्यक् रोदनाल्लक्षयेद्भिषक्

विषनिदानम् ७५

स्थावरं जंगमं चेति द्विविधं विषमुच्यते ॥
स्थावरं कंदमूलादि सर्पलूतादि जंगमम्४००
आद्ये ज्वरश्वासवमिप्रदाहा
मूर्च्छारुचिः कंठनिरोधहिक्के ॥
स्युर्जंगमे दाहसलोमहर्ष-
प्रसेकरोमाद्भ्रमशोफतंद्राः ॥ ४०१

विषदलक्षणानि ७६

विषदः श्यावशुष्कास्यो विलक्षो वीक्षते दिशः
स्वेदवेपथुमांस्त्रस्तो भीतः स्खलति जृंभते ॥
विरुद्धाध्यशनक्रोधक्षुत्तृष्णायासमैथुनम् ।
वर्जयेद्विषभुक्तो हि दिवास्वप्नं विशेषतः ॥

पुण्यपत्तनस्थायुर्वेदविद्यालयप्रधानाध्यापक–पण्डितरामचन्द्रशास्त्रिकिञ्जवडेकरेण प्रतिसंस्कृतः
टिप्पिण्या च परिष्कृतः

अष्टाङ्गसङ्ग्रहः ।

निदानस्थानस्य सूत्रसूची ।

द

वैद्यपण्डितरामचन्द्रशास्त्रिकिंजवडेकरभिषगाचार्यविरचितो

अष्टांगसंग्रहनिदानस्थान–

रोगलक्षणकोशः ।

असहत्वं शब्दस्य—रसक्षयजतृष्णायाम् २०५, ध्वंसके (मदात्यये) २२९, वातजहृद्रोगे १८८, **–स्वगन्धस्य** मेदोगते ज्वरे ९५

अस्वप्नः—मज्जगतवातव्याधौ ६००

अस्वास्थ्यं हृदयस्य—सर्वधात्वावृते वायौ ६७०

अहर्षणं स्त्रीषु—कफग्रहण्याम् ३०६

आ

आकुञ्चनं वक्षोभिमुखम्—अन्तरायामे ६११; **–पृष्ठाभिमुखं** बाह्यायामे ६१२, **–त्वचि** उत्ताने वातशोणिते ६४०; **–सन्धीनाम्** सर्वाङ्गाश्रयवातव्याधौ ६०५

आक्षेपकः—रक्तार्शस्सु २७४, सर्वाङ्गाश्रयवातव्याधौ ६०५, आक्षेपकव्याधौ ६०६

आचारस्य युक्तायुक्तता—द्वितीये मदे

आटोपः—आमातीसारे २९५, अग्निमान्द्ये (ग्रहण्याम्) ३०८, कुक्षिविद्रधौ ४१३, वातगुल्मे ४३५, **–उदरे** आनाहे ४४५

आध्मानम्—यमलायां हिध्मायाम् १४९, कफतृष्णायाम् २००, आमजतृष्णायाम् २०२, उदावर्ते २७५, अग्निमांद्ये (ग्रहण्याम्) ३०८, विषमाग्निदोषे (ग्रहण्याम्) ३०८, वाताष्ठीलायाम् ३३३, मूत्रजठरे ३३६, आंत्रजाण्डवृद्धौ ४२७, उदरे ४५४, प्लीहोदरे ४६१ **–कुक्ष्योः** उदरे ४५०,४५४; **–जीर्णान्ने** वातग्रहण्याम् ३०४ **–जीर्यत्यन्ने** वातग्रहण्याम् ३०४; **–शिराणाम्** सिरागतवातव्याधौ ६०२, **–बस्तौ** मूत्रावृते वायौ ६६८, **–उदरस्य** उदरे ४५०

आननं विभ्रान्तम्—महाश्वासे

आनामः मर्माश्रितव्रणेन वायोः प्रकोपे देहस्य व्रणायामे ६१३

आनाहः—वातविद्रधौ ४०५, वातिकप्लीहोदरे ४६२, वातजपाण्डुरोगे ४७९, कफजकृमिरोगे ५७९, पक्वाशयगतवातव्याधौ ५९३, **भुक्ते** विडावृते वायौ ६६९ **–वंक्षणयोः** कफार्शस्सु २७२; **–लिङ्गानि** अष्ठीलायाम् ४४६

आन्ध्यम् रक्तस्यातिप्रवृत्तौ—रक्तार्शस्सु २७४

आमं शकृत्—अर्शस्सु २६९; कफातीसारे २९०; वातग्रहण्याम् ३०४;

आमस्रावः—छिद्रोदरे ४६६, कर्दम (कफपित्तज) विसर्पे ५१३, **–बहुलाः** अतीसारग्रहण्यादयः –कफार्शस्सु २७२, **–श्लेष्मसंसृष्टशकृत्प्रवर्तनम्** कफग्रहण्याम् ३०६

आयामः—वातविसर्पे ५०७, उत्ताने वातशोणिते ६०४

आयामौ—स्नावास्थितवातव्याधौ ६०३;

आमया—नासायाः उदानवायुकोपे ६५२; **–शिरोगताः** उदानवायुकोपे ६५२; **–श्रवणयोः** उदानवायुकोपे ६५२

आयासः—उत्ताने वातशोणिते ६१०;**–कामता** कफावृत्ते वायौ ६६०

आलस्यम्—सामज्वरे ७३; कफहृद्रोगे १९०; कफजतृष्णायाम् २००, कफजमदे २३६, कफार्शस्सु २७२, कफातीसारे २९०, कफगुल्मे ४३७, सामवायौ ६५६, अर्शस्सु (अधिकम्) २६९,**–इन्द्रियाणाम्** (विषयग्रहणाशक्तत्वम्)–कफार्शस्सु २७२

आविलं मूत्रम्—प्रमेहेषु ३५१; इक्षु (कफ) मेहे ३५५; सान्द्र (कफ) मेहे ३५६

आवृतनाभि उदरम्–दकोदरे ४६७

आसङ्गः अङ्गचेष्टानाम्—पित्तावृते व्यानवायौ ६७३

आस्यं शुष्कम्—छिन्नश्वासे १४०, **–पूति** राजयक्ष्माणे १६१**–मधुरम्**–कफजे अरोचके १७७, **कषायम्**-वातजे अरोचके १७७,शोकजे अरोचके,१७७; कामजे अरोचके १७७, लोभजे अरोचके १७७,**–विरसम्** सन्निपातजे अरोचके १७७, ग्रहजे अरोचके १७७, वातजतृष्णायाम् १९८, प्लीहोदरे ४६१; वातजपाण्डुरोगे ४७९**–तिक्तम्** पित्तजतृष्णायाम् १९९, पित्तजे अरोचके १७७, क्रोधजे अरोचके १७७,**–कटुकम्**-पित्तोदरे ४५७,**–कृष्णम्** वाताजार्शस्सु २७०

आस्यस्रवणम्—कफजकृमिरोगे ५७९

आस्योपलेपः—कफग्रहण्याम् ३०६

उ

उच्छ्वासोपरोधः–वातगुल्मे ४३५

उत्साहभ्रंशः-व्यानवायुकोपे ६५३

उदरं अराजि-बद्धगुरोदरे ४६५,**–निष्पीडितमिव** वातज्वरे ३९,**–महत्** कफोदरे ४५८; दकोदरे ४६७;**–सस्वेदम्** पित्तोदरे ४५७

उच्छ्वासग्रहः–कफावृते प्राणवायौ ६७६

उत्कम्पः–तृष्णायाम् १९७

उत्क्लेशः—पच्यमानज्वरे ७३, रसगे ज्वरे ९२, मदात्यये २२३, कफातिसारे (थूत्करणे) २९०, कफविद्रधौ ४०७, कफोदरे ४५८

उत्क्षेपः उरसः-बाह्यायामे ६१२

उत्थानं आशु कुष्ठस्य–औदंबरं (पैत्तिक) कुष्ठे ५३३

उत्पातः स्वप्ने—वातिकमदात्यये २२४

उत्सर्जनं शकृतः अन्नेन पीडितस्य—विडावृते वायौ ६६९,**–शीघ्रं गर्भस्य** शुक्रगतवातव्याधौ ६०१

क

काठिन्यं श्वासस्य —अपतंत्रके ६०७
कठिनत्वं —आमविद्रधौ ४१४, वातजार्शस्सु २७०, कफजाण्डवृद्धौ ४२३, श्लैष्मिकप्लीहोदरे ४६२
कण्टकिता त्वक् —वातज्वरे ३९
कण्ठः शूकैरिवाचितः —कफजतृष्णायाम् २००, **-स्य लेपः** इव मेदोजस्वरभेदे १७४, कफजे स्वरभेदे १७१
कण्डूः —कफविसर्पे ५०९, कृमिजछर्द्याम् १८६, वातबस्तौ ३३०, कृमिहृद्रोगे, १९२, कफाधिके वातशोणिते ६४५, **-अधिका** रक्ताधिके वातशोणिते ६४३, **-कुष्ठे अल्पा** कापाल (वातिक) कुष्ठे ५३२, **-गुदे** पुरीषजकृमिविकारे ५८६, **-त्वचि** उत्ताने वातशोणिते ६४० –मंडल (कफज) कुष्ठे (अधिका) ५३४, चर्मदल (श्लेष्मपित्तज) कुष्ठे ५४८, किटिभ-(वातश्लेष्मोद्भव) कुष्ठे, ५३९, दद्रु (श्लेष्मपित्तज) कुष्ठे ५४३, पुण्डरीक (श्लेष्मपित्तज) कुष्ठे ५४५, कफज-श्वित्रकुष्ठे ५६३, **-मत्त्वम्** कफजाण्डवृद्धौ ४२३, कफजशोफे ४९७, **-मान्द्यम्** पक्वविद्रधौ ४१४, **-ला मांसकीलाः** योन्यर्शस्सु २७९, मेढ्रार्शस्सु २७९
कण्ठः शूकावृत इव —सन्निपातज्वरे ४७
कपालाभं कुष्ठम्—कापाल (वातिक) कुष्ठे ५३२
कफसहितं पुरीषम् —मृज्जन्यपाण्डुरोगे ४८३, कफातीसारे २९०. **-मूत्रम्** शनैः (कफज) मेहे ३६२,
कम्पः —वातजपाण्डुरोगे ४७९, वातिकमदात्यये २२४, क्षतजकासे १२७, मदात्यये २२३, महाश्वासे १४१, विषजमदे २४०, रसक्षयजतृष्णायाम् २१५, अर्शस्सु २६९, सर्वांगाश्रयवातव्याधौ ६०५, क्रोधजे ज्वरे (अभिषंगाख्ये) ५८, वातजशोफे ४९५, —**ग्रीवायाः** —यमलायां हिध्मायाम् १४९, **-मूर्ध्नि** अर्दिते ६१७, **शिरसः** –यमलायां हिध्मायाम् १४९, **-गमनारम्भे** कलायखञ्जे ६२६
कर्णरोगः —अर्शस्सु २६९
कषायमधुरं मूत्रम् —मधु (वातज) मेहे ३७३, **-रसत्वम्** वातज्वरे ३९, **-वमनम्** वातजायां छर्द्याम् १८१
कसनम् —कासे ११९
कार्श्यम् —विषमज्वरे (धातुषु लीनदोषत्वात्) ८४, कफजकृमिरोगे ५८९, पुरीषजकृमिविकारे ५८६, रक्तगतवातव्याधौ ५९७, ग्रहण्याम् ३०३, वातज-मूर्च्छायाम् २४२, अर्शस्सु २६९.
कार्ष्ण्यम् —मूत्रशर्करायाम् ३२९
काष्ठवत् शयनम् —संन्यासे २४७
कासः —ग्रन्थि (वातकफज) विसर्पे ५१२, कफगुल्मे ४३७, हृद्विद्रधौ ४१३, तमकश्वासे १३८, प्रतमकश्वासे १३९, विक्षये (मदात्यये) २३०, सान्निपातिकच्छर्द्याम् १८४, वातजायां छर्द्याम् १८१, अर्शस्सु २६९, राजयक्ष्माणि १६०, कफजे राजयक्ष्माणि १६४, वातकफज्वरे ४५, मदात्यये २२३, कफजछर्द्याम् १८३, कफजहृद्रोगे १९०, कफार्शस्सु २७२, उदावर्ते २७५, रक्तार्शस्सु २७४, वातग्रहण्याम् ३०४, कफ-ग्रहण्याम् ३०६, अग्निमांद्ये (ग्रहण्याम्) ३०८, आमाशयगतवातव्याधौ ५९४, उदानवायुकोपे ६५२, प्राणवायुकोपे ६५१, पित्तकफज्वरे ४६, कफज्वरे ४१, कफजपाण्डुरोगे ४८१, दकोदरे ४६७, बद्धगुदोदरे ४६५, प्लीहोदरे ४६१, कफोदरे, ४५८ कासरोगे ११९, **-अधिकः**-सामज्वरे७३
कुण्डलीभूतः वायुः —वातकुंडलिकायाम् ३३४
कुणपग्रन्थिविट् —छिद्रोदरे ४६६.
कुथितकफः —क्षतजे कासे १२७
कुब्जता —स्नावस्थितवातव्याधौ ६०३
कुष्ठम्·—व्यानवायुकोपे ६५३ **-ऋश्यजिव्हा-कृतिः** ऋश्य (वातपित्तज) कुष्ठे ५३६, **-अना-शुगम्** मण्डल (कफज) कुष्ठे ५३४, **-कमलपत्रवत्** पित्तजश्वित्रकुष्ठे ५६३, **-गुञ्जाफलवत्** (अर्धं कृष्णं अर्धं रक्तं च) –काकण (त्रिदोषज) कुष्ठे ५४९ **-गौरासिराचितम्** औदुम्बर (पैत्तिक) कुष्ठे५३३ **-घनभूरिलसीकासृक्प्रायम्** पुण्डरीक (श्लेष्मपित्तज) कुष्ठे ५४५–**तनु** कापाल (वातिक) कुष्ठे ५३२, सिध्म (वातश्लेष्मोद्भव) कुष्ठे ५४०, **-तनुपर्यंतम्** –ऋष्य (वातपित्तज) कुष्ठे ५३६, **-त्रिदोषलिङ्गम्** –काकण (त्रिदोषज)· कुष्ठे ५४९ **-परिमण्डल-मण्डलम्** –मण्डल (कफज) कुष्ठे ५३४, **पीताभ-पर्यंतम्** –मण्डल (कफज) कुष्ठे ५३४, – **प्रायः पर्वजन्म** –शतारुः (श्लेष्मपित्ताज) कुष्ठे ५४४, **-बहलम्** —औदुम्बर (पैत्तिक) कुष्ठे ५३३ – **मत्स्यशकलसन्निभम्**–एकाख्य (वातश्लेष्मोद्भव) कुष्ठे ५३८, **-महाश्रयम्** –(गम्भीरमूलम्) एकाख्य (वातश्लेष्मोद्भव) कुष्ठे ५३८, **-रोमविध्वंसी** (पित्ताज) कुष्ठे ५६३, **-विस्तृतासमपर्यन्तम्** कापाल (वातिक) कुष्ठे ५३२, **-स्थूलमूलम्** –शतारुः (श्लेष्मपित्ताज) कुष्ठे ५४४ **-आशुकोथे** –औदुम्बर (पैत्तिक) कुष्ठे ५३३ **-ताम्रत्वग्लोम** (पक्वोदुंबरवत्) –औदुंबर (पैत्तिक) कुष्ठे ५३३
कोपनत्वम् पित्तस्य –पाण्डुरोगे ४७६, –क्रोधज्वरे (अभिषंगाख्ये) ६१, **-त्रिदोषाणाम्** –अभिशापज्वरे ६२, अभिचारज्वरे ६२, ग्रहावेश-ज्वरे ६१, विषजे ज्वरे ६१, औषधीगन्धजे ज्वरे ६१, **-वातस्य** –शोकजे ज्वरे ६१, भयजे ज्वरे, ६१, कामज्वरे ६१.
कृच्छ्रः उच्छ्वासः –गुल्मे ४३१, नासार्शस्सु २०९ **-मूत्रम्** –शनै (कफज) मेहे ३६२ वातमूत्रकृच्छ्रे ३१७, मूत्रातीते ३३५, **-ता वमनस्य** –वात-

पातज्वरे ४७, मण्डलकुष्ठे ५३४, कफजश्वित्रकुष्ठे ५६३, कफावृते उदानवायौ ६७७, सामज्वरे ७३, कफगुल्मे ४३७, पाण्डुरोगे ४७६, कर्दमविसर्पे ५१३. **-अधोभागस्य** -वातोदरे ४५६, **-इंद्रियाणां** -कर्दमविसर्पे ५१३, **-उदरस्य** -कफातीसारे २९०, विषमाभिदोषे (ग्रहण्याम्) ३०८, सामज्वरे ७३, कफग्रहण्याम् ३०६, कफोदरे ४५८-**ऊर्वोः**-ऊरुस्तम्भे ६२७, **गुदस्य** -कफातीसारे २९०, **बस्तेः** -कफाश्मर्याम् ३२६. कफातीसारे २९०, कफमूत्रकृच्छ्रे, ३१९, **-मुष्कस्य** -कफमूत्रकृच्छ्रे ३१९, **- मूर्ध्नः** कफजराजयक्ष्माणि,-कफार्शस्सु २७२, ग्रहण्याम् ३०८, विषमज्वरे ८४, कफकासे १२६, **मेढ्रस्य** -मूत्रसंगे ३३७, **शकृतः** -कफातीसारे २९०, **-हृदयस्य** कफकासे १२६, कफजहृद्रोगे१९०

गृद्धिः (लोभ) **रसेषु**—वातग्रहण्याम् ३०४

गृध्रसी — स्नावस्थितवातव्याधौ ६३

ग्रन्थिर्वृत्तोल्पश्च (बस्तिद्वारे)—मूत्रग्रन्थौ ३३७

ग्रन्थीनां माला —ग्रन्थिविसर्पे ५१२

ग्रथितकफः—क्षतजकासे १२७, **-त्वम्** कफचर्मकीले २८२, **-शोथः**-गम्भीरे वातशोणिते ६४१, **शकृत्**-वातातीसारे २८८

ग्रहणीरोगः—समानवायुकोपे ६५४, उदावर्ते २७५

ग्रहः—अङ्गानाम् -वाताधिके वातशोणिते ६४२, **-अस्थ्नाम्** कफावृते व्यानवायौ ६७८, **-कट्याः** वातज्वरे ३९, पक्वाशयगतवातव्याधौ ५९३, क्षतजकासे १२७, **-कुक्षे** अर्शस्सु २६९, **-क्षवस्य** अर्दिते ६१७, वातज्वरे ३९, **-गलस्य** क्लोमविद्रधौ ४१३, **-त्रिकस्य** अर्शस्सु २६९, पक्वाशयगतवातव्याधौ ५९३, मदात्यये २२३, **-पर्वणाम्** कफावृते व्यानवायौ ६७८, **-पृष्ठस्य** क्षतजकासे १२७, पक्वाशयगतवातव्याधौ ५९३, अन्तरायामे ६११, **पार्श्वयोः**- अर्शस्सु २६९, **बस्तेः**- अर्शस्सु २६९, **वाचः**- अन्तरायामे ६११, कफावृते व्यानवायौ ६७८, कफावृते उदानवायौ ६७७, **शिरः**- सामज्वरे ७३, **शिरसः**- प्राणावृते उदानवायौ ६८३, **सक्थ्नोः**- वंक्षणविद्रधौ ४१३, **-सर्वाङ्गानाम्** हृद्विद्रधौ४१३, **-स्वरस्य** कफावृते उदानवायौ ६७७, **-हृदयस्य** विषजे ज्वरे (अभिषङ्गाख्ये) ५७, अर्शस्सु २६९

ग्लानिः—मेदोगते ज्वरे ९५, विषमज्वरे ८४

गात्रं सिरासंततम्—अर्शस्सु २६९

गुदभ्रंशः—वातातीसारे २८८, अपानवायुकोपे ६५५

गुदात् सविड्स्रः आमस्रावः अल्पः— छिद्रोदरे ४६६

गुलमस्य सुप्तता—कफगुल्मे ४३७

ग्रन्थिः-अष्ठीलोपमा समुन्नता अष्ठीलायाम् ४४६, **तिर्यक्** प्रत्यष्ठीलायाम् ४४६

ग्रहः कट्याः—वृक्काविद्रधौ ४१३.

घट्टनमिव हृदये—हृद्विद्रधौ ४१३

घनं कुष्ठम्—कफजश्वित्रकुष्ठे ५६३, **-वमनम्** कफजछर्द्याम् १८३, **-शकृत** कफातीसारे २९०, **शोफः** स्तनविद्रधौ ४१८.

घूर्णनम्—द्वितीये मदे २११

घोषः—भिन्नकांस्यस्वनवत् -कासे ११९

चरणौ प्रसुप्तौ इव—पादहर्षे ६३२

चर्वणं कृच्छ्रात्—हनुस्रंसे ६१५

चलः शोफः—मेदसावृते वायौ ६६३, **- त्वं गुलमस्य** वातगुल्मे ४३५,**-ता स्वरस्य** वातजस्वरभेदे १६९

चित्तभ्रंशः—व्यानवायुकोपे ६५३, तृष्णायाम् १९७

चिमिचिमायनं शोथस्य—रक्ताधिके वातशोणिते ६४३

चिन्तनपरत्व—कफजमदे २३६; **-नमधिकम्** अर्शस्सु २६९

चेष्टा चला—वातजमदे २३४, **-विकृता** मद्यजमदे २३९, **-स्खलिता** वातजमदे २३४

चंचलतानेत्रे—गम्भीरायां हिध्मायाम् १५१, महाहिध्मायाम् १५०

छर्दनम्—कफज्वरे ४१ **-अम्लपित्तस्य** पित्तजहृद्रोगे १८९

छर्दिः—कफकासे १२६, क्षयजकासे १२८, प्लीहोदरे ४६१, बद्धगुदोदरे ४६५, कफजपाण्डुरोगे ४८१, कफजशोफे ४९७, अग्नि (वातपित्तज) विसर्पे ५११, कफजक्रिमिरोगे ५७९, ऊरुस्तम्भे ६२७, उदानवायुकोपे ६५२, **-अधिका** सामज्वरे ७३, **-शुष्का** वातज्वरे ३९

छायानाशः—छिन्नश्वासे १४०, **- श्यावारुणा वा** वातजमूर्च्छायाम् २४२

छेदः मर्मणाम्—शुक्रजे ज्वरे ९८

जन्त्वाढ्यं कुष्ठम्—शतारु (श्लेष्मपित्तज) कुष्ठे ५४४

जलात्मता उदरस्य—छिद्रोदरे ४६६

जागरः—वातिकमदात्यये २२४, वातज्वरे ३९

जागरणं निशि—सन्निपातज्वरे ४७, **-सदा** सन्निपातज्वरे ४०

जाड्यम्—वातकफज्वरे ४५, कफज्वरे ४१, विषमज्वरे ८४, **-शिरसः** कफजतृष्णायाम् २००, **- हृदयस्य** (अविशुद्धिः) सामज्वरे ७३

जानुमध्ये वातशोणितजः शोफः महान्- क्रोष्टुकशीर्षे ६२८

शोणिते६४३, उदरे—वातोदरे ४५६, -क्रमात् स्फिक्कटिपृष्ठत्रिकजानुजङ्घापदेषु वातकफगृध्रस्याम् ६३०, क्रमात् स्फिक्कटिपृष्ठोरुजानुजघापदेषु वातगृध्रस्याम् ६३० गात्रेषु वातजपाण्डुरोगे ४७५, -त्वचि उत्ताने वातशोणिते ६४०, प्रतोदेनैव वक्षसि वातज्वरे ३९, -बहुलः वातगुल्मे ४३५, -शङ्खयोः वातजतृष्णायाम् १९८, सूच्या इव अस्थ्यावृते वायौ ६६४, स्फुटनवत् पच्यमानविद्रधौ ४१४.

तोदनमाधिकम्—वाताधिके वाणशोणिते ६४२

तोदाढ्यं कुष्ठम्—कापाल (वातिक) कुष्ठे ५३२

तृष्णा—ज्वरे (च. चि. ३२६), वातज्वरे ३९, वातपित्तज्वरे ४४, पित्तकफज्वरे ४६, अभिचारज्वरे ६३, अन्तर्वेगे ज्वरे ६६, पच्यमानज्वरे ७३, रक्तगते ज्वरे ९३, मांसगे ज्वरे ९४, पित्तकासे १२५, क्षतजकासे १२७, तमकश्वासे १३८, प्रतमकश्वासे १३९, पित्तजहृद्रोगे १८९, पित्तजायां छर्द्याम् १८२, तृष्णायां १९५, रसक्षयजतृष्णायाम् २०५, पच्यमानविद्रधौ ४१४, पैत्तिकमदात्यये २२५, विक्षये मदात्यये २३०, उदावर्ते २७५, पित्तजमूर्च्छायाम् २४३, अर्शस्सु २६९, रक्तार्शस्सु (रक्तस्यातिप्रवृत्तौ) २७४, पित्तातीसारे २८९, वातग्रहण्याम् ३०४, पित्तग्रहण्याम् ३०५, मूत्रशर्करायाम् ३२९, पित्तविद्रधौ ४०६; क्लोमविद्रधौ ४०,३, पित्तगुल्मे ४३६, पित्तोदरे ४५०, पैत्तिकप्लीहोदरे ४६२, बद्धगुदोदरे ४६५, छिद्रोदरे ४६६, दकोदरे ४६७, पित्तजपाण्डुरोगे ४८०, कामलायाम् ४८५, हलीमके ४८८, पित्तजशोफे ४९६, अग्नि (वातपित्तज) विसर्पे ५११, कर्दम (कफपित्तज) विसर्पे ५१३, आमाशयगतवातव्याधौ ५९४, पित्ताधिके वातशोणिते ६४४, प्राणवायुकोपे ६५१, पित्तावृते वायौ ६५९, पित्तावृते समानवायौ ६७४, -आधिका पित्तज्वरे ४०, सन्निपातज्वरे ४७, सामज्वरे ७३, मेदोगते ज्वरे ९५; यमलायां हिध्मायाम् १४९, भक्तजनतृष्णायाम् २०२, अन्तर्विसर्पे ५०६, -अल्पा बहिर्वेगे ज्वरे ६६, -तीव्रा व्रणायामे ६१३, उपसर्गोत्थिकायां तृष्णायाम् २०६, अतियोगाभावः बहिर्विसर्पे ५०६, सततम् मदात्यये २२३

तृप्तिः—प्रथममदे २१०, कफगुल्मे ४३७

त्वक् अतिलोहिता—पित्तविसर्पे ५०८, -अरुणा वातगुल्मे ४३५, वातोदरे ४५६, -कृष्णा वातजार्शस्सु २७०, वातगुल्मे ४३५, वातोदरे ४५५, अग्नि (वातपित्तज) विसर्पे (विसर्पदेशे) ५११, -ताम्रा अग्नि (वातपित्तज) विसर्पे ५११, उत्ताने वातशोणिते ६४०, -नीला अग्नि (वातपित्तज) विसर्पे ५११, -अनेकवर्णा पाण्डुरोगे ४७५, -परुषा वातगल्मे ४३५, -विवर्णा सामान्यकुष्ठे ५१८, -शुक्ला कफार्शस्सु २७२, कफगुल्मे ४३७, कफोदरे ४५८, -श्यावलोहिता क्षतजविसर्पे ५१५, उत्ताने वातशोणिते ६४०,

—हारिता पित्तगुल्मे ४३६, पित्तजार्शस्सु २७१, कामलायाम् ४८५, पाण्डुवर्णा (आधिका) पाण्डुरोगे ४७५

त्रासः सुप्तस्य—अर्दिते ६१७

त्रिदोषलिङ्ग रक्तम्—त्रिदोषजे रक्तपित्ते ११४

त्रिदोषलिङ्गानि—सन्निपाते वातशोणिते ६४६, सन्निपातार्शस्सु २७३, सन्निपातोदरे ४५९, सान्निपातिकपाण्डुरोगे ४८२

त्रैविध्यं वातादिदोषैः—चतुर्थकविपर्यये विषमज्वरे (अस्थिमज्जोभयगते) ९०

दग्धगुडाभासं शकृत्—वातातीसारे २८८.

दन्तचालः—अर्दिते ६१७.

दन्तान् खादति (वेदनार्दितः)—वाताष्मर्याम् ३२४.

दलनमिव अङ्गानाम्—मेदोगतकुष्ठे ५५८, अस्थिगतकुष्ठे ५६१, मज्जगतकुष्ठे ५६१, [illegible] ५६१.

दर्शनं ज्योतिषामिव (सततकासवेगेन)—पित्तकासे १२५, —तमसः शुक्रगे ज्वरे ९८.

दवथुः (चक्षुरादिषु तापः)—पित्तजशोफे ४९६, वातविसर्पे ५०७.

दारुणत्वम्—सहजार्शस्सु २६२, अग्नि (वातपित्तज) विसर्पे ५११.

दाहः—वातपित्तज्वरे ४४, विषजे ज्वरे(अभिषङ्गाख्ये) ५७, कामज्वरे (अभिषङ्गाख्ये) ६०, अभिचारज्वरे ६३, तीक्ष्ण [वातपित्त] ज्वरे ६५, रक्तगे ज्वरे ९३, पित्तजायां छर्द्याम् १८२, पित्तजहृद्रोगे १८९, तृष्णायाम् १९५, पित्तजतृष्णायाम् १९९, पैत्तिकमदात्यये २२५, पित्तजमूर्च्छायाम् २४३, पित्तजार्शस्सु २७१, पित्तातीसारे २८९, बस्तिकुण्डलीकायाम् ३३१, मूत्रक्षये ३४२, पित्तविद्रधौ ४०६, पित्तजाण्डवृद्धौ ४२२, पित्तगुल्मे ४३६, पित्तजरक्तगुल्मे ४४१, उदरे ४५४, पित्तोदरे ४५७, प्लीहोदरे ४६१, पैत्तिकप्लीहोदरे ४६२, बद्धोदरे ४६५, पित्तजपाण्डुरोगे ४८०, कामलायाम् ४८५, पित्तजशोफे ४९६, क्षतजविसर्पे ५१५, पित्तावृते वायौ ६५९, रक्तावृते वाते ६६१, पित्तावृते प्राणवायौ ६७१ पित्तावृते समानवायौ ६७४, -अन्तः मज्जगे ज्वरे ९४, ९७; पित्तावृते उदानवायौ ६७२, -अन्तःकोष्ठेऽधिकः अन्तर्वेगे ज्वरे ६६, -आदौ पश्चाच्छीतम्, दाहपूर्वक (सन्निपातोत्थ) ज्वरे ४८, उदरे पित्तोदरे ४५७, अंसयोः पित्तजराजयक्ष्मणि १६३, ओष्ठयोः पाकान्ते तीक्ष्णाग्निदोषे (ग्रहण्याम्) ३०८, कण्ठे पित्तज ग्रहण्याम् ३०५, करं कुष्ठम् औदुम्बर (पैत्तिक) कुष्ठे ५३३, गलस्य पित्तजस्वरभेदे १७०, गलस्यः पाकान्ते तीक्ष्णाग्निदोषे (ग्रहण्याम्) ३०८—गुदे उष्णवाते ३४१,— तालुनः पित्तजे

मदात्यये २२९, विषजे मदे २४०, –**दुष्प्रबोधा** अभि (वातपित्तज) विसर्पे ५११, –**सुखेन** प्रथम- मदे २१०.

निमीलनमेकाक्ष्णः –अर्दिते ६१७.

निम्नत्वमन्तेषु -पक्वविद्रधौ ४१४.

निःश्वासः —पुरीषजक्रमिविकारे ५८३, –**संग्रहः** –कफावृते प्राणवायौ ६७६.

निष्ठीवनम्—राजयक्ष्माणि१६१,कफजहृद्रोगे१९०, आमजतृष्णायाम् २०२, कफग्रहण्याम् ३०६, –**घनस्य श्लेष्मणः** कफकासे १२६, –**बहुलस्य श्लेष्मणः** कफकासे १२६, मधुरस्य श्लेष्मणः कफकासे १२६, –**रक्तस्य** रक्तगे ज्वरे ९३, **श्लेष्मणः** ध्वंसके मदात्यये २२९, –**श्वेतस्य श्लेष्मणः** कफकासे १२६, –**स्निग्धस्य श्लेष्मणः** कफकासे १२६.

निष्ठूतान्ते क्षणं सुखम् —तमकश्वासे १३८, प्रतमकश्वासे १३९.

निष्फलता शुक्रस्य —शुक्रावृते वायौ ६६६.

निस्तानिका (कुंथनम्) —वातातीसारे २८८

निस्तोदः —वातविसर्पे ५०७, –**शंखयोः** वातज्वरे ३९.

निलोमता —पित्तगुल्मे ४३६.

नीलपीताभत्वम् —पित्तजमूर्च्छायाम् २४३.

नीलाग्रत्वमर्शसाम् —पित्तजार्शस्सु २७१.

नेत्रे आकुले —पित्तज मूर्च्छायाम् २४३, –**कृष्णे** वातजार्शस्सु २७० –**पीते** पित्तजमूर्च्छायाम् २४३, –**रक्ते** पित्तजमूर्च्छायाम् २४३, मज्जगतकुष्ठे ५५९, अस्थिगतकुष्ठे ५५९, शुक्रगतकुष्ठे ५६१, सन्निपातज्वरे ४७,–**श्यावे** क्रमिजच्छर्द्याम् १८६, क्रमिजहृद्रोगे १९२, –**सास्रे** महाहिध्मायाम् १५०, गम्भीरायां हिध्मायाम् १५१, सन्निपातज्वरे ४७, –**हरिद्रे** कामलायाम् ४८५ – **विप्लुते** यमलायां हिध्मायाम् १४९.

पक्वाशयाश्रयागदाः—अपानवायुकोपे ६५५, समानवायुकोपे ६५४

पक्वोदुम्बरसंकाशत्वमण्डस्य —पित्तजाण्ड- वृद्धौ ४२२.

पक्षाघातः (रक्तस्यातिप्रवृत्तौ)—रक्तार्शस्सु२७४.

पङ्गुता —गम्भीरे वातशोणिते ६४१.

पचनं प्रभूतस्याप्यस्याशु —तीक्ष्णाग्निदोषे (ग्रहण्याम्) ३०८, **स्नेहस्याशु** विडावृते वायौ ६६९.

पततीवहृदयम् —क्षयजकासे १२८.

परिकर्तिका— वातातीसारे २८८, वातग्रहण्याम् ३०४, —**नाभौ** अर्शस्सु २६९, कफार्शस्सु २७२, —**पायौ** कफार्शस्सु २७२, —**बस्तौ** कफार्शस्सु २७२, उदावर्ते २७५, —**वंक्षणयोः** अर्शस्सु २६९, **गुदे** विडावृते वायौ ६६९.

परिदग्धा जिह्वा —सन्निपातज्वरे ४७.

परिस्फुरणं कर्णनासादीनाम् —अन्तर्विसर्पे ५०६.

परीसर्पः —वातविसर्पे ५०७.

परुषता —वातजार्शस्सु २७०, सहजार्शस्सु २६२, वातचर्मकीले २८२, पुरीषजक्रमिविकारे ५८६, —**कण्ठस्य** तृष्णायाम् १९७, —**जिह्वायाः** तृष्णायाम् १९७.

पाकः —पित्तजार्शस्सु (अर्शसाम्) २७१, पित्तजाण्डवृद्धौ ४२२, पित्ताधिके वातशोणिते (पादयोः) ६४४, —**अन्त्राणाम्** छिद्रोदरे ४६६, —**अन्नस्य कदाचित्** विषमाग्निदोषे (ग्रहण्याम्) ३०८, कफग्रहण्याम् ३०६, —**अल्पस्याप्यन्नस्य चिरात्** अग्निमान्द्ये [ग्रहण्याम्] ३०८, —**मुखस्य** पित्तज्वरे ४०, —**क्षिप्रमुदरे** पित्तोदरे ४५७, —**गम्भीरः** कर्दम [कफपित्तज] विसर्पे ५१३, —**गुदस्य** पित्तातीसारे २८९, **दोषाणां चिरात** सन्निपातज्वरे ४७, – **नासिकायाः** पित्तज्वरे ४०, —**शीघ्रम्** सन्निपातोदरे ४५९.

—**शोथस्य** गम्भीरे वातशोणिते ६४१, —**स्रोतसां** (मुखनासिकादि महारन्ध्राणाम्) सन्निपातज्वरे ४७.

पाकान्ते ओष्ठशोषः —तीक्ष्णाग्निदोषे (ग्रहण्याम्) ३०८, —**गलशोषः** तीक्ष्णाग्निदोषे (ग्रहण्याम्) ३०८.

पाणिपाददार्यः (तीव्रार्त्यःमन्दकश्चण्डवश्च) —विपादिका (वातश्लेष्मोद्भव) कुष्ठे ५४२.

पाण्डवो रोमाः —कफजशोफे ४९७.

पाण्डुता — पक्वविद्रधौ ४१४, कफार्शस्सु २७२, प्लीहोदरे ४६१, पुरीषजक्रामिविकारे ५८३, सहजार्शस्सु २६२, **देहस्य** व्रणायामे ६९३, कफजमदे २३६, मूत्रशर्करायाम् ३२९, —**रक्तस्य किंचित्** कफान्विते रक्तपित्ते ११४, कफजशोफे ४९७.

पाण्डुरोगः (रक्तस्यातिप्रवृत्तौ) रक्तार्शस्सु २७४.

पीडनेच्छा --अस्थ्यावृते वायौ ६६४.

पडिा हृदि --मूत्रशर्करायाम् (सु. उ. ५५.१३ -नि. ३. १४-१७)

पीडिते शीघ्रं उन्नमनम् —वातजशोफे ४९५.

पीतः कफः --क्षतजकासे १२७, क्षयजकासे १२८

पीनसः —कफज्वरे ४१, वातकफज्वरे ४५, कफकासे १२६, क्षयजकासे १२८, तमकश्वासे १३८, प्रतमकश्वासे १३९, राजयक्ष्माणि १६०, कफजे राजयक्ष्माणि १६४, अर्शस्सु २६९, कफार्शस्सु २७२, उदावर्ते २७५, नासार्शस्सु २७९, कफग्रहण्याम् ३०६, कफगुल्मे ४३७, कफजकृमिरोगे ५७९, प्राणवायुकोपे ६५१, उदानवायुकोपे ६५२.

पृष्ठं विशीर्णमिव --वातज्वरे ३९.

पुरीषं भिन्नम् --मृज्जन्यपाण्डरोगे ४८३, -**विबद्धं** अर्शस्सु २६९, --**हरिद्रं** कामलायाम् ४८५.

पुंस्त्वं (शुक्रभ्रंशः)--व्यानवायुकोपे ६५३.

पूतिकर्णता --कर्णार्शस्सु २७९, --**पूयोपमः कफः** क्षयजकासे १२८.

पूयसंचारः (स्पर्शात्) --पक्वविद्रधौ ४१४.

पृष्ठनामः --गम्भीरायां हिध्मायाम् १५१, महाहिध्मायाम् १५०.

प्रजा अल्पा --अर्शस्सु २६९.

प्रजागरः—मदात्यये २२३.

प्रतिश्यायः —नासार्शस्सु २७९, प्राणवायुकोपे ६५१, उदानवायुकोपे, ६५२, प्राणावृते उदानवायौ ६८३.

प्रणाशः बलस्य —कफावृते उदानवायौ ६७७, —**वर्णस्य** कफावृते उदानवायौ ६७७, **ज्ञानस्य** महाश्वासे १४१,

प्रबोधः शीघ्रम् —वातजमूर्च्छायाम् २४२.

प्रमेहः —कफार्शस्सु २७२.

प्रलापः —वातज्वरे ३९, पित्तज्वरे ४०, सान्निपातज्वरे ४७, भयजे ज्वरे ५९, शोकजे ज्वरे ५९, अन्तर्वेगे ज्वरे ६६, पच्यमानज्वरे ७३, रक्तगे ज्वरे ९३, मेदोगते ज्वरे ९५, छिन्नश्वासे १४०, यमलायां हिध्मायाम् १४९, तृष्णायाम् १९७, मदात्यये २२३, —**अल्पः** बहिर्वेगे ज्वरे ६६, —**युक्तायुक्तः** द्वितीये मदे २११.

प्रलेपो गात्राणाम् —प्रलेपकज्वरे १००.

प्रवर्तनं दुष्टरक्तस्योर्ध्वाधोमार्गेण —रक्तपित्ते ११४.

प्रवाहिका —कफार्शस्सु २७२, उदावर्त २७५, — **सगदशूला** अर्शस्सु २६९.

प्रवृत्तिः दोषाणाम् — निरामज्वरे ७३, —**शुक्रस्य** शुक्रगे ज्वरे ९८, —**मलस्य** पच्यमानज्वरे ७३.

प्रसन्नता वक्त्रे —क्षयजकासे १२८.

प्रसेकः—वातज्वरे ३९, कफज्वरे ४१, कफजे र जयक्ष्माणि १६४, कफजमूर्छायाम् २४४, कफार्शस्सु २७२, अग्निमान्द्ये (ग्रहण्याम्) ३०८.

प्रस्वेदः—बाह्यायामे ६१२.

प्रवाहणम् (निकुंथनम्)—विषमाग्निदोषे (ग्रहण्याम् ३०८

प्रीतिः अम्ले (रक्तस्यातिप्रवृत्तौ)—रक्तार्शस्सु २७४, -**शीते** रक्तार्शस्सु २७४

प्लीहा (क्रमेण वर्धमाना)—प्लीहोदरे ४६१, —**वृद्धिः** वातगुल्मे ४३५, जीर्णज्वरे, वातजार्शस्सु २७०

फलकोशधमनीवृद्धिः —अण्डवृद्धौ ४१९

बद्धमूत्रत्वम्—महाश्वासे १४१

बद्धवर्चस्त्वम्—महाश्वासे १४१

बलभ्रंशः—सन्निपातज्वरे ४७, अन्तर्गुल्मे ४४३, हलीमके ४८८, अन्तर्विसर्पे ५०६, व्यानवायुकोपे ६५३.

बस्तिःचूष्यते (आकृष्यत इव)-पित्ताश्मर्याम् ३२५

बस्तिःनिस्तुद्यते (सूचिभिरिव) कफाश्मर्याम् ३२६

बस्तिः भिद्यते इव (विदीर्यते इव)-कफाश्मर्याम् ३२६.

बस्तिः विशीर्यते इव (स्फुटति इव)-कफाश्मर्याम् ३२६

बाधिर्यम् --तृष्णायाम् १९७, उदावर्ते २७५, कर्णार्शस्सु २७९, वातजशोफे ४९५, सर्वाङ्गाश्रयवातव्याधौ ६०५.

बस्त्याश्रितः गुल्मः (प्रायः) --वातगुल्मे ४३५.

बहूपद्रवयुक्तत्वम् --सहजार्शस्सु २६२.

बाह्यविद्रधिलक्षणानि --स्तनविद्रधौ ४१८.

बोधः चिरात् --कफजमूर्च्छायाम् २४४.

बोधः सस्वेदः —पित्तजमूर्च्छायाम् २४३.

भङ्गःअंगस्य—ग्रन्थि (वातकफज) विसर्पे ५१२. -**अङ्गानाम्** -रसगे ज्वरे ९२,—**नासिकायाः** शुक्र-

मूत्रातीते ३६५, —इक्षुरसमिव —इक्षुमेहे (कफ) ३५५, —ईषत्पिच्छिलम् इक्षुमेहे (कफ) ३५५, —ईषद्रक्तम् उष्णवातेन ३४१, —ईषदुष्णम् कफमूत्रकृच्छ्रे ३१९, उदकमिव उदक (कफ) मेहे ३५४, —उष्णम् उष्णवाते ३४१, —उष्णम् काल (पित्त) मेहे ३६५, —शोणित (पित्त) मेहे ३६९, —कृच्छ्रम् कफार्शस्सु २७२, शुक्राश्मर्याम् ३२८, विड्विघाते ३४०, उष्णवाते ३४१, मूत्रक्षये ३४२, मूत्रावसादे ३४३, बस्तिविद्रधौ ४१३, कृष्णम् पित्तमूत्रकृच्छ्रे ३१८, —क्षारजलवत् (वर्णगन्धरसस्पर्शैः) क्षार (पित्त) मेहे ३६४, गन्धरहितम् उदक (कफ) मेहे ३५४, गोमेदकप्रकाशम् अश्मर्याम् ३२३, मूत्रग्रंथौ ३३८, —चाषपत्रनीलम् नील (पित्त) मेहे ३६६, —तन्तुबद्धमिव लाला (कफ) मेहे ३६३. —क्षीणतारहितम् शुक्र (कफ) मेहे ३५९ —नानावर्णम् त्रिदोषजे मूत्रकृच्छ्रे ३२०, —पर्युषितं सान्द्रम् —सान्द्र(कफ) मेहे ३५६, —पिच्छिलम् कफमूत्रकृच्छ्रे ३१९, शनैः (कफ) मेहे ३६२, लाला (कफ) मेहे ३६३, —पिष्टमिव सान्द्रम् पिष्टकफमेहे ३५८, —पीतम्, (न्यूनपित्तदोषे) पित्तमूत्रकृच्छ्रे ३१८, मूत्रावसादे ३४३. पित्तजपांडुरोगे ४८०, —पुनःपुनः उष्णवाते ३४१, —पूति बस्तिविद्रधौ ४१३, प्रचुरम् अर्शस्सु २६९ —प्रभूतम् प्रमेहेषु ३५१, —फेनरहितम् फेनमेहे सु. नि.-६. १०, फेनसाहितम् —नील (पित्त) मेहे ३६६, बहु उदक (कफ) मेहे ३५४, शीत (कफ) मेहे ३६१, —भेकसदृशवर्णम् —हारिद्रकज्वरे १०२, —मज्जमिश्रम् मज्ज (वात) मेहे ३७१, —मज्जरूपम् मज्ज (वात) मेहे ३७१, —मञ्जिष्ठोदकवर्णम् माञ्जिष्ठा (पित्त) मेहे ३६८, मधुरम् शीत (कफ) मेहे ३६१, हस्ति (वात) मेहे ३७२, मधु (वात) मेहे ३७३, —मंद मंदं शनै ? (कफ) मेहे ३६२. —मषीनिभम् काल (पित्त) मेहे ३६५, —रक्तम् अधिकपित्तदोषे पित्तमूत्रकृच्छ्रे ३१८, ऊष्णवाते ३४१, रक्तपित्ते (मेहप्राग्रूप [३५३] वर्जितम्) ३९६, —रक्तसहितम् (अश्मरीसंक्षोभजन्यक्षतेन) अश्मर्याम् ३२३, मूत्रग्रन्थौ ३३८, मूत्रावसादे ३४३, —सकफम् कफावृते अपानवायौ ६८०, —सरुजम् पित्तमूत्रकृच्छ्रे ३१८, सिकतामेहे (कफ) ३६०, उदक (कफ) मेहे ३५४, —रूक्षम् मधु (वात) मेहे ३७३, वातजपाण्डुरोगे ४७९, वातज्वरे ३९, —रोचनाचूर्णवर्णम् मूत्रावसादे ३४३, —रोगाः अपानवायुकोपे ६५५, —लवणतुल्यम् लवणमेहे (कफ) सु. नि. ६.१० —लवणसाहितम् शोणित (पित्त) मेहे ३६९, —लसीकसाहितम् हस्ति (वात) मेहे ३७२, —वसामिश्रितम् वसा (वात) मेहे ३७०, —वसारूपम् वसामेहे ३७०, —विड्गन्धि विड्विघाते ३४०, —विट्संसृष्टम् विड्विघाते ३४०, —विबद्धम् अर्शस्सु २६९, —विबद्धं लसीकया हस्ति (वात) मेहे ३७२, —विशदम् लवणमेहे (कफ) सु. नि. ६.१०. —विस्रम् माञ्जिष्ठा (पित्त) मेहे ३६८, शोणितमेहे (पित्त) ३६९, —विशीर्णधारम् वाताश्मर्याम् ३२४, —शंखचूर्णवर्णम् मूत्रावसादे ३४३, —शनैः मूत्रसंगे ३३७, शनैर्मेहे (कफ) ३६२, —शीतम् उदकमेहे (कफ) ३५४, इक्षुमेहे (कफ) ३५५, —शुक्रमिश्रं शुक्रमेहे ३५९, —शुक्रं कफमूत्रकृच्छ्रे ३१९, कफार्शस्सु २७२, —शुक्राभम् शुक्रमेहे (कफ) ३५९, —शोणितसदृशम् शोणित (पित्त) मेहे ३६९, —श्वेतम् कफज्वरे ४१, मूत्रावसादे ३४३, उदकमेहे (कफ) ३५४, पिष्ट (कफ) मेहे ३५८, मधु (वात) मेहे २७३, कफजपाण्डुरोगे ४८१, —सङ्गः वातबस्तौ ३३०, —सर्ववर्णयुक्तम् मूत्रावसादे ३४३, —सान्द्रम् मूत्रावसादे ३४३, —सुरातुल्यम् सुरामेहे (कफ) ३५७) —सिकतारहितम् अश्मर्याम् ३२३, —हरितम् पित्ताजपाण्डुरोगे ४८०, —हरिद्रवर्णम् (मेहप्राग्रूप ३५३), वर्जितम् रक्तपित्ते ३९६, —हरिद्राभम् ऊष्णवाते ३४१, हारिद्रमेहे (पित्त) ३६७, कामलायाम् ४८५, —हारिद्रम् हारिद्रकज्वरे १०२, पित्तार्शस्सु २७१.

मूत्रधारासङ्गः —मूत्रग्रन्थौ ३३८.

मूत्राघातः दारुणः —मूत्रशर्करायाम् ३२९.

मूत्रातिशीतम्—शीतमेहे (कफ) ३६१.

मूर्च्छा—पित्तज्वरे ४०, वातपित्तज्वरे ४४, ओषधीगन्धज्वरे (अभिषङ्गाख्ये) ५६, विषगे ज्वरे(अभिषङ्गाख्ये) ५७, अभिचारज्वरे ६३, प्रतमकश्वासे १३९, पित्तजायांच्छर्द्याम् १८२, पित्तजहृद्रोगे १८९, पित्ताजतृष्णायाम् १९९, अतिमद्यपाने २१६, पित्तातीसारे २८९, ग्रहण्याम् ३०३, मूत्रशर्करायाम् ३२९, पित्तगुल्मे ४३६, पित्तोदरे ४५७, सन्निपातोदरे ४५९, प्लीहोदरे ४६१, पित्ताजपाण्डुरोगे ४८०, अभि (वात-

अग्नि (वातपित्तज) विसर्पे ५११, **-तीव्रा बस्तौ** वाताश्मर्याम् ३३४, **-तीव्रा मूत्रजठरे** (नाभिरधस्तात्) ३३६, रक्तगतवातव्याधौ ५९७, रक्ताधिके वातशोणिते ६४३, वाताश्मर्यौम् [मेहने] ३२४, अर्दिते [शरीरार्धे] ६१७, विक्षेपे (मदात्यये) (शिरसि) २३०, वाताश्मर्याम् (सेवन्याम्) ३३४, वाताष्ठीलायाम् ३३३, वाताधिके वातशोणिते ६४२, **त्वङ्मांसान्तरे** रक्तावृते वाते ६६१, **--धावनलंघनादिभिः** अश्मर्याम् ३२३, **—नाभौ मेहतः** अश्मर्याम् ३२३, मूत्रग्रंथौ ३३८ **-नाभ्याम्** वातजायां छर्द्याम् १८१, बद्धगुदोदरे ४६५, **-पर्वसु** वातकफज्वरे ४५, सन्निपातज्वरे ४७, **-पायौ** गुदोदरे ४६५, **-पार्श्वयोः** सन्निपातज्वरे४७, वातकासे १२४, क्षयजकासे १२८, राजयक्ष्मणि १६०, वातजे राजयक्ष्मणि १६१, वातजायां छर्द्याम् १८१, मदात्यये २२३, उदावर्ते २७५, वातग्रहण्याम् ३०४, कुक्षिविद्रधौ ४१३, वृक्कविद्रधौ ४१३, वातजपाण्डुरोगे ४७९, अन्तरायामे ६११, **-पार्श्वादिषु** वातजार्शस्सु २७०, **-पिण्डिकयोः** सन्निपातज्वरे ४७, **-पृष्ठे** वातजायां छर्द्याम् १८१, उदावर्ते २७५, वृक्कविद्रधौ ४१३, सर्वधात्वावृते वायौ ६७०, **-बस्तौ** (च. चि. २६·४२–४३) शुक्राश्मर्याम् ३२८, **-बस्तौ मेहतः** मूत्रग्रन्थौ ३३८, अश्मर्याम् ३२३, **-मन्दा** मूत्रातीते ३३५, कफाधिके वातशोणिते ६४५, **मर्मणां छेद इव** ऊर्ध्वश्वासे १४२, **-मर्मसु (हृदयादिषु)** महाहिध्मायाम् १५०, गम्भीरायां हिध्मायाम् १५१, **-मूर्धधरासु सिरासु** सिराग्रहे ६१८, **-मूर्ध्नि** वातज्वरे ३९, सन्निपातज्वरे ४७, क्षयजकासे १२८, राजयक्ष्मणि १६०, वातजपाण्डुरोगे ४७९, वातजायां छर्द्याम् १८१, वातिकमदात्यये २२४, **रुजाभावो वा** मूत्रसङ्गे ३३७, **-लङ्घनधावनादिभिः** मूत्रग्रन्थौ ३३८ **-वंक्षणयोः** वातग्रहण्याम् ३०४, सर्वधात्वावृते वायौ ६७०, **-वमने** सान्निपातिकछर्द्याम् १८४, **-विषमन्यस्ते पादे** वातकण्टके ६२९, **-विषमा** अन्तर्विसर्पे ५०६, **वृषणयोः** शुक्राश्मर्याम् ३२८, **-शंखयोरधिका** महाश्वासे १४१, **-शिरसि** वातपित्तज्वरे ४४, वातकफज्वरे ४५, ओषधीगन्धजे ज्वरे ५६, क्रोधजे ज्वरे ५८, महाश्वासे (आधिका) १४१, मदात्यये २२३, उदावर्ते २७५, नासार्शस्सु २७९, ग्रहण्याम् ३०३, बद्धगुदोदरे ४६५, **कर्दम** (कफपित्तज) विसर्पे ५१३, **-शूलविद्धेव** गुल्मे ४३१, **— श्रोण्याम्** सर्वधात्वावृते वायौ६७०, **— सन्तता** मज्जगतवातव्याधौ ६००, **-प्रसारणाकुञ्चनयोः** (सन्धिषु) सन्धिगतवातव्याधौ ६०४, **—सर्षपलिप्तायामिव त्वचि चिमिचिमायनम्** वातजशोफे ४९५, **--शकृन्निस्सरणे** कफातीसारे २९०, **सेवन्याम् मेहतः** अश्मर्याम् ३२३, मूत्रग्रन्थौ ३३८, **--स्वरे** क्षयजकासे १२८, वातजायां छर्द्याम् १८१, राजयक्ष्मणि १६०, **--हृदये** वातज्वरे ४९, सर्वधात्वावृते वायौ ६७०, बद्धगुदोदरे ४६५, वातजायां छर्द्याम् १८१, मदात्यये २२३, वातजमूर्च्छायाम् २४२, उदावर्ते २७५.

रुजः अनवस्थिताः (बाहुशिरःप्रभृतौ) —वातज्वरे ३९; **-अभावः** अन्नजायां हिध्मायाम् १४७; **-तीव्राः** तून्याम् ४४७, **-तीव्राः उदरे** आनाहे ४४५; **-तीव्राः जानुमध्ये** क्रोष्टुकशीर्षे ६२८, **-बस्तिकुक्षिहृत्प्लीहसु** अन्तर्गुल्मे ४४३; **-जत्रोरूर्ध्वे तीव्राः** अर्दिते ६१७; **-स्फिक्कटिपृष्ठोरुजानुजङ्घापदेषु क्रमात्** वातकफगृध्रस्याम् ६३०; वातगृध्रस्याम् ६३०; **-अतिवृद्धिः** पित्तावृते अपानवायौ ६७५; **रुजा अस्थीनि करपत्रादिना काष्ठादिवत् भिद्यन्त इव** वातज्वरे ३९; -३ **रुजादीनामनीयतत्त्वम्** -वातगुल्मे ४३५, **रुजाभावः जीर्णान्ने** -अन्नावृते वायौ ६६७, **रूक्षकामता** कफावृते वायौ ६६०, **रूक्षता—**वातजार्शस्सु; वातबलासकज्वरे १०१, वातजाण्डवृद्धौ ४२१, त्वग्गतकुष्ठे ५५५, आस्थिगतकुष्ठे ५६१, मांसगतकुष्ठे ५६१, शुक्रगतकुष्ठे ५६१, मज्जगतकुष्ठे ५६१, मेदोगतकुष्ठे ५६१, रक्तगतकुष्ठे ५६१, वातज्वरे ३९, वातजमदे २३४, **-त्वचाः** वातज्वरे ३९, त्वग्गतवातव्याधौ ५९५, **नखानाम्** वातज्वरे ३९; वातजपाण्डुरोगे ४७९, **नेत्रयोः** वातजपाण्डुरोगे४७९, **-पुरीषस्य** वातज्वरे ३९, वातातीसारे २८८, वातजपाण्डुरोगे ४७९, **-मलानाम्** वातज्वरे ३९, **-मूर्धधराणां सिराणाम्** सिराग्रहे ६१८, **-शरीरस्य (रक्तस्यातिप्रवृत्तौ)** रक्तार्शस्सु २७४, **-शोफस्य** वाताधिके वातशोणिते ६४२, **-स्वरस्य** वातजे स्वरभेदे १६९, **-सिराणाम्** वातजपाण्डुरोगे ४७९.

रूक्षानुपशयः —रक्ताधिके वातशोणिते ६४३.

रोदनम् ऊर्ध्वश्वासे १४२, **—अकस्मात्** ग्रहावेशजज्वरे ५५.

रोधः अपानस्य —गुदविद्रधौ ४१३, —

विक्षेपः अङ्गानाम् —कर्दम (कफपित्ताज) विसर्पे ५१३, **—गात्राणाम्** मांसगे ज्वरे ९४,

विचेतनत्वम्—छिन्नश्वासे १४०, उपसर्गात्मिकायां तृष्णायाम् २०६, **कृत्स्नेऽर्धकाये** पक्षवधे ६१९.

विड्गंधानुवेधायित्वम्—पुरीषजकृमिविकारे ५८३.

विड्पीतलोहिता —छिद्रोदरे ४६६.

विड्भेदः —मदात्यये २२३, पित्ताजमूर्च्छायाम् २४३. पित्तागुल्मे ४३६, पित्ताजशोफे ४९६.

विड्विबन्धः विडावृते वायौ ६६९.

विट्शोषः —राजयक्ष्मणि १६०, वातजपाण्डुरोगे ४७९.

विद्राधिः —प्रेमहपिटिकायाम् ३९०.

विदाहः—पित्ताधिके वातशोणिते ६४४, **कट्वोष्णाम्ललवणैः** पित्तावृते वायौ ६५९.

विनमनम् मज्जावृते वायौ ६६५.

विनामः वातज्वरे ३९.

विबन्धः वातकफज्वरे ४५, अग्निमान्द्ये (ग्रहण्याम्) ३०८, **—उरसः** मदात्यये २२३, **—दोषाणाम्** सन्निपातज्वरे ४७, **—वातस्य** अर्शस्सु २६९.

विभ्रमः चित्तस्य —मदात्यये २२३.

विरेकः कफार्शस्सु २७२

विलोमत्वम् मारुतस्य— सर्वधात्वावृते वायौ ६७०.

विवृतास्यत्वम्— हनुस्रंसे ६१५.

विषमः आरम्भः— विषमज्वरे ७९, **—कालः** विषमज्वरे ७९.

विषमा क्रिया (चिकित्सा) विषमज्वरे ७९.

विषममध्यता— वातजार्शस्सु २७०.

विषादः— वातज्वरे ३९.

विषूचिका— वातग्रहण्याम् ३०४, आमाशयगतवातव्याधौ ५९४.

विष्टम्भः —मदात्यये २२३, आमातीसारे २९५, ग्रहण्याम् ३३०, पुरीषजकृमिविकारे ५८६, रक्तगतवातव्याधौ ५९७.

विसदृशत्वं मिथः —वातजार्शस्सु २७०.

विसर्पः—व्यानवायुकोपे ६५३, **—असितः** कर्दम (कफपित्ताज) विसर्पे ५१३, **—कृष्णकपिलः** कर्दम (कफपित्ताज) विसर्पे ५१३, **—मलदिग्धः** कर्दम (कफपित्ताज) विसर्पे ५१३, **—स्निग्धः** कर्दम (कफपित्तज) विसर्पे ५१३.

विस्तार इव स्वदेशे चर्मणः—वातगुल्मे ४३५

विस्फोटाः —अभिचारज्वरे ६३.

विस्रगन्धत्वम् —पित्तजार्शस्सु २७१.

विसंज्ञता—तृतीये मदे ( )

वृत्तत्वम् २७२.

वृद्धिः गुल्मस्य रक्तगुल्मे ४४१,**—शीताम्बुपानात्** वातजतृष्णायाम् १९८,**—श्रमेण हिध्मायाः** क्षुद्रहिध्मायाम् १४८, **—वायुकालेषूपद्रवाणाम्** वातगुल्मे ४३५.

वेगः अल्पः ज्वरस्य —कफज्वरे ४१, **—आमाशयात् हिध्मायाः** महाहिध्मायाम् १५०, **तीव्रः श्वासस्य** तमकश्वासे १३८, **तीव्रा श्वासस्य** प्रतमकश्वासे १३९, **पक्वाशयात् नाभेर्वा हिध्मायाः** —गम्भीरायां हिध्मायाम् १५१, **—मन्दः** अन्नजायां हिध्मायाम् —१४७, **महान्** वातकासे १२४, **—महान् हिध्मायाः** महाहिध्मायाम् १४०. **—यमलः** यमलायां हिध्मायाम् १४९, **—सततः कासस्य** वातकासे १२४.

वेगानां समानां प्रवर्तनम्—बहिर्विसर्पे ५०६.

वेगाप्रवृत्तिः —अन्तर्गुल्मे ४४३.

वेगाशंकिता—कफातीसारे २९०.

वेदना —पित्तावृते व्यानवायौ ६७३, **—पक्वाशयात् गुदं उपस्थं च प्रति तून्याम्** ४४७.

वेपथुः वातज्वरे ३९, तमकश्वासे १३८, प्रतमकश्वासे १३९, कृमिजछर्द्याम् १२६, वातजहृद्रोगे १८८, वातजमूर्छायाम् २४२, मूत्रशर्करायाम् ३२९, वाताधिके वातशोणिते ६४२, **—मुहुर्मुहुः** वातश्मर्याम्, ३२४.

वेष्टनम्(भूमौ लुण्ठनम्)—वाताजहृद्रोगे १८८.

वैरस्यं वक्त्रस्य विषमज्वरे ८४, वातज्वरे ३९, सामज्वरे ७३.

वीक्षणमूर्ध्वं भ्रान्तं च— ऊर्ध्वश्वासे १४२.

वैवर्ण्यम् विषमज्वरे ८४, कृमिविकारे, अभिघातज्वरे ५३, अर्शस्सु २६९, पच्यमानपक्वविद्रधौ ४१४, ग्रन्थि (वातकफज) विसर्पे २१२, त्वग्गतकुष्ठे ५५५, अस्थिगतकुष्ठे ५६१, मज्जगतकुष्ठे ५६१, शुक्रगतकुष्ठे ५६१, मेदोगतकुष्ठे ५६१, रक्तगतकुष्ठे ५६१, मांसगतकुष्ठे ५६१, बाह्यायामे ६१२, उदानावृते प्राणवायौ ६८४, पित्तकासे १२५, क्षतजकासे १२७, **—त्वचः** रक्तगतवातव्याधौ ५९७, **—अवकाशस्य** बाह्यगुल्मे ४४४.

शुक्रोत्सर्गः शीघ्रम्—शुक्रगतवातव्याधौ ६०१

शुक्लानि नखानि—कफजपाण्डुरोगे ४८१

शुक्लाः सिराः—कफजपाण्डुरोगे ४८१

शुक्ले नेत्रे—कफजपाण्डुरोगे ४८१

शुक्लं पुरीषम्—कफजपाण्डुरोगे ४८१

शुष्कत्वम्—वातार्शस्सु २७०

शुष्कः कण्ठः—वातकासे १२४,–**कफः** क्षतजकासे १२७, –**कासः** वातकासे, १२४

शुष्कता उरसि— वातकासे १२४.

शुष्कं आस्यम्—तमकश्वासे १३८, प्रतमकश्वासे १३९, वातातीसारे २८८, वातकासे १२४.

शून्यता — रसक्षयजतृष्णायाम् २०५, —**हृदयस्य** (**हृदयाज्ञानम्, ज्ञानराहित्यं वा**) वातजहृद्रोगे १८८.

शूलः—कृमिजच्छर्द्याम् १८६, रसक्षयजतृष्णायाम् २०५, वातार्शस्सु २७०, कर्णार्शस्सु २७९, पित्तातीसारे २८९, आमातीसारे २९५, विषमाग्निदोषे (ग्रहण्याम्) ३०८, बस्तिकुण्डलीकायाम् (अधिकवायुकोपजवातबस्तौ) ३३१, गुल्मे ४३१, पुरीषजकृमिविकारे ५८६, पक्वाशयगतवातव्याधौ ५९३, समानवायुकोपे ६५४, पित्तावृते वायौ ६५९, कफावृते वायौ ६६०, अस्थ्यावृते वायौ ६६४, मज्जावृते वायौ ६६५, कृमिविकारे –**अधिकः** वाताधिके वातशोणिते ६४२, **अधिकः बस्तौ** उदावर्ते २७५, –**अल्पः अस्थिषु** बहिर्वेगे ज्वरे ६६, –**अल्पः सन्धिषु** बहिर्वेगे ज्वरे ६६. –**अस्थिषु** अन्तर्वेगे ज्वरे ६६, अस्थिगतवातव्याधौ ५९९, –**उदरे** वातकासे १२४, –**उरसि तीक्ष्णाभिः सूचिभिरिव** क्षतजकासे १२७,–**कुक्षौ** मूत्रशर्करायाम् ३२९ –**तीव्रः** वातकुण्डलीकायाम् ३३४, **तीव्रः बस्तौ** वातमूत्रकृच्छ्रे ३१७, –**तीव्रः मेढ्रे** वातमूत्रकृच्छ्रे ३१७, **तीव्रः वंक्षणयोः** वातमूत्रकृच्छ्रे ३१७ –**पर्वास्थिषु** अर्शस्सु २६९ –**पार्श्वयोः** क्षतजकासे १२७, –**मन्या शिरः शंखेषु** वातगुल्मे ४३५, **शंखयोः** वातकासे १२४,–**शिरसि** वातकासे १२४, वातजे राजयक्ष्माणि १६२, अर्शस्सु २६९, –**सक्थ्नोः** अस्थिगतवातव्याधौ ५९९, –**सन्धिषु** अन्तर्वेगे ज्वरे ६६, अस्थिगतवातव्याधौ ५९९, **सुतरां गर्भाशये** वातजरक्तगुल्मे ४४१, **हृदि** वातकासे १२४, आमजतृष्णायाम् २०२, हृद्विद्रधौ ४१३.

शैत्यम्: — वातकफज्वर ४५, कफाधिके वातशोणिते ६४५, सामवायौ ६५६, कफावृते वायौ ६६०–**अधिकमङ्गस्य** कफावृते समानवायौ ६७९, –**ऊर्वोः** ऊरुस्तंभः ६२७, –**बस्तेः** कफाश्मर्याम् ३२६, –**बाहिः** मज्जगेज्वरे ९७

शैथिल्यं धातूनाम्—पाण्डुरोगे ४७६

शोकः—वातजहृद्रोगे १८८, अतिमद्यपाने २१६.

शोथः—ओषधीगन्धजे ज्वरे (अभिषङ्गाख्ये) ५६, मदात्यये २२३, उदरे ४५४, रक्तगतकुष्ठे ५५६, कफोदरे ४५८, मांसगतकुष्ठे ५६१, शुक्रगतकुष्ठे ५६१, अस्थिगतकुष्ठे ५६१, मेदोगतकुष्ठे ५६१, **करपादयोः** ग्रहण्याम् ३०३, –**गण्डे** उदावर्ते २७५, –**ग्रन्थ्याभः** आन्त्राजाण्डवृद्धौ ४२७, –**ताम्रः** गम्भीरे वातशोणिते ६४१, रक्ताधिके वातशोणिते ६४३, रक्तावृते वाते ६६१, –**तोदवान्** गम्भीरे वातशोणिते ६४१, –**पाण्योः** अर्शस्सु २६९, –**पादयोः** अर्शस्सु २६९, –**मुखे** कफजच्छर्द्याम् १८३, अर्शस्सु २६९, –**श्याव.** गम्भीरे वातशोणिते ६४१, –**वृषणयोः** (**च. चि: २६. ४२–४३**) शुक्राश्मर्याम् ३२८.

शोफः –अभिघातजज्वरे ५३, कफार्शस्सु २७२, वातजपाण्डुरोगे ४७९, वातविसर्पे ५०७, कर्दम, (कफपितज) विसर्पे ५१३, क्षतजविसर्पे ५१५ रक्ताधिके वातशोणिते ६४३, पित्ताधिके वातशोणिते ६४४, व्यानवायुकोपे ६५३, सामवायौ ६५६, –**अक्षिकूटयोः** पाण्डुरोगे ४७६, –**अग्निशस्त्रादिभिः भिद्यते इव** अन्तर्विद्रधौ ४०३, –**अधिकः** कुंभकामलायाम् ४८७, –**अरुणः** वातविद्रधौ ४०५, वातजशोफे ४९५, –**अल्पः** आमविद्रधौ ४१४, पक्वविद्रधौ ४१४,–**अल्पः दिवा** वातजशोफे ४९५, –**अवलम्बी** विषजशोफे ५०१ –**आक्रान्तः सद्योन्नमति** कफजशोफे ४९७, –**आस्ये** मृजन्यपाण्डुरोगे ४८३, –**उदरे** उदरे ४५२, सन्निपातोदरे ४५९, –**उन्नतः** बाह्यविद्रधौ ४०२, –**कठिनः** कफजशोफे ४९७ –**कण्डूयुतः** कफविद्रधौ ४०७, **करयोः**उदरे ४५२.–**कुशशस्त्रादिविक्षतः असृङ् न स्रवेत्** कफजशोफे ४९७, –**कुशशस्त्रादिविक्षतः चिरात् पिच्छां स्रवेत्** कफजशोफे ४९७, **कृच्छ्रशमजन्मा** कफजशोफे ४९७ –**कृष्णः** वातविद्रधौ ४०५, पित्तविद्रधौ ४०६, रक्तविद्रधौ४१०, वातजशोफे ४९५, पित्तजशोफे ४९६, वाताधिके वातशोणिते ६४२,–**कृष्णस्फोटावृतः** रक्तविद्रधौ ४१०.

—अधिकः सामज्वरे ७३, **–अल्पम्** बहिर्वेगे ज्वरे ६६, **–आयासजनितः** क्षुद्रश्वासे १३७,– **ऊर्ध्वः** अस्थिगे ज्वरे ९६, **–निषण्णस्य सुखेन** तमकश्वासे १३८, प्रतमकश्वासे १३९, **–प्राणोपतापी** तमकश्वासे १३८, प्रतमकश्वासे १३९, **–महता नादेन** महाश्वासे १४१, **–मुहुः** तमकश्वासे १३८, प्रतमकश्वासे १३९, **–मत्तर्षभ इव वेगवान्** महाश्वासे १४१, **-श्यावस्य कृच्छ्रेण** तमकश्वासे १३८, प्रतमकश्वासे १३९.

श्वासरोधः –वातजहृद्रोगे १८८; प्लीहविद्रधौ ४१३, **श्वासस्य** अन्तः अप्रवेशः–ऊर्ध्वश्वासे १४२; **–उपशमःशीतेन** प्रतमकश्वासे १३९ **—वृद्धिः मेघाम्बुपानेन** तमकश्वासे १३८, प्रतमकश्वासे १३९, **–वृद्धिः श्लेष्मलैः आहारैः** तमकश्वासे १३८, प्रतमकश्वासे १३९, **—वृद्धिःशीतेन** तमकश्वासे १३८, **—वृद्धिः प्राग्वातैः** तमकश्वासे १३८; **—वृद्धिः तमसात्यन्तम्** संतमकश्वासे (च. चि. १७. ६४, ६५.) प्रतमकश्वासे १३९

श्वेतात्वक् –कफज्वरे ४१, **–नि नखानि** कफज्वरे ४१.

श्वेते आक्षिणी –कफज्वरे ४१,

श्वेतं आस्यम् —कफज्वरे ४१, **—पुरीषम्** कफज्वरे ४१.

ष्ठीवनम् –पाण्डुरोगे ४७६, कफावृते प्राणवायौ ६७६, **रक्तस्य** पित्तज्वरे ४०, **—रक्तपित्तस्य कफेन मिश्रितस्य** सान्निपातज्वरे ४७.

संकोचः—वातजशोफे ४९५, वाताधिके **अङ्गुलीनां** वाताधिके वातशोणिते ६४२, **–अंसमूलस्थानां सिराणाम्** अपबाहुके ६२३ **–इव स्वदेशे चर्मणः** वातगुल्मे ४३५, **–धमनीनां** वाताधिके वातशोणिते ६४२

सक्थ्युत्क्षेपनिग्रहः—गृध्रस्याम् ६३०.

सदनम् —कृमिविकारे रसगे ज्वरे ९२, कफकासे १२६, कफगुल्मे ४३७, उदरे ४५४, **–अग्नेः** अग्नि (वातपित्तज) विसर्पे ५११, ग्रन्थि (वातकफज) विसर्पे ५१२, पुरीषजकृमिविकारे ५८३, समानवायुकोपे ६५४, **अङ्गानाम्** तृष्णायाम् १९७, पाण्डुरोगे ४७६, कर्दम (कफपित्तज) विसर्पे ५१३, अस्थ्यावृते वायौ ६६४, कफावृते प्राणवायौ ६७६, **–सक्थ्नोः** मूत्रशर्करायाम् ३२९

सर्वाङ्गरोगः (उभयपक्षवधः)—व्यानवायुकोपे ६५३.

सलिलसम्भवः अन्ते–उदरे ४५४

सवर्णत्वम्—आमविद्रधौ ४१४

सर्वदोषलक्षणानि —त्रिदोषजे स्वरभेदे १७२, सान्निपातिकछर्द्याम् १८४, सान्निपातिकहृद्रोगे १९१, त्रिदोषजतृष्णायाम् २०१, त्रिदोषजमदात्यये २२७, त्रिदोषजमदे २३७, त्रिदोषजमूर्च्छायाम् २४५, त्रिदोषातीसारे २९१, त्रिदोषजग्रहण्याम् ३०७, त्रिदोषजगुल्मे ४३९, त्रिदोषजमूत्रकृच्छ्रे ३२०, सान्निपातिकविसर्पे ५१४.

सर्वाङ्गगाः गदाः (ज्वरातिसाररक्तपित्तप्रभृतयः) व्यानवायुकोपे ६५३.

सादः ऊर्वोः —वातज्वरे ३९, बद्धगुदोदरे ४६५, **—गात्रस्य** अग्निमान्द्ये (ग्रहण्याम्) ३०८,— **पादयोः** ऊरुस्तम्भे ६२७, कफग्रहण्याम् ३०६,— **स्वरस्य** सन्निपातज्वरे ४७, कफजे **राजयक्ष्माणि १६४.**

सान्द्रं अधः, उपरि प्रसन्नं, मूत्रम्—सुरामेहे (कफज) ३५७,—**रक्तम्** कफान्विते रक्तपित्ते ११४.

साम्यं कफवातयोः—रात्रिकज्वरे १०३.

साश्रुणी नेत्रे— सन्निपातज्वरे ४७

सिकतासहितं मूत्रम्—मूत्रग्रन्थौ ३३८, सिकता (कफ) मेहे ३६०

सिरादीनां हरितःश्यावपीतत्वम्—हलीमके ४८८

सुखप्रबोधः—प्रथममदे २१०

सुदारुणत्वम्—सान्निपातोदरे ४५९

सुप्तता अङ्गस्य —व्यानवायुकोपे ६५३, सामज्वरे ७३, **–त्वचः** रक्तगतवातव्याधौ ५९७, **–पादयोः** वातज्वरे ३९, ऊरुस्तम्भे ६२७

संचारः इव अङ्गे पिपीलिकानां—मांसावृते वायौ ६६२

सङ्गः गर्भस्य— शुक्रगतवातव्याधौ ६०१, —**मलानाम्** सन्निपातज्वरे ४७, **—मूत्रस्य** उदावर्ते २७५, अश्मर्याम् (अश्मर्यामूत्रमार्गनिरोधेन) ३२३, वाताष्ठीलायाम् ३३३, वातकुण्डलिकायाम् ३३४, मूत्रसङ्गे ३३७, **वातस्य** वाताष्ठीलायाम् ३३३,–

स्पर्शासहं उरः— क्षतजकासे १२७.

स्पर्शे जाते भेदः विसर्पस्य— कर्दम (कफपित्तज) विसर्पे ५१३

स्पष्टता स्नायुसिरादीनाम् —कर्दम (कफपित्तज) विसर्पे ५१३

स्पंदनं बस्तेः—बस्तिकुण्डलिकायाम् ३३१, अधिकवायुकोपजवातबस्तौ,-**मुहुः** वातगृध्रस्याम् ६३०. -**सशूलम्** रक्तगुल्मे ४४१

स्पृशति गुदं वेदनार्दितः—वाताश्मर्याम् ३२४

स्फुटनं त्वचः—त्वग्गतवातव्याधौ ५९५, **मुखस्य** वातजार्शस्सु २७०

स्फुरणम् —वातविसर्पे ५०७, सर्वाङ्गाश्रयवातव्याधौ ६०५,—**त्वचि**, उत्ताने वातशोणिते ६४०, **शोथे** गम्भीरे वातशोणिते ६४१, —**बाहुल्येन** वातगुल्मे ४३५, वाताधिके वातशोणिते ६४२.

स्फोटसहितं कुष्ठम्—चर्मदल (कफपित्तज) कुष्ठे ५४७.

स्फोटः अग्निदग्धवत्—अग्नि (वातपित्तज) विसर्पे ५११,- **तनुत्वचः** विस्फोट (कफपित्ताज) कुष्ठे ५४६, —**पक्वभिन्ना** असाध्यविसर्पे ५१०, अ. सं. सू. २९, —**पाणिपादाश्रिताः** मांसगतकुष्ठे ५५७, मेद-मज्ज-अस्थिशुक्रगतकुष्ठे ५६१- **स्वदोषलक्षणयुक्त :** असाध्यविसर्पे ५१०, अ. सं. उ. २९, **हस्तपादतलेषु** चर्मदल (कफपित्ताज कुष्ठे ५४०,— **कृष्णाः** रक्तजाण्डवृद्धौ ४२४,—**सितारुणाः** विस्फोट (श्लेष्मपित्ताज) कुष्ठे ५४६.

स्मृतिनाशः—गम्भीरायां हिक्कायाम् १५१,— **भ्रंशः** महाहिध्मायाम् १५०, अतिमद्यपाने २१६, अर्दिते ६१७,-**मुहुः मोहः मुहुः** द्वितीये मदे २११.

स्रोतसां लेपः—कर्दम (कफपित्तज) विसर्पे ५१३.

स्वदारापत्यबाधनम् (कुष्टसंभवः) — शुक्रगतकुष्ठे ५६०

स्वनः अन्तः पीडिते— आन्त्रजाण्डवृद्धौ ४२७, -**कर्णयोः** वातज्वरे ३९, सन्निपातज्वरे ४७, वातजग्रहण्याम् ३०४, **बहिःमुक्ते** आन्त्रजाण्डवृद्धौ ४२७, -**महान्** वातकासे १२४.

स्वरक्षयः— कफजपाण्डुरोगे ४८१, -**क्षामः** अर्शस्सु २६९, -**भेदः** अर्शस्सु २६९, प्राणवायुकोपे ६५१, उदानवायुकोपे ६५२, -**भ्रंशः** वातजे राजयक्ष्मणि १६२, अर्दिते ६१७, —**मन्दः** कफजे स्वरभेदे १७१, मेदोजे स्वरभेदे १७४, —**विकृतः** मद्यजमदे २३९, **विबद्धः** मेदोजे स्वरभेदे १७४, कफजस्वरभेदे १७१.

स्वापः (आसनिप्रचलायितम्) –कफोदरे ४५८, —**त्वचः** रक्त–मांस-मेद– मज्ज– अस्थि– शुक्रगतकुष्ठे ५६१, वाताधिके वातशोणिते ६४२, कफाधिके वातशोणिते ६४५

स्वास्थ्यम् (वायुर्यदा हृदयाच्चलति तदा) — अपतानके ६०९,—**भुक्तमात्रे** वातग्रहण्याम् ३०४.

स्वेदः मेदोगतज्वरे ९५, पित्तजहृद्रोगे १८९, पैत्तिकमदात्यये २२५, पित्तातीसारे २८९, पित्तगुल्मे ४३६, पित्तजपाण्डुरोगे ४८०, पित्तजशोफे ४९६, **रक्त**गतकुष्ठे ५५६, अस्थिगतकुष्ठे ५६१, मेदोगतकुष्ठे ५६१, मांसगतकुष्ठे ५६१, शुक्रगतकुष्ठे ५६१, पित्ताधिके वातशोणिते ६४४, पित्तज्वरे ४०, —**अधिकः** पित्तावृते समानवायौ ६७४, मदात्यये २२३, —**ललाटे** तमकश्वासे १३८ प्रतमकश्वासे १३९, सन्निपातज्वरे ()

स्वेदा प्रवृत्तिः अल्पा —बहिर्वेगे ज्वरे ६६.

स्वेदाभावः वातज्वरे ३९, अन्तर्वेगेज्वरे ६६.

स्रस्ताः अङ्गसन्धयः— सन्निपातज्वरे ४७.

स्रवणं बिन्दुशः मूत्रस्य—बस्तिकुण्डलिकायाम् ३३१.

स्रावः अधिकः कुष्ठात् –मण्डल (कफज) कुष्ठे ५३४,—**गुदात्** दकोदरे ४६७, **दुष्टरक्तस्य** रक्तार्शस्सु २७३, योन्यर्शस्सु २७९, मेढ्रार्शस्सु २७९, रक्तगुल्मे ४४१, **रक्तस्य तनु**. पित्ताजार्शस्सु २७१— **कफस्य** कृमिजच्छर्द्याम् १८६, कृमिहृद्रोगे १९२.

स्रावरहितं कुष्ठम्—श्वित्रकुष्ठे ५६२.

स्रोतोरोधः मृदा—मृजन्यपाण्डुरोगे ४८३.

स्रंसनं पुरीषस्य—पित्ताज्वरे ४०, क्षयजकासे १२८, राजयक्ष्माणि १६०.

हर्षः —प्रथममदे २१०, अर्शस्सु २६९, —**अङ्गानां** वातज्वरे ३९, –**चरणयोः** पादहर्षे ६३२, –**दन्तानाम्** वातज्वरे ३९, –**रोम्णां** वातज्वरे ३९, वातपित्तज्वरे ४४, वातकासे १२४, कफकासे १२६, वातातीसारे २८८, कफातीसारे २९०, कफमूत्रकृच्छ्रे ३१९, पिष्ट (कफ) मेहे ३५८,